電子カルテで変わる日本の医療

患者さん中心の医療をめざして

Electronic medical record and patient-oriented medical care

〔監修〕
NTT東日本関東病院副院長・外科部長
小西敏郎
NTT東日本関東病院呼吸器科・肺外科部長
石原照夫
東京医科歯科大学大学院疾患生命科学研究部教授
情報医科学センター センター長
田中 博

インターメディカ

監修のことば

好評を博した『電子カルテとクリティカルパスで医療が変わる』に続き、第二弾として本書『電子カルテで変わる日本の医療—患者さん中心の医療をめざして—』を企画した。いま日本各地で電子カルテは急速に広まっている。しかし、電子カルテには多くの利点があるにもかかわらず、診療が遅くなる、故障が多い、使い勝手が悪い、患者さんに喜ばれない、などさまざまの理由で、導入後にうまく運用されている病院は多くないようである。そこで実際に医療者が納得して電子カルテを使い、患者さんにも電子カルテでの診療が喜ばれているような病院の先生や職員の方にお願いして、電子カルテの導入・運用の実際を臨床現場から具体的・詳細に紹介することにした。

電子カルテでは、カルテ内容がすべての人に容易に解読でき（記録の普遍化・公正化）、診療時間は速くなり（診療の迅速化）、カルテ・フィルム・伝票の捜索や運搬・添付などの業務は不要となり（雑務の省力化）、またカルテやフィルムの保存スペースは不要となり（データ保存空間の圧縮）、医療従事者同士のコミュニケーションは良好となり（チーム医療の推進）、そして安全な医療へと展開できる（安全性の向上）とされる。そして重要なのは、修正は可能でも改ざんの不可能な（真正性の確保）診療記録を、モニター画面を通じて正確に患者に説明できる（情報の公開）ので、診療内容について患者サイドの十分な理解が容易になり（IC: informed consentの充実）、医師・ナースと患者さんとの相互の信頼関係が増す（相互信頼の向上）ことであろう。本書をお読みいただき、電子カルテをひとつのツールとして、是非患者さん中心の質の高い医療を提供する病院を目指していただきたい。

本書の読者対象は医師だけでなく、看護師、薬剤師も、そして医療情報部やSE（システムエンジニア）、さらには電子カルテのベンダーと電子カルテに関わるすべての職種の方々にお読みいただくことを期待している。

そこで各論の執筆者には

- 各病院業務をどのように電子カルテに取り込んだのか？　その際、どのような苦労があったのか？　電子カルテを変えたのか？　業務フローを変えたのか？
- これまで運用してきた部分的なシステムをどのように変更することによって、全体的な電子カルテへと発展させることができるのか？
- 電子カルテ導入により新しく行ったことは何か？　開始したことは何か？
- 電子カルテ導入により、どのようなメリットがあったのか？　患者さんに喜ばれただろうかについて例を挙げて記載する。
- 電子カルテ導入により、診療がどのように向上したのか？
- 問題点があるとすれば、それは何か？　失敗点があるとすれば、それは何か？
- いかに準備をしても、実際に電子カルテを運用してみると、必ず不具合が起きる。それをどのように改定したのか？

などについて、できるだけ具体例を挙げながら、電子カルテ導入の実際を報告していただくようにお願いした。電子カルテ導入の効用とともに、問題点・失敗点も挙げていただき、できれば自戒を込めたアドバイスも紹介していただき、電子カルテの導入を体験した者ならではの臨場感あふれる、そして夢に満ちたご解説をいただいたつもりである。

本書を電子カルテに関わるすべての職種の方々にお読みいただき、わが国の電子カルテの普及、改善に大きく貢献すること、そして患者さん中心の医療を提供する病院への変革に役立つことを期待している。

2005年3月

小西敏郎・石原照夫・田中 博

電子カルテで変わる日本の医療

CONTENTS

執筆者一覧

【監修】

小西　敏郎　NTT 東日本関東病院副院長・外科部長

石原　照夫　NTT 東日本関東病院呼吸器科・肺外科部長

田中　　博　東京医科歯科大学大学院疾患生命科学研究部教授
情報医科学センター センター長

【執筆】（掲載順）

小西　敏郎　NTT 東日本関東病院副院長・外科部長

安達　直人　沼田脳神経外科循環器科病院院長

鳶巣　賢一　静岡県立静岡がんセンター院長

白鳥　義宗　岐阜大学医学部附属病院医療情報部助教授

梅本　敬夫　岐阜大学医学部附属病院医療情報部助教授

紀ノ定保臣　岐阜大学医学部附属病院医療情報部教授

石原　照夫　NTT 東日本関東病院呼吸器科・肺外科部長

高橋　　滋　静岡県立静岡がんセンター胃外科医長

今田　光一　黒部市民病院リハビリテーション・関節スポーツ外科医長

竹田　慎一　黒部市民病院診療情報管理室長・腎センター長

東　　範行　国立成育医療センター眼科医長

吉川　　淳　福井県立病院放射線科医長

大原　　信　筑波大学附属病院医療情報部副部長
筑波大学大学院人間総合科学研究科助教授

南里　和秀　静岡県立静岡がんセンター生理検査室

松橋　信行　NTT 東日本関東病院内視鏡部長

飯島　正平　箕面市立病院外科副部長

山本　　仁　箕面市立病院中央手術部部長

中村　　丘　萩市民病院副院長・外科

井川　澄人　医療法人医誠会 医誠会病院病院長・城東中央病院名誉院長

佐々木忠徳　亀田メディカルセンター薬剤管理部長・治験管理センター長
亀田総合病院薬剤部長

篠木　敬二　箕面市立病院栄養部・栄養サポートチーム（NST）

正木　克美　箕面市立病院栄養部・栄養サポートチーム（NST）

小野　忠勝　箕面市立病院栄養部・栄養サポートチーム（NST）

池田　浩之　NTT 東日本札幌病院副院長

宇賀神　満　NTT 東日本関東病院運営企画部副部長

平出　晋　NTT 東日本関東病院運営企画部医療情報 e-M 担当課長

住谷　剛博　トヨタ記念病院地域医療連携室エキスパート

岡本　泰岳　トヨタ記念病院医療情報マネジメントグループ長・形成外科部長

安田　武司　トヨタ記念病院副院長

稲垣　春夫　トヨタ記念病院病院長

葛西　圭子　NTT 東日本関東病院副看護部長

分倉千鶴子　鳥取大学医学部附属病院看護部外来看護機能推進担当看護師長

渡邉　仁美　鳥取大学医学部附属病院看護部情報システム担当副看護師長

斎藤　睦子　島根県立中央病院中央診療看護部看護部長

針原　康　NTT 東日本関東病院手術部長・外科主任医長

森　和弘　黒部市民病院外科医長

庭川　要　静岡県立静岡がんセンター泌尿器科部長

寺島　雅典　福島県立医科大学第一外科助教授

松山　真一　福島県立医科大学第一外科

後藤　満一　福島県立医科大学第一外科教授

児島由利江　福島県立医科大学医学部附属病院看護部

田中　博　東京医科歯科大学大学院疾患生命科学研究部教授
情報医科学センター センター長

PART-1
電子カルテが病院を変える

NTT 東日本関東病院
副院長・外科部長
小西敏郎

電子カルテで変わる医療

今後、急速に広まると思われる電子カルテだが、さまざまな問題から現場への導入が順調に行われているとは言い難い。４年前の導入以来、完全なペーパーレス・フィルムレスの診療を行っているNTT 東日本関東病院を例にとり、多くのメリットを持つ電子カルテの実際を紹介する。

●

●

●

電子カルテの最大の利点は、情報共有による患者サービスの向上

厚生労働省は、2001年に「保健医療分野の情報化にむけてのグランドデザイン」[1]を公表した。それによれば、2006年までに400床以上の病院の60％の施設に電子カルテ（electronic medical records：EMR）を導入する方針であり、今、全国の多くの病院で電子カルテ導入が始まった。しかし実情は、2003年の調査[2]では電子カルテ運用中の病院は、400床以上の病院では７％、20～399床の病院では２％、診療所では６％と、順調とはいえない。しかし、電子カルテの普及は時代の流れであり、今後システムの改善や環境の整備、補助金の充実などで急速に広まると考えられる。

厚生労働省が電子カルテの普及を企図する大きな目的は（**表１**）、一つには診療に関する情報の標準化であろう。すなわち、病名・診断・治療法を全国で共通コード化し、医療用語・様式なども電子カルテで統一が容易となる[3]。これにより複数の医療機関の情報の集積・解析が迅速にできるようになり、今まで医療に欠けていたエビデンスの形成に大いに役立つことになる。

また、診療報酬請求などの医事業務の簡素化・正確化も電子カルテ導入の大きな目的である。診療報酬の請求内容が電子カルテ記録と連動して集計できれば、正確な診療内容の把握ができるようになる。また、すべての診療行為が電子カルテとレセプト電算処理システムと連動すれば、大小の病院だけでなく、個人の開業医・診療所でも業務の効率化と人

表１. 電子カルテ導入の目的

- 診療に関する情報の標準化
- 診療報酬請求などの医事業務の簡素化・正確化
- 情報伝達のための時間・経路の短縮
- 情報共有による患者サービスの向上
- 医療者間および患者との信頼関係の確立

件費の節減に貢献するはずである。

しかし、もっとも大きな利点は、従来の紙カルテから電子カルテに移行することで、情報伝達のための時間・経路が短縮され、省スペース化や資源と人材のコスト削減が得られ、そして情報共有による患者サービスの向上と医療者間および患者との信頼関係の確立など、診療面におけるメリットであろう。

ところが一般に電子カルテによる診療では、医師・看護師がキーボード操作にとらわれて、モニター画面にばかり目を向けることになり、患者の診察がおろそかになり、医師・看護師と患者の間で人間関係が不在の医療になるのでは、との危惧も強い。また、電子カルテでは診療時間も長くなり、1日の外来で診察できる患者数が減るのではないか、あるいは検査の画像入力や高画質での記録保存が困難で、診療レベルが低下するのではないか、と心配する声もある。

そこで、4年前に電子カルテを導入し、以後完全なペーパーレス・フィルムレスで診療を行っているNTT東日本関東病院（旧名関東逓信病院）で、電子カルテの導入によって病院の診療が実際にどのように変わったのかを具体的にご紹介する。

当院の患者は、電子カルテによる診療を高く評価している

NTT東日本関東病院では、2000年12月に「世界に冠たるマルチメディア病院」をめざして新病院をオープンした。それを契機に、従来の紙カルテとX線フィルムをまったく使用しないペーパーレス・フィルムレスの新システムKHIS-21（Kanto Medical Center Hospital Information System 21世紀）による診療が始まった[4]（**図1**）。

当院では、患者およびご家族からのご意見・ご要望は、院内に設置している提案箱（患者さまからの声）および病院のホームページにより収集し、病院の改善に利用させていただいている。これらの意見をみると、開院当初は端末操作の不慣れ、システムの不具合などのため、苦情が多発し、「待ち時間が長い」「医者が患者をみる余裕がないようだ」「医師が不親切」などの苦情の投書が多く寄せられたのは事実である。

しかし電子カルテ導入後、半年もすると、お礼や賞賛の投書が多くなってきた。私自身も電子カルテに慣れるまでの3か月は「これは高齢者の首切り道具だ」と思って、ノイローゼになるくらい辛い日々が続いた。しかし、電子カルテの操作に習熟してくると、実際に外来診療中の無駄な時間は少なくなり、患者との意思疎通がよくなり、むしろ電子カルテの導入により医師と患者との信頼関係が増すことを実感した[5]。

国立保健医療科学院の高本氏（現 厚生労働省医療技術情報推進室）らによる当院の電子カルテシステム導入2年3か月後のアンケート調査[6]では、当院の患者は電子カルテによる診療を高く評価しており（**図2**）、ほかの病院を受診したときにも電子カルテシステムで診療を受けたいと望む患者が、75％近くを占めている（**図3**）。

さらに強調したいのは、多少経済的に負担してでも電子カルテで診療を受けたいと望む患者が48％を超えていた（**図4**）ことである。電子カルテで診察が迅速になり、治療内容も

図１．モニター画面でわかりやすく説明できる外来での診療風景

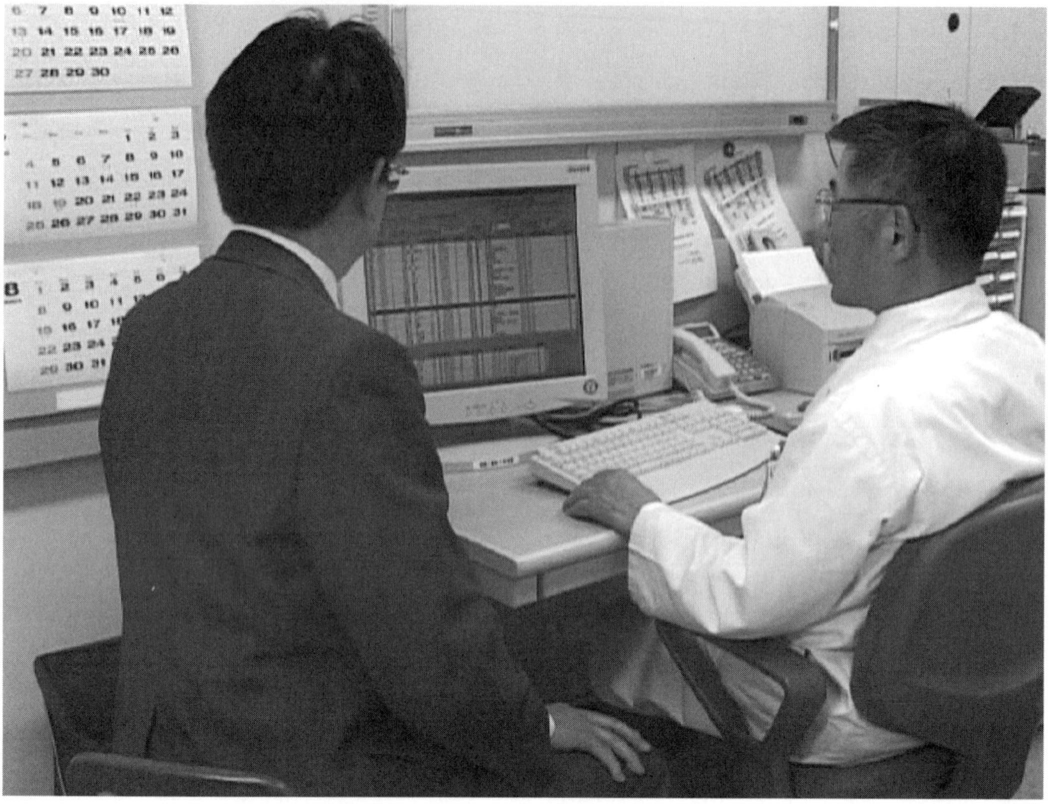

図２．電子カルテの診療に対する患者の意見（文献６より引用）

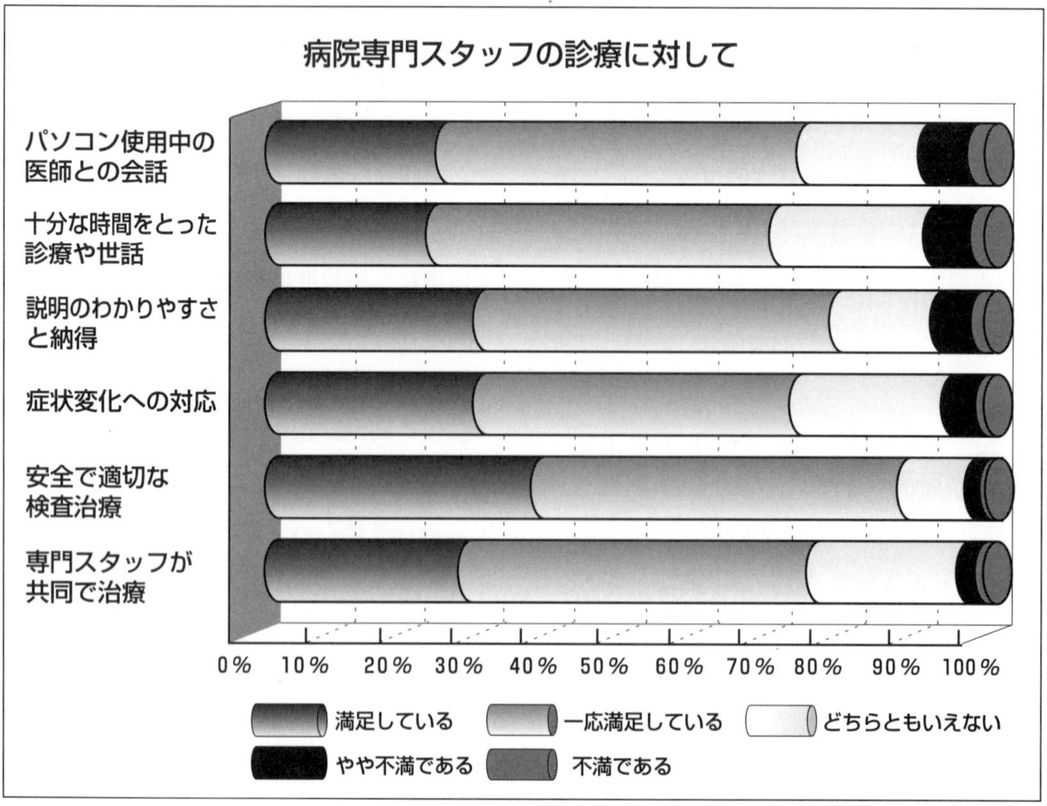

図3．電子カルテに対する患者の意見（1）
一他院でも電子カルテで診療を受けたいかどうか一

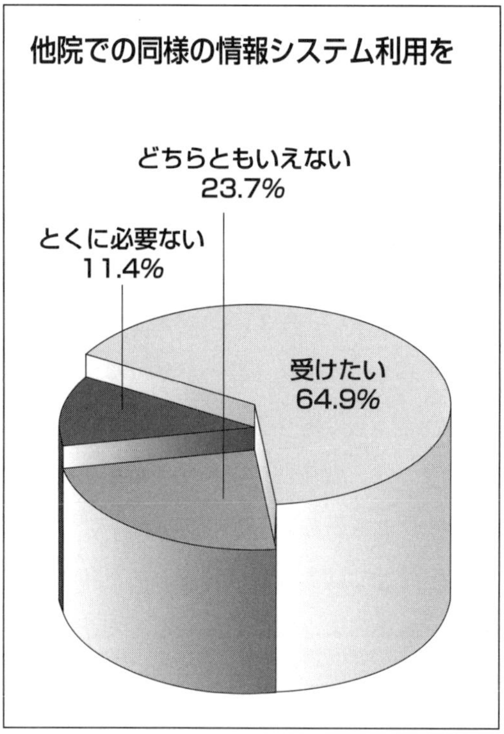

図4．電子カルテに対する患者の意見（2）
一経済的に負担してでも電子カルテで診療を受けたいかどうか一

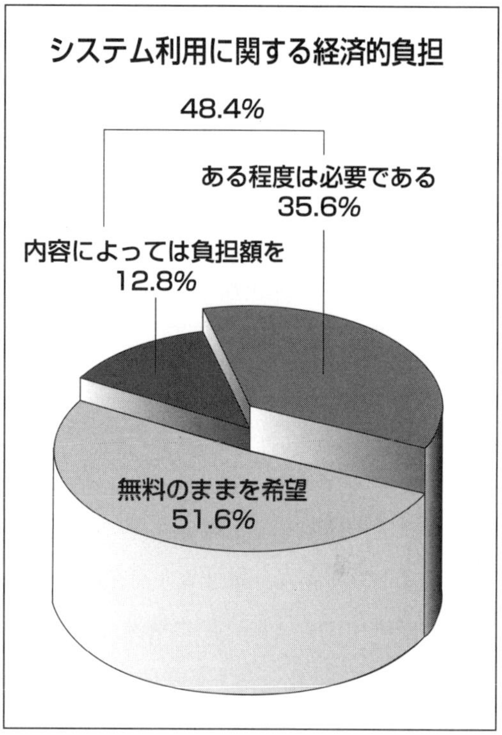

わかりやすく、安心して診察を受けることができることを反映しているアンケートの結果だと理解できる。ただし、患者サイドのこれらの良好な評価には電子カルテシステムの導入効果に加えて、当院の医療者の患者に対する対応の基本的な心構えが、新病院への移行前後から「患者様中心の医療（patient centered medicine)」へと大きく変化したことの影響も大きいと考えている。

電子カルテのさまざまなメリットで、診療現場が大きく変わる

電子カルテシステムは、慣れれば診療を効率的に行え、検査結果の参照も迅速で、正確でミスの少ない診療ができる。採血・採尿の結果も検体を提出して30分もすれば、外来で結果が確認できる。一般X線検査などの撮影を終了した患者さんが外来へ診察に来られた時点で、モニターで画像を読影することができる。フィルムを取りに走る必要はない。内視鏡検査も、フィルムを取り寄せなくても、検査が終了したら内視鏡室で記入された報告を外来・病棟の端末の画面でみることができる。プリント機能をふんだんに利用すれば容易に印刷できるので、患者への情報開示も容易であり、医療サービスは間違いなく向上する。さらに医療スタッフ間の情報の共有化も推進され、チーム医療の展開に貢献する。

確かに、電子カルテは慣れるまでは大変である。しかし慣れてくれば、一般に危惧されるような医師と患者との人間関係が崩れることはなく、むしろ患者の医師や診療内容に対

表2．電子カルテの意義

1．記録の普遍化・公正化
2．診療の迅速化
3．雑務の省力化
4．データ保存空間の圧縮
5．チーム医療の推進
6．安全性の向上
7．真正な記録の保存
8．情報の公開
9．ＩＣの充実
10．相互信頼の向上

する信頼度は、電子カルテによって良好になると強く感じている[7]。

これまでの経験から、電子カルテの意義を**表2**にまとめてみた。電子カルテでは、カルテ内容がすべての人に容易に解読でき（記録の普遍化・公正化）、診療時間は速くなり（診療の迅速化）、カルテ・フィルム・伝票の捜索や運搬・添付などの業務は不要となり（雑務の省力化）、またカルテやフィルムの保存スペースは不要となり（データ保存空間の圧縮）、医療従事者同士のコミュニケーションは良好となり（チーム医療の推進）、そして安全な医療へと展開できる（安全性の向上）。

そして、修正はできても改ざんができない（真正性の確保）診療記録を、モニター画面を通じて正確に患者に説明できる（情報の公開）ので、診療内容について患者サイドの十分な理解が容易になる（ＩＣ；informed consentの充実）ことから、医師・看護師と患者さんとの相互の信頼関係が増す（相互信頼の向上）ことである。

患者のプライバシーとシステムのセキュリティーの問題

以上、電子カルテの利点を中心に当院での導入後に診療がどのように変化したかを紹介した。しかしプライバシーの確保、セキュリティー対策、コストの低減化、医事請求の効率化、病院経営への貢献、統計処理機能の向上、クリティカルパスとの連携など、まだまだ問題点は多い（**表3**）[8]。なかでもプライバシーとセキュリティーについては重要と思われるので以下に述べる。

当院では、職種によって電子カルテの情報へのアクセス範囲を制限している。たとえば病院の受付では名前と病棟だけで、年齢すらもわからないようになっている。だが基本方針として、医師・看護師などの医療者は眼前の患者にベストの治療を提供できるように、いつでも・だれでも患者のすべての最新情報や他科のカルテ内容も全部みて診察することができるようにしている。しかし、逆に患者個人の医療情報がどの端末からでも、だれにでも容易にのぞかれてしまうので、プライバシーの確保が困難であると危惧されることにもなる。

この対策としては、当院では端末画面を開くだけでも、操作を開始した指紋登録者の名前と時刻と、使用した端末機名がシステムに記録として残るように設定している。どのカルテをみる場合でも、カルテを開いたことの記録が残る。診察のために自由に閲覧できるが、「いつ・だれが・どのカルテを・どこの端末から」アクセスしたか、閲覧履歴がすべて記録されているので、操作者には責任がともない、説明が必要となる。そして当院では、

表3．電子カルテの問題点

・プライバシーの確保
・セキュリティー対策
・コストの低減化
・医事請求の効率化
・病院経営への貢献
・統計処理機能の向上
・クリティカルパスとの連携

定期的に奇異なアクセスをする人をチェックし、警告を出すようにしている。

では、紙カルテではどうだろうか。従来の紙カルテでも、他科のカルテを閲覧しようと思えば自由にできるのではないだろうか。こっそりとカルテを盗みみれば証拠がまったく残らない紙カルテとは、電子カルテは事情が異なるといえる。最終的には個々の医療者の自覚に任せることであるが、電子カルテでは閲覧履歴がすべて記録されていることは、むしろ紙カルテより厳格であり、責任と自覚が必要ということができる。

システムのセキュリティーに関しても現状ではまだ問題が多い。ウイルス、不正なアクセスなどに対する完全な防御策がとられない限り、患者の正確な記録のデータ保存が保障できないことになる。現在は当院の電子カルテシステムは院内だけの使用に限定しており、外部施設と連結したネットワークで情報交換することはまだ行っていない。電子カルテの記録内容も、ごく一部（退院要約など）のみ各端末からFDとして情報を取り出すだけに限定している。一般的には、情報保護の観点から利用目的を明記した申請書を医療情報部に提出し、必要なデータをダウンロードしてもらう体制をとっている。

しかしこれからは、患者は日本のどこであろうが、また世界中のどのような所ででも、受診した医療機関で、自分の身体に関する最新の情報に基づいて診療を受けることができるシステムへと電子カルテも進化してゆくことと思われる。

電子カルテは、患者中心の医療改革に必要不可欠なツール

電子カルテシステムは、21世紀の医療に求められているカルテ開示によるインフォームド・コンセントの実践や、EBM（Evidence Based Medicine）に基づいた治療方針の策定、さらに安全性の向上には欠くことのできない重要なツールである。そしてチーム医療の推進、効率的な医療の提供、医療資源の節約、在院期間の短縮や医療費の適正化、そして患者中心の質の高い医療を展開するためには必須となっている。いわば、ユビキタス社会（時空自在の情報時代）におけるレゾナントな医療が電子カルテで実現できるといえる[9]。

まさに電子カルテは、今求められている患者中心の医療体制へ病院が変革してゆくのに必要不可欠なツールである。電子カルテは、21世紀のわが国の医療改革に大きく貢献することになるであろう。

参考文献

1） 厚生労働省 保健医療情報システム検討会：保健医療分野の情報化にむけてのグランドデザイン．Available from：http://www.mhlw.go.jp/shingi/0112/dl/s1226-1.pdf
2） 医療情報システム開発センター：病医院におけるIT化実態調査結果概要．Available from：http://www.medis.or.jp/1_somu/file/h15_ittyosa.pdf
3） 小林大輔ほか：電子カルテの意義と普及への課題．小

西敏郎、石原照夫監修：電子カルテとクリティカルパスで医療が変わる、インターメディカ、 東京、ｐ 22－27、2002．

4） 小林寛伊：電子診療録システムの実際．小林寛伊編：医師・看護職・コメディカルのための診療録電子化への道、照林社、東京、ｐ 4－5、2001．

5） 小西敏郎ほか：Ｑ＆Ａ電子カルテへの疑問に答える．小西敏郎、石原照夫監修：電子カルテとクリティカルパスで医療が変わる、インターメディカ、東京、ｐ 136－145、2002．

6） 高本和彦ほか：総合的電子化診療システムを基盤とした病院内ネットワークに関する評価研究．厚生労働科学研究費補助金分担研究報告書 2003 年．

7） 石原照夫：電子カルテとクリティカルパス．医療マネジメント学会編集：クリティカルパス最近の進歩、じほう、東京、ｐ81－91、2003．

8） 細田嵯一、高瀬浩造、小塚和人、小西敏郎：電子カルテの導入とその問題点．日本病院会雑誌 51(4)：575－615、2004．

9） 小西敏郎、石原照夫：総合病院における電子カルテ導入による診療の変化．あたらしい眼科 21：857－865、2004．

10）小西敏郎：クリニカルパスによる 21 世紀の医療変革．小西敏郎、深谷卓、阿川千一郎、坂本すが編：医師とクリニカルパス、医学書院、東京、ｐ 115－123、2000．

11）出月康夫：特定機能病院における DRG/PPS の導入（1）．日本外科学会雑誌 104 ：312－319、2003．

沼田脳神経外科循環器科病院
院長
元厚生労働省
特別医療指導監査官
安達直人

高度情報通信社会における電子カルテとは

電子カルテには法令上の規定が存在し、単に患者情報を電子媒体で記録管理する「パソコンカルテ」や、たとえ完成度の高いものであっても法令を遵守していないものは電子カルテとはいえない。ここでは診療録および電子カルテに関する規定を紹介し、法令上適正な「電子カルテ」について解説する。

●
●
●

高度情報通信社会の電子カルテに求められるもの

ITの活用にともない、医療機関においても電子カルテの導入が進んでいる。利用する医療機関や医療関係者にとっては非常に便利になってきているが、利便性を追求するあまり、現行法令の縛りを逸脱する電子カルテが出てくる可能性もある。というより、法令の規定が存在することさえ知らずに医療機関が導入することや、また医療関係者が使用する場合もあるであろう。これは単に医療機関の「診療録」に対する認識不足によるものである。

電子カルテはあくまでも「診療録」であり、記録方式がアナログ方式からデジタル方式に変換されただけという単純なものではない。学術的に完成度が高く、あるいは診療において使い勝手のよい電子カルテであっても、法令を遵守していないシステムであれば、違法となるばかりか保険上の診療報酬も請求できない。

筆者は、厚生労働省保険局にて特別医療指導監査官として、保険医療行政の面から電子カルテの調査を担当してきた。保険給付は「診療録」を元に診療報酬請求を行うことを基本とする。また保険行政の医療指導監査では当然ながら「診療録」を閲覧し、その適否を指導したり、また不当・不正請求を監査する。このためどのような電子カルテが「診療録」として法令上適切であるか、またどのような点が保険診療上問題になってくるのかなどを担当官レベルで検討し、電子カルテが一般的に普及する以前より問題点を整理してきた。

本稿では診療録に関する法令（医師法、医療法、保険医療機関および保険医療養担当規則等）ならびに電子カルテに関連する通知を簡潔に説明し、適正な「電子カルテ」の基本的事項を解説する。電子カルテには法令上の規定が存在し、さらにこれらの法令を遵守しなければ「診療録」として認められないことを知っていただきたい。

「高度情報通信社会の電子カルテ」とはいえども、基本的にはアナログ記録の診療録を対象とした法文によって規制されていることは事実である。電子カルテの具体的なシステムや実際の使用経験などは別項に譲るとして、本編では電子カルテが基本的法令上どうあるべきかに焦点をあてた。法令の話となると堅苦しくなりどうしても目をつむりたくなるが、カルテ管理上非常に大事な項目であり、適正に運用する以上は避けては通れない。

日常診療で多忙な医療関係者に、電子カルテを含めて法令上の診療録とは何かを改めて認識していただき、電子カルテを現在稼働させている機関、あるいはこれから導入する機関で働かれる方々の役に立てていただければ幸いである。

「医療記録」としての診療録（カルテ）とは

診療情報とは一般的に、診療を通じて得た患者の健康状態に関するすべての情報である。これらの情報を記録した文書は、本来は「医療記録」（medical record［英］、Krankheit Geschichte［独］）であるが、日本では通称として「診療録」と呼ばれている。狭義の「診療録」とは、医師が法律上記録・作成を義務づけられている文書である。広義には、看護記録、検査結果、その他診療に必要な記録等の「診療に関する諸記録（診療補助記録）」を含める。

法令上の「診療録」は、法律および省令等で規定され、医科においては医師法、医師法施行規則、保険医療機関および保険医療養担当規則等において「診療録」という語彙が使用され、医師の記載義務、記載事項、様式の規定がなされている。あわせて「診療に関する諸記録」を含めて医療法において規定され、病院運営上の管理が義務づけられている。

診療録および診療に関する諸記録の法令上の規定

診療録および診療に関する諸記録は、主に下記の法令（歯科関係を除く）等で規定されている。

- 医師法（および医師法施行規則）
- 医療法（および医療法施行規則）
- 保険医療機関および保険医療養担当規則
- 保健師助産師看護師法
- 薬剤師法
- 救急救命士法
- 保険薬局および保険薬剤師療養担当規則

具体的な条項については**表1**を参照されたい。

診療録が紙媒体による保存から電子媒体での保存に変わった場合（いわゆる「電子カルテ」）においても、診療情報を電子媒体で保存し利便性を高めるという観点以前に、法令上の規定を遵守しなければならないことに変わりはない。

「電子カルテ」の保存および保存場所に関する通知

では、紙媒体のカルテから電子カルテに変わった場合、遵守すべき法令上の規定や留意すべき点はなんであろうか。電子カルテに関する主な通知として、以下2通知が出されている。

・「診療録等の電子媒体による保存について」
（政発517号、医薬発587号、保発82号
平成11年4月22日）

・「診療録等の保存を行う場所について」
（医政発0329003号、保発0329001号
平成14年3月29日）

▶「診療録等の電子媒体による保存について」

診療録等の電子媒体による保存の可否については、「診療録等の電子媒体による保存について」の通知が出されるまでは明らかにされていなかった。この通知では定められた文書等について、掲げられた基準を満たす場合に、電子媒体での保存を認めるものである。しかし電子媒体による保存を義務づけるものではなく、紙媒体により保存する場合は従来通りの取り扱いとなる。

保存を認める文書は、以下に定められた診療録等の記録文書である。

・医師法
・歯科医師法
・医療法
・保険医療機関および保険医療養担当規則
・保健師助産師看護師法
・歯科技工士法
・薬剤師法
・救急救命士法
・保険薬局および保険薬剤師療養担当規則
・歯科衛生士法施行規則

▶「診療録等の保存を行う場所について」

具体的な基準には3条件あり、その基準を満たさなければならない（**表2**）。

診療録等の保存期間については法令上一定

表1．診療録および診療に関する諸記録の法令上の規定（代表的な法令について）

●医師法　第二十四条
医師は、診療をしたときは、遅滞なく診療に関する事項を診療録に記載しなければならない。

●医師法施行規則　第二十三条
診療録の記載事項は、左の通りである。
一　診療を受けた者の住所、氏名、性別および年齢
二　病名および主要症状
三　治療方法（処方および処置）
四　診療の年月日

●医療法　第二十一条
病院は、厚生労働省令の定めるところにより、次に掲げる人員および施設を有し、かつ、記録を備えて置かなければならない。
九　診療に関する諸記録

●医療法施行規則　第二十条
施設および記録は、
十　診療に関する諸記録は、過去2年間の…

●保険医療機関および保険医療養担当規則
第二十二条
保険医は、患者の診療を行った場合には、遅滞なく、様式第1号またはこれに準ずる様式の診療録に、当該診療に関し必要な事項を記載しなければならない。

期間の保存義務が課せられていたが、保存を行う場所については以前は明示されていなかった。これまでは診療を行い、これらの記録等を作成した病院、診療所等とするものと解されていた。

しかし、一定の条件下に診療録等の電子媒体による保存が認められ、電子媒体による記録、作成した病院および診療所以外の場所でも、ネットワーク等を利用することにより必要に応じてただちに利用することが技術的に可能となっている。本通知はこのため、保存場所に関する基準を明らかにするものである。

表２．「診療録等の電子媒体による保存について」（通知遵守事項）

基準
（保存義務情報の確保しなければならない３基準）

① 真正性
- 故意・過失による虚偽入力、書き換え、消去、混同の防止
- 作成責任の所在の明確化

② 見読性
- 情報内容を肉眼で見読可能な状態に容易にできること
- ただちに書面に表示できること

③ 保存性
- 法令に定める保存期間内、復元可能な状態で保存

留意事項
① 運用管理規定の設定と事項ならびにその実施
② 患者のプライバシー保護

外部保存を認める文書は、以下に定められたものである。

・医師法（および医師法施行規則）
・歯科医師法
・医療法（および医療法施行規則）
・保険医療機関および保険医療養担当規則
・保健師助産師看護師法
・救急救命士法
・歯科技工士法
・歯科衛生士法施行規則

また、外部保存を行う際の基準として以下を満たさなければならない。

①前通知の３基準（真正性、見読性、保存性）を満たすこと。

②保存にかかわる情報処理機器が医療法に規定する病院または診療所その他、これに準ずるものとして医療法人等が適切に管理する場所に置かれるものであること。

③患者のプライバシー保護に十分留意し、個人情報の保護が担保されること。

④外部保存は、病院、診療所等の責任において行うこと。

電子カルテにおいて遵守すべき事項（表2）

▶通知基準

前述の通知において遵守しなければならない基準を簡潔に説明する。

①真正性

故意、過失による虚偽入力、書き換え、消去、混同を防止するために、更新・追記記録が保存されていることが必要になる。当然、日時や追記者の記録も同時に記録されなければならない。さらに、更新・追記記録の履歴がすぐに見読できることも必要である。ログ記録として保存しているだけでなく、更新後の記録と同時に更新前の記録が見読できることも必要である。また当然ながら、あらゆる改ざん防止対策がシステムおよび運用管理上で保持されることが必須である。また同時に紙媒体に変換できることも必要となる。

②見読性

モニター端末において、情報内容が容易に見読可能な状態になっていなければならない。実際のシステム稼働において、記録時間、端末数も日常診療に支障をきたさない台数が必要となる。また従事者すべてが操作できることも必要である。

③保存性

法定期間内（５年間）保存されなければならないことは紙媒体と同様である。入力確定時の情報が、常に完全に復元されなければなら

ない。このためには保存媒体の劣化防止、またトラブルに対してバックアップがなされ、システムダウン時に速やかに対応できることも必要である。

▶留意事項

・運用管理

運用管理規定と管理者が設置され、組織、体制、設備、その他適正な運用管理を行うための事項を定めることが必要である。

・患者のプライバシー

患者の個人情報が厳重に守秘されていることが必要である。

表3．法令上不適切な「電子カルテ」の具体的な事項例

① 真正性
・作成者や作成日時の記録がない。
・書き換えや消去が自由にできる。
・更新記録が保存されていない。
・追記者や追記日時の変更記録がない。
・医師以外でも医師のすべき指示等が可能である。

② 見読性
・モニターの質が悪く情報が見ることができない。
・モニター数が少なく日常診療に支障をきたす。
・情報の呼び出しに時間がかかりすぎて日常診療に支障をきたす。
・情報がプリントアウトできない。
・従事者が操作できず見読できない。

③ 保存性
・情報が随時消去され法定期間内保存されない。
・保存情報のバックアップがなされていない。
・過去の保存情報が復元できない。

電子カルテとパソコンカルテの違いと問題点

表2で遵守すべき事項をあげた。逆に、法令上不適切な「電子カルテ」の事項例をあげると**表3**のようになる。その不適切な例として、いわゆる「パソコンカルテ」があげられる。いわゆる「パソコンカルテ」は、電子カルテと混同、誤解される簡易タイプのカルテであり、患者情報などを単に電子媒体で記録管理する目的で使用されている。しかし、これは法令上の規定を満たしていない場合、電子カルテとはみなされない。

「パソコンカルテ」は、たとえば、外部発注した検査結果をネットワークで受信し、そのまま電子媒体で保存管理することが可能である。また通常のサーバーネットワークを用いて、病院や診療所間で患者情報を交換共有できる。あくまでも紙媒体のカルテが原本カルテとなるが、いつでも紙媒体へ印刷が可能であるし、日常診療におけるカルテの整理保存などの煩雑な事務労働が省略できる。このため利便上電子媒体のみに患者情報を保存するようになるのは必然である。

ここで注意しなければならないのは、電子媒体による保存に関する通知基準を満たしていない場合があることである。具体的には、更新前記録が保存されず、書き換えが自由にできるシステムである。このため、もし3基準を満たさず、かつすべての情報を紙媒体に変換印刷し保存しない場合は、法令上で定められた「診療録」は存在しないことになる。このように、患者情報の保存を紙媒体から電子媒体へと変更するだけで電子カルテになるわけではないことを十分認識する必要がある。

情報移動・整理のツールとしてのパソコンを使用することは可能であるが、電子カルテとパソコンカルテを同一視することは明らかに問題となる。

電子カルテを正しく発展させるために

単に従前の紙媒体で記載保存していた患者情報をパソコンで保存管理すれば「電子カルテ」になるわけではない。法令で規定されている「診療録」である以上、従前の法令を遵守することはもちろんのこと、さらに「診療録等の電子媒体における保存について」などの通知基準を満たさなければならない。万が一、問題が生ずれば医療機関の事務部門の責任ではなく、医療機関の開設者、管理者の責任となる。同時に使用する医師、看護師にも責任が問われることになり、最低限のことは知っておかなければならない。法令基準を満たしていない「電子カルテ」を使用していた場合、最悪の場合「診療録」とみなされず、法令上のすべての責務を負わなければならない可能性があることを十分認識する必要がある。

一般的に法令は時代の流れに沿った形で追随しながら整備される。このためITが活用されるあらゆる分野での法令整備は遅れざるをえないことは周知の事実である。だからといって現行法令を逸脱することは明らかに違法となり、行政処分の対象となる。「高度情報通信社会における電子カルテ」を適正に発展させるためにも、あらためて「診療録」としての法令を十分に認識し、遵守したうえでの開発、導入、運用を図っていく必要があろう。

静岡県立静岡がんセンター
院長
鳶巣賢一

高度情報通信社会の病院経営

良質な医療サービスを提供し続けるためには、病院経営の収支も安定していなければならない。人的資源、物的資源の最適化が求められる病院経営において、IT の活用は不可避といえよう。この項では、静岡県立静岡がんセンターを例に、病院経営の面からみた電子カルテの意義とその活用法について考える。

これからの病院経営はITを活用し、詳細な経営指標の入手が必須

医療サービスを受ける側、そして提供する側がともに納得するような良質な医療を永続的に提供することが、医療従事者の求めているところである。そのためには、医療従事者の質・数の確保、業務環境・業務遂行システムの改善が必要で、さらにこのような組織を存続させるために、経営収支の面でも安定していることが必須である。病院経営は、特殊な営業理念に基づいているものの、人と材料(物)、機器・建物の経営管理という点では一般企業体と同様である。

しかし、良質の療養環境と最新の医療機器を揃え、受益者にも十分に満足してもらえる医療サービスを提供することは容易ではない。これまでにも、当然、すべての病院でそれなりに経営管理の努力がなされてきた。**表1**に、公立病院が経営指標として参考にしている情報を整理してみた。これらの指標の特

表1. 公立病院などで利用している経営指標

- 経常収支率・医業収支率・総収支率
- 入院（外来）患者1人あたり診療収益
- 100床あたりの年間（入院、外来）診療収益
- 調停率・差定率・収納率
- 人件費率・材料費率・医薬品率・経費率
- 100床あたりの医業費用（人件費・材料費・経費）
- 職員1人1日あたりの入院（外来）患者数
- 医師1人1日あたりの入院（外来）患者数
- 看護部門職員1人1日あたり入院（外来）患者数
- 職員1人1日あたり診療収益
- 医師1人1日あたり入院（外来）診療収益
- 放射線部門職員1人1日あたり画像診断・放射線治療収益
- 検査部門職員1人1日あたり検査料収益

- 薬品使用効率
- 院外処方せん発行率
- 放射線部門職員1人1日あたり放射線件数
- 検査部門職員1人1日あたり検査件数
- 医療機器使用効率
- 病床利用率
- 平均在院日数
- 外来新患率
- 外来入院患者比率

徴を一言でいうと、残念ながら「マクロ的」な現状把握に留まっていることである。たとえば、個別の診療行為の収支や、個別の患者単位で日々の収支を把握するというようなことは難しい。

最近のDPCの考え方では個別の診療行為が基本となり、日単位で診療報酬が算定される。しかし、従来の病院経営ではこの日々の収入と照合するべき日々の原価が算出できないことが多い。もし照合するとしたら、1入院期間中の総診療報酬の実績を互いに比較することしかできない。

また、病院経営という観点から管理部門としての事務方の組織構造と配置人数をみると、決して十分とはいえない現状がある。現在の事務部門の業務をみると、材料の購入、管理、搬送、および診療報酬請求手続き、その結果の集計、建物・機器の維持、更新の実務など、現状の医療活動をサポートすることが中心で、経営状況の分析、将来構想を検討する組織は準備されていないし、そのような病院経営管理の方法論は育っていない。

他方、最近の病院経営では、たとえ公立病院でも人的資源、物的資源の最適化、経営収支の改善が要求されている。旧来の病院経営から脱皮して、少ない人員でこのような時代の要請にこたえるべく、新たな情報を入手し、経営手法の組み換えを考える必要がある。ここに、いわゆる「病院のIT活用」が要請されるべき土壌がある。ここにいう「病院のIT活用」とは、単にペーパーレス電子カルテの導入にとどまらず、電子カルテ情報を基にさまざまな臨床業務統計、経営指標を自動的に入手するシステムの導入まで含んでいる。人員が増加することなく、詳細な経営指標、臨床業務統計を自動的に入手するには、この活路しか見当たらない。

電子化により、臨床活動の実態が自動的に把握できるようになる

「病院のIT活用」によりさまざまな情報が入手可能となる。これまでの紙カルテ、伝票運用では、個別の紙情報を人手を介して電子情報に変換し、それから集計・分析することになる。この作業に要する手間は膨大で、限られた情報収集しかできないのが実情であった。

他方、電子化が進めば、単に通常の診療情報のみならず、誰が、どこで、いつ、誰のために、何を使って、どのような行為を行ったかが自動的に記録される。この情報を使うことで、さまざまな経営情報のみならず、臨床活動の実態が自動的に把握できる。

静岡がんセンターでは、電子カルテ情報に連動して月単位でさまざまな臨床活動の状況を把握する「業務管理システム」と、経営情報を入手する「原価計算システム」を構築し、その精度を検証してきた(**図1**)。**表2**に両システムから入手できる情報を例示した。以下に、これらのシステムと情報の一部について説明する。

▶臨床活動に関する情報

これまでの病院は**表1**に示したように、外来患者数、入院患者数、平均在院日数、新患率などの指標を把握してきた。さらに、電子カルテからの情報を活かすことで、**表2**に例示したように外来ブース使用時間、医師別外

図1．静岡がんセンターにおける原価計算、業務管理情報入手

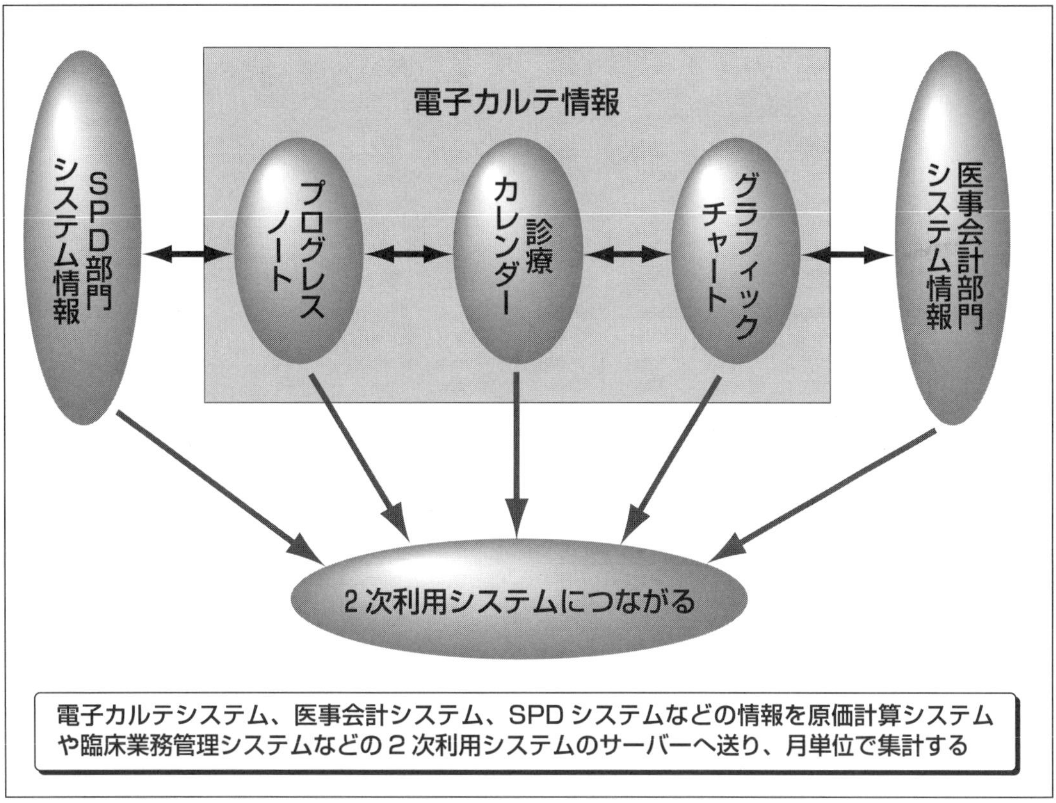

図2．外来待ち時間・診察時間の計算方法

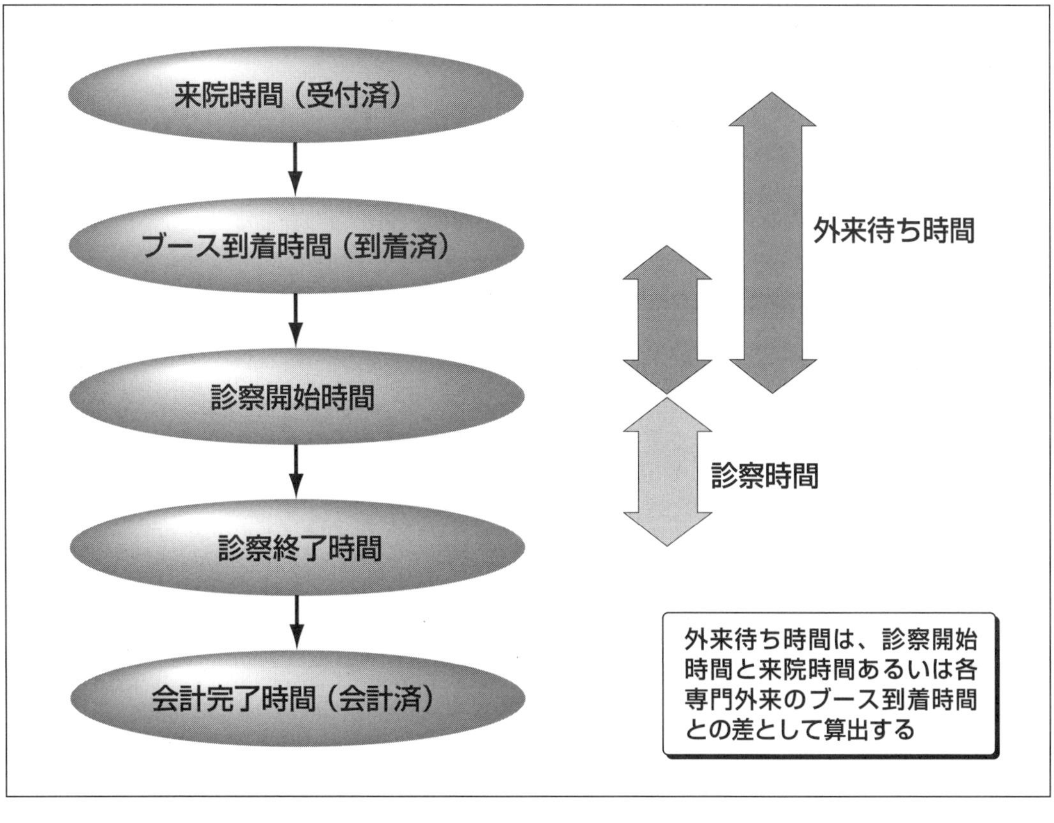

表2．IT化により入手可能になる病院経営情報

<原価計算・収支計算>
- 患者別（治療法別）に日々の収支
- 医師別、科別に日々の収支
- 手術・検査・処置別の収支
- 病棟別の収支

<臨床業務統計>
- 外来ブース別使用時間、医師別外来患者数
- 医師別外来患者待ち時間
- 医師別、患者別の外来診療時間
- 医師別、科別、病棟別の新規・延べ入院患者数
- 科別、病棟別の入院患者の平均在院日数
- 科別手術件数、手術時間の総計
- 医師別手術時間
- 科別入院待ち患者数、入院待ち日数
- 科別の入院後の手術待ち日数
- 科別の術後在院日数

来患者数、医師別外来診療時間、患者別の外来待ち時間など、さまざまな臨床業務統計を得ることができる。

図2に外来待ち時間や診療時間を計算するシステム上の設定を例示した。つまり、患者が病院に到着した時間、専門外来で受付手続きをすませた時間、診察開始時間と終了時間などが自動的に記録されている。これらの時間の差を計算するロジックを設定しておけば、毎回の外来診察について患者別・医師別・診療ブース別に待ち時間や診察時間が記録されていくことになる。この結果は、外来待ち時間を短縮する基礎資料として活用することができる。

このようにさまざまな設定を前もって準備することで、**表2**に例示したような情報入手が可能となり、臨床業務の改善に活かすことができる。

患者別・日単位の原価計算と人件費の算定方法

▶原価計算システムの概略

静岡がんセンターでは、患者別原価計算のための情報は電子カルテシステムと異なるサーバーに蓄積される（**図1**）。原価計算システムの概略は次のとおりである。直接費用としての薬剤・診療材料・消耗品については、個別のオーダーが実施された時点で「誰が、誰に対して、何を、どれぐらい使用したか」という情報を、その購入価格とともにサーバーへ転送する。したがって、物流に関する原価については、かなり正確に患者単位、日単位、そしてオーダーした医師単位で記録されることになる（**図3・4**）。

原価計算を行ううえで最大の問題は人件費の算定方法である。支払い給与総額については、人事管理システムとリンクさせ、時間外勤務も含めた個人単位での時間単価が計算される。しかし、種々の診療行為に、各職員が患者単位に費やした業務時間をどう把握するかが問題である。外来診療時間、手術時間は自動的に患者単位に算定できる。しかし、入院診療にかかる時間は把握できない。何らかの経験的な仮定をもとに算出するしかない。職員に対するインタビュー、一部の診療行為に関するタイムスタディーに基づいて何度か試行錯誤を繰り返し、職種別に人件費を算出するロジックを構築した。手術については個別に人件費、材料費を計算した。また、内視鏡検査、種々の画像検査、病棟における中心静脈カテーテル挿入などに代表される各種検査・処置などについては、個別に標準業務時間を設定して診療行為別に人件費を算出し

図 3．手術入院患者における日別収支計算のコンセプト

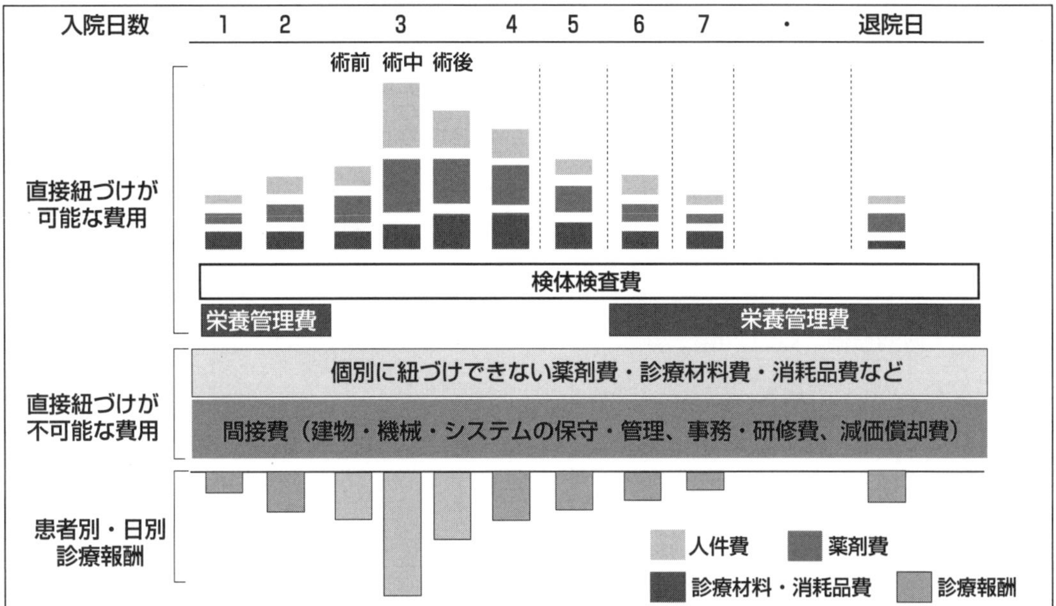

手術目的で入院した患者の日々の原価は、①電子カルテ情報から個別の患者に直接、紐づけされる人件費や材料費、委託検査費と、②個別の患者には紐づけできない費用に分けて計算する。後者については、部署単位でその日に在籍した患者数で按分する。日々の収益計算は、出来高制度の診療報酬制度下ではレセプトの明細から内訳と金額の情報を入手する。これらを患者別に、日単位で集計するように設計しておく

図 4．注射薬の患者別原価計算方法

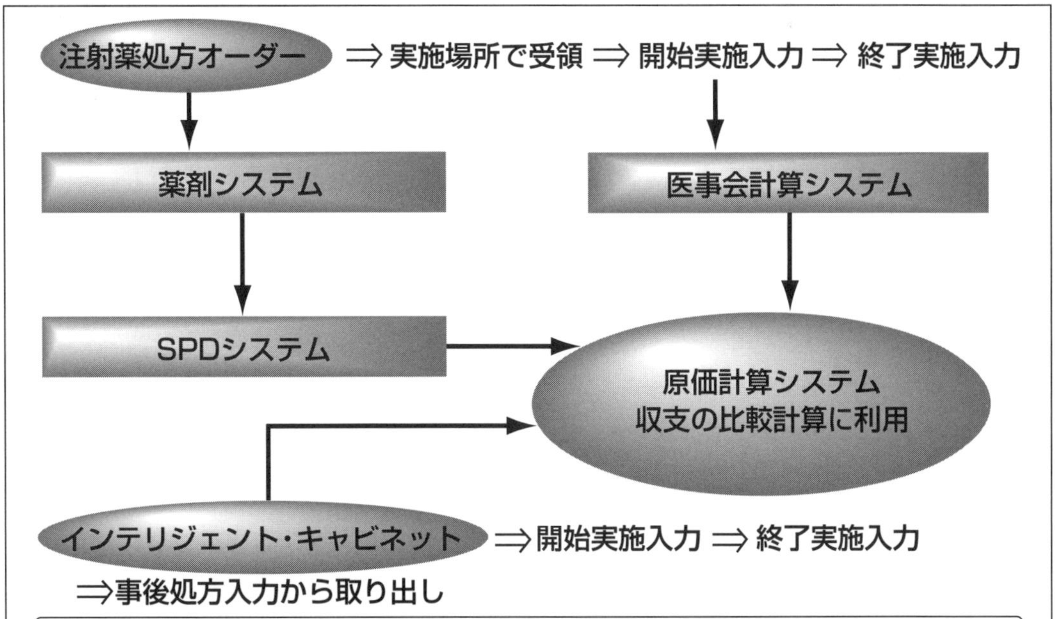

病棟で注射薬処方が出たら、SPD システムと照合して購入原価をつけて「何を、誰に対して、どれだけ使ったか」の情報を原価計算システムへ送る。未実施で終わった処方オーダーについては減算処理する。インテリジェント・キャビネットに保管された病棟在庫を使用したときにも同様の情報が原価計算システムへ送られる。直接、患者に紐づけできない薬剤については、部署別の月単位の消費量（金額）を、その時期に在籍した患者全員に按分する

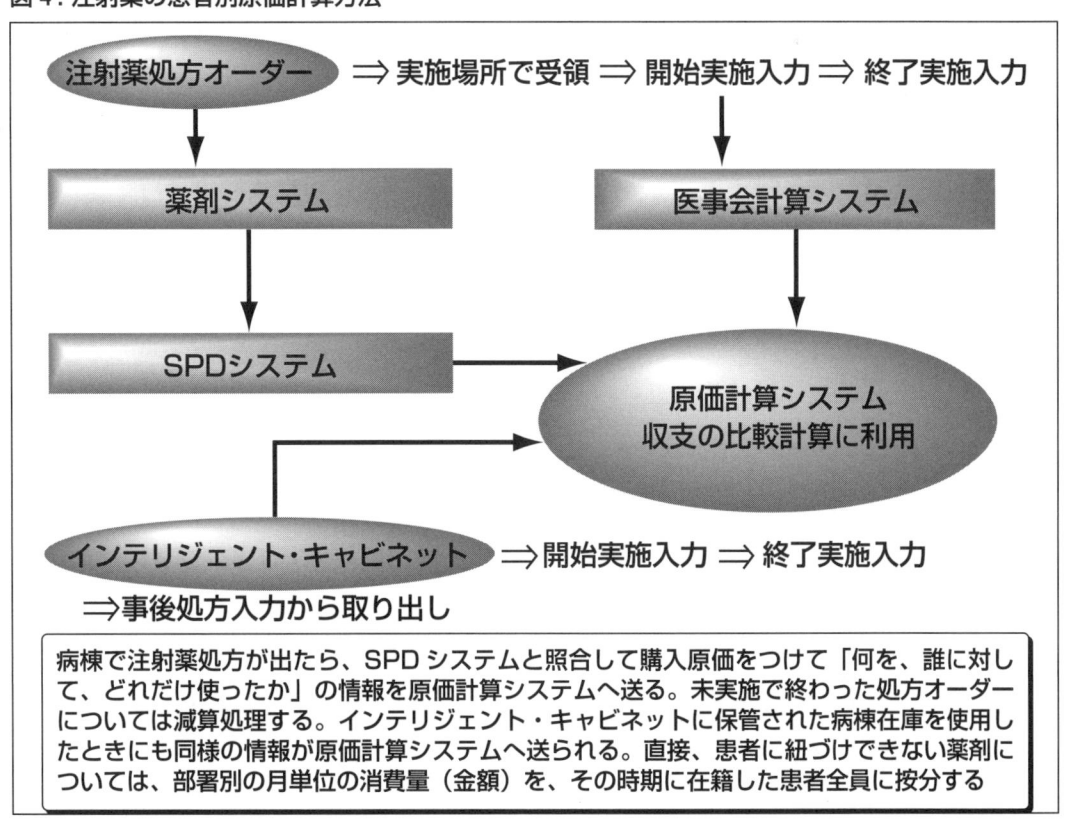

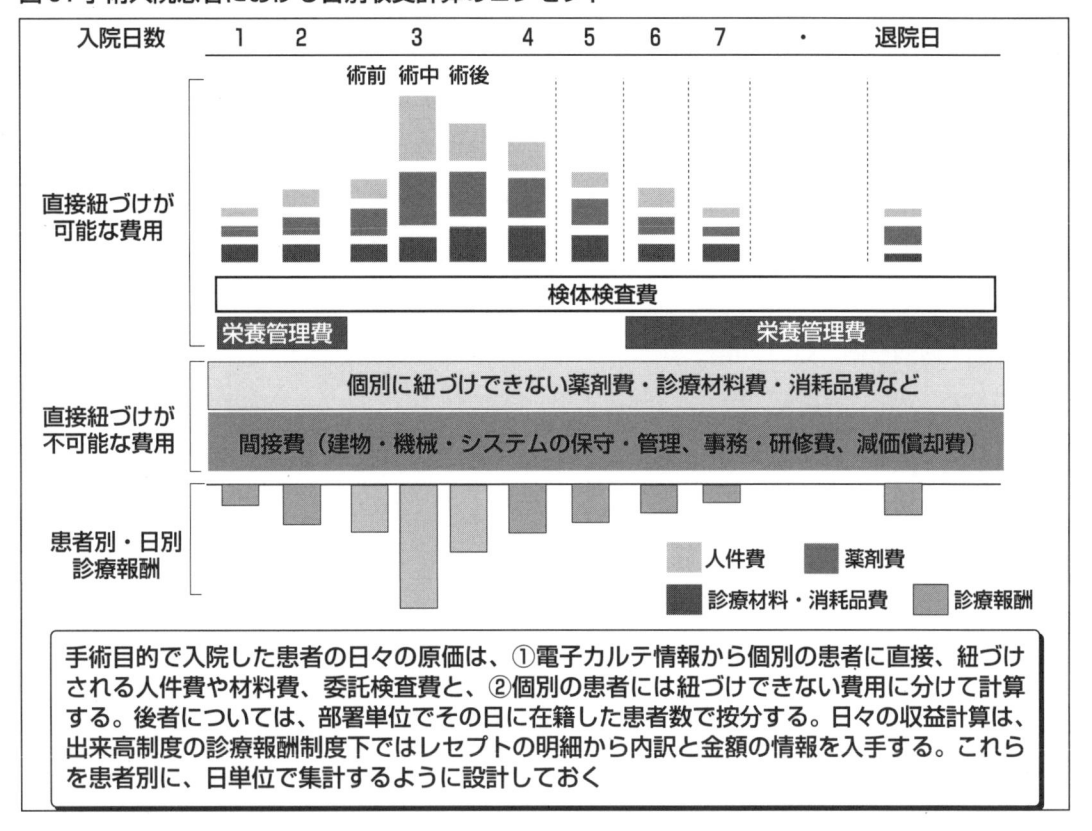

た。

間接費用については、管理職・事務部門人件費、医事業務・清掃・警備などの委託費用、施設維持管理費、医療機器・建物の減価償却費・借入金返済費などを日々の部署別患者数で按分して算出した。

▶患者別・日別原価計算の応用

かくして、外来・入院を問わず、すべての患者について日単位での原価計算ができることになる。入院患者では主担当医を個別に紐づけすることで医師単位に集計され、これが科別にも集約される。また、患者が帰属する病棟単位で集計されると、病棟単位での集計が可能になる。また、集計は月単位でもできるし、1回の入院期間を通した集計にすることも可能である。

これらの費用と比較する対象として、医事会計システムにある患者単位での日々の収入を用いることができる。それらを上記と同様に日単位で集計することで、患者単位、医師単位、病棟単位、月単位あるいは1回の入院単位での収支の比較が可能となる。

図5に典型的なクリティカルパスに従って行われた食道癌手術の日々の収支を示した。このような結果を患者別に検討することで、診療行為別に収支の実態が把握され、さらにバリアンスが与える経済的な影響も評価できる。いわゆる政策医療として赤字覚悟で行うしかない医療、逆にある程度は利益が期待できる診療行為、などの評価が可能になる。また施設・最新医療機器への高額な投資が、減価償却費、借入金返済費などの形で原価に与える影響も評価することができる。

▶医師別収支の計算

前述の原価計算手法では、患者別・日単位での計算が基本であり、これを基本として医師単位の収支計算が可能となる。つまり、個別の患者に紐づけされた個別の医師（担当医）が存在し、個別患者の収支の合計が担当医の総収支として把握され、集計される方法である。これを**図6**では「医師別収支1」と表現している。しかし、この手法では診断・検査部門や麻酔部門、また担当患者を持つことがなく診療支援を行った支持部門の医師には収入がないことになってしまう。病院全体としての収支、診療行為別の評価としては前述の手法でも有用といえるが、個別の医師の評価手法としては不十分なシステムといわざるをえない。

そこで、個別の患者に帰属する収支を関与したすべての医師単位で按分し、これを個別の医師単位で集計する医師別収支計算が必要となる。これを**図6**では「医師別収支２」と表現している。静岡がんセンターでは、個々の医師の貢献度を正当に評価するために、後者の収支計算ができるようになっている。このような医師別の収支を帰属する科別に集計することもできる。このように異なる方法で計算した診療科別収益をみると、画像診断科のように通常は主担当医にならない診療科では「患者単位で集計した医師の収益」は低いが、「個別医師単位で集計した医師の収益」では非常に高いことがわかる。このような情報は、医師の人事考課や診療科別の目標設定・達成度の評価などに利用することができる。

図5．入院手術治療における日々の収支構造

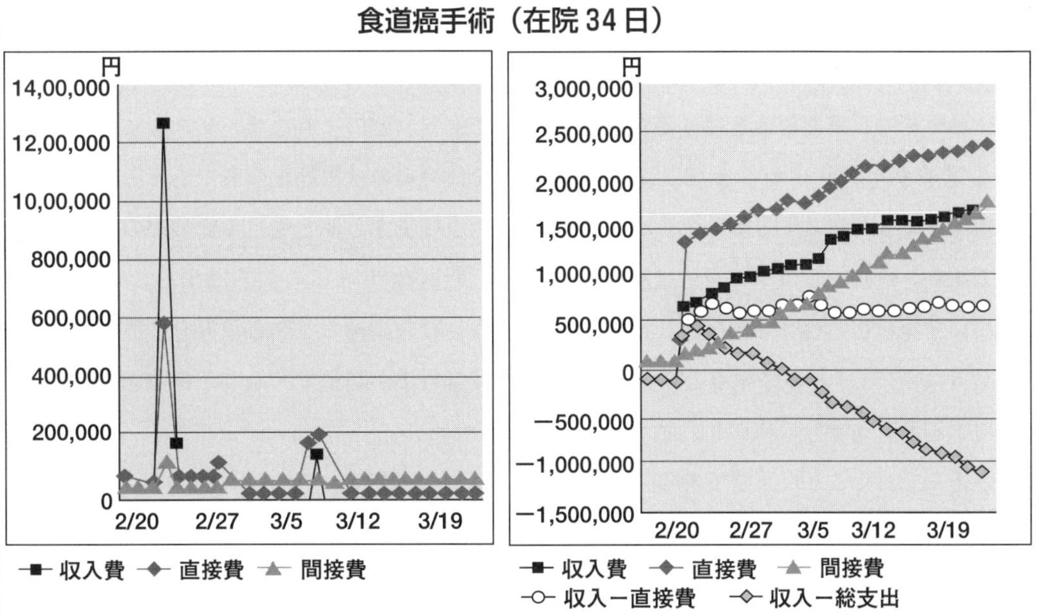

食道癌手術のために入院した患者の日々の収支構造（左図）と、これらの累積金額（右図）を入院からの経過日数で示した。収入は手術日に多いが、その他の日には決して多くない。また、総収入が総支出（原価）を上回るのは術後の数日間のみで、入院期間が長くなると最終的に赤字になることがわかる

図6．医師別、科別収支計算への発展

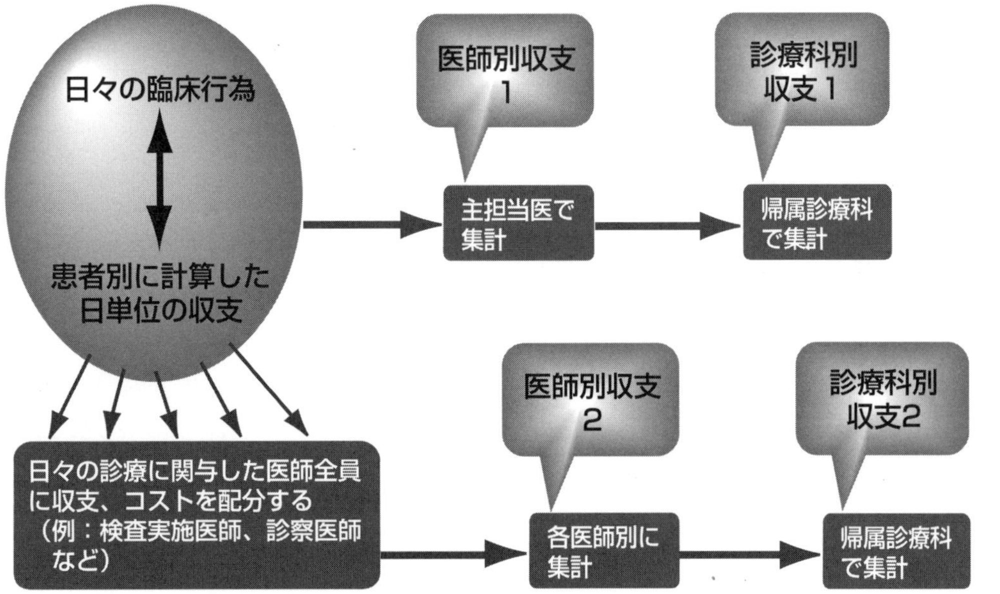

日々の臨床行為は患者単位に、関与した医師名とともに記録されている。患者単位にすべての収支を合計し、これを主担当医の収支として集計する方法が「医師別収支1」である。この場合、主担当医にならない医師の貢献度がまったく評価されなくなる。そこで、患者別に集計された収支を、関与したすべての医師で按分して計算したものが「医師別収支2」である

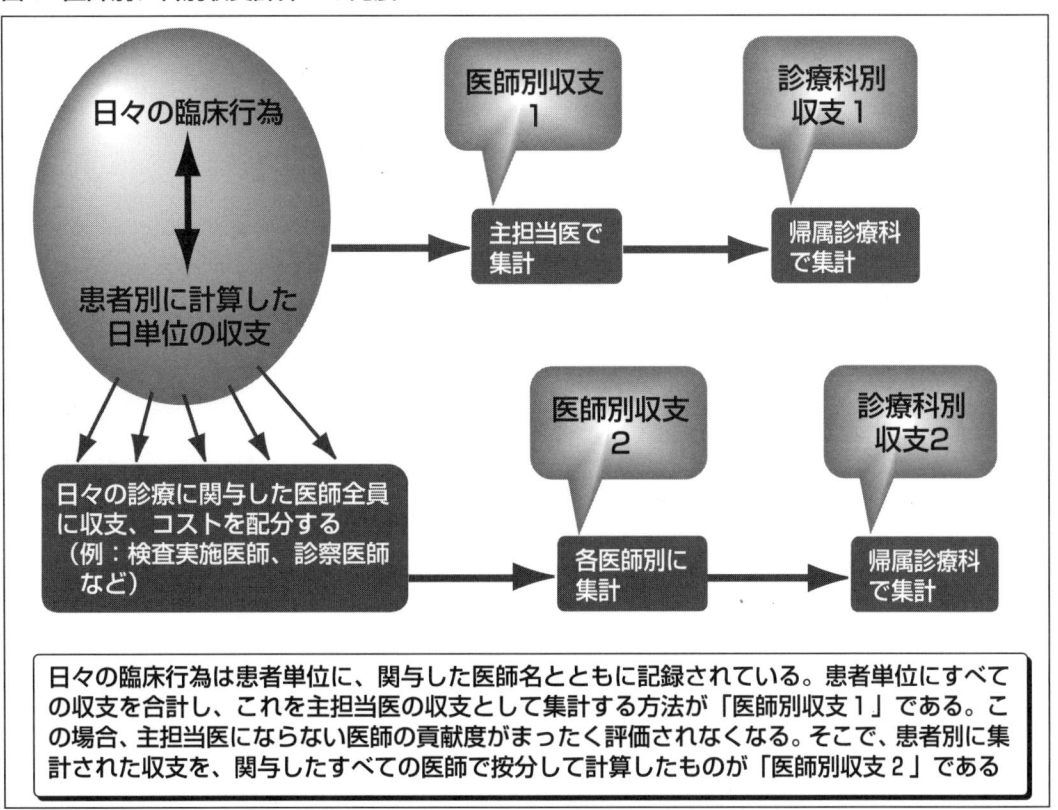

電子カルテの設計段階で情報の2次利用法の検討が必要

業務管理システム、原価計算システムのいずれにおいても、重要なことは基礎情報を提供する電子カルテシステムを設計する段階で、前もって2次利用する項目を決めておくことである。最初から電子カルテに記載されていない情報は2次利用できない。電子カルテの設計段階で、「どの情報をどのように2次利用するか」を十分に検討し、新システムに組み込んでおくことが重要である。

また前述したが、個別の患者に費やした医師や看護師の業務時間は、個別に測定することができない。個別に関与時間を正確に取れるのは外来診察時間、手術時間のみである。したがって、人件費算定においては、何らかの実態調査に基づいた推定が入るしかない。

ITは理想の医療を提供するためのツール。基本は「人」である

医療サービス業の特徴は、人員配置、設備投資、収益などにおいてさまざまな規制の中でしか動けないことである。一般のサービス業とは大きく異なり、自助努力による改善の自由度がかなり小さい。より緻密な情報収集をもとに、本当に自らの改善できるポイントを選択することが必要となる。この意味では、今後病院のIT活用が、病院経営の基礎情報を提供する重要なツールになると思われる。また同時に、診療報酬制度そのものを見直す材料としても、その情報が活かされることになるだろう。

最後に、このような「病院のIT活用」は、あくまでも理想とする医療サービスを実現するためのツールに過ぎないことを強調しておきたい。医療サービスの基礎は、あくまでも生きている人が提供するアナログ的サービスであり、どのようなサービスをよしとするかを決めるのは医療従事者である。医療サービスを提供する側と受ける側の心の納得をめざした医療サービスが枯渇することがないよう、経営指標の意味と限界を冷静に秤量する経営哲学が必須であることを強調しておきたい。

PART-2
電子カルテ導入の実際・全国の病院から

一般外来と電子カルテ

岐阜大学医学部
附属病院医療情報部
助教授
白鳥義宗

岐阜大学医学部
附属病院医療情報部
助教授
梅本敬夫

岐阜大学医学部
附属病院医療情報部
教授
紀ノ定保臣

われわれの病院は、2004年6月に完全ペーパーレス・フィルムレスの病院として新築移転した。開院直後より職員はあたかも以前から使っていたかのように、違和感なく電子カルテを使いこなして診療を行っている。では、電子カルテによって外来診療がどのように変わったのか。そのためにわれわれが電子カルテをつくる際に、どのようなことを工夫し、どのようなことを問題と考えて取り組んだかを、電子カルテ画面をみながら具体的にご説明したい。

●

電子カルテは患者待ち時間を延ばすのか、縮めるのか

当院は基本的に予約診療である。外来患者さんは、患者選択画面から選ばれると、診察室外のプラズマ・ディスプレイに呼び込み表示がされることになる(**図1**)。この職員用の患者選択画面には、目安としての待ち時間が表示される。当初、待ち時間があまりに長い患者さんの場合、担当診療科の看護師に何かシステム上のトラブルがあるのかと問い合わせの電話をかけたが、いずれの診療科でも「旧病院からのことでその先生の診療スタイルです」との回答だった。

しかしながら、しだいにそういった患者さんが目につかなくなっていった。医師に聞くと、「待ち時間が長くなると外来の看護師が何度も何度も言いに来るので、待たせておきにくくなった」と言う。そんなことなら最初から予約を考えて入れてくれればいいのだが、全診療科の医師の待ち時間がみんなにみられることになり、待ち時間何分という客観的な指標が示されたことで、自分だけ患者さんを長く待たせておきにくくなるということが起こった。

また、院内で患者さんが行方不明になることも珍しくなかったが、今回のシステムでは、院内に数か所の到着確認機があり、「現在採血に行っている」「放射線部に行っている」「戻ってきた」などのラフな位置情報が提供されることにより、正確な位置まではわからないものの、患者さんのだいたいの位置が把握しやすくなった。

カルテ記載量はむしろ増加、充実に向かっている

オーダリングは、電子カルテに特有なものではなく、どのメーカーのものでもずいぶん成熟してきているように思える。当院では病理検査や眼科検査など、従来電子化が難しかったものまでをどうすればすべて電子化し、

図1．患者呼び込み

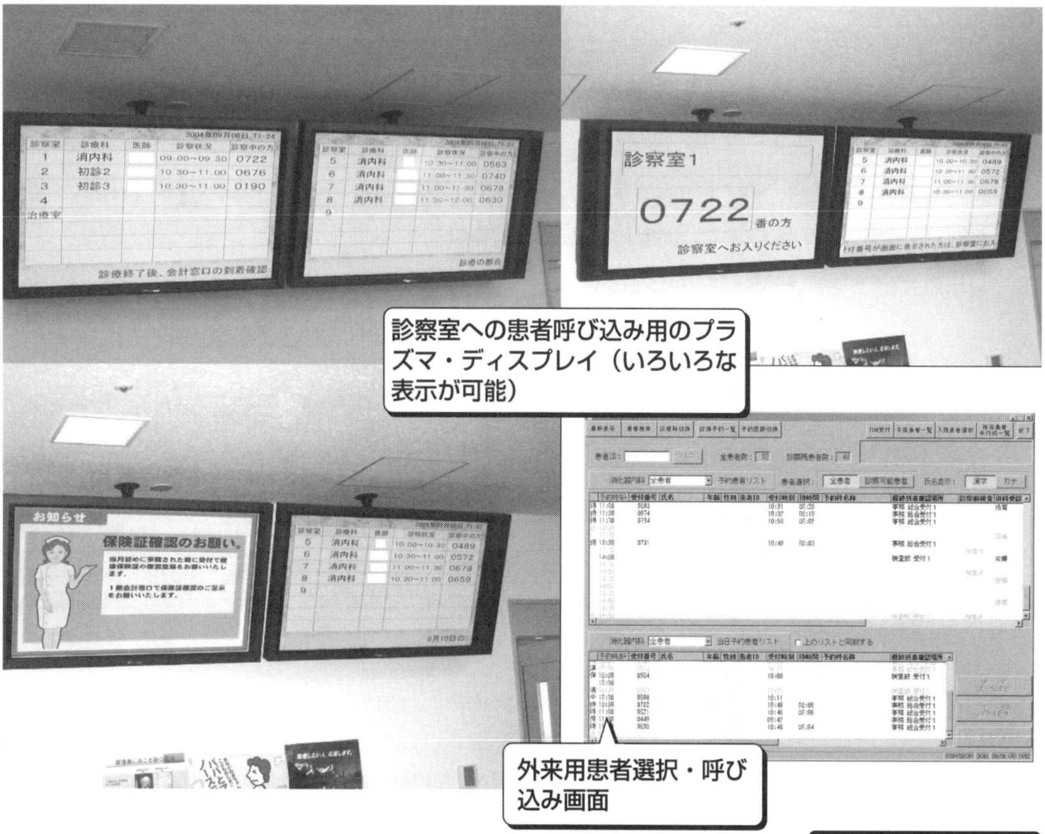
診察室への患者呼び込み用のプラズマ・ディスプレイ（いろいろな表示が可能）
外来用患者選択・呼び込み画面
診察室1
0722 番の方
診察室へお入りください
お知らせ
保険証確認のお願い。

図2．外来診療風景

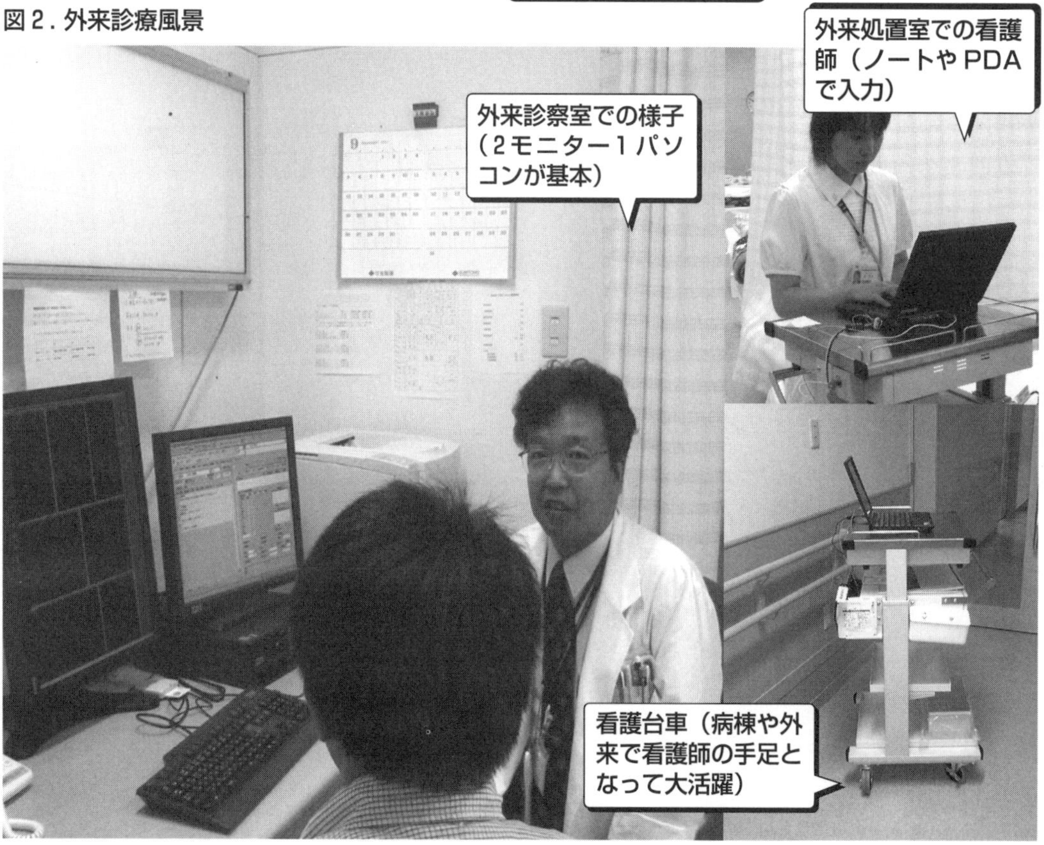
外来処置室での看護師（ノートやPDAで入力）
外来診察室での様子（2モニター1パソコンが基本）
看護台車（病棟や外来で看護師の手足となって大活躍）

すべてのオーダーを電子カルテで実施する本当の意味でのフルオーダーにすることができるかを真剣に検討した。ただオーダリングに関しては、別稿での解説があると思われるので、それに譲ることにする。

当院での2号紙にあたる部分はPOMR (SOAP) 形式による記載である。本来であればユーザーにやさしくということで、音声入力なども考えられるが、不特定多数が使用するような電子カルテでの音声入力は、開発時点では技術的にかなり難しいと思われた。そのため、テンプレートやシェーマを使うことによって操作性は改善しているが、やはり基本はキーボード入力である。電子カルテの導入でキーボード入力をいやがって、カルテの記載量が減るのではないかと思われたが、逆に記載量は増加したように思われる。これは、みんなにみられているという緊張感がいい方向に作用し、カルテ記載の充実に向かわせているようである。

従来の多くの電子カルテでは、日々の診療をあとから見返すことを意識したつくりになっていなかったように思われる。われわれは、計画段階でその点がたいへん気になったため、あとから見直すのが便利なようにといくつかの機能を付加することを考えた。

- **特別なできごとがあった日であるとわかるようなオーバービュー機能**
- **キーワード登録機能**
- **全文検索機能**

などである。従来カルテという言葉からか、書く機能に意識がいっているように思われるが、書く機能は電子カルテのほんの一部の機能であり、みたり、検索したりといったほかの機能を充実することにより、電子化するメリットが生まれてくるように思われる。書く機能自体に特別な工夫のない当院のシステムでとくに苦情が出ないのは、当院の電子カルテが書く目的よりはほかの目的でより多く使われているからかもしれない (**図2**)。

以下、当院での新しい仕組みを外来でどのように活用しているか説明したい。

電子経過表は、データ移行のための便利なツール

基本的に外来システムでは、以前いつ外来に来たのか、過去に何をしたのかというのが、経時的にビジュアルで一目でわかることが望ましいと思われる。さらに古いシステムから新しいシステムにスムーズに移行するためには、それらの情報をみながら現在の患者の状態を把握したいという現場の医師からの要望が出るのはもっともである。

そこでわれわれの用意したツールの一つに電子経過表がある (**図3**)。受診日、入院日、病名、診療科、処方、注射、検体検査、CT・MR画像レポートとそのキー画像ならびにそのときの診療点数を表示できるものである。新病院へのデータ移行としては、この電子経過表と主治医が入力したサマリーを、後述するドキュメントビューでみることができるようにして対応した。これはデータ移行のためだけでなく、一般臨床においても十分使える外来においてはわかりやすいツールと思われた。

図 3．電子経過表

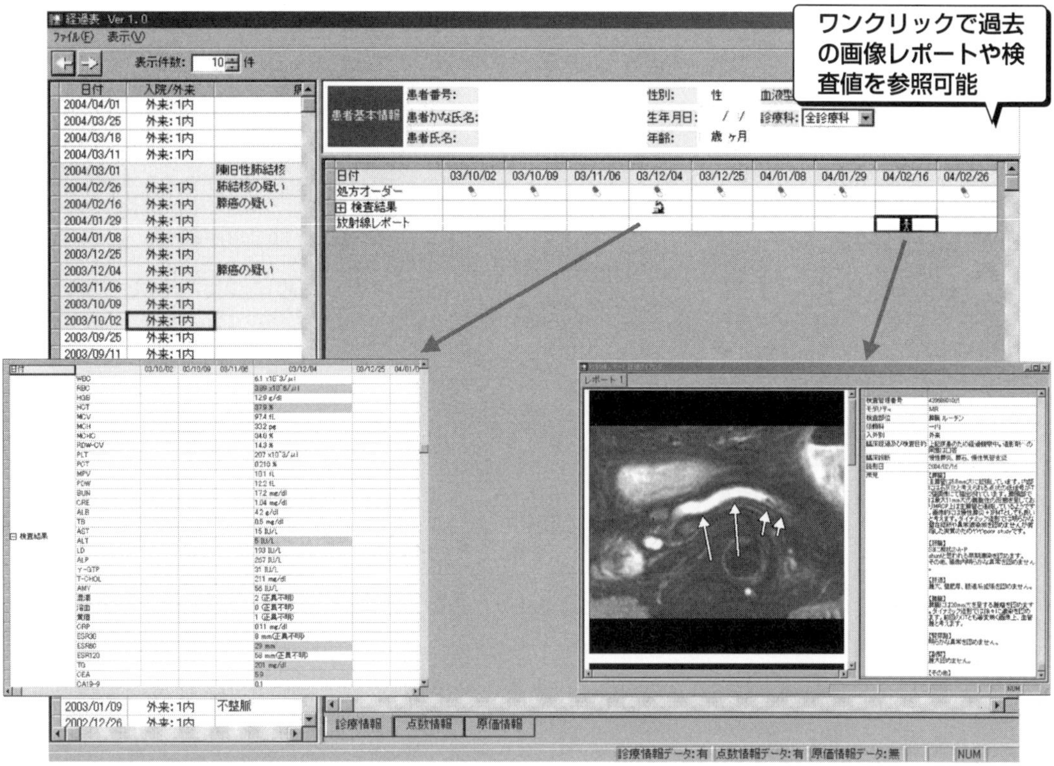

図 4．クリニカル・コックピット

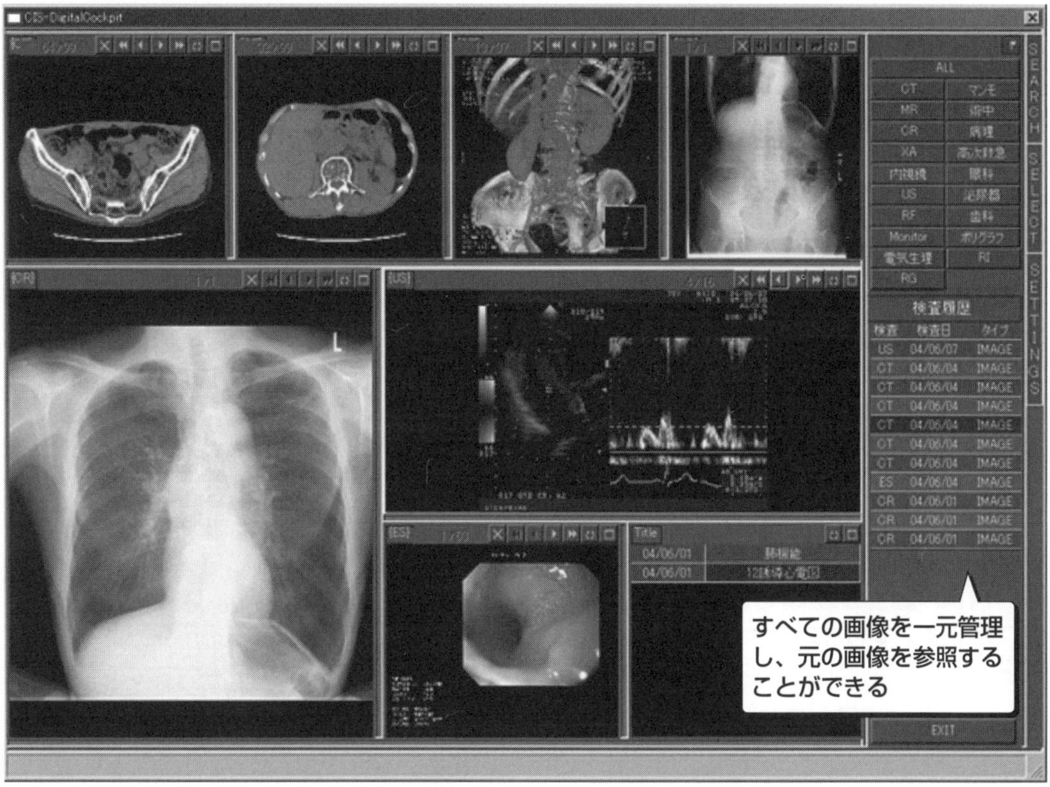

院内すべての画像を管理するクリニカル・コックピット

当院の外来診察室はほとんどが2モニター構成になっている。それは患者さんによくモニターをみていただき、自分の状態を知ってもらおうという考え方からであり、そのためモニターの一つは、患者さんのほうを向くように考えられている。ここに院内のすべての画像や波形情報を1モニターで表示できるクリニカル・コックピットを主に表示し、説明しようというものである（**図4**）。

クリニカル・コックピットとは、端末まで最低1 Gbpsの光ファイバー網を駆使して、静止画だろうが動画だろうが、すべての画像を自分の思うように配置できるようにしたものである。画像はすべて非圧縮の状態で、撮影したままの品質を保ちながらみることができる。従来はX線フィルムにしてみるか、それぞれの機器のモニターがあるところまで行ってみるしかなかったものが、その場で患者さんと一緒にみることができるようになったのである。おのずと患者さんへの説明が増え、患者さんからの評判もいい。

自分の受けた検査結果がどうであったのかは、患者さんにとってもっとも関心の高い事柄であるが、それがいつでもすぐに出すことができるというのは、電子カルテによる外来診療のたいへんな魅力である。

1,400種類の書類もお任せ、ドキュメントビュー

多くの患者さんが紹介状と検査結果の用紙、それにX線フィルムを持って来院される。それらは高速のスキャナーとデジタイザーにより読み込まれ、画像として電子カルテ上に保存されることになる。

それでは、外来診療に欠かせない多くの書類はどうであろう。これら書類は入院も合わせると院内にいったい何種があるだろうか。旧病院での調査では1,400種類。これらをすべて電子化するためにつくられたのが、ドキュメントビューだった（**図5**）。

診療情報提供書、診断書、同意書、外来サマリー、各種報告書などなど、書類の数は増えることはあっても減ることはないように思える。新規に書類が必要になったときにどうするのかという疑問にも、このアプリケーションは答えてくれる。そう、自分でつくれるのである。カード型データーベースのように自分で項目、フィールド、レイアウトを定義してあげれば、どんなものでも追加することができる。すべて電子的に保存し、必要なときにはいつでも印刷が可能だ。さらに将来は、電子的な病診連携ツールにもなりうるものと期待されている。

クリティカルパスによる計画的な一括オーダー

電子カルテになることによって、今までのような口頭指示はなくなり、すべてがオーダー入力に基づくようになった。ということは、処置などの細かなことまですべてオーダー入力が必要となる。これを漏れなく、計画立てて行うためには、クリティカルパスのような仕組みが必要と思われた。すなわち何十というオーダーの固まりとしてパスを選ぶことのほうが現実的と考えたのである。その際、指示の量の多い入院がもっとも必要とされる場

図5. ドキュメントビュー

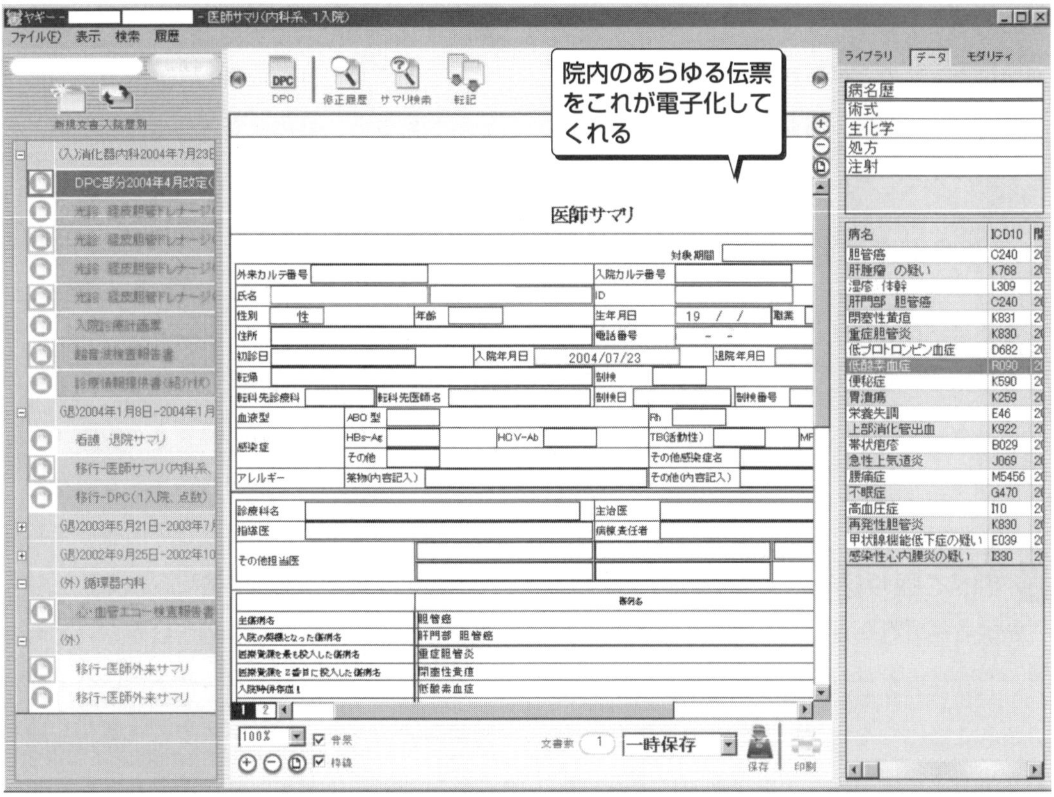

図6. ミニセット型クリティカルパス

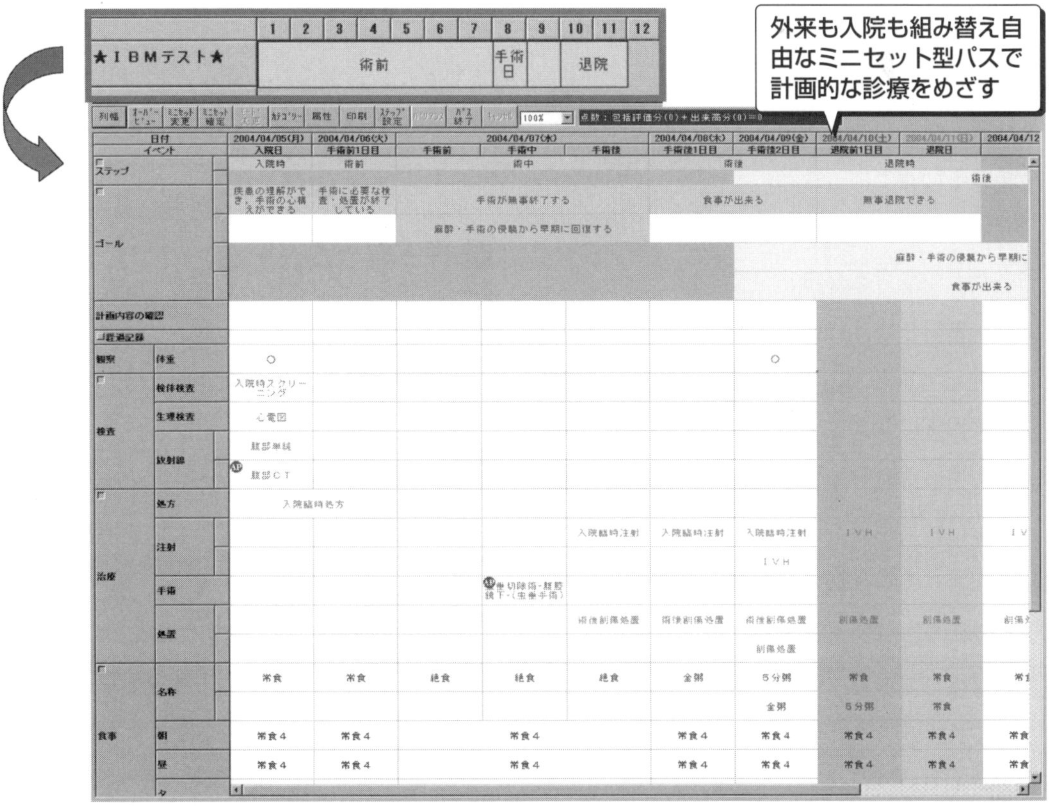

と考えられたが、短時間で多くの指示が出される必要があるということでは、外来も必要な場になるものと思われる。

現在外来パスは、周期的に通ってくる方のためのパスと、入院につなぐためのパスが主体である。当院の入院パスの特徴であるフレキシブルなミニパスによる自由な組合せを許すような、ひとりひとりに合わせたパスづくりを外来パスでも実現すべく、現在開発が続いている（**図6**）。

各社バラバラの自己血糖測定装置もすべて取り込む

糖尿病患者は年々増加しており、インスリンの自己注射をされる方も珍しくなくなっている。このような中で、自宅での血糖測定の結果も外来で電子カルテに自動的に登録したいという希望が出てくるのも当然である。

しかし、国内で使われている自己血糖測定装置は現在8種類あり、それぞれインターフェースもバラバラで統一して取り込むことは今まで不可能であった。

今回新システムをつくるにあたり、標準化が必要という考えから、全社の自己血糖測定装置から同じようにデータを取り出し、表示する仕組みをつくった（**図7**）。これにより患者さんは、どこのメーカーのものを使っていようと、当院外来に持参いただければ電子カルテに結果を自動登録することが可能となった。これからは機器メーカーがそれぞれバラバラにやっていたことを、標準化ということを意識してみんなで使えるようにしていくことが必要と思われる。

標準化の先に地域連携がみえてくる

バラバラなのは、機器メーカーだけではない。病院ごと、外注検査メーカーごとに、検査の値がバラバラなのも問題である。岐阜では医師会が中心となり、各病院の検査値を標準化しようという動きが以前より進んでいる。

図8のように、旧病院の時代から開業医の先生より紹介いただいた患者さんのデータを送り元、送り先ともに引き続きみることができ、検査画像や手術にともなう情報まで共有できるようにと、努力が進められてきた。

今後もどこの病院・診療所にかかってもあたかも一つの病院にかかっているかのような情報共有ができるシステムづくりを、地域の基幹病院の先生方や医師会協力のもと、今以上に進めていきたいと考えている。そのため新病院では検査結果だけでなく、地域連携パスなどで、診療全体の連携、情報共有化をより一層進めていくようにと考えている。

電子カルテでは、導入後の理解と工夫が大切

電子カルテのシステムというのは、導入したら終わりではない。病院をよくしていく努力は常に続けていかなくてはいけないのと同じように、電子カルテシステムに対する理解と工夫は院内で継続していく必要があると思われる。

たとえば当院では、現場の疑問や工夫を解消したり紹介するために、電子カルテ導入直後より、２週間に１回の全職員対象の講習会（実践電子カルテ講座）をクリニカルパス委

図7．自己血糖測定装置

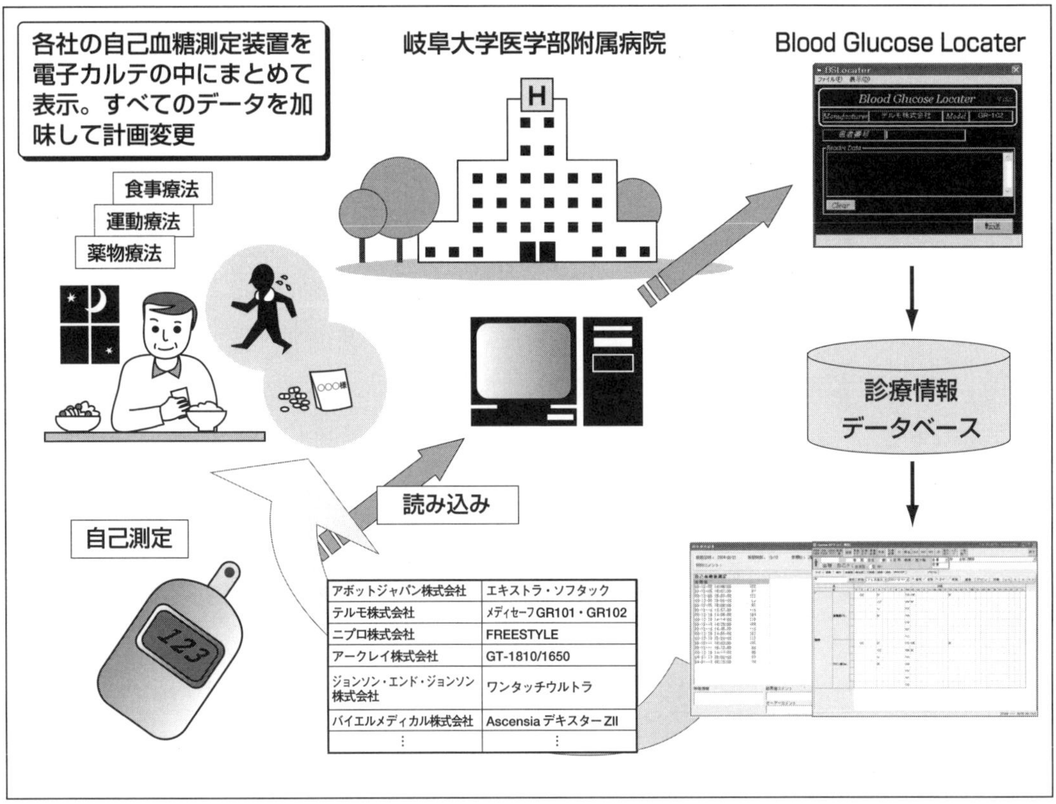

図8．岐阜地区の地域連携

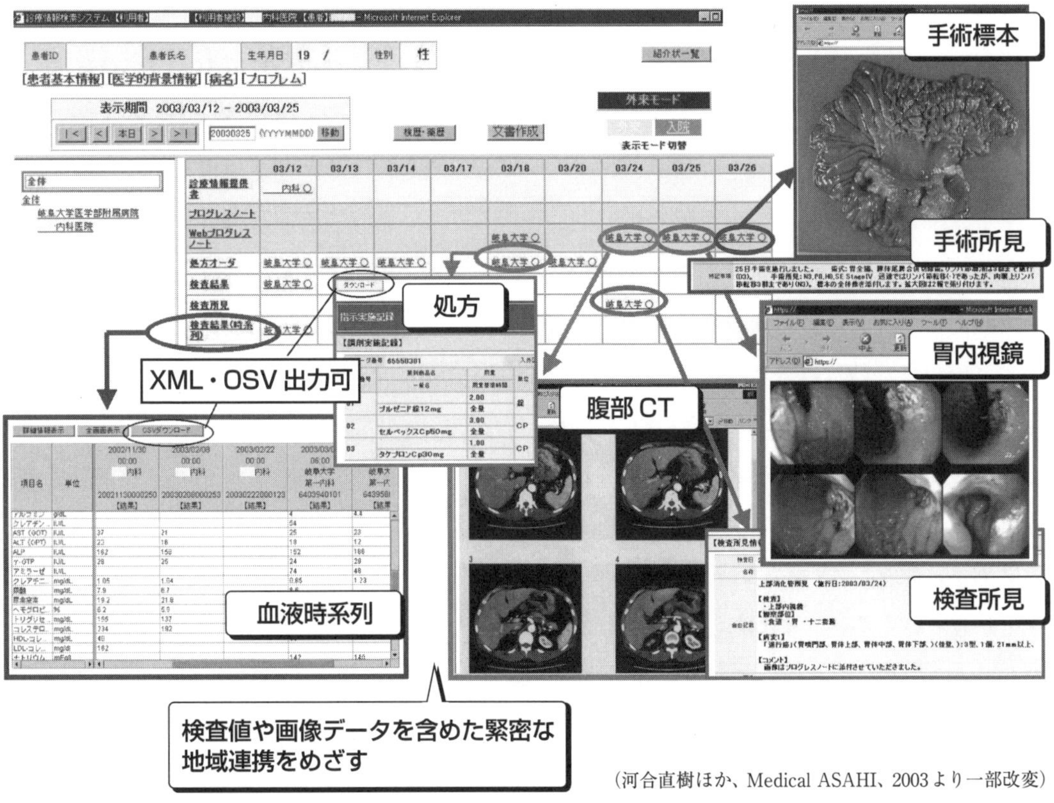

(河合直樹ほか、Medical ASAHI、2003より一部改変)

員会が開催している。電子化病院では、電子カルテを使いこなさなくてはいい医療の展開は望めないという考えのもと、診療の質を上げるための電子カルテの使い方を院内全体で常に議論していく必要があると思われる。質の高い医療を常に提供するためには、導入するだけではなく、病院側の不断の努力が必要と思われる。

また、これだけ電子カルテに病院業務を頼るようになると、一度コンピュータがダウンするとたいへんなことである。ハードの部分の信頼性というのも大切な要素となる。当院では回路の完全二重化により、一つくらいの故障では自動的にバックアップ回路に切り替わり業務に支障のないような設計になっている。それでも機械である。故障の恐れがないとはいえない。24時間ノンストップ稼働のためにはそれなりの準備とメンテナンスが要求されるものと思われる。

電子カルテに課せられた今後の課題

電子カルテを使っていては遅くて仕事にならない。電子カルテ導入のコツは、いかに電子カルテにやらせることを少なくするかだ。などといわれた時代は終わろうとしている。しかし、電子カルテの歴史は始まったばかりで、まだまだこれから考えていかなくてはならないことも多いと思われる。たとえば、データを一元管理しているというメリットをどう生かしていくかという議論もまだまだこれからである。紙でできないことをどう実現していくのか。電子カルテの実力をどう引き出していくかは、これからの工夫にかかっているといっても過言ではないと思われる。

いい医療をしたいという熱い思いを持った医師・看護師を始めとする病院スタッフと、患者さんに喜ばれる医療のためのシステムづくりをしたいというSEの人たちの共同作業が、現在多くの病院で花開きつつある。日本には熱い思いの病院スタッフも大勢いるし、日本人SEの技術やハートはどこの国にも劣らずすばらしいものがある。この共同作業が正しい方向に向かい、この本のタイトルのようにいつの日か日本の電子カルテが世界の医療を変えるといった実をつける日が来ることを祈らずにはいられない。

◉

最後に岐阜大学医学部附属病院の新医療情報システム構築のために一緒に努力してくださった多くの病院スタッフのみなさんと、紙面の関係ですべての新機能をご紹介することができず申し訳ありませんでしたが、挑戦的な新しい試みのために協力してくださった約30社におよぶメーカーのSEならびに関係者のみなさんに心より感謝申し上げて稿を終わらせていただきたいと思います。

PART-2
電子カルテ導入の実際・全国の病院から●

NTT東日本関東病院
呼吸器科・肺外科部長
石原照夫

内科と電子カルテ

NTT東日本関東病院では、2000年12月の新病院開院を機に、新規開発を含めた電子カルテシステムを導入した。システムの構築から開発、改良にかかわった経験から、電子カルテの導入を成功させるポイント、電子カルテのメリット、デメリットについて考察する。

新病院開院にあたり、電子カルテ、PACS、物流システムを新規開発

当院では2000年12月の新病院開院を機に、いわゆる電子カルテシステム（総合医療情報システムKHIS-21）を導入した[1]。その特徴は、徹底した業務分析（BPR：business process reengineering 業務手順の見直し）に基づくシステム構築、マルチベンダー方式によるシステム構築、市場が未熟な分野での新規開発の3点にある。新規に開発したのは、いわゆる電子カルテ（主に医療スタッフによる記録の部分で、各種オーダリング機能との連携なども含む）、PACS（picture archiving and communication system 医用画像蓄積送信システム）、物流システムである。

システムの概要とシステムの選定、導入の経緯

当院の総合医療情報システムの概要を**図1**に示す。オーダリングシステム、医療従事者が入力記録するシステム（POMR：problem-oriented medical record 問題志向型診療録に対応）、クリティカルパスなどからなる中核システムと約30の部門システムで構成されている。

医療機器の一部には、更改時期の関係から旧病院ですでに導入されたものもあったが、その場合は新医療情報システムへの接続を考え、機種を選定した。PACSは新規開発であったため、放射線部門内で先行して新病院開院1年前に構築（**図2**）し、CT画像、MRI画像、報告書を蓄積し、新病院での画像閲覧・読影の利便性の向上を図るとともに、システムおよびビューアーソフトの開発・改良を進めた。

図3は呼吸器科外来診察室である。電子カルテ端末のほかに、呼吸器科では診断に原画像を用いるので、PACSのネットワークを延長し、専用端末と高精細ディスプレイを設置してある。同様の体制は病棟、カンファレ

図1．NTT東日本関東病院総合医療情報システム（KHIS−21）の概要

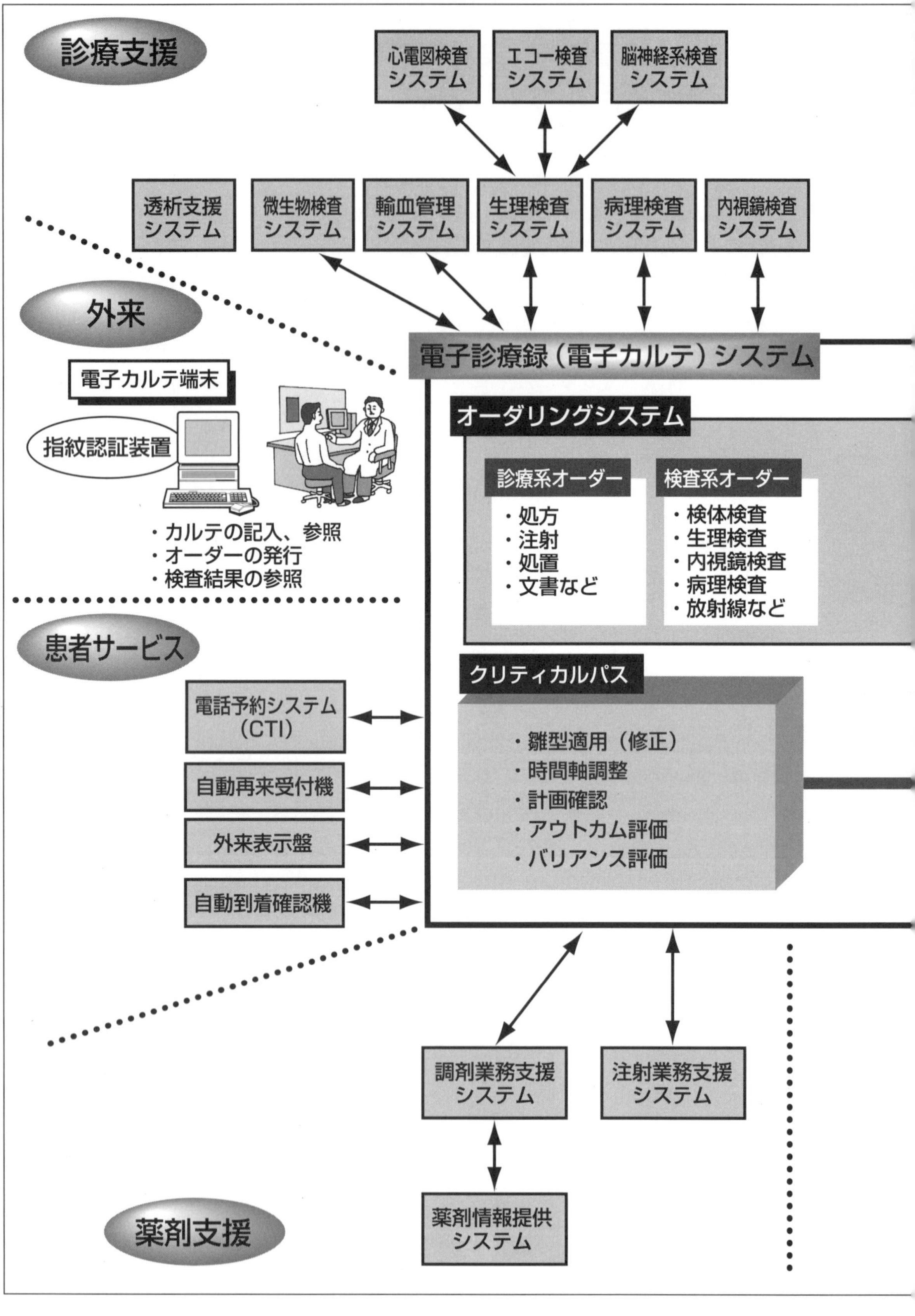
診療支援
心電図検査システム
エコー検査システム
脳神経系検査システム
透析支援システム
微生物検査システム
輸血管理システム
生理検査システム
病理検査システム
内視鏡検査システム
外来
電子診療録（電子カルテ）システム
電子カルテ端末
指紋認証装置
・カルテの記入、参照
・オーダーの発行
・検査結果の参照
オーダリングシステム
診療系オーダー
・処方
・注射
・処置
・文書など
検査系オーダー
・検体検査
・生理検査
・内視鏡検査
・病理検査
・放射線など
患者サービス
電話予約システム（CTI）
自動再来受付機
外来表示盤
自動到着確認機
クリティカルパス
・雛型適用（修正）
・時間軸調整
・計画確認
・アウトカム評価
・バリアンス評価
調剤業務支援システム
注射業務支援システム
薬剤情報提供システム
薬剤支援

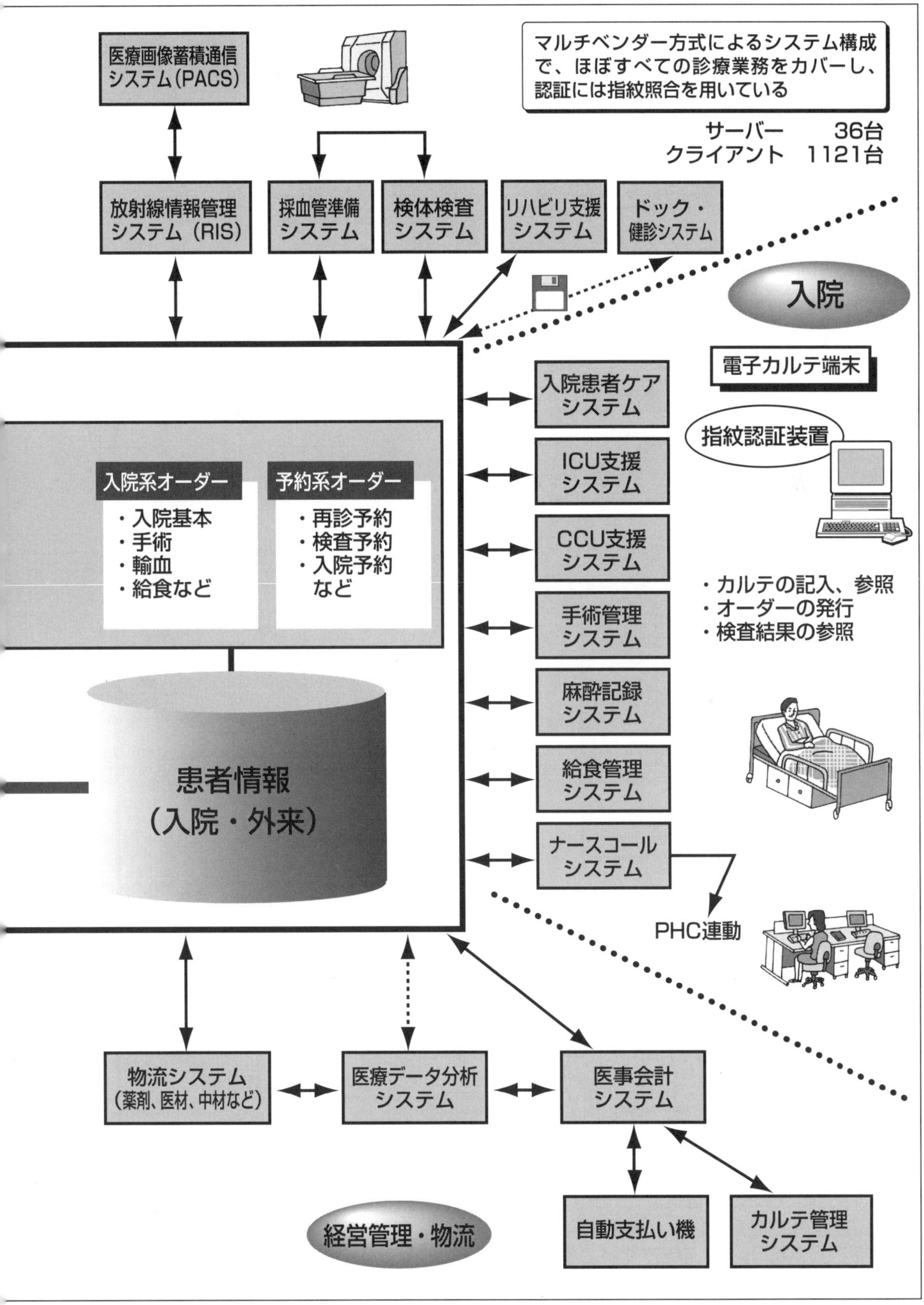
マルチベンダー方式によるシステム構成で、ほぼすべての診療業務をカバーし、認証には指紋照合を用いている
サーバー　36台
クライアント　1121台
医療画像蓄積通信システム(PACS)
放射線情報管理システム（RIS)
採血管準備システム
検体検査システム
リハビリ支援システム
ドック・健診システム
入院
電子カルテ端末
指紋認証装置
・カルテの記入、参照
・オーダーの発行
・検査結果の参照
入院系オーダー
・入院基本
・手術
・輸血
・給食など
予約系オーダー
・再診予約
・検査予約
・入院予約
など
患者情報
（入院・外来）
入院患者ケアシステム
ICU支援システム
CCU支援システム
手術管理システム
麻酔記録システム
給食管理システム
ナースコールシステム
PHC連動
物流システム
(薬剤、医材、中材など)
医療データ分析システム
医事会計システム
自動支払い機
カルテ管理システム
経営管理・物流

図2．PACS構成図

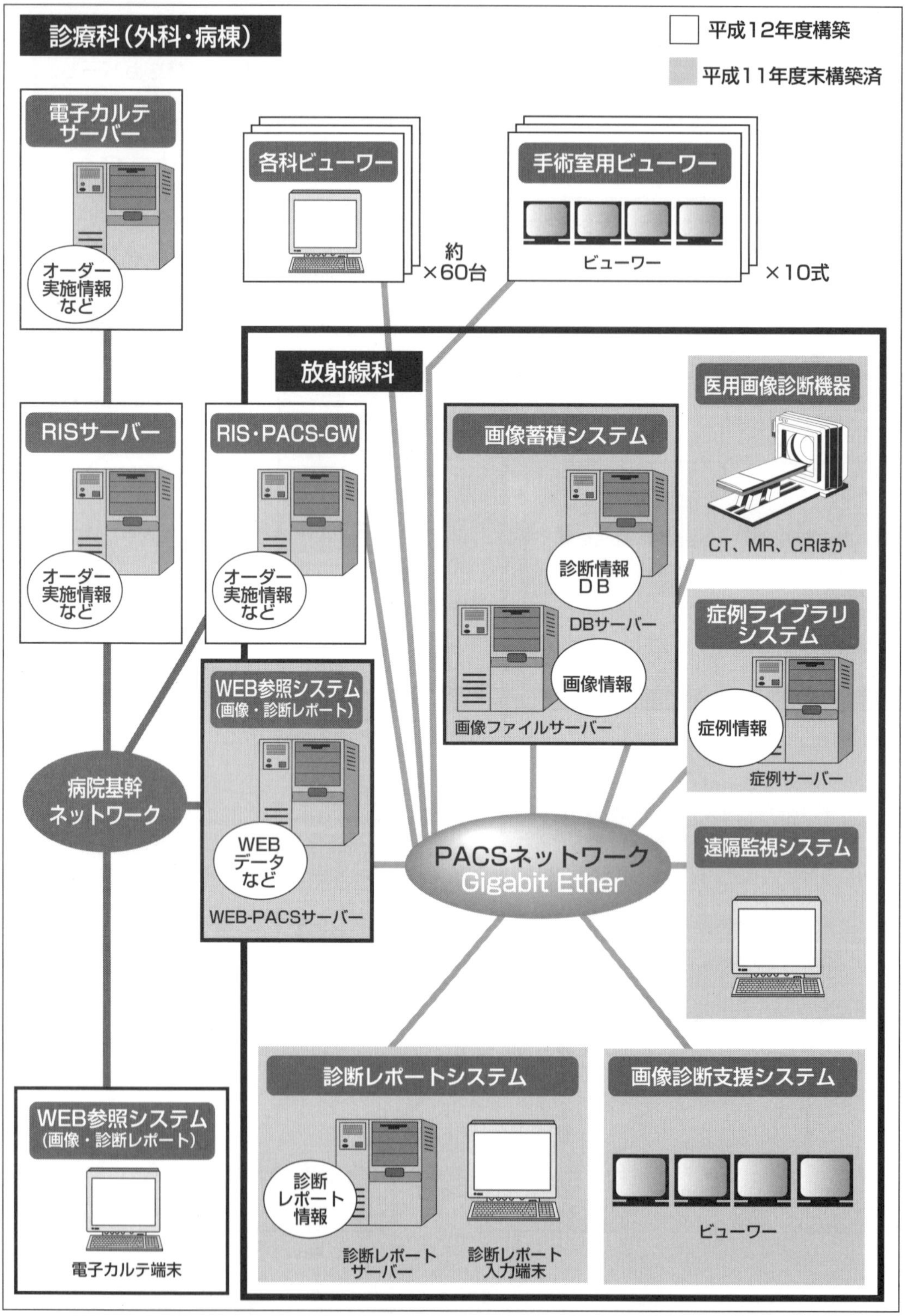

PACSは新病院開院1年前に、放射線科内（太線枠内）で先行して構築した。新病院ではHIS（hospital information system 病院情報システム）・RIS（radiology information system 放射線情報管理システム）と連携させ、ほぼ完全なフィルムレス環境を実現している

ンス室、手術室、原画像を必要とする科の外来診察室でとられている。

ICU、内視鏡センターでは導入予定のシステムをスタンドアローンで先行導入し、運用を体験できるようにした。また、看護支援システムは核となるシステムなので、二つの病棟で異なるベンダーのシステムを試行的に導入し、評価および意見を集約した。

最終的には、市場のシステムでは満足するレベルのものはないと結論し、中核システムと同じベンダーに大幅なカスタマイズを要望し、「入院患者ケアシステム」と命名して完成させた。

電子カルテ導入を成功させる三つのポイント

われわれの経験から、とくに重要と思われる導入のためのポイントを3点あげたい[2,3]。

▶システム導入のコンセプトの策定

「システムの更改時期」、あるいは「最近のトレンドとしてのITを活用しないと時代に遅れる」といった、受動的な、医療サービスの視点の欠如した動機づけでは、システムの導入は成功しない。医療情報システムは医療サービス提供のための一つのツールにすぎない。どのような医療サービスを提供するのか、それを最大限実現するためには、どの程度の規模のシステムを構築する必要があるのか、といった検討が重要である。システム構築にあたっては資金面の制約を受けるのは事実だが、導入コンセプトの策定が出発点であることを強調したい。各部門のエゴや、縄張り主義は、このコンセプトに基づいて、打破されなければならない。

導入コンセプトは病院がめざす医療サービスの内容が具体的に盛り込まれている必要がある。**図4**に、当院の導入コンセプトを示した。

▶システムコンサルタントの活用

マルチベンダー方式によるシステム構築を行う場合、多数のベンダーとの意思疎通を図る必要が生じる。システムの専門性の低いユーザーである医療スタッフには、負担の大きい仕事である。病院に常時雇用されているシステム要員がいればよいが、システム構築に必要な人数を確保するのは、一般病院では実現困難な要望である。そこで、システムベンダーとの調整は、システムの専門性を有している人たちに委託するのが現実的であり、またシステム構築に要する時間を最大限短縮できる。当院の場合は、経営母体がNTTということもあって、NTT東日本法人営業本部システムサービス部に新たに医療プロジェクトチームを組織(以下、医療PJチームと略す)して、システム構築業務を委託した。

▶業務手順の見直し

システムの基本設計書の一つ、業務フロー定義作成のためには、当院の(残念ながらこうした限定がつくのが日本の医療である)診療業務がパターン化されていなければならない。その場合、現在の診療業務を単純にパターン化するのでは、システムの導入意義が薄れるというものである。当院の場合、BPRという視点から業務の徹底的な見直しを行うこととし、その作業も医療PJチームを中心

図 3．呼吸器科外来診察室

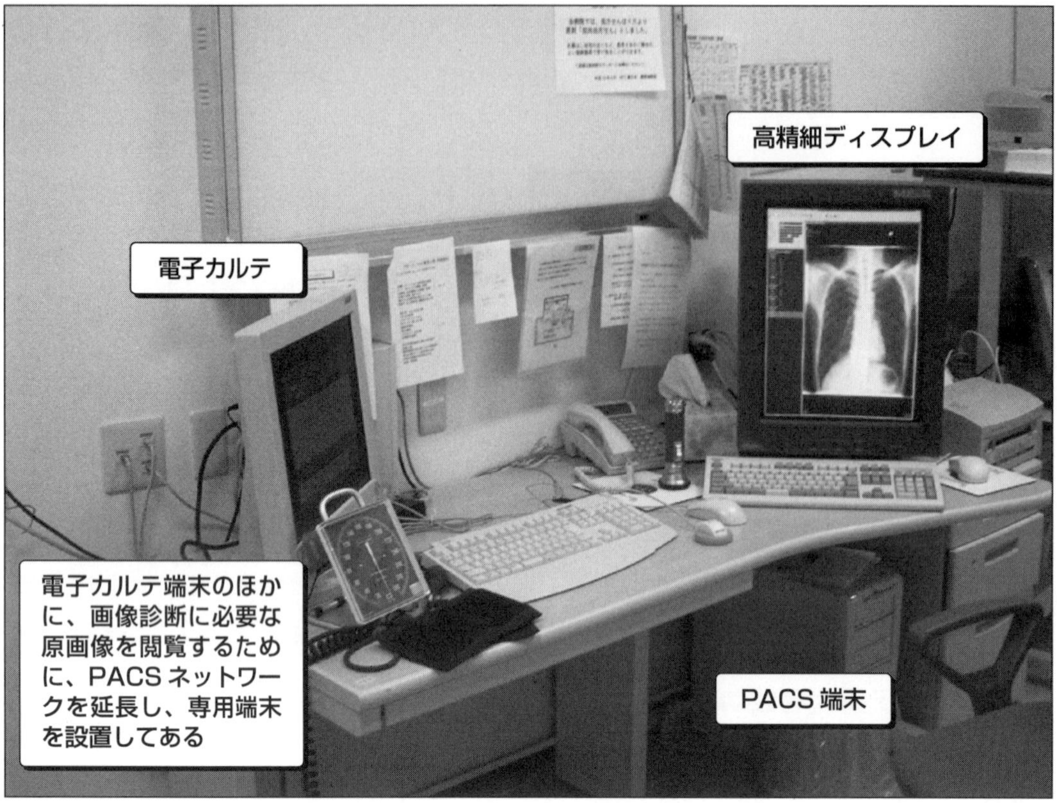
高精細ディスプレイ
電子カルテ
電子カルテ端末のほかに、画像診断に必要な原画像を閲覧するために、PACS ネットワークを延長し、専用端末を設置してある
PACS 端末

図 4．当院のシステム導入コンセプト

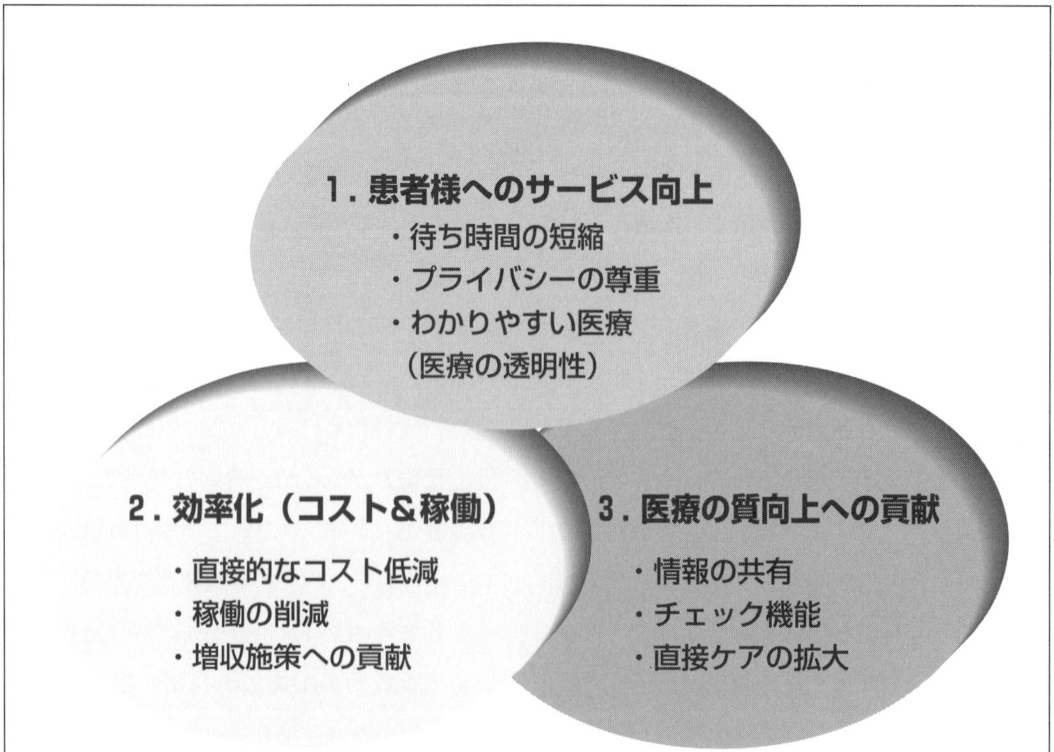
1．患者様へのサービス向上
・待ち時間の短縮
・プライバシーの尊重
・わかりやすい医療
（医療の透明性）
2．効率化（コスト＆稼働）
・直接的なコスト低減
・稼働の削減
・増収施策への貢献
3．医療の質向上への貢献
・情報の共有
・チェック機能
・直接ケアの拡大

に進めた。とくに、旧病院時代、各科まちまちであった外来業務手順は、標準化した手順に統一した。

図5が当院の開発体制の骨組みである。医療PJチームの行ったことをまとめると、業務調査、システム基本設計、システムの市場調査（機能調査と評価）、ユーザーとの合議によるベンダーの決定、ベンダーとの調整である。

電子カルテによる情報の共有が患者に安心感をもたらす

表1に電子カルテの主なメリットを示した。

もっとも大きなメリットは、いつでも、どこでも（端末のあるところ）、最新の情報が反映された、読みやすい診療録を、閲覧することができることである。これは、最新の患者情報を関係する医療スタッフが共有していることを意味し、効率的な、質の高いチーム医療の実現を可能にするものである。

このことは、患者側からみたとき、他科受診、あるいは救急受診の際の安心感に反映されている。**図6**は高本氏らが当院で行った患者さんへのアンケート調査の結果で、約80％の患者さんが安心感を表明している[4]。

患者さんから病態の変化や、薬の副作用などで問い合わせを受けた場合、受けた医療スタッフは、端末で患者情報をみながら、迅速に、的確に対応することができる。

また、他科医師への急を要するコンサルテーションを行う場合も、カルテ、画像フィルムなどを運ぶ必要はなく、お互いに情報をみながらの電話でのやりとりが可能である。

検査結果・報告書等の活用も一段と向上する。前回診察時の経過記録をみながら、Ｐ欄に自動記録された検査指示歴から、同様の検査オーダーを発行したり（DO）、結果参照が可能である（**図7**）。異常値を示した項目については、以前の結果との比較（**図8**）が容易にでき、その結果を印刷して、患者さんへ提供することができる。内視鏡検査のように画像所見を伴うものでは、画像を拡大して説明に用いることができる（**図9**）。先に引用した患者さんへのアンケート調査では、約65％の方が画面を用いた検査結果の説明がわかりやすいと回答している。

個人情報の保護が強く求められる時代になって、診療録の閲覧管理を厳格にする必要がある。電子カルテでは、ログの記録保存によって、診療録へのアクセスの詳細がわかるようになっている。いつ、誰が、どこを閲覧し、どこに記録したかが解析でき、紙媒体では実現できない診療録管理が可能である。

また、確定保存された記録は、修正可能であるが、修正前の記録は判読可能な状態で残っている（**図10**）。修正・加筆した記録については、作成者、日時がコンピュータによって自動的に記録されるので、真正性はより高まることになる（**図11**）。

オールインワンパスとなりうる電子クリティカルパス

内科領域では、個別性のために、変動が少なくなく、クリティカルパス（CP）は敬遠されがちである。紙媒体での運用では、個別性への対応が面倒だが、電子化CPでは時間軸の調整（延長、短縮）、計画の作成・変更が、

表1．電子カルテのメリット

- 最新の診療情報の共有と効率的なチーム医療の実現
  いつでも、どこでも（端末のあるところ）、診療録（最新の診療情報が反映され、読みやすい）をみることができる
- カルテを搬送する必要がない
  ① 患者からの問い合わせ（外来、救急）に対して、迅速に、的確に対応できる
  ②他科医師への急を要するコンサルトが容易である
- 医療スタッフの記録以外の情報（検査結果、検査報告書）の利用は、紙の診療録に比べ格段に便利になる
  ①以前の結果との比較が容易
  ②わかりやすいフォーマットでの印刷による患者への情報提供が可能
  ③患者へのわかりやすい検査結果の説明
- 診療録のアクセスログの管理
  誰が、いつ、どこを閲覧・記録したかの足跡がわかる
- 紙よりも高いレベルの真正性が確保される（改ざん防止）

図5．当院のシステム開発・導入体制の骨組み

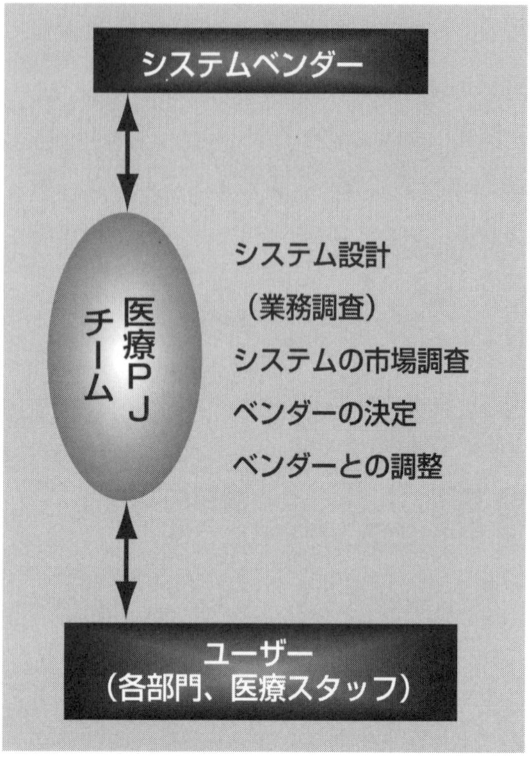

図6．患者側からみた救急および紹介・他科受診時の安心感の程度（文献4より引用）

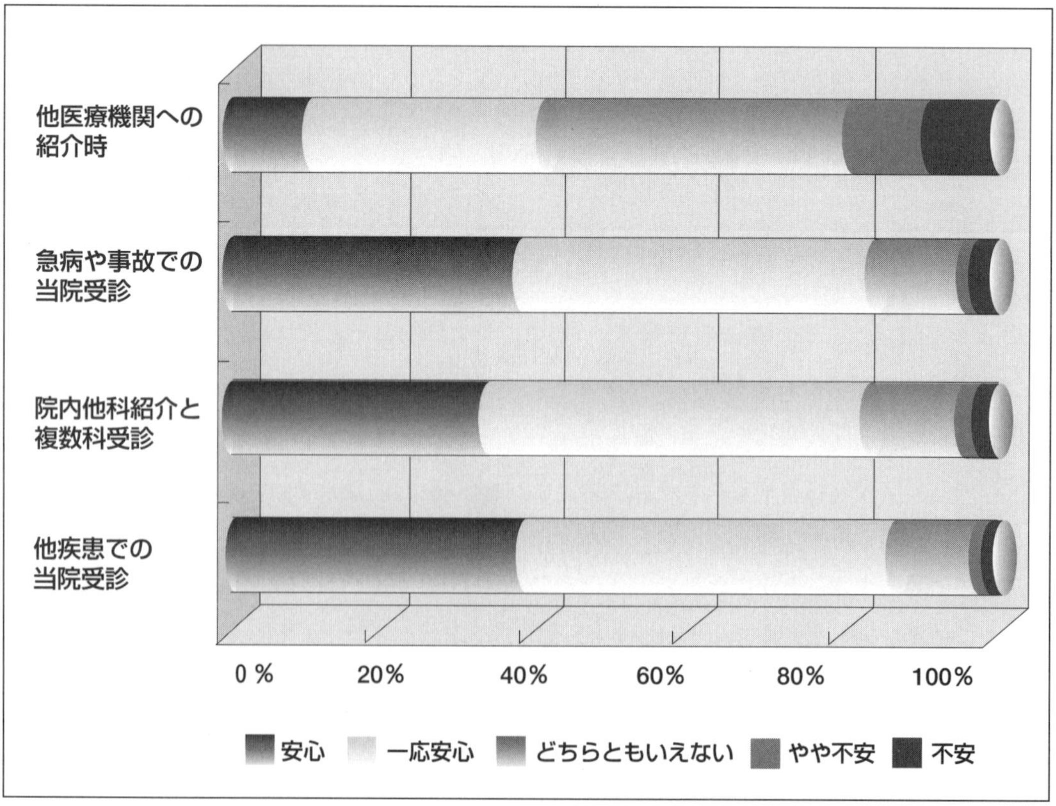

図7. 経過記録P欄からの検査指示・結果参照

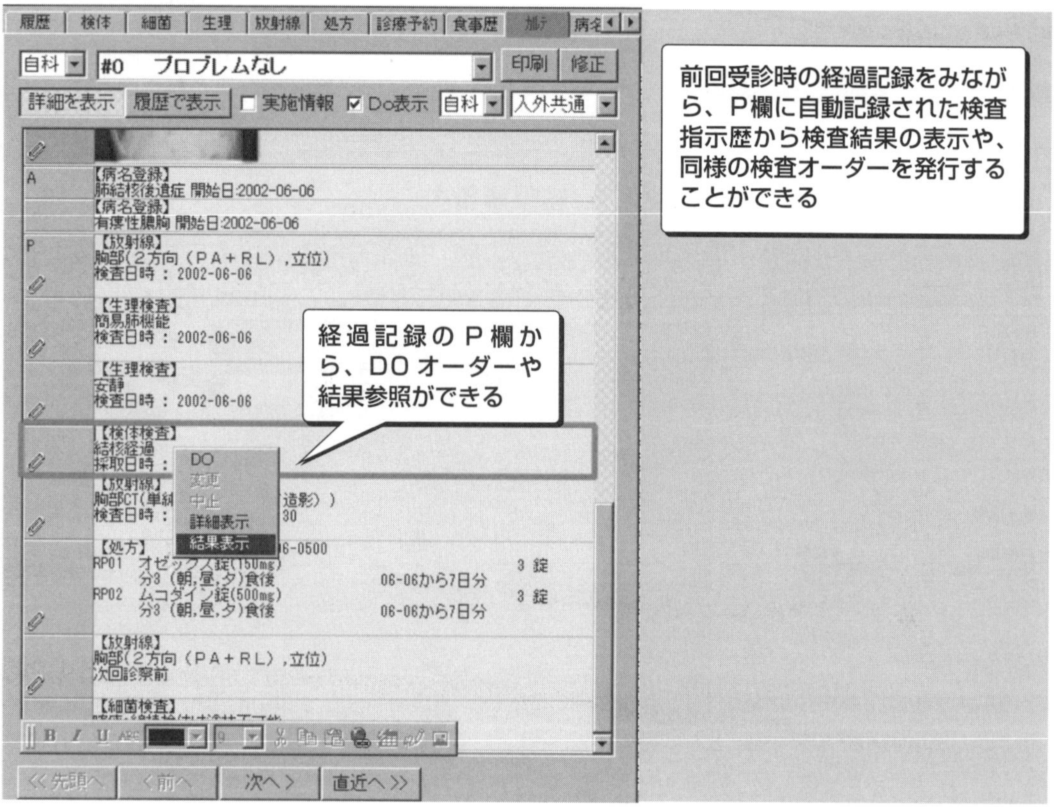

図8. 検体検査結果の表示

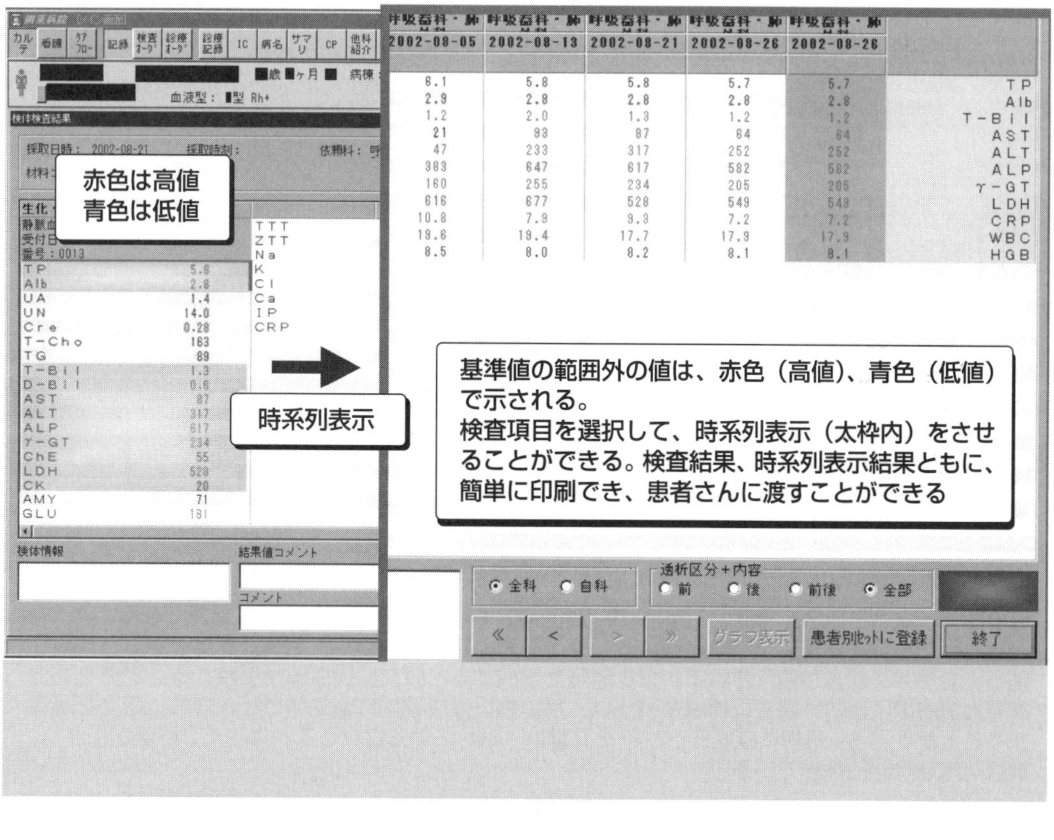

図 9．気管支鏡検査の結果報告画面

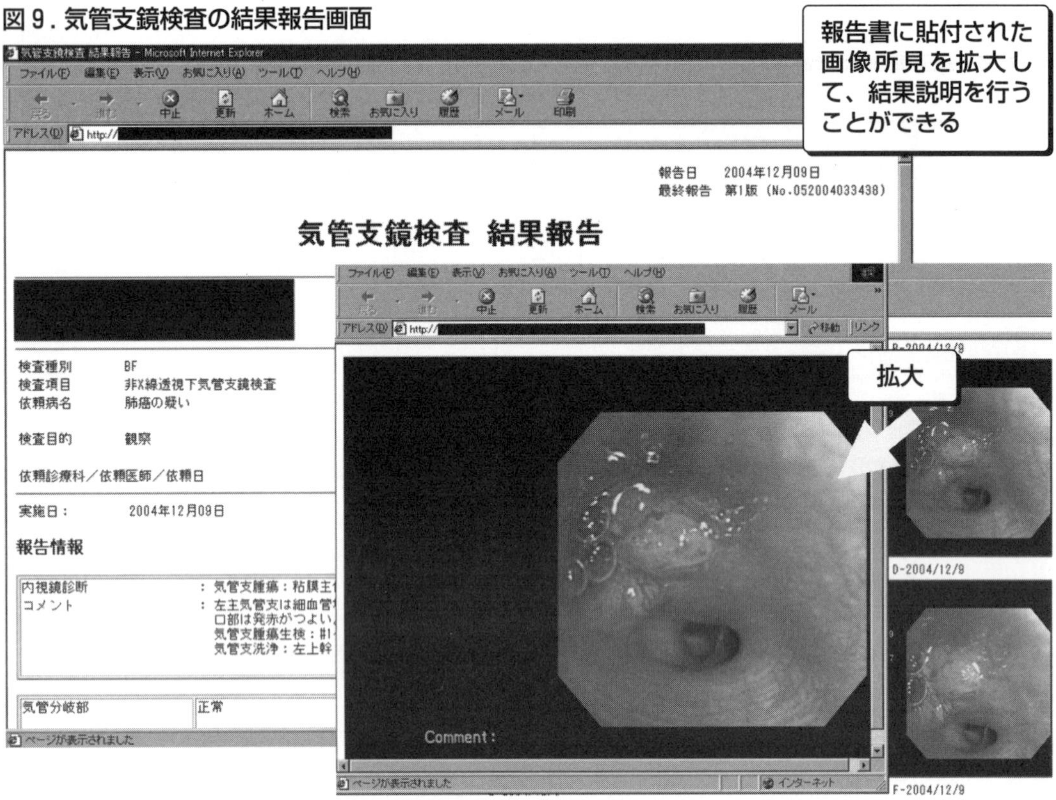

図 10．経過記録の修正・加筆

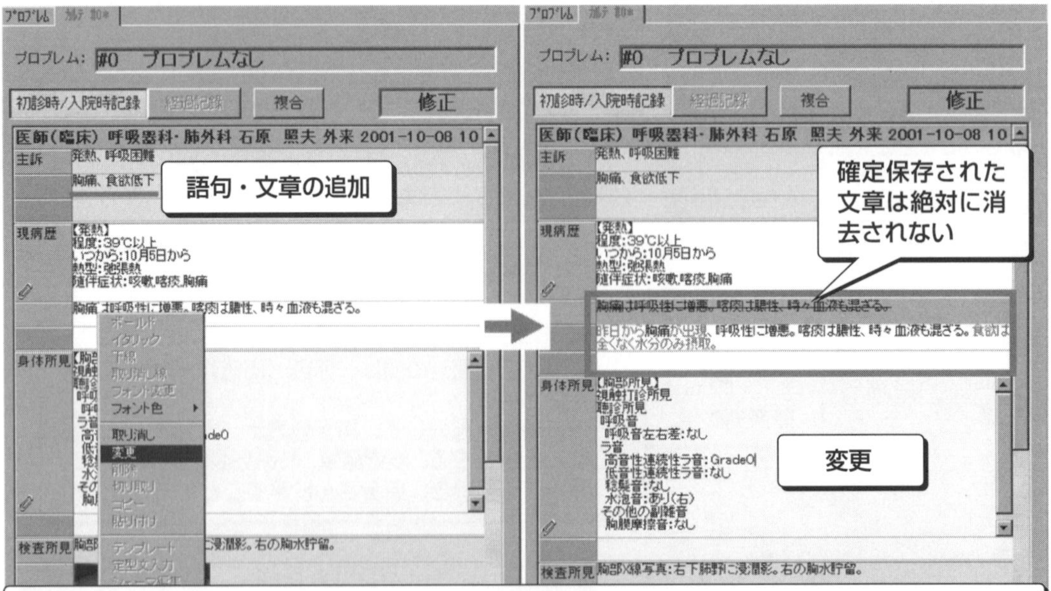

単に語句・文章を追加する場合（図左）は、修正可能領域に新たに記入することができる。
確定された記録を修正したい場合は、カーソルをその記録に合わせ、右クリックをすると、取り消し、変更メニューが表示される。取り消しを選択すると原文に横棒線が引かれる。変更を選択すると図右のように、原文に棒線が引かれ、かつ修正可能領域に原文がコピーされ、原文を編集することができる。最初に確定保存された文章は、絶対に消去されることはなく、棒線が引かれ、判読可能な状態になっている

図 11．経過記録の更新履歴

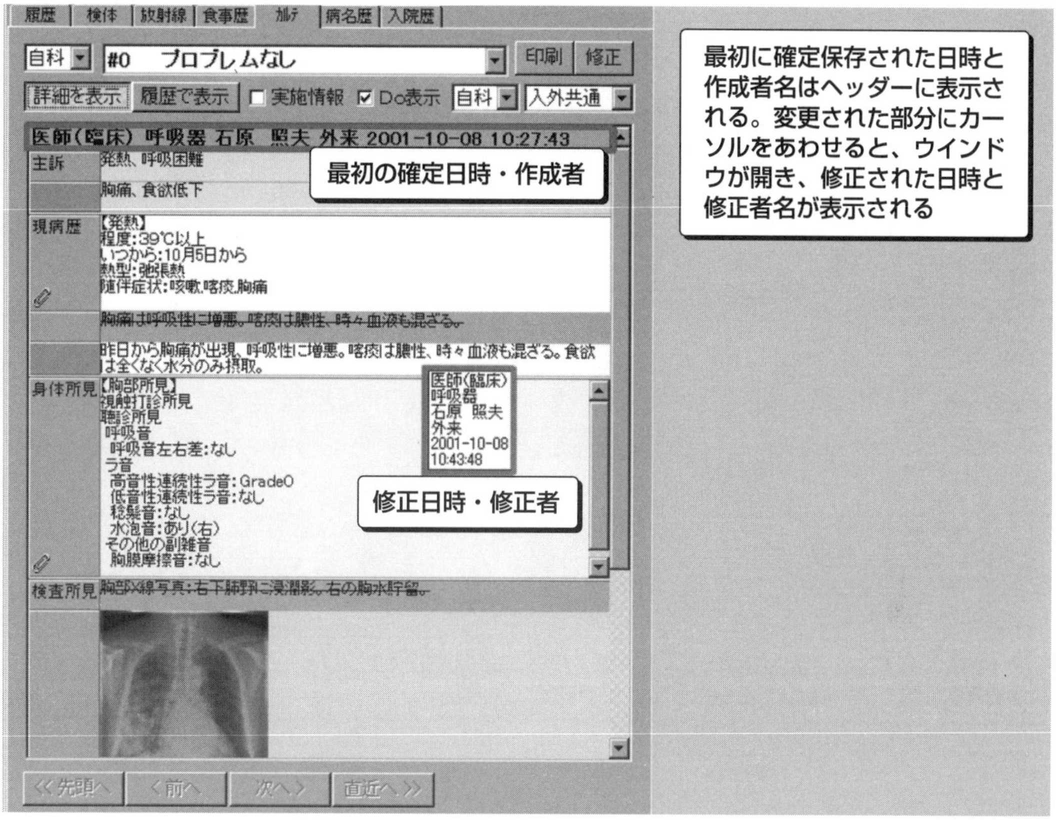

図 12．電子化クリティカルパスの列（日数）追加

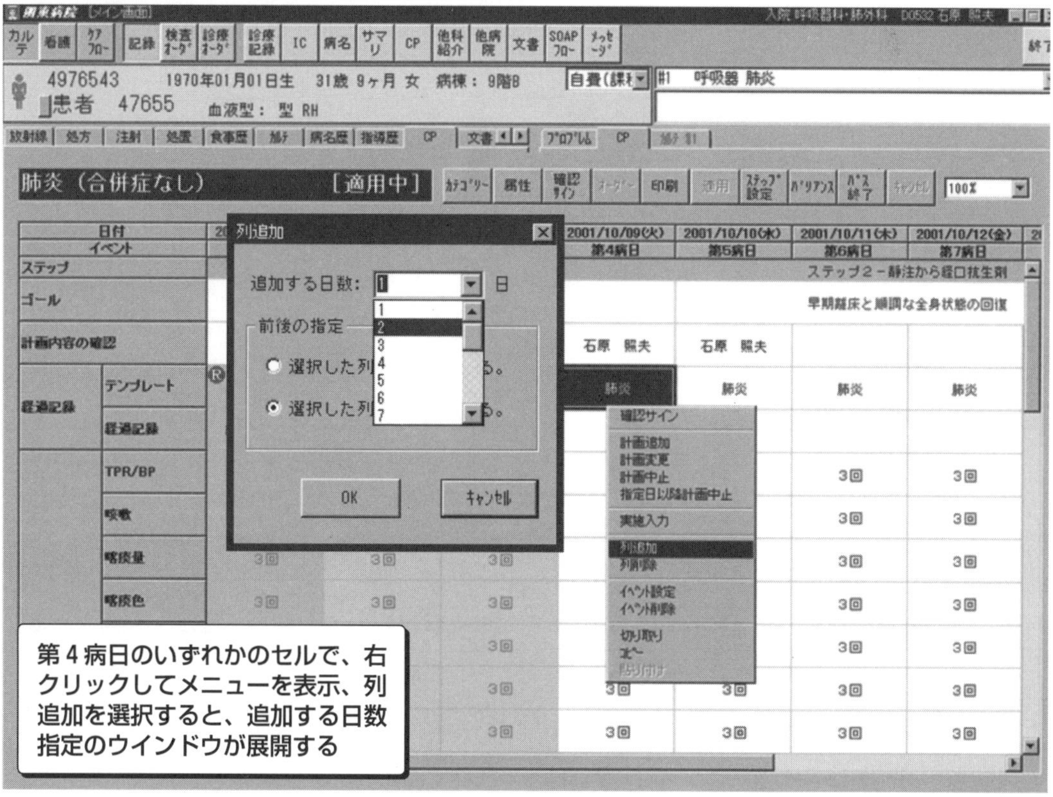

図13．電子化クリティカルパスの計画変更

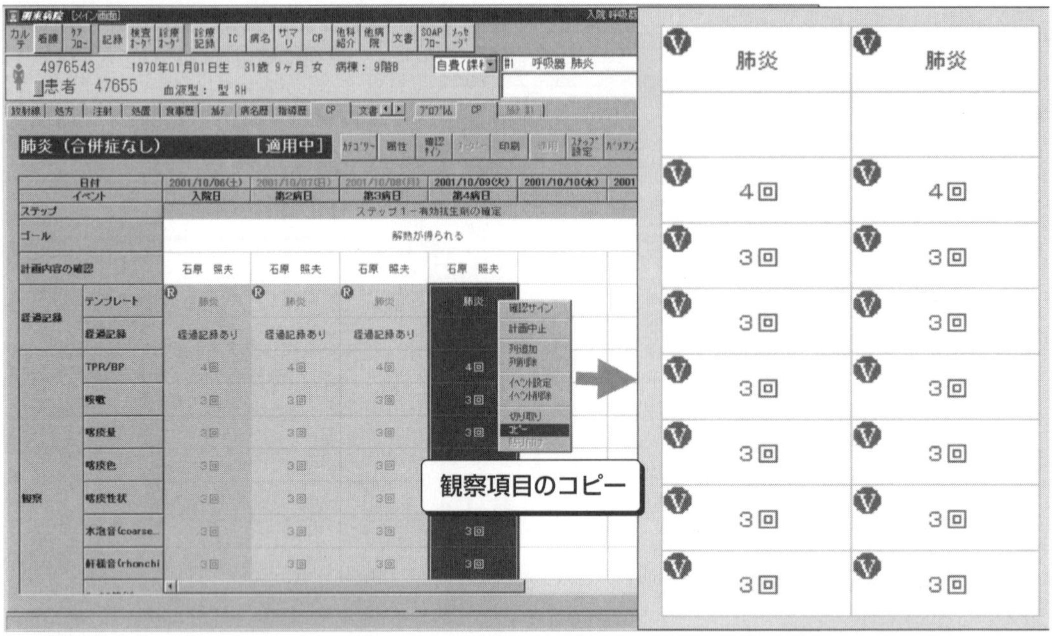

第4病日の後に、2日追加されている。第4病日の経過記録（テンプレート）と観察計画を、追加された列（日）に簡単にコピーすることができる（枠内）

短時間で、容易にできる（**図12・13**）。しかも、それが各医療スタッフにリアルタイムに伝えられる。

各種伝票のチェック、パスチャートへの転記といった、二重転記の必要がなくなることも大きなメリットである。注射の場合、実施登録を行えば、パスチャートにも実施済みが表示され、注射指示歴も実施済みのステータスになり、また医事会計システムに転送され、コスト請求が可能になる。

患者の各種情報がパスチャートに集約され、その詳細内容を容易にみることができる。これは、患者情報の多くが電子化されていれば、より威力を発揮することになる。叙述的な記述の有無もパスチャートに反映されるので、経過記録の把握が容易にできる。電子化クリティカルパスは、まさにオールインワンパスである。CPは電子化によって、きわめて有力なツールになりうると考えられる。

稼働してみえてきた電子カルテおよびシステムを使う側の問題点

▶内容が冗長

電子カルテになると、入力の煩雑さから、記録が不十分なものになるのではないかと懸念する向きもある。しかし、記録量となると紙媒体には劣らないのが実情である。書き（入力）すぎというよりは、コピー・ペースト機能の多用によるものである（ドラッグ・ドロップ機能でさらに助長される）。**図14**は外来経過記録の一部であるが、A欄をみるとその内容はほとんど同じで、最新の情報は何かを把握するのに時間を要する。

図 14 . 外来経過記録

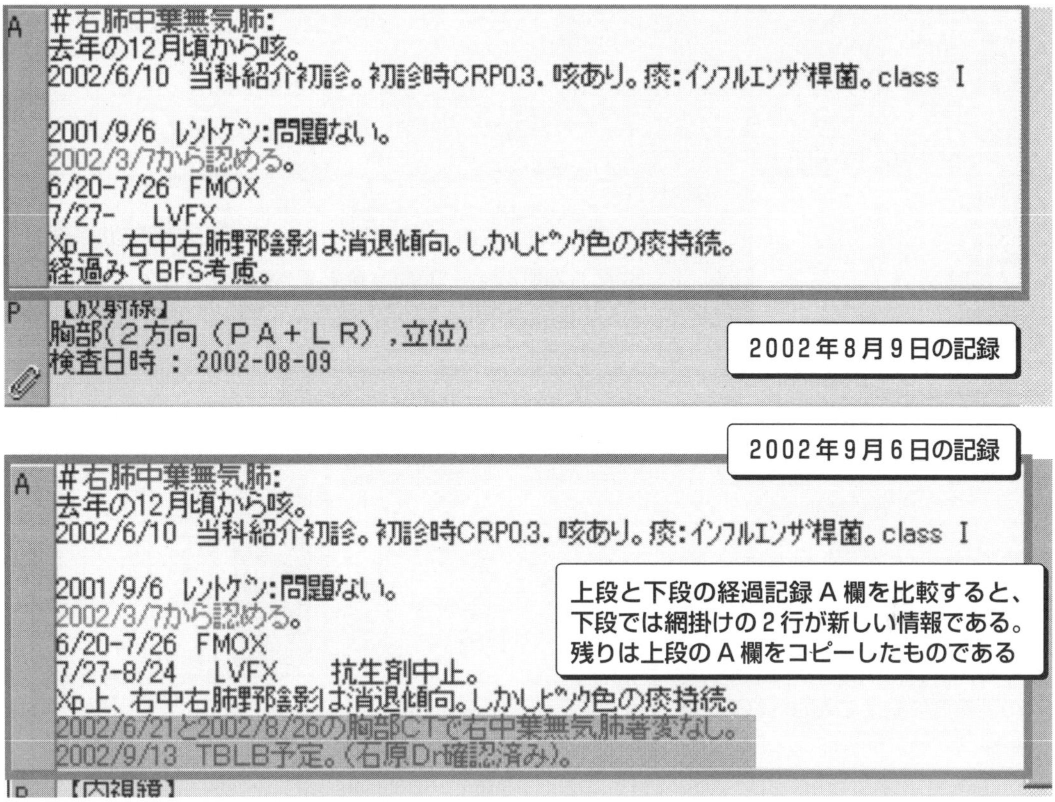
A
#右肺中葉無気肺:
去年の12月頃から咳。
2002/6/10 当科紹介初診。初診時CRP0.3. 咳あり。痰:ｲﾝﾌﾙｴﾝｻﾞ桿菌。class Ⅰ
2001/9/6 ﾚﾝﾄｹﾞﾝ:問題ない。
2002/3/7から認める。
6/20-7/26 FMOX
7/27- LVFX
Xp上、右中右肺野陰影は消退傾向。しかしﾋﾟﾝｸ色の痰持続。
経過みてBFS考慮。
P
【放射線】
胸部(2方向(PA+LR),立位)
検査日時:2002-08-09
2002年8月9日の記録
2002年9月6日の記録
A
#右肺中葉無気肺:
去年の12月頃から咳。
2002/6/10 当科紹介初診。初診時CRP0.3. 咳あり。痰:ｲﾝﾌﾙｴﾝｻﾞ桿菌。class Ⅰ
2001/9/6 ﾚﾝﾄｹﾞﾝ:問題ない。
2002/3/7から認める。
6/20-7/26 FMOX
7/27-8/24 LVFX 抗生剤中止。
Xp上、右中右肺野陰影は消退傾向。しかしﾋﾟﾝｸ色の痰持続。
2002/6/21と2002/8/26の胸部CTで右中葉無気肺著変なし。
2002/9/13 TBLB予定。(石原Dr確認済み)。
【内視鏡】
上段と下段の経過記録A欄を比較すると、
下段では網掛けの2行が新しい情報である。
残りは上段のA欄をコピーしたものである

▶情報の一元化が不十分

図 15 は患者プロフィールの既往歴の画面である。各科共通で担当医師、看護師が入力する仕様になっている。しかし、多くの医師は、紙媒体の診療録の習慣で、太枠内に示すように、現病歴に連続して記入している。情報の一元化にはルールに則った入力が必要で、電子カルテの利用法についての教育も必要である。

▶短時間での病状の全体把握が困難

当院の電子カルテでは、確定保存された記録を一つずつ展開する仕組みになっている。したがって、紙媒体の診療録のようにパラパラとめくって、経過の概略を短時間で把握するというわけにはいかない。コピー機能を多用し、記録が冗長になると先述したが、これはこのような短所を補うためのユーザーの工夫といえるのかもしれない。

▶不十分なPOMRの活用

当院の電子診療録は、POMR対応となっている。**図 16** のように、登録されたプロブレムを選択して、記録、オーダー発行する仕様になっている。2001年4月から2002年3月末までの1年間の入院診療録10,199件のうちプロブレムの設定がなされていたのが4,233件、41.5％あった[5]。しかし、プロブレム名として、脳外科外来、脳外科入院、理学療法といったものが多く、患者の病態からみたプロブレムの設定はほとんどなされていなかった(**図 17**)。

図 15．患者プロフィール（既往歴）

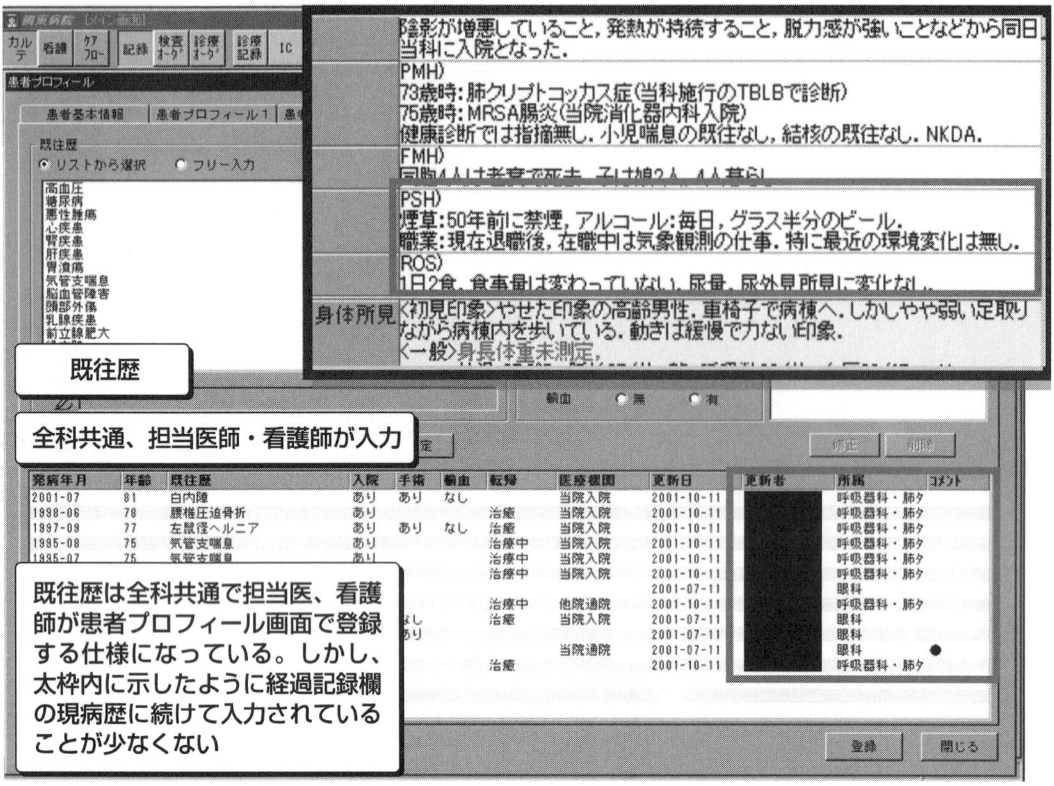
陰影が増悪していること，発熱が持続すること，脱力感が強いことなどから同日
当科に入院となった．
PMH)
73歳時：肺クリプトコッカス症（当科施行のTBLBで診断）
75歳時：MRSA腸炎（当院消化器内科入院）
健康診断では指摘無し．小児喘息の既往なし，結核の既往なし．NKDA.
FMH)
PSH)
煙草：50年前に禁煙，アルコール：毎日，グラス半分のビール．
職業：現在退職後，在職中は気象観測の仕事．特に最近の環境変化は無し．
ROS)
身体所見
<初見印象>やせた印象の高齢男性．車椅子で病棟へ．しかしやや弱い足取りながら病棟内を歩いている．動きは緩慢で力ない印象．
<一般>身長体重未測定，
既往歴
全科共通、担当医師・看護師が入力
既往歴は全科共通で担当医、看護師が患者プロフィール画面で登録する仕様になっている。しかし、太枠内に示したように経過記録欄の現病歴に続けて入力されていることが少なくない
登録
閉じる

図 16．POMR の作成方法

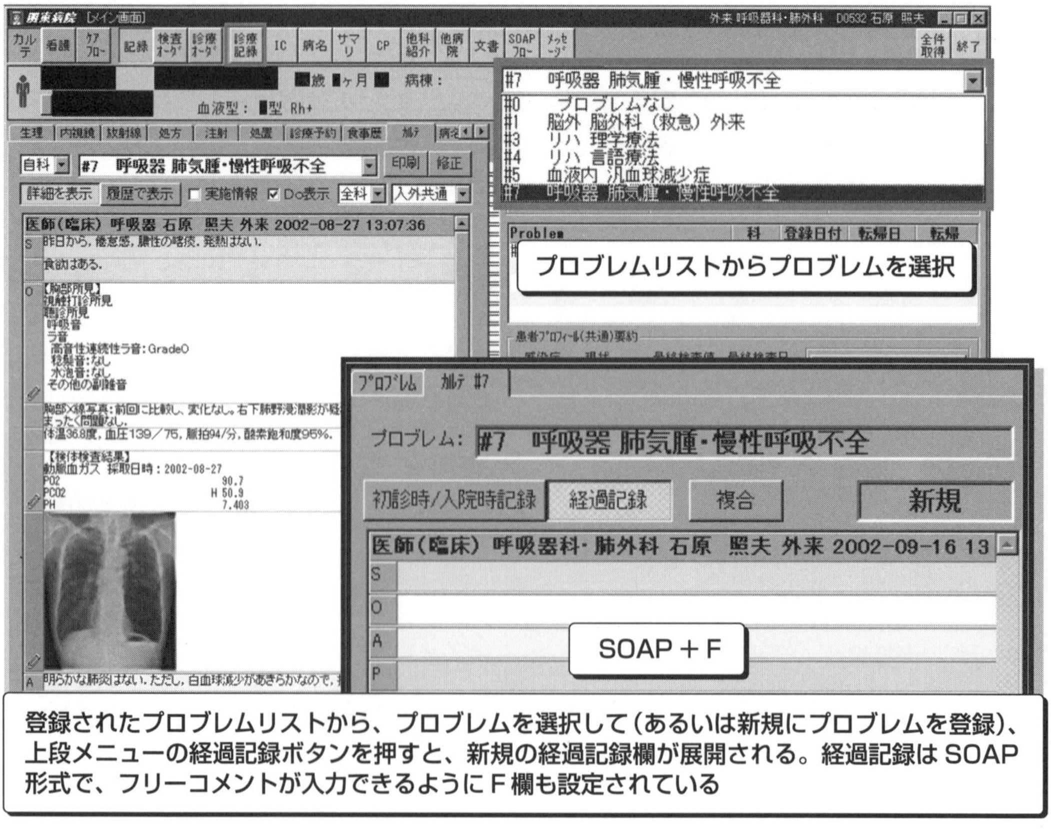
#7 呼吸器 肺気腫・慢性呼吸不全
#0 プロブレムなし
#1 脳外 脳外科（救急）外来
#3 リハ 理学療法
#4 リハ 言語療法
#5 血液内 汎血球減少症
#7 呼吸器 肺気腫・慢性呼吸不全
プロブレムリストからプロブレムを選択
プロブレム: #7 呼吸器 肺気腫・慢性呼吸不全
初診時/入院時記録
経過記録
複合
新規
医師（臨床）呼吸器科・肺外科 石原 照夫 外来 2002-09-16 13
S
O
A
P
SOAP ＋ F
登録されたプロブレムリストから、プロブレムを選択して（あるいは新規にプロブレムを登録）、上段メニューの経過記録ボタンを押すと、新規の経過記録欄が展開される。経過記録は SOAP 形式で、フリーコメントが入力できるように F 欄も設定されている

図17. 登録されたプロブレムの内容

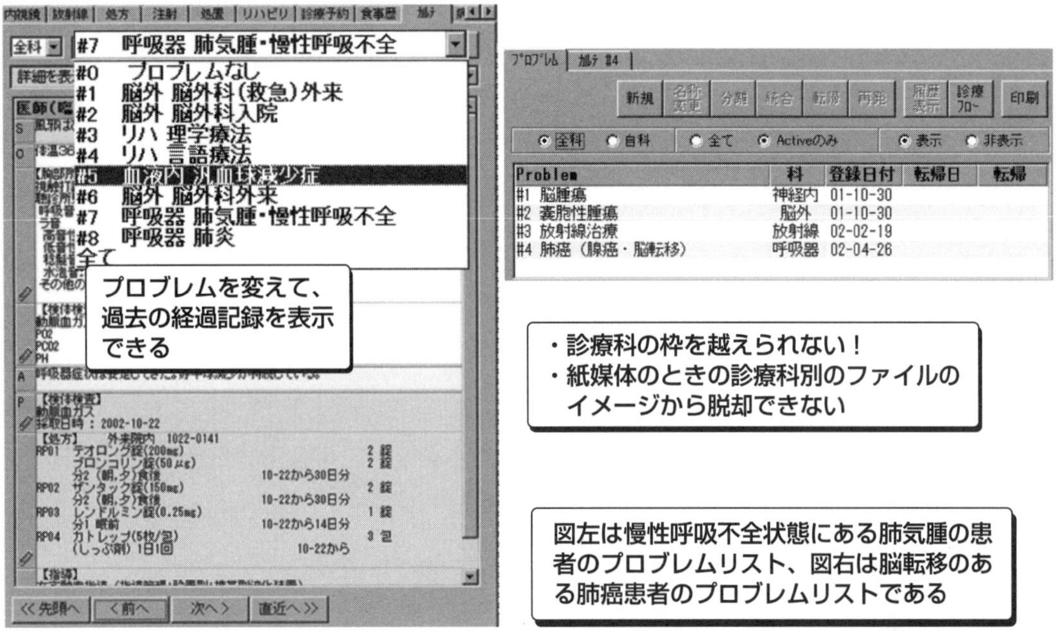

入院、外来、科名の設定は紙媒体の診療録のイメージに引きずられたプロブレム設定である。元来、経過記録の表示にはプロブレム名、自科・全科、入院・外来・入外共通、職種などによる絞り込みが可能な機能を持っている。こうした機能の使用方法の周知が不充分なことも一因になっていると思われる。

POMRはPOSに基づく診療が行われているところで、必然的に生まれた診療記録の方式である。チーム医療が前提になっているのであれば、チーム内での問題点の確認とその解決のためのディスカッションが、効率的なチーム医療を進めていくには不可欠である。POMRの活用が不十分なのは、診療録自体のみならず、診療体制にもまだ改善の余地があることを示唆しているようだ。

▶医療スタッフ間のコミュニケーションの希薄化

電子カルテのメリットの項でも述べたが、情報が集約化され、一元管理されているので、情報の共有という面では理想的な環境がつくられているといえる。しかし、共有した情報に基づいて、医療スタッフ間でのディスカッションがなければ、チーム医療の質は低下しかねない。情報が容易に入手できるために、スタッフ間での直接のコミュニケーションが希薄なものになりかねない懸念がある。言葉でコミュニケーションをとることが原点であることを忘れてはならない。

今後の医療改革の軸となる電子カルテ

情報通信技術が間断なく進歩するかぎり、完璧な電子カルテはありえない。絶えず改善していく姿勢を持ち、またそのための資金面での準備も必要である。

当院では、改善費用を予算に組み込み、年に1回の仕様改善を継続している。しかし、わずかな変更にも、少なからざる費用がかかること、試行錯誤ができないことなど、ユーザーにとっての悩みも大きい。

現状の電子カルテには、課題は少なくないが、これからの医療の変革は電子カルテを軸に進められていくのは間違いないと思われる。

参考文献

1） 石原照夫：21世紀のＮＴＴ東日本関東病院の電子カルテの機能と発展．第23回医療情報学連合大会論文集、ｐ5－7、2003．

2） 石原照夫：電子診療録導入・構築のポイント．小林寛伊監修：医師・看護職・コメディカルのための診療録電子化への道、照林社、東京、ｐ23－28、2001．

3） 小西敏郎、石原照夫監修：電子カルテとクリティカルパスで医療が変わる、インターメディカ、東京、2002．

4） 高本和彦、石原照夫、平出 晋、馬場園 明、小河孝則、藤沢由和：電子カルテを中心とした総合医療情報システムによる病院内ネットワークの評価．第23回医療情報学連合大会論文集、ｐ255－258、2003．

5） 石原照夫、中谷速男、葛西圭子、国井重男、磯部由実子、大久保大輔、石川宏之：POMRに対応した電子診療録（KHIS－21）の利用状況と問題点．第22回医療情報学連合大会論文集、ｐ368－369、2002．

静岡県立静岡がんセンター
胃外科医長
高橋 滋

外科における電子カルテの役割

当院は、開院前から電子カルテとパスが連動するようにシステムが構築された病院であり、導入の経緯は一般と異なっている。詳しい経緯については、別項（PART-1：高度情報通信社会の病院経営）を参照されたい。この項を執筆するにあたって、開院前夜には種々の委員会がつくられ、各科がそれぞれ夜を徹して手術内容、合併症の説明書、パスなどを作成していたことが思い出される。この項では、筆者が実際に電子カルテを使用した経験をもとに、外科におけるその役割と今後について述べたい。

電子カルテとの連動により、二重の患者認証で医療事故を防ぐ

日本の医療は保険制度にも助けられ、世界最高のレベルに達したといえる。一方、安全性については患者取り違えなど、いまだに新聞紙上をにぎわしており、今までの方式では十分ではない。誰もがそう考えるからこそ、電子カルテシステムは安全性と密接に関連するように構築されてきたのである。

当院入院患者には電子カルテと連動してID、バーコード認証が行われ、入退院、移動からベッドサイドの点滴、輸血、薬剤、処置物品のすべてにいたるまで、さらに手術入室、麻酔導入時に患者認証が二重にチェックされ、安全性を確保する仕様となっている。術後透視などは、受付での認証の後、入室時に口頭でダブルチェックがなされている。よほどの故意が働かない限り、重大な患者取り違え事故が起こる可能性は低いといえよう。

外科では、手術の質が患者の経過・予後に直接影響する

エビデンスをもとに治療法を選択した場合、ある一定の経過をたどる。これが標準的な治療である。電子カルテでは患者・家族への説明も電子カルテから取り出して行われ、すべてサーバー上に記録されているため、検査も説明も、何がされたか何がされていないかが一目瞭然である。治療効果のばらつきをなくす目的でガイドラインがつくられており、一貫した治療が行われるべく、クリティカルパスが存在している。

これらを遵守する限り、内科では診断と治療法の選択、たとえば薬剤の選択と投与法、用量が決まっていれば医療の質の均一性が期待できるが、外科は少し異なっている。それは手術の質（郭清法、再建法、リスクに応じたバランスなど）が入院中の経過と退院後の予後に直接影響するからである（**図1**）。

最低限の規定として、取り扱い規約が存在

図1．電子カルテにおける幽門側胃切除D1＋β郭清の術後経過表

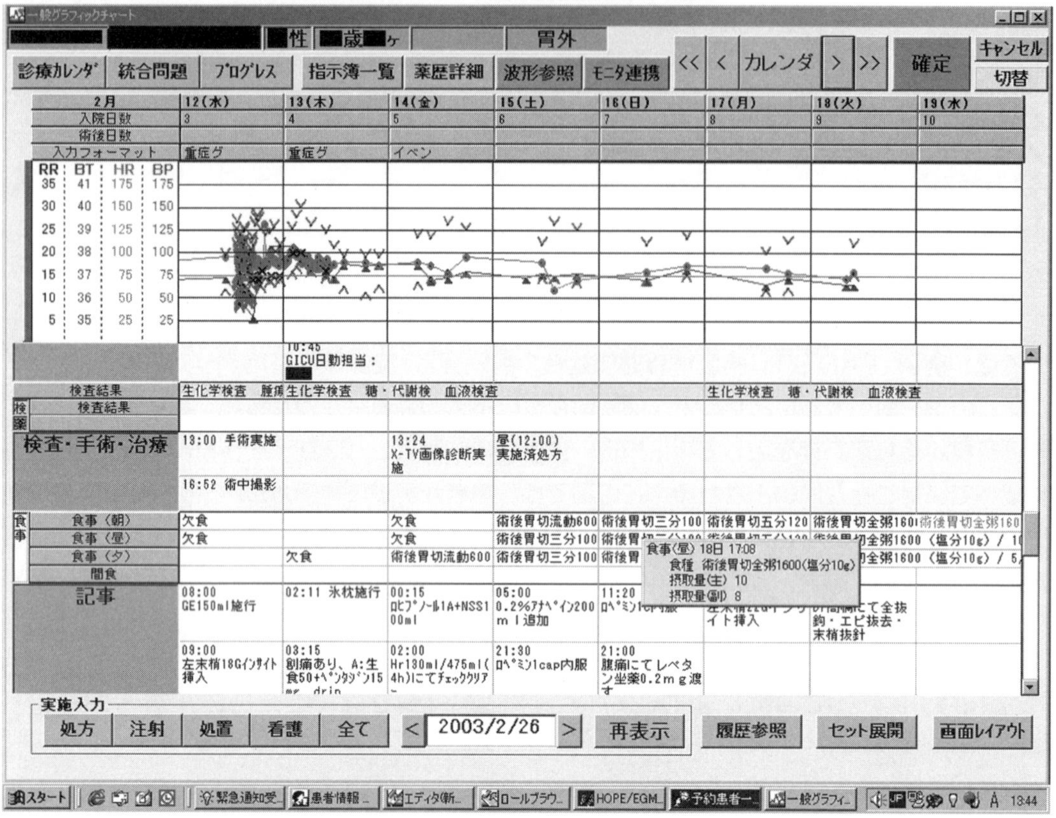

熱型表の下の部分はSaO_2、酸素投与法、量、点滴、持続硬膜外注入、輸液総量、out項目(各ドレーンカウント)、バランスのほか、観察項目として尿、便回数、体位変換、胸部症状の有無、呼吸状態、呼吸音、雑音、痰の量、性状、抹消冷感、腹部膨満、腸蠕動音、悪心・腹痛の有無、硬膜外残量の記載と行われた処置があり、スクロールしてみることができる。熱型表のスケールはモード切り替えで15分までみることができるが、ロータリー式なので使いにくく改善が必要である。点滴のオーダーはコンピュータ上では0時－11時59分となるが、看護師サイドの要望で10時から9時59分の運用となっている。

現行の胃外科パスでは、胃癌縮小手術後は10日で退院していただくことになっているが、さらに短縮していくことも可能であり、今後7日程度までは減らすことができよう。術後2日（あるいは3日）目の朝に術後透視を行い水分開始、夕より流動食とし、1日上がりで6日目に全粥をほぼ全量摂取し退院している。さらにこの方は、8日目に通常の仕事に復帰している。術前から幽門側胃切除がどの程度の侵襲であるか、十分に説明し理解していただくことでこのような経過も可能である。

しているが、手術の細かいやり方は教育と個々の技量に依存するのが実状で、質の保証はたいへん難しい。合併症を完全になくすことは不可能にせよ、細かい手技にいたるまで最高度に洗練されてはじめて術後が上手くいくのである。

▶質の悪い医療を駆逐する電子カルテ

とくに胃癌手術では、初回手術が肝腎であり、たとえば早期胃癌幽門側胃切除では、縫合不全が許されない時代である。上手くいってあたり前とはいえ、すべてが上手くいく保証はない。日常から充分なカルテ記載を心がけるべきであることはいうまでもない。

今までの紙媒体のカルテでは改ざんの事実に事欠かないが、電子カルテではある一定の期間が過ぎると、勝手に情報を変えることはできない。しかも、カルテは院内のどこからでも誰でもみることができるから、術式別、郭清範囲別の手術時間、出血量および合併症などを比較することで、各医師の評価も可能である。

さらに当院では、患者家族のご意見箱を設置し、質の維持・サービスの向上に役立てている。これらをうまく利用することで、質の悪い医療を駆逐することもできよう。

一方、医療従事者間では個人の電子カルテをのぞくことは簡単であり、個々のプライバシーはなくなるという意見もあることを、つけ加えておきたい。たとえば、筆者がほかの病気で診察を受けていたら、既往歴やBMIなど、誰もが簡単にのぞきみることができるわけである。モラルが問われるのはいうまでもない。

外科における電子カルテ情報の共有と伝達

診療の進め方について順を追ってみていく。

紹介患者は初診外来、あるいは外来予約を経て各科外来を受診する。各医師は職員番号と暗証番号を打ち込み、電子カルテにアクセスする。外来での検査に引き続いて、病状評価と対策について診断し、説明を行い、入院申し込みをする。

現在当院では、いわゆる手術台帳のソフトが電子カルテに実装されていないので、各科が独自に電子カルテと関係なく、手術予定を編成している。この調整は各科の現場でしかできないが、麻酔科、コメディカルもどの程度手術待ちの人数がいて、どの程度の期間待っているのか情報を把握できなくては不便であり、こういったソフトの電子カルテへの実装が急務であり対策中である。

▶データ類の移動がなくなり、いつでもどこでもカンファレンスが可能に

この後、患者ごとに方針を決定するカンファレンスが行われる。ここまでは通常の流れと何も変わらない。しかし、電子カルテでは、各科が決まった日程で行う通常のカンファレンス（科内、消化器系合同など）以外にも、患者の状況に応じて看護師と医師など多職種間のディスカッションが日常で行われている。電子カルテ導入前は、指示簿を分離することで2人同時に患者情報を扱えるような試みもあったにせよ、基本的に患者情報は多くの医療従事者のうち、ただ1人しか扱うことができなかった。治療方針を決定するカンファレンスでも、提示されたX線写真やデータを閲覧するのにデータ移動が必要であった。

しかし、電子カルテ導入によりデータ類の移動がなくなり、指示が出た場合の確認も順番待ちを必要とせず、労力と時間の削減が可能になった。情報量の多い古いカルテは閲覧にかなり時間がかかるが、誰でもどこからでもいつでも患者情報にアクセスでき、治療方針、内容、評価ができる。この役割こそ、電子カルテの真骨頂である（**図2**）。

▶患者の理解を深める、多様なシェーマ

患者・家族が説明を受けてわかりやすいよう、また術後に医師だけでなくコメディカルも理解しやすいように、さまざまなシェーマが電子カルテに搭載されている。

これは各科から、だいたいこんな感じのシェーマがいるという要望をもとに視覚的に統一されるよう、脳外科のシェーマ以外は著者

図 2. カンファレンスの状況

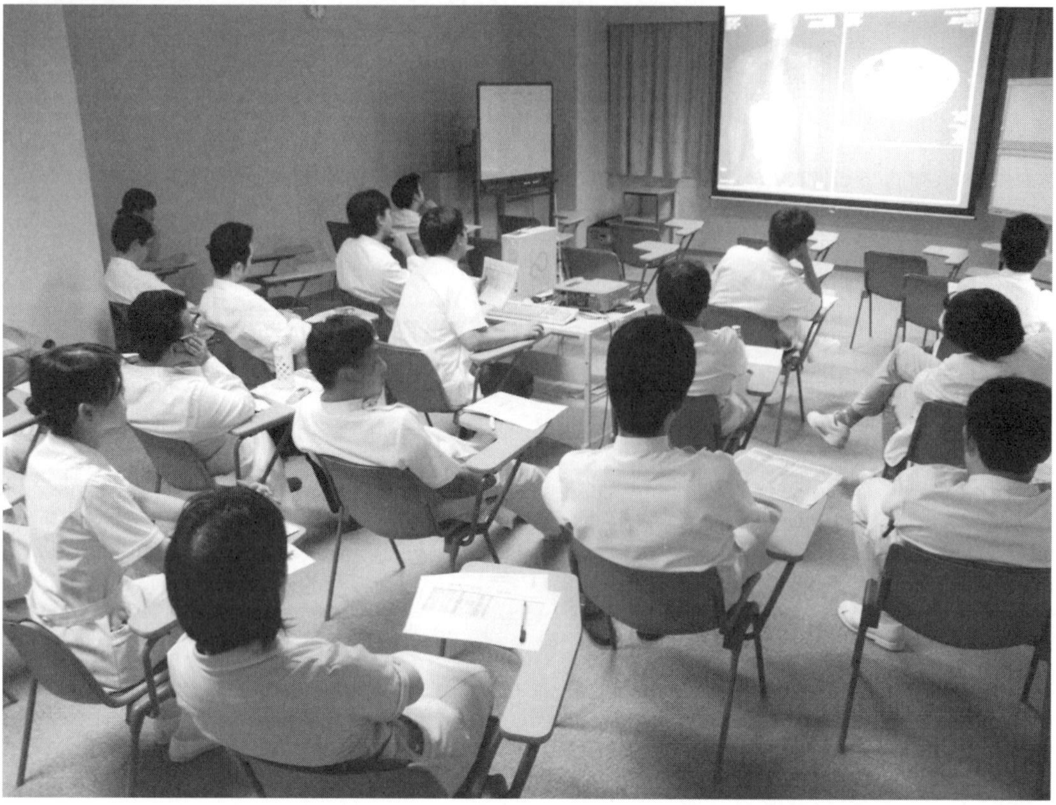

消化器系合同カンファレンスは消化器内科、内視鏡科、画像診断科、消化器外科（肝胆膵・胃大腸・食道に分かれる）、放射線治療科が集まって行われている。これ以外に呼吸器カンファレンスなどが行われている。もちまわりの司会者にその週の症例リストを前日までにメールで送り、各科が症例をプロジェクターで提示し検討される。写真で数人看護師も参加していることがわかる。カンファレンスは電子カルテを通じて、職種を超えてどこでも可能である。

が担当したのが特徴である。担当医が自分で絵を書いたり、術中写真を貼りつけることもできるが、シェーマに書きこむことで時間を節約できる。現在は平面的なシェーマが多いが、3Ｄソフトにより立体的でわかりやすいものに順時置き換えていく予定である（**図3**）。

初診外来の診察には病棟看護師も一緒におり、患者に術後せん妄などの危険性がありそうならば、医師との相談のうえで腫瘍精神科などに積極的に相談を持ちかける。医師が大丈夫だろうと思っても、そうはいかないことも起こるのが、この世の常である。職種を越えて患者をバックアップする姿勢は、患者のみならず、多忙な外科医にとってもたいへんありがたい。

▶手術、入院の決定とパスの適用

これらに前後して、手術内容、予定日の入力を行う。このデータは入院時に貼りつけるパスとともに手術部（ME 機器など）、薬剤部（薬剤など）、病棟（処置物品など）、検査部（検査項目、術中病理診断）、放射線部門（術中Ｘ線写真など）に飛び、さらに→物品管理部門（SPD）→患者移動の把握・残量などの把握→パッキング・供給→事務（請求の発生）へとつながる。

入院の決定には、各病棟看護師長が入院決

図3．シェーマの例

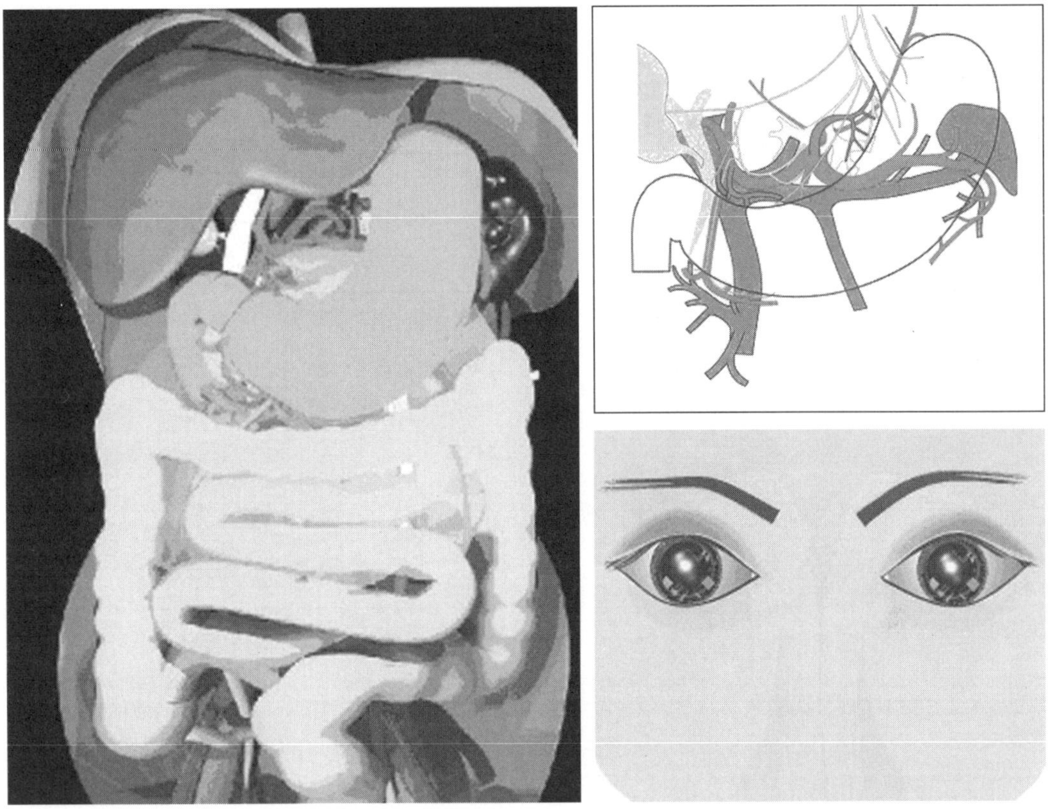

腹腔内臓器（肝内の脈管系も透見できる）、胃周辺の脈管図および顔面のシェーマを示す。3DソフトはStrata 3D Pro、イラストレーション用ソフトはおもにAdobe IllustratorおよびDeneva Canvasを使用し、自分で手術してきた経験をもとに解剖学的にいちばん頻度の高いものをシェーマにしている。これを患者、ご家族におみせして説明させていただき、少しでも理解の助けになればと思っている。しかしながら、実際に電子カルテに装填された場合画素数が少なく、美しくないのが筆者の悩みの種であり、今後のメモリー割り当てに期待したい。

定を認証する必要がある。入院決定と方針決定により、それにあったパスを選択し、適用する。消化器外科では、すべての手術患者に各科で作成したパスを適宜貼りつけている。このことから、外科系の医師はパスを簡便なツールとして位置づけていることがわかる。

指示はパスに沿ってなされる。指示受け、実施入力により画面の文字の色が変わることで確実に伝達が行われたことが一目でわかるように工夫されている。臨時に施行された解熱剤などの点滴・処方は、次の日に医師が実施済み処方として記載するようになっている。詳しくは、別項（PART-2：パスと電子カルテ（3））を参照されたい。

▶患者が理解できる説明をして、はじめて同意が得られる

ここまでの流れがワンアクションである程度達成され、余った時間を患者への病状説明に割り当てることができるようになった、というのが実感である。

以前勤めていた地域のある研究会で、「患者さんに手術のお話を最低でも1時間はさせていただき、理解していただくよう努めています」と述べたところ、ある病院経営者から、「現状の制度ではそんなに説明に時間をかけ

図4．外来での説明風景

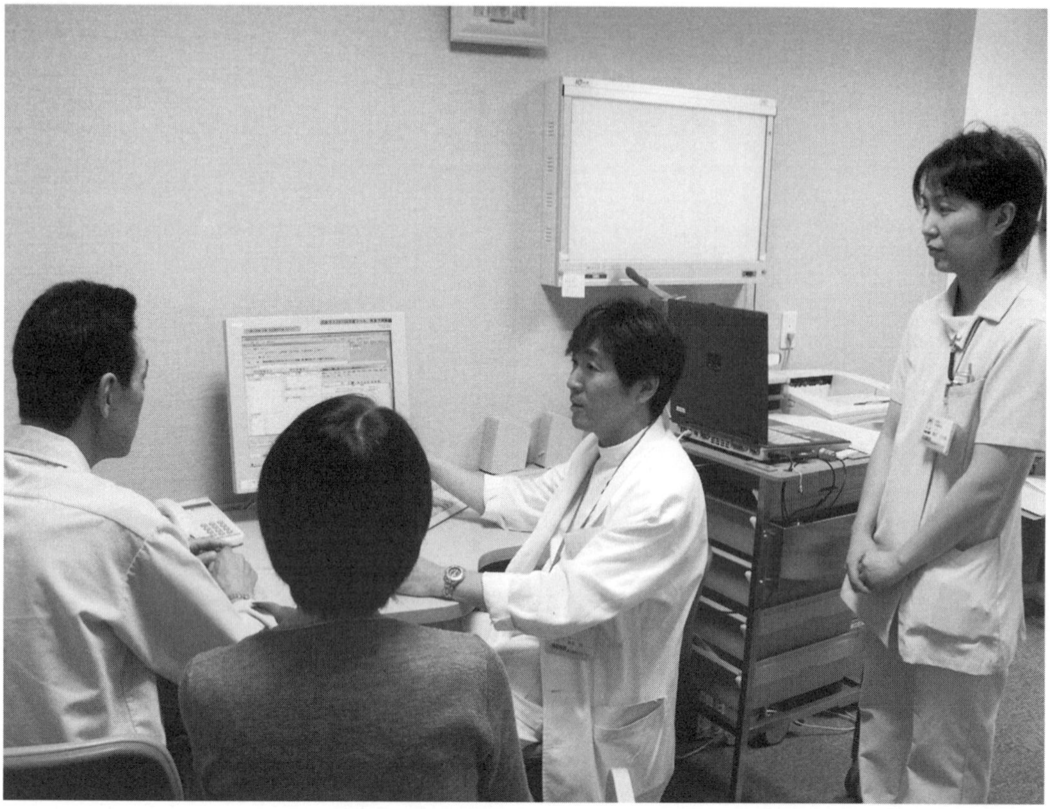

医師が患者および家族に電子カルテを提示しながら病状説明をする際、医師もカルテ記載するが、病棟看護師も当番制で同席し、後方にあるラップトップの電子カルテに記載している。看護師は呼吸訓練などいろいろな説明も行っている。人数調整がたいへんであるが、退院後の患者の状態が把握できるため、看護に役立つという意味合いもたいへん大きい。診察の合間に、少しでも問題があると思われる入院患者に対しても看護師から質問が出るので、医師はその場で電子カルテを開き検討することもしばしばである。また、外来当番の病棟看護師が術後せん妄など合併症の可能性があると判断した場合、外来がん専門看護師にも相談のうえ、チームで入棟時病棟カンファレンスを開き積極的に対応している。

ていたらあなたの給料を減らさないとだめだね」という意見が出て、会場の失笑をさそったことがある。

患者が理解できるような説明をしてはじめて、同意が得られる。これは基本中の基本である。単位時間あたりの医師の勤務に対する診療報酬については、今後の保険点数の改善が望まれる次第である。

外来でも、カルテを患者本人やご家族を交えて一緒につくっていく感が強い。筆者は、カルテは開示されているのとほぼ同じという印象を持っている。つけ加えれば、患者自身の同意が得られれば、紹介医もその方のカルテをインターネット上で閲覧できるシステムでもある（**図4**）。

▶口頭指示の出し方・受け方の手引きが必要

電子カルテ上情報の伝達がどこまで正確に行えるものか、開院前に議論がかなりなされたものの、やはり開院後に口頭指示がなくなることはなく、リスクマネージメント（RM）の点からも、口答指示の出し方と受け方の手引き作成が必要であった（**表1**）。

表 1．口頭指示の出し方受け方

医師は新しく指示を出したり、指示を変更する際は、確実に伝達できるよう以下の手順で、看護師へ指示変更の内容を伝達する。 ①電子カルテに新しい指示を入力する。 （夜間等やむを得ない場合を除く） （指示変更の際は、担当看護師へ連絡し、その看護師がロックを解除してから指示変更する。担当看護師への連絡方法は後述の通り） ②原則としてその日の当該患者の受け持ち看護師に連絡する。 直接、病棟で担当看護師と話し合うのが原則ではあるが、外来・手術・時間外等で直接病棟へ行けない場合は、PHS で連絡する。 ③担当看護師の PHS の番号がわからない場合は、看護師代表の PHS（病棟ごと各勤務帯 1 台）に連絡する。 この代表の PHS は各病棟ごとに固定された番号で、日勤帯と夜勤帯（準夜・深夜）で変更となる。 ④この代表の PHS 番号は電子カルテ上の表紙の PHS 番号一覧などで、速やかに検索できるようにしておく。 代表の PHS を持つ看護師は、指示の間違い・漏れなどないように口頭指示の受け方のマニュアルに沿い、指示を受け実行する。

指示の周知徹底と記録は常に課題である。業務が縦割りになると情報が十分に行き渡らなくなるきらいがある。こういった観点から、その患者の治療方針や注意点などに加えて、職種を超えてメッセージが伝わるように、その日の初回立ち上げ時に患者掲示板がまず現れるように工夫されている。今後は、多職種カンファレンスをチャットでも行える電子カルテ上の仮想会議環境も整備可能であろう。

当院では、当初指示など細かい点まで各部門で作成して電子カルテに搭載したため、統一性にかけるきらいがある。最近、外科系各科の疼痛時などの指示を統一する方向に動き始めている。全国から集結した医師たちが、次第にその垣根を取り払いつつある好ましい事例であるが、一般病院で電子カルテを導入する際には、最初から統一した指示を作成するのが望ましい。

最後に、根本的な問題に触れておきたい。当院は、がんセンターという成人病を診る高次病院であり、病名オリエンテッドなパス作成で問題はないが、筆者は救急患者も診てきた経験から、救急医療ではまったく視点を変えて病状オリエンテッドなパス作成が不可欠であると考えている。

ハード面からみた電子カルテシステムの構成

▶富士通電子カルテシステム

稼働時期、2002 年 9 月には入院患者数 317 人で開院、外来患者 300 人／日が当初想定されていた。現在使用している電子カルテサーバーは、モデル PRIMEPOWER800 で、稼働時 CPU：SPARC64 GP 450 MHz × 8 CPU、メモリー 8 GB であったが、2004 年 6 月現在、CPU は SPARC64 GP 766 MHz × 8 CPU、メモリー 16 GB にアップされており、この時点でスピードはかなり改善された。

サーバーと端末間は 100T−base でデータのやりとりをしているが、現時点で通信機器について、飽和状態にはほど遠いという話を富士通の方々からうかがった。その割には画像データの要求が多い現在の医療現場では、まだ遅いと感じるのが実状である。この点、新規開棟した病棟で新しい世代のコンピュータを使ってみると、パスの貼りつけなどが速く感じられる。クロックアップとメモリー増設が、体感速度向上に大きな役割を果たしているのであろう。

さらに端末CPUのクロックアップや64 bit化によって、時々刻々と改善されていくと考えられる。また、今後はLINUXベースの電子カルテも登場してくると思われる。

▶不足気味に思われた端末数

電子カルテが使える端末として院内に設置されている台数は、デスクトップ513台、ノート507台の計1,020台。各病棟には42人定員に対し、デスクトップ8.5台、ノート7台が割り当てられているが、実際にはやや不足しているという印象がある。

院内の情報伝達を主目的として、途中から医師全員にラップトップ型コンピュータが配布されたが、その後各自指示やパス貼りつけが容易となり、医師の業務能率は向上したという見方が強い。

▶メンテナンスの問題は山積み

常時働いているディスプレイであるが、2年経過した時点で気がつくのは、ブラウン管の焼きつきである。今後は、すべて液晶ディスプレイなどへの変換を余儀無くされるであろう。

コンピュータがフリーズしたり壊れるのは日常茶飯事であり、メンテナンスの問題も避けては通れない。電子カルテが故障したら駆けつけてくれるようなサービス体制がどこにでもあるわけでなく、維持コストにおける問題は山積みである。

国の保険制度をバックアップするために電子カルテがぜひ必要であるならば、一般病院に浸透していく過程で何らかの規格統一がなされるべきではなかろうか。

患者自身にチーム医療の中心である自覚を持っていただくことが大切

今の医療では、医療従事者がエビデンスをもとに患者のニーズを考慮し、(癌などを)治すために職種を超えてチームをつくり、連携していくことが基本である。外科医の最大の仕事は施術であり、それに集中できる環境が望ましい。手術の質が高ければ術後合併症はほとんどなくなるが、さらにこれをゼロに近づけるためにチームのバックアップが不可欠である。

患者中心の医療が求められているが、さらに踏み込んで言えば患者は輪の中心に存在するだけでなく、自身もチームの一員なのだという意識を持ってもらうことが大事である。外科医が術前に病状を上手に説明し、理解していただき、協力が得られてはじめて患者自身が癌と対峙する決意を持つことができ、最良の治療効果につながるのである。

整形外科医療と電子カルテ

黒部市民病院
リハビリテーション・
関節スポーツ外科医長
今田光一

黒部市民病院
診療情報管理室長
腎センター長
竹田慎一

近年、院内の横断的管理を行うチーム医療が盛んになってきているが、黒部市民病院でも情報共有を重視した電子カルテシステムを採用し、効果をあげている。ここでは、そうしたチーム医療の対象となることが多い整形外科における電子カルテの実際を紹介する。

●
●
●

整形外科における外来・病棟のハードウエア

▶外来のシステム構成

当院整形外科の外来は四つの診察室のうち2～3を使い、1日平均70～90名の患者を診察している。端末は各診察室および処置室、受付、医事係に各1台設置されている。当院のモニターは、診察用はUXGA(Ultra eXtended Graphics Array：1,600×1,200ピクセルの解像度)のカラーモニターを基本としており、整形外科においても各診察室はUXGA中精細モニターを設置した。主に初診を担当する診察室1室のみ2面構成となっているが、ほかは1面構成で一つのモニターで電子カルテ診療録画面と画像の両方をみることになる。ほかはSXGA(1,280×1,024ピクセル)標準モニターを使用している。整形外科は骨を扱う科なので、胸部単純写真などと同様にQXGA(Quad-XGA：2,048×1,536ピクセル。XGA(1,024×768ピクセル)の4倍の画素数)高精細モニターが必要と思われがちであるが、肺の場合と違い「症状のある部分を診る」ことが多いので、みたい部分の拡大、濃淡調整などができれば中精細でまったく支障はない。

▶病棟のシステム構成

当院の整形外科入院は55床(病棟全体では60床)、科平均在院日数17～19日、科月間手術件数50～60という運営状況である。病棟ナースステーションでの端末は医師を含め全職種共有であるが、中精細モニターを持つ端末7台、標準モニターを持つモニター2台、PDA 8台、無線LAN使用ノートパソコン端末4台にて運用している。カンファレンス室には中精細モニター2台併設した端末が置かれ、病棟カンファレンスで使用される。

整形外科のテンプレートとオーダーセット

整形外科にて問診・再診時にルーチンに確

認される理学的所見項目が多いが、各種関節可動域や神経学的所見、学会治療判定スコアなどはテンプレートとして登録され、診察時にこれを用いてスピーディーに必要な項目を漏れなく入力することができるようになった（**図1**）。

これらのテンプレートは以下のような機能を持ち自由度・効率性の高いツールとなっている。

①診療録への入力補助だけではなく、オーダー、処置も同じテンプレートに組み込める。

これにより膝の診察項目の記入と画像オーダー、処方などが同じテンプレートから行える。

②テンプレートを自由に作成できる。

必要なテンプレートは各端末から自由に作成でき（**図2**）、科ごと医師ごとに登録できるうえ、ほかの医師のテンプレートを利用することもできる方法が便利である。

定型文による迅速な文書管理

手術・検査同意書などテキスト文書となる多くの書類は、システム内にある定型文書を呼び出し、各症例に応じた必要事項を加筆入力することで漏れのない文書を短時間に作成することができる（**図3 a・b**）。

リハビリ関連システムのスムーズな運用が重要

整形外科、脳神経関連の科と同様、リハビリ治療が治療成果に大きな比重を占める場合

図 1. 診療記録用テンプレート

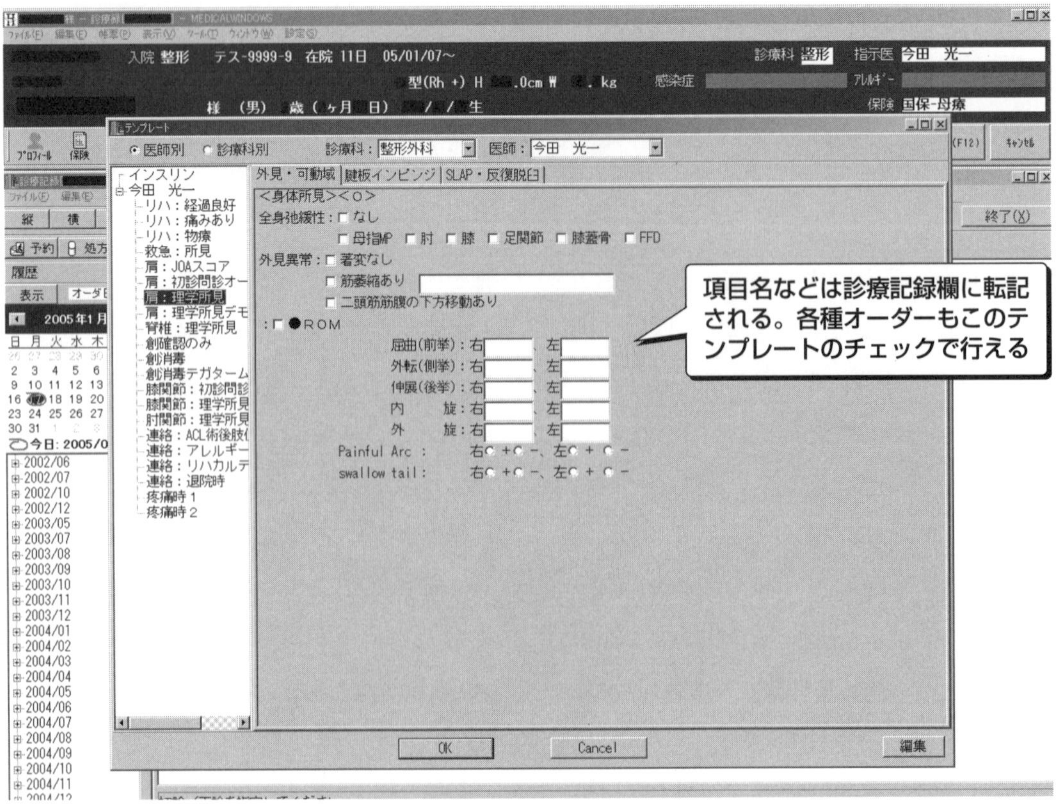

項目名などは診療記録欄に転記される。各種オーダーもこのテンプレートのチェックで行える

図 2．テンプレート作成画面

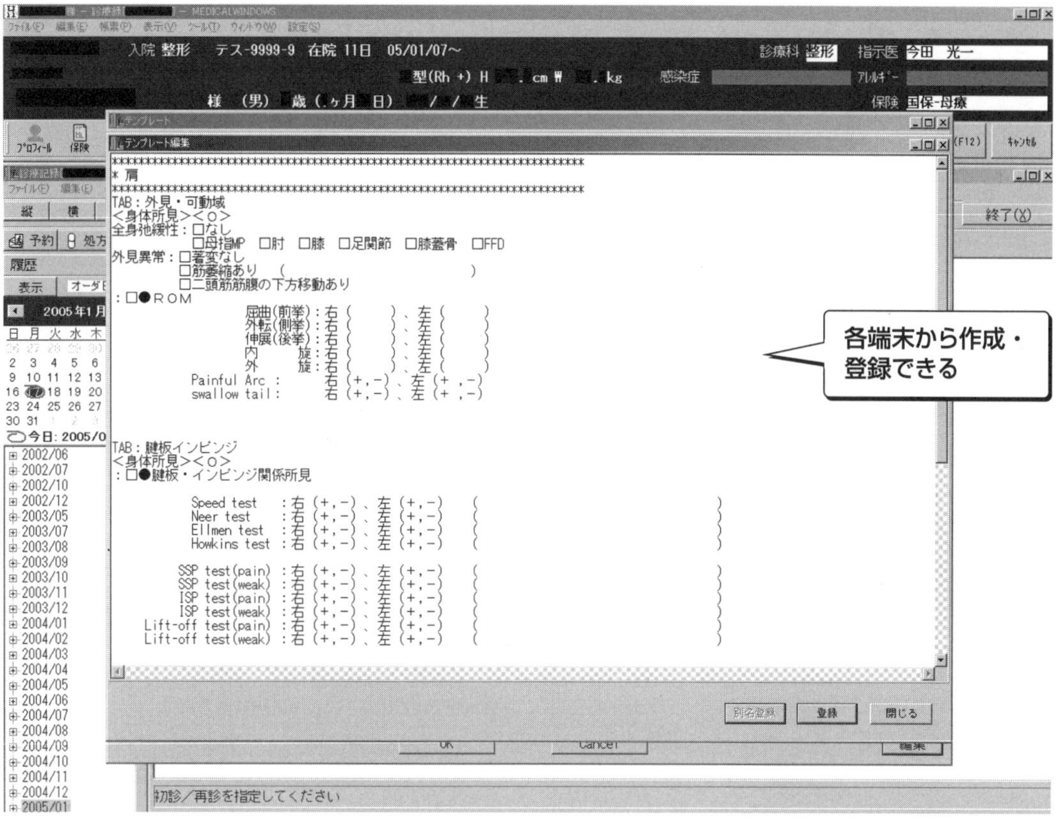

図 3 a．定型文選択

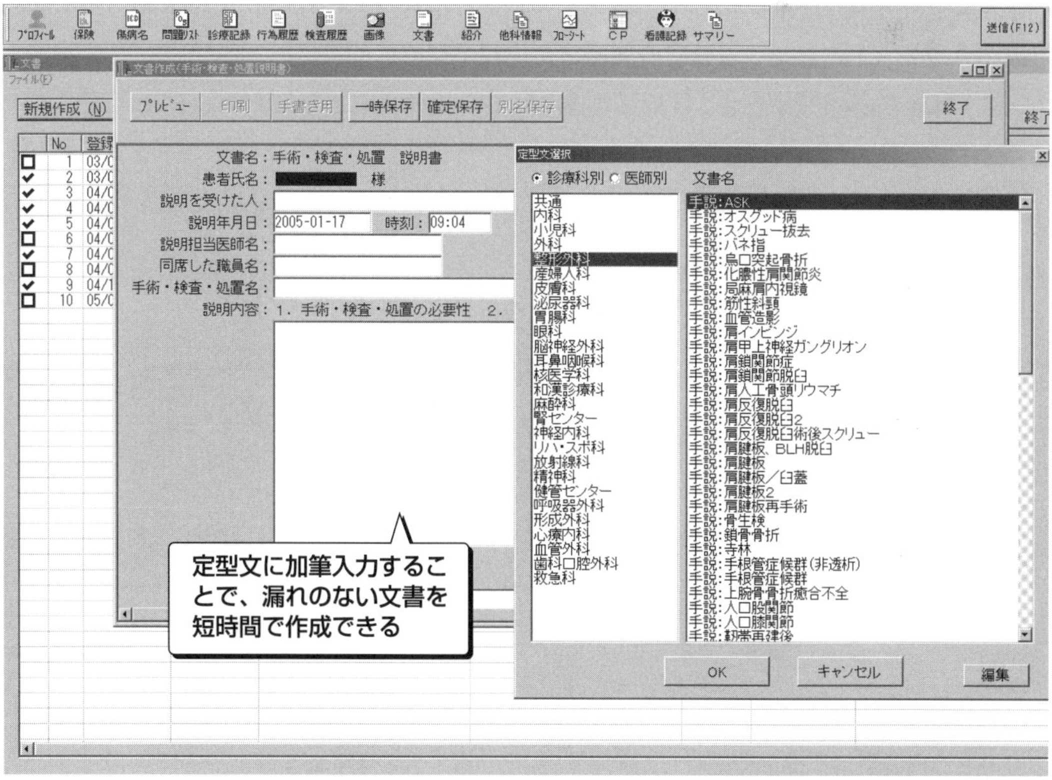

図3b. 定型文選択

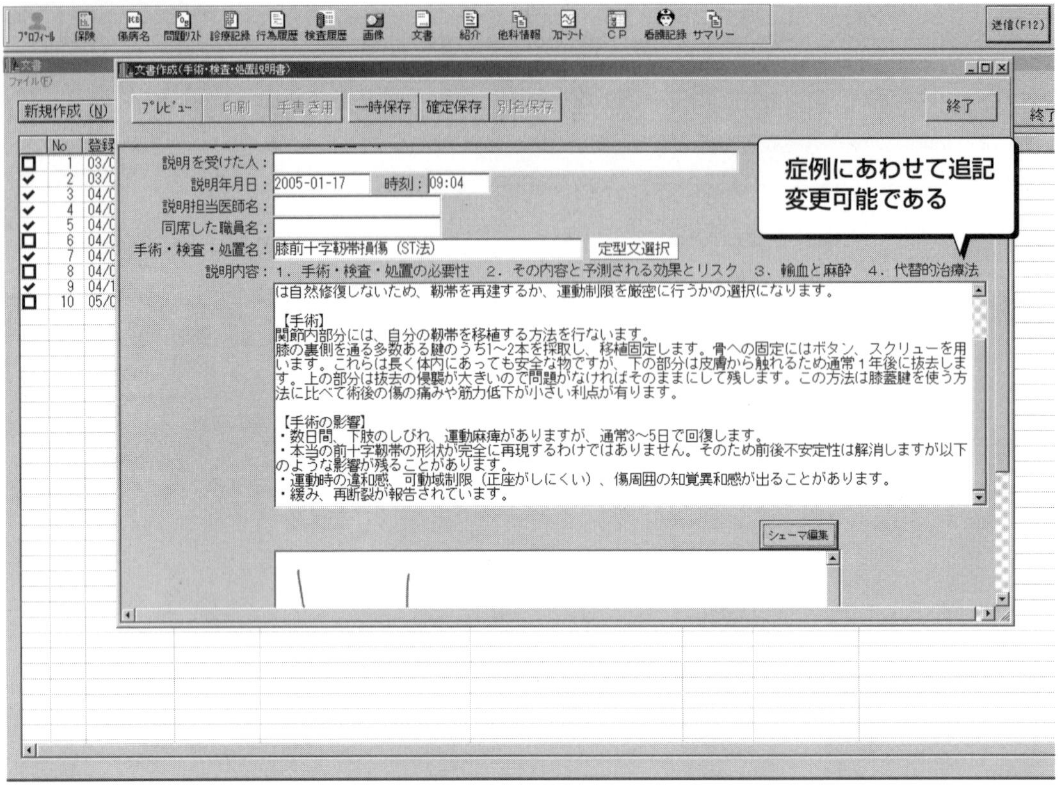

ﾌﾟﾛﾌｨｰﾙ 保険 傷病名 問題ﾘｽﾄ 診療記録 行為履歴 検査履歴 画像 文書 紹介 他科情報 ﾌﾛｰｼｰﾄ CP 看護記録 サマリー
送信(F12)
文書
ファイル(F)
新規作成 (N)
No 登録
1 03/C
2 03/C
3 04/C
4 04/C
5 04/C
6 04/C
7 04/C
8 04/C
9 04/1
10 05/C
文書作成(手術・検査・処置説明書)
ﾌﾟﾚﾋﾞｭｰ 印刷 手書き用 一時保存 確定保存 別名保存
終了
説明を受けた人：
説明年月日：2005-01-17 時刻：09:04
説明担当医師名：
同席した職員名：
手術・検査・処置名：膝前十字靭帯損傷（ST法）
定型文選択
説明内容：1．手術・検査・処置の必要性 2．その内容と予測される効果とリスク 3、輸血と麻酔 4．代替的治療法
は自然修復しないため、靭帯を再建するか、運動制限を厳密に行うかの選択になります。
【手術】
関節内部分には、自分の靭帯を移植する方法を行ないます。
膝の裏側を通る多数ある腱のうち1～2本を採取し、移植固定します。骨への固定にはボタン、スクリューを用います。これらは長く体内にあっても安全な物ですが、下の部分は皮膚から触れるため通常１年後に抜去します。上の部分は抜去の侵襲が大きいので問題がなければそのままにして残します。この方法は膝蓋腱を使う方法に比べて術後の傷の痛みや筋力低下が小さい利点が有ります。
【手術の影響】
・数日間、下肢のしびれ、運動麻痺がありますが、通常3～5日で回復します。
・本当の前十字靭帯の形状が完全に再現するわけではありません。そのため前後不安定性は解消しますが以下のような影響が残ることがあります。
・運動時の違和感、可動域制限（正座がしにくい）、傷周囲の知覚異和感が出ることがあります。
・緩み、再断裂が報告されています。
シェーマ編集
症例にあわせて追記
変更可能である

も少なくない。したがって、リハビリ関連システムとの連携ツールの開発が重要となる。リハビリ療法士と主治医・看護師の情報共有・意思疎通をいかにスムーズに行えるかを考慮する必要がある。

①メール機能

患者の状況についてあらゆる部署間で連絡をとる方法として、電子カルテに搭載されたメール機能が便利である。

院内PHSなどの連絡がとれないときに、電子カルテシステム上でメール機能を組んでおくと、患者情報と問い合わせ内容、指示の対比が容易に行え、未読・既読が発信者にもわかるため、補助ツールとして有用である（**図4**）。

②共同記載ツール

リハビリ関連には多部署で検討し記載するさまざまなリハビリ計画書、および記録がある。これらは電子カルテ上で記載するときには紙ベースと違って全記載欄を一度にみること、記載することが困難なため、職種ごとにタブに分けた記載テンプレートを導入すると記入・他部署情報の閲覧も効率的でみやすくなる。印刷する場合は、従来のレイアウトでの排出も可能である（**図5**）。

③リハビリ依頼書（図6）

リハビリ依頼は医師からリハビリ内容を指示する処方せんである。電子化に際して以下の2点を搭載した。

・リハビリ・アウトカムの設定

「可動域改善」といった目的記載ではなく「屈曲120度」といった数値目標を設定してもらうことによりゴール到達が客観的に判断できるようにする。

図 4. 連絡メール機能

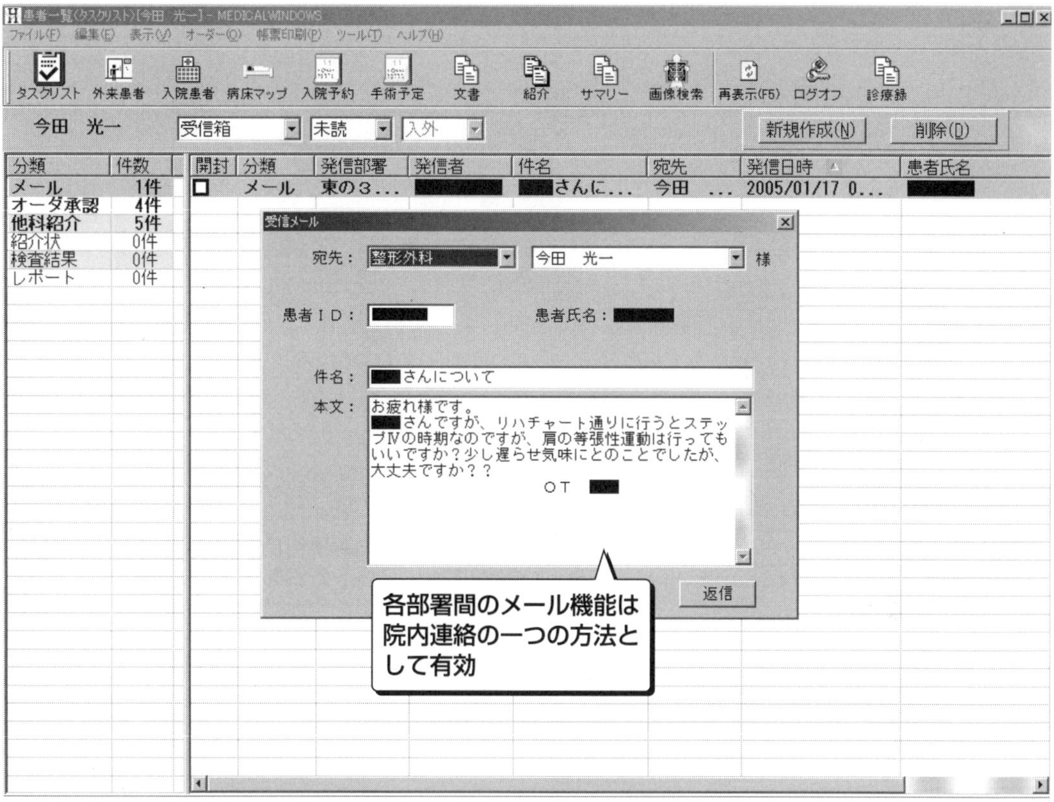

図 5. リハビリ総合実施計画書記入

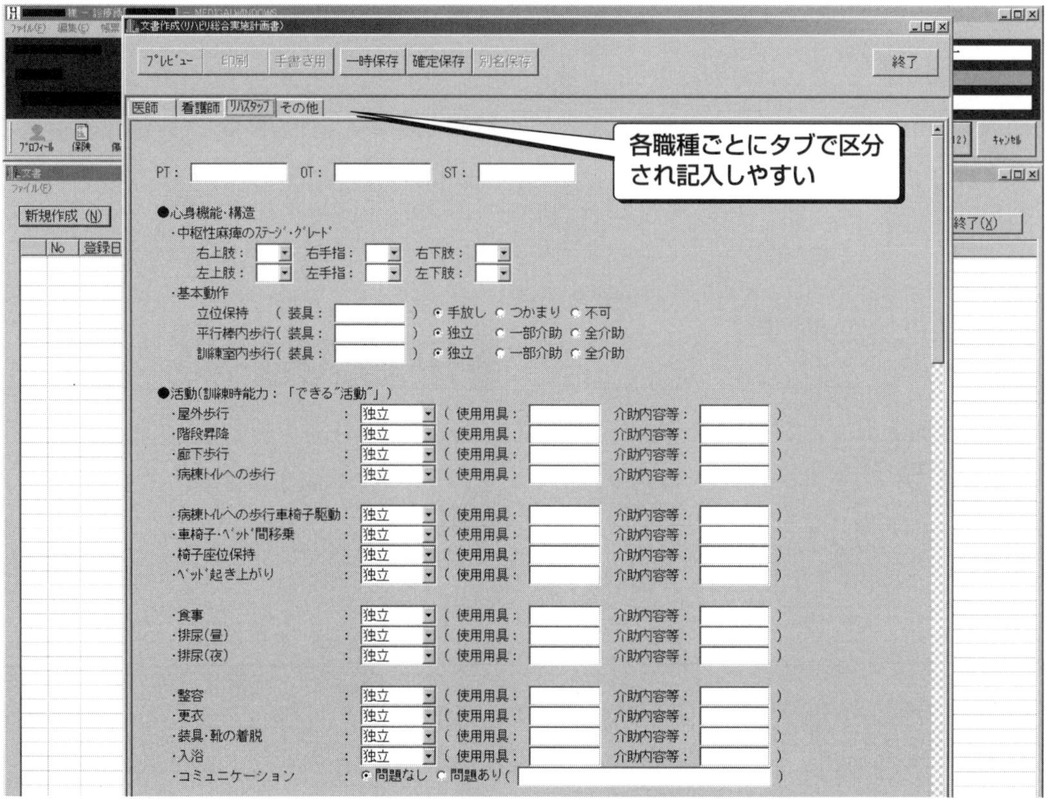

図6. リハビリ依頼書

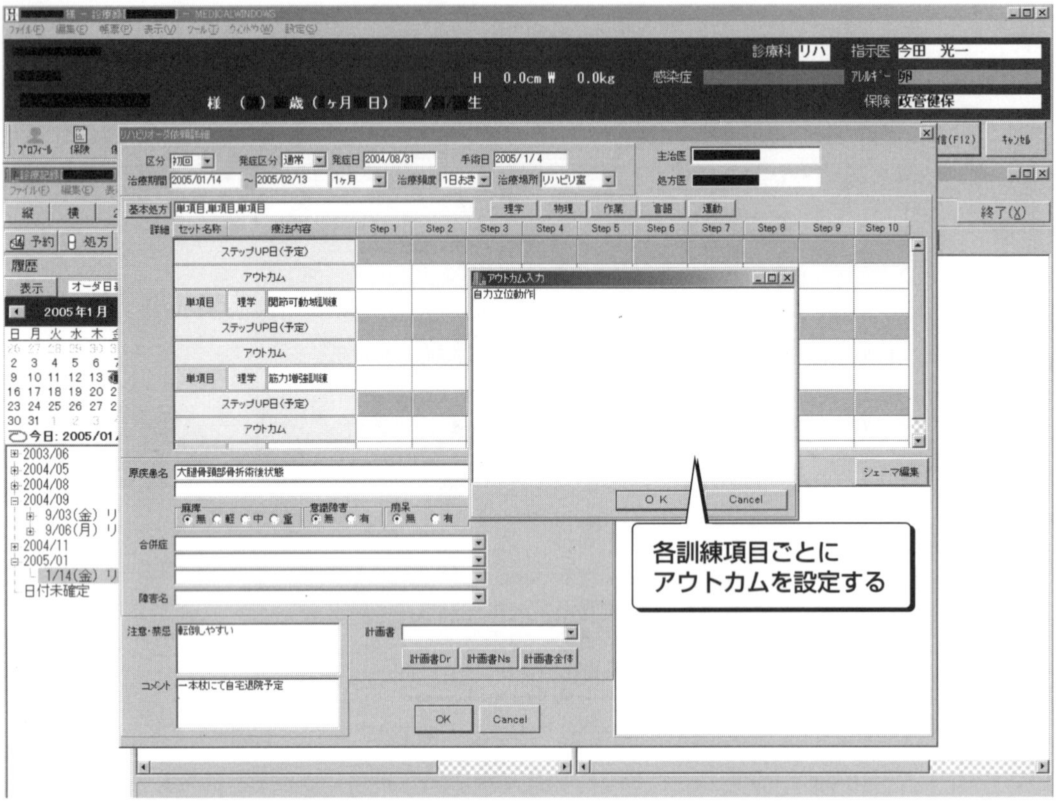

・リハビリ・セットの設定

特定の病態（たとえば肩拘縮など）に対して標準的に行うリハビリ処方内容をセット化することができる。このことは、特定の病態に対するリハビリの標準化とその評価を可能とする。

④情報共有のための画面構成

紙カルテでは、リハビリなどの部門記録は各部署に管理されている場合もあり、部署のすべての記録内容を共有することは必ずしも容易ではなかった。電子カルテにおいても部門システムで区切られた記録だと、情報共有は果たせない。

この対策として二つの方法がある。一つは、同じ紙に全部署が記載していくイメージで記載欄を共有してしまい、これを各部署で「全部署の記録」「自部署の記録」と分けて利用していく方法、もう一つは他部門システムの記載を必要時に併列閲覧させる方法である。当院は後者の方法をとっている（**図7 a・b・c**）。

チーム医療をスムーズに行う院内横断的管理ツール

褥瘡対策や栄養管理など、院内横断的管理を行うチーム医療が最近盛んになっており、整形外科ではこの対象になる場合も多い。しかし、電子カルテのデータベースは診療科ごとに区分することはできても、横断的管理チーム用に区分された記録入力画面がないために、電子カルテ導入後も、「褥瘡管理」など横断的管理チームでは紙ノートや電子カルテ

図 7 a. 情報共有のための画面（リハビリ記録）

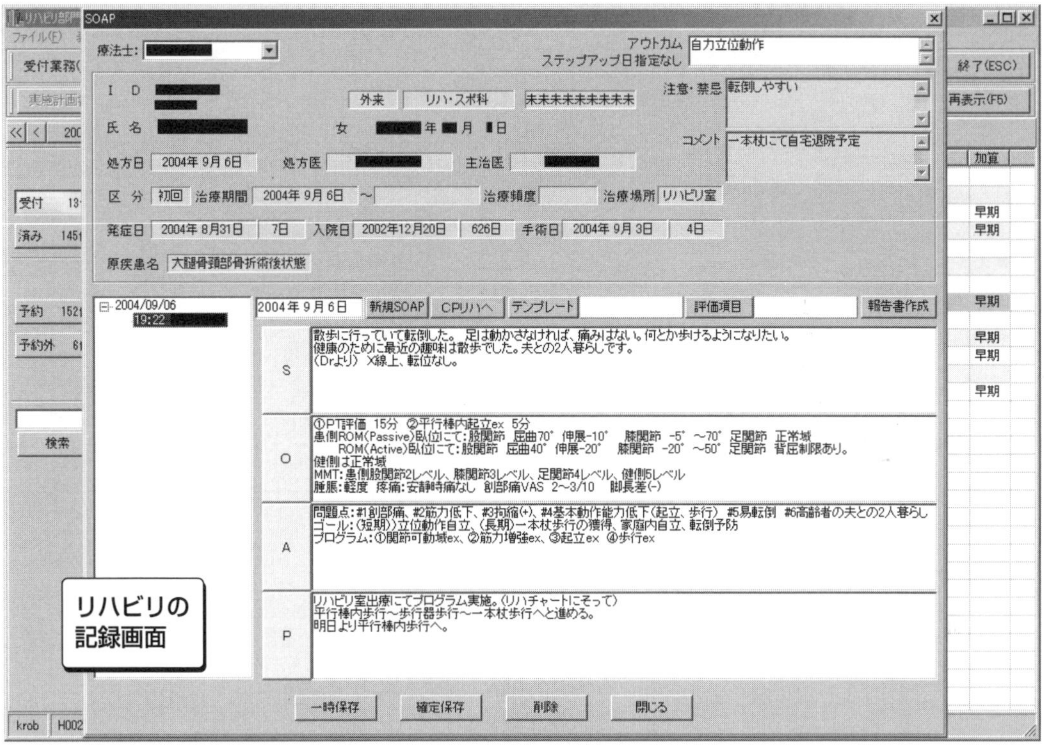

図 7 b. 情報共有のための画面（医師の診療記録）

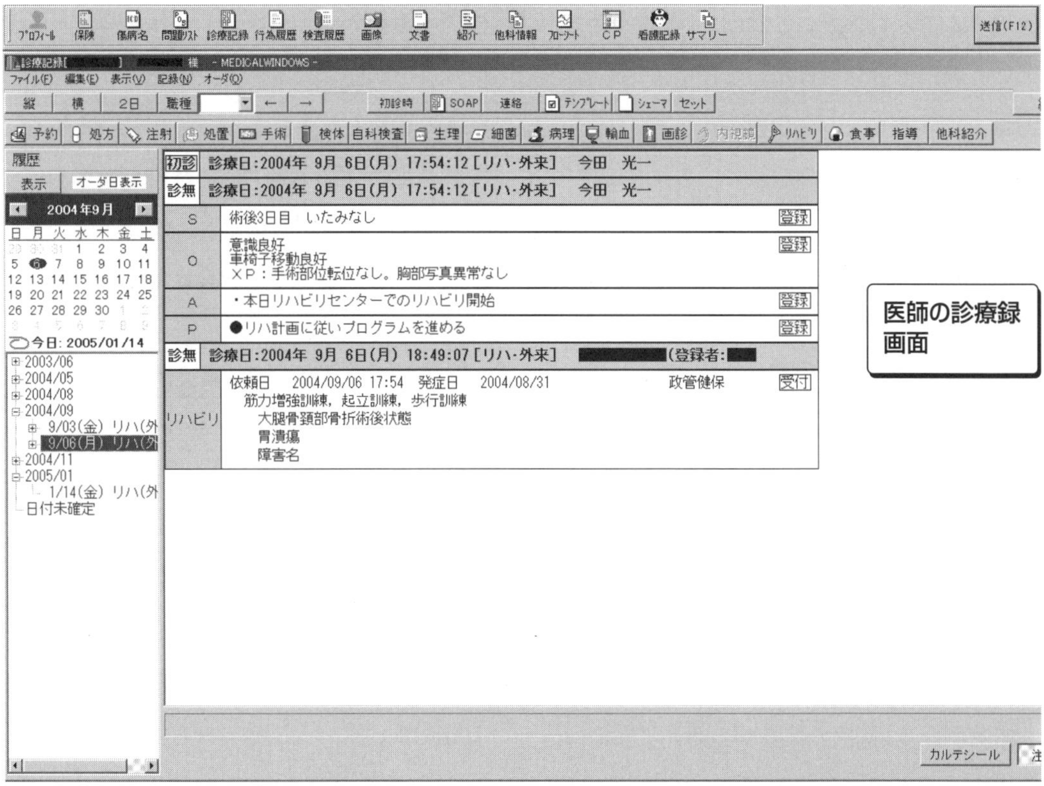

図7c. 情報共有のための画面（並列表示）

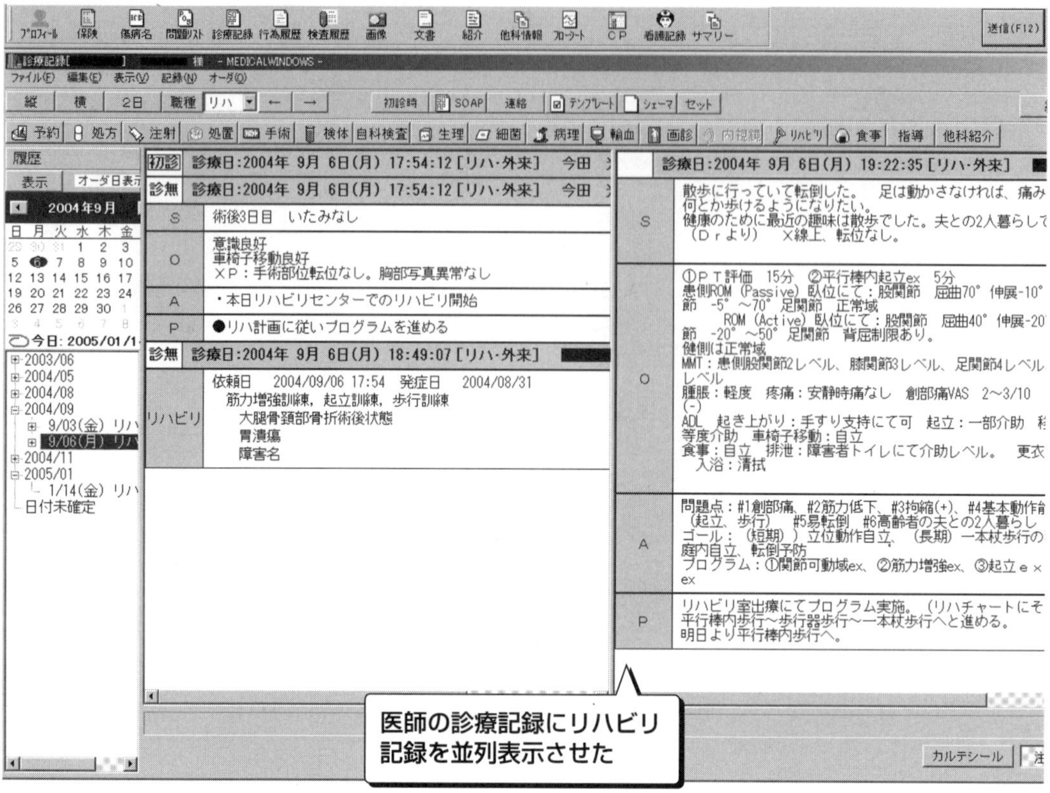

とは別にパソコンでデータベースを作成し、管理することも多い。これは、「受診手続き」という入口で区分できないことによるものである。

当院では、各患者の記録に、各科各部門の記録以外に横断的チームが管理・記録できる機能を開発（特許出願2004−127126号）、実用化した。

この機能は「対象となる患者のリストアップ・一覧表示」それと各患者に記載する「記録用紙」、そしてこれらを活用する機能からなる。管理対象となる患者は、各病棟からの要請、および自動ピックアップによりなされる。

各病棟からの要請とは、診療にあたる医師や看護師から、院内の他科への紹介と同様に、電子カルテ上で管理依頼がなされるもの（**図8a・b**）で、自動ピックアップとは、入院時のデータやアセスメント・スコアがたとえばアルブミンが2.5以下だった場合に、自動的に選択されるものである。これらにより抽出された患者リストは「管理対象の候補」として、管理チームが閲覧でき、検討したうえでこのリストの中から「管理候補」を選ぶ（**図9a・b**）。

記録画面は、各管理チームの日々の記録の画面となる。スコアなど点数化されたものは、経時記録画面にて推移をグラフ化することができる。この機能により、院内の横断的管理が診療科・部門記録ともにデータベース化されると密度の濃い医療の質向上に向けた管理・統計が行えるものと期待している（**図10a・b・c**）。

図 8 a. 横断的チーム管理の依頼

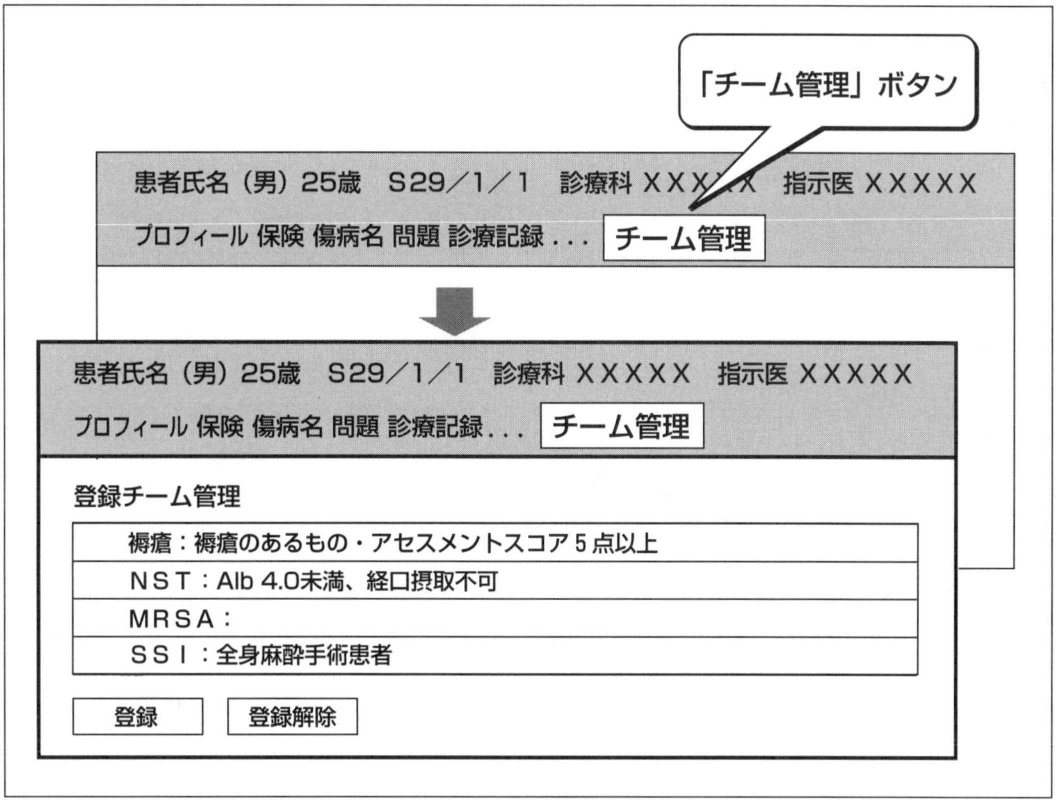

「チーム管理」ボタン
患者氏名（男）25歳　S29／1／1　診療科 XXXXX　指示医 XXXXX
プロフィール 保険 傷病名 問題 診療記録．．．
チーム管理
患者氏名（男）25歳　S29／1／1　診療科 XXXXX　指示医 XXXXX
プロフィール 保険 傷病名 問題 診療記録．．．
チーム管理
登録チーム管理
褥瘡：褥瘡のあるもの・アセスメントスコア 5 点以上
NST：Alb 4.0未満、経口摂取不可
MRSA：
SSI：全身麻酔手術患者
登録
登録解除

図 8 b. 横断的チーム管理の依頼

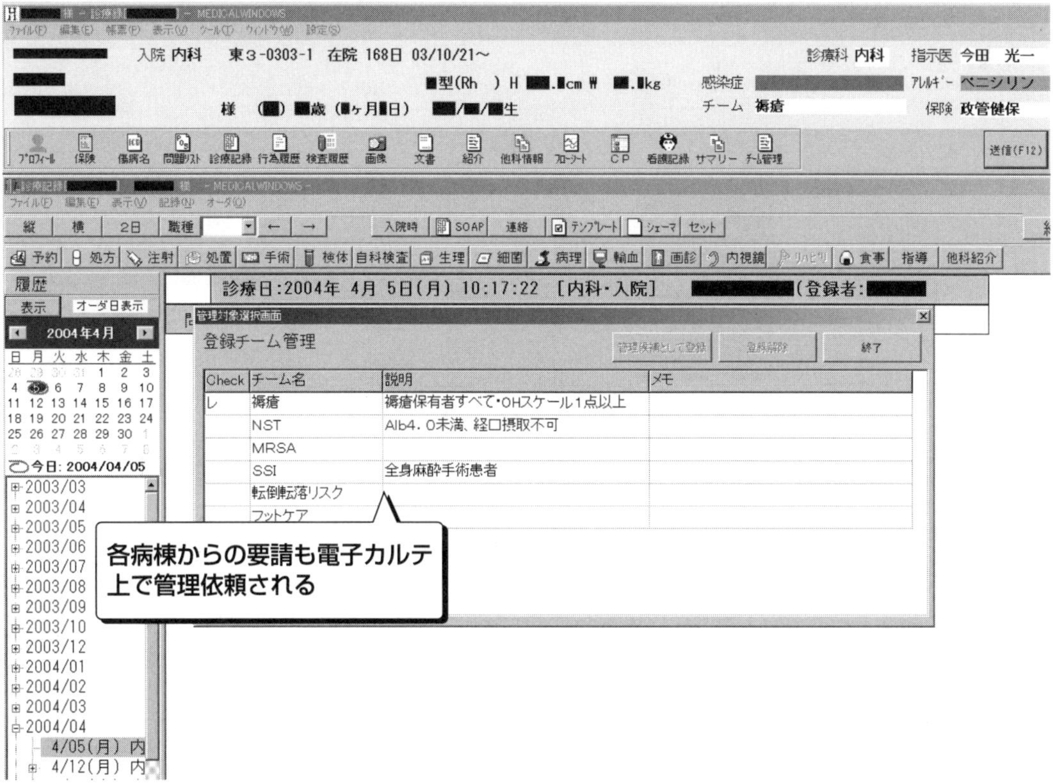

入院 内科　東３-0303-1　在院 168日 03/10/21～
診療科 内科　指示医 今田 光一
感染症
アレルギー ペニシリン
チーム 褥瘡
保険 政管健保
診療日:2004年 4月 5日(月) 10:17:22 [内科・入院]
管理対象選択画面
登録チーム管理
終了
Check　チーム名　説明　メモ
レ　褥瘡　褥瘡保有者すべて・OHスケール1点以上
NST　Alb4．0未満、経口摂取不可
MRSA
SSI　全身麻酔手術患者
転倒転落リスク
フットケア
各病棟からの要請も電子カルテ上で管理依頼される

図 9 a．管理対象患者のリスト

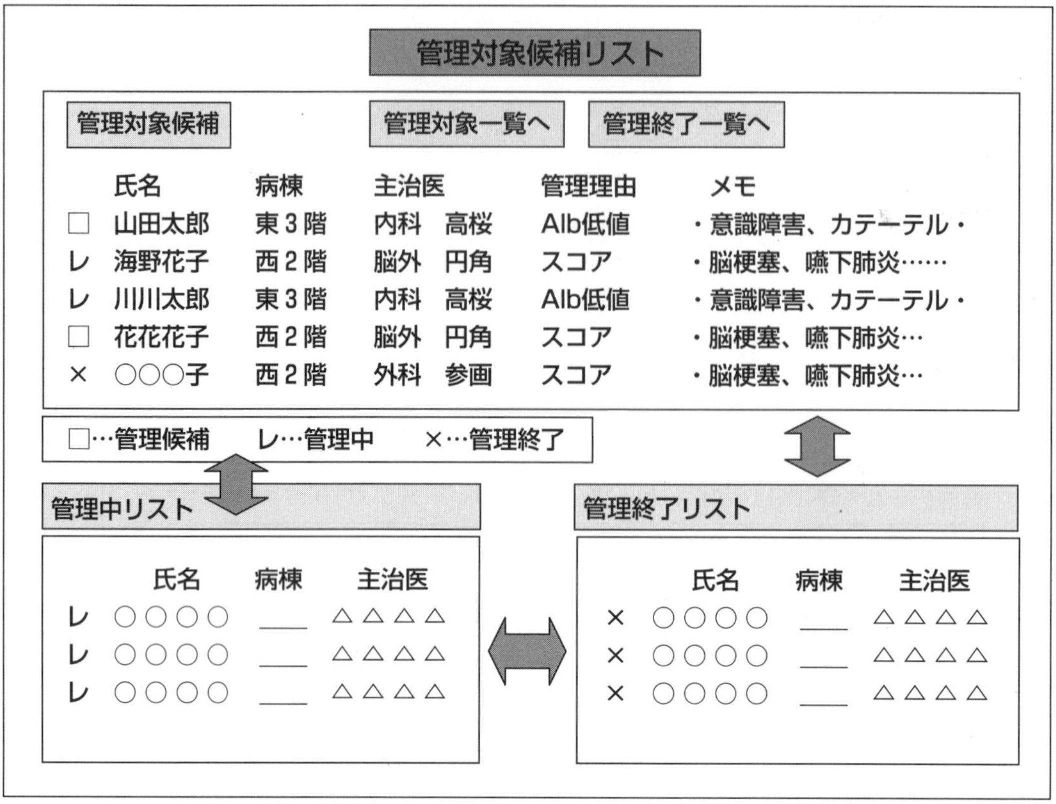

図 9 b. 管理対象患者のリスト

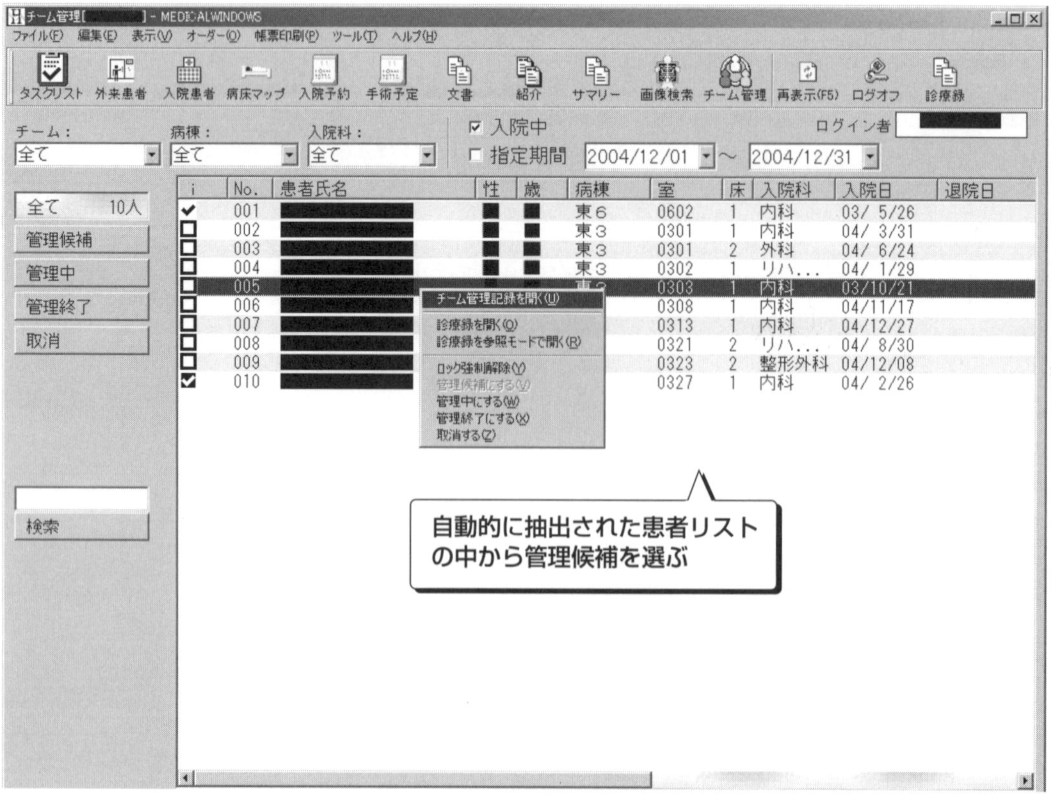

図 10a. 横断的チーム管理の管理記録と経時記録画面

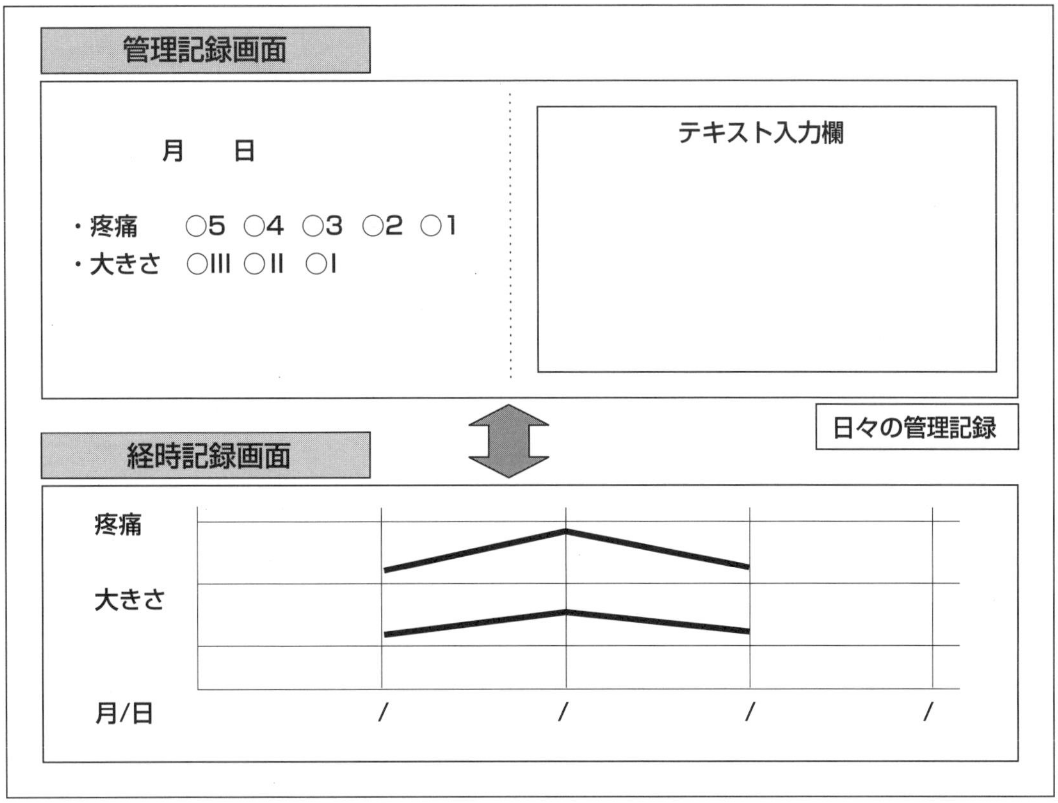

図 10b. 横断的チーム管理の管理記録画面

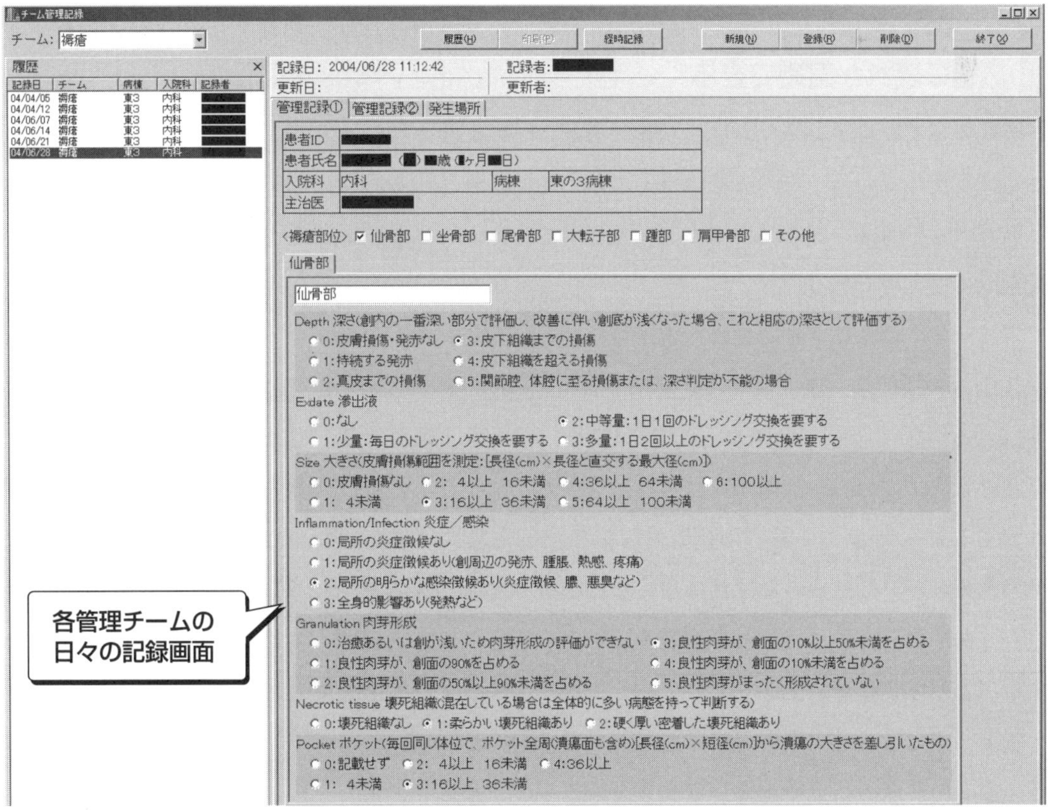

図 10c. 横断的チーム管理の経時記録画面

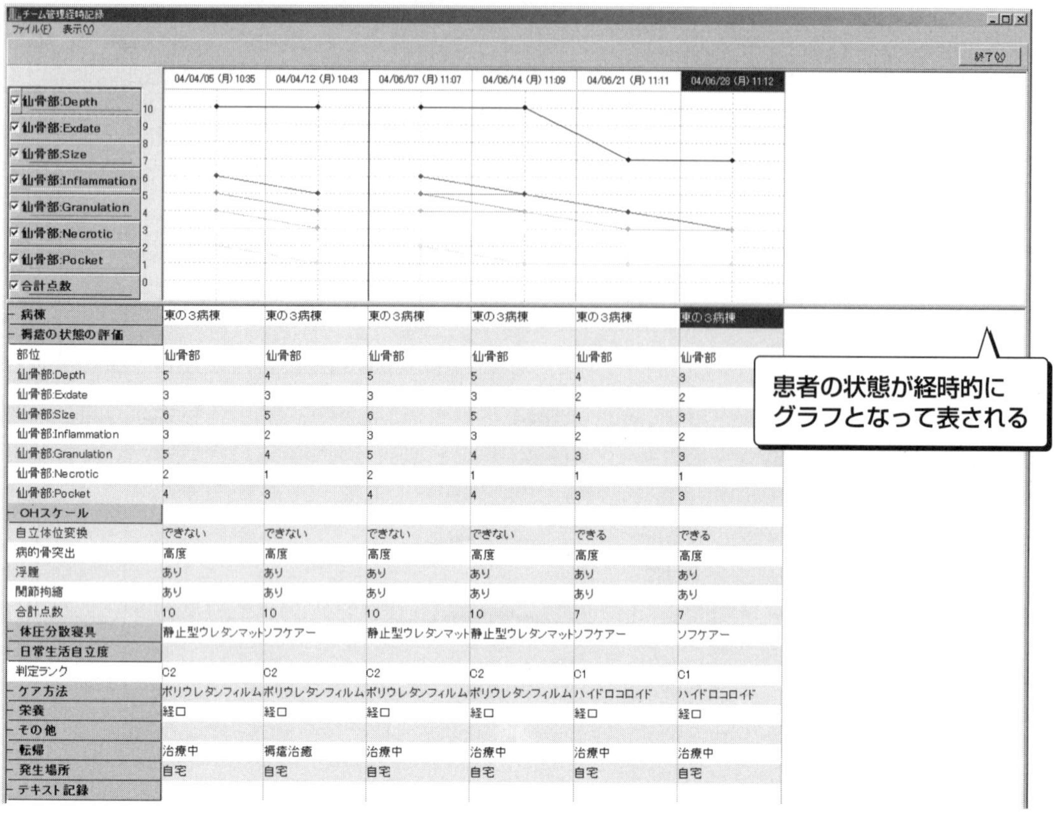

	04/04/05 (月) 10:35	04/04/12 (月) 10:43	04/06/07 (月) 11:07	04/06/14 (月) 11:09	04/06/21 (月) 11:11	04/06/28 (月) 11:12
病棟	東の3病棟	東の3病棟	東の3病棟	東の3病棟	東の3病棟	東の3病棟
褥瘡の状態の評価						
部位	仙骨部	仙骨部	仙骨部	仙骨部	仙骨部	仙骨部
仙骨部:Depth	5	4	5	5	4	3
仙骨部:Exdate	3	3	3	3	2	2
仙骨部:Size	6	5	6	5	4	3
仙骨部:Inflammation	3	2	3	3	2	2
仙骨部:Granulation	5	4	5	4	3	3
仙骨部:Necrotic	2	1	2	1	1	1
仙骨部:Pocket	4	3	4	4	3	3
OHスケール						
自立体位変換	できない	できない	できない	できない	できる	できる
病的骨突出	高度	高度	高度	高度	高度	高度
浮腫	あり	あり	あり	あり	あり	あり
関節拘縮	あり	あり	あり	あり	あり	あり
合計点数	10	10	10	10	7	7
体圧分散寝具	静止型ウレタンマット	ソフケアー	静止型ウレタンマット	静止型ウレタンマット	ソフケアー	ソフケアー
日常生活自立度						
判定ランク	C2	C2	C2	C2	C1	C1
ケア方法	ポリウレタンフィルム	ポリウレタンフィルム	ポリウレタンフィルム	ポリウレタンフィルム	ハイドロコロイド	ハイドロコロイド
栄養	経口	経口	経口	経口	経口	経口
その他						
転帰	治療中	褥瘡治癒	治療中	治療中	治療中	治療中
発生場所	自宅	自宅	自宅	自宅	自宅	自宅
テキスト記録						

電子カルテにより、重大情報の伝達の遅れが回避できる

当院の電子カルテシステムは、情報共有をとくに重視している。このことは多くの部門と検討・意思疎通を図る必要性が高い整形外科領域では有用である。

指紋認証によりログインされた電子カルテシステムの画面は、まず「タスクリスト」と呼ばれる情報確認から展開する。ここには、患者の状況について多部門からの連絡が書かれてくるメール、病理・読影のレポートなど、担当医療者が早期に知らなければならない情報がリストアップされ、これを確認チェックすることから業務が始まる。

紙カルテでは、次回患者が来診して初めてその患者の病理の結果や画像レポートをみることになったり、結果上りボックスにたまったレポートが担当医の目に触れることなく長期放置されたりして、患者への重大情報の伝達が遅れる危険に常にさらされていたが、このシステムによりこれを回避することができる。

電子カルテシステムでは、検査機器・端末がネットワーク化されることで情報の空間同一性は果たせる。しかし、いかなるツールをもってしても、情報の時間同一性は必ずしも完全には果たせないことは肝に銘じる必要がある。院内PHS、院内電話あるいは自らの足・口を使って、情報の重要性に応じた行動をとることを医療者は決して忘れてはならないと考える。

国立成育医療センター
眼科医長
東 範行

眼科における電子カルテの現状と問題点

一般的な総合病院の電子カルテは、膨大な種類の自科検査を有する眼科診療に対応できない。そのため、当国立成育医療センターでは眼科独自のデータファイリングシステムを構築し、サブシステムとして活用し、共通電子カルテに対応している。眼科における電子カルテの現状と将来について考える。

共通電子カルテでは対応できない眼科診療の特殊性

医療へのIT活用が図られることによって、電子カルテを導入する病院が増えつつあり、ここ数年以内には多くの国公立病院を中心に導入が進む見通しである。

電子カルテは、眼科のみの単科病院ないしは診療所では、独自のデザインをつくることができて問題は少ないが、総合病院の全科共通電子カルテシステム(以下、共通電子カルテ)をそのまま使うことには多くの問題がある。これは、眼科は他科と異なって膨大な種類の自科検査があり、カルテ記載にはスケッチも多用されるが、通常の共通電子カルテはこれに十分対応できないからである。これまでに、電子カルテを導入した総合病院の眼科では、その対応に多くの苦労話があり、日本眼科学会でもIT委員会において、電子カルテに対する提言を行っているほどである。

国立成育医療センターでは、設立にあたりペーパーレス共通電子カルテを導入したが、眼科ではこれでは診療に対応しきれないため、独自のサブシステムを構築した。この方式は、その後電子カルテを導入した総合病院で広く採用されるようになっている。

ここでは、眼科の電子カルテの現状と将来のあり方について述べる。

眼科診療の特徴からみた共通電子カルテの問題点

眼科は自科検査が非常に多く、他科に依頼することは少ないことが大きな特徴である。CT、MRIのように他科に依頼するような状況は少ない。その検査項目は、視力検査から眼圧測定、眼底写真、超音波検査、視野検査まで多岐にわたり、容易に100種類を超える。個々の検査のための器械の種類も膨大である。

これらの検査は視能訓練士や看護師、医師などの専門医療職によって行われ、通常1回の診療で5～10項目の検査を必要とする。データの発生量からいえば、巨大な中央臨床検査室が自科内に存在するようなものである。あわせて、主治医による診察も行われ、前眼部や眼底の検査が行われるが、ここではスケッチの記載が多用される。しかも、これらの検査はその診療日の限られた時間内に行われ、診療録にまとめて記載されなければならない。

これに対して、現在使われている共通電子カルテは、これら眼科の膨大なデータを効率よく記載し、管理する能力がほとんど備わっていないことが大きな問題である。個々の検査機器からのデータ取り込みには、眼底カメラ、超音波検査、網膜電図など電気生理学的検査のように、デジタルデータを配信できるものも多いが、それすら対応できないことが多い。まして、視野などの手書きのデータは、デジタル化することすら難しい。

また、角膜や水晶体、眼底などの形態学的検査でスケッチが多用されるにもかかわらず、コンピュータ上での描図機能が稚拙であることも問題である。手描きしたものをスキャンするしか方法がないが、手間がかかるうえに、LANの容量もあってスキャナーを配置できる場所がごく限られることも障害となる。

もし、これらのデータが共通電子カルテに保存できたとしても、現在使われている多くの共通システムでは、過去の検査データを検索することは非常に難しい。電子カルテでは、記載者を厳しく規定するので、診療を行った項目は記載者ごとに一つの枠内に記載される。しかし、眼科では1日の診療で行う検査に医師や視能訓練士などの多くの医療従事者がかかわるので、記載枠も多くなり、共通電子カルテ上では長い巻物のような状態になる。検査データは検査の項目順ではなく、時系列で記録されるので、順序が前後した検査結果を巻物の中から捜すのは苦労する。まして、過去の検査データの経過をみたい場合に、検査項目ごとに検索し、経時的に表示する機能を共通電子カルテは持っていない。過去の各診療日の巻物状態となった記録中から探し、それをメモあるいは記憶して経過を知るという、面倒な操作をしなければならない。

要するに、現在の共通電子カルテは、眼科のような毎日膨大な検査結果の記録と検索を必要とする診療科に対応しきれないことが大きな問題なのである。将来はこれに対応できるシステムがつくられるかもしれないが、多くの検査項目、あるいは製造元の異なる機種から各々のデータを取り込み、まとめ、検索することが近い将来可能になるとは思えない。

したがって、現在のような対応が悪い共通電子カルテが導入されれば、眼科の診療は直ちに立ちいかなくなる。紙カルテを一部残せば、スケッチやデータをそこに保存することもできるが、スケッチも含めほとんどがそこに記録されるようになり、共通電子カルテには何も書かれないという状況になりかねない。まして、ペーパーレスであれば個々のデータはまとめることができず、個々の検査機器のハードディスク内、手書きであれば日時ごとにまとめられた紙ファイル内などにバラバラに保管されることになる。

診療データをデジタル化したデータファイリングシステムを開発

先に述べたように、眼科では膨大な検査データが発生する。共通電子カルテにこれを保管することが難しいことは前述したが、一方で、これまでの紙カルテを用いた診療においても効率よく管理できていたとは言い難い。

紙カルテでは、データを書き写したり、プリントアウトしたものを貼りつけたりするので手間がかかり、保管場所の確保やカルテの取り出しに多くの場所や人手を要するという問題点がある。写真などかさばるものは、ポラロイドを紙カルテに貼って、ほかはスライドにして保管していることも多い。

しかし、近年は新しい検査法も増加しており、日々の診療で多種多量のデータが次々と集積され、これら膨大なデータを一括管理することが不可欠となっている。さらに、多くの機器でデータのデジタル化が進み、眼科でもデジタルデータが増加した。これらのデータをファイリングするシステムを用いればデータをまとめて蓄積、整理することで検索や保管が容易になる。

これまでに、眼科領域では、眼鏡などの屈折を測定する機器からの数値を保管するシステムや、眼底や前眼部の写真、超音波検査などの画像を保管する画像ファイリングシステムがあった。これら通常市販されているデータファイリングシステムの多くは、対応する検査機器や会社が限られ、しかも画像を中心とする既存のデジタルデータしか取り込めなかった。しかも、アナログデータのデジタル化はほとんど検討されていなかった。

しかし、実際に診療録として眼科でファイリングすべきデータは、以下に述べるように多岐にわたっている。そこで、国立成育医療センターでペーパーレス共通電子カルテを導入するにあたり、眼科では診療データをデジタル化し、管理できるサブシステム(NAVIS)を、ニデック社と開発した。

このシステムで、データを保存する方法は以下の通りである。

- **問診、要約、手術記録、次回予定など文章で記入するもの(手入力)**
- **レフラクトメーター、ノンコンタクトトノメーターなどの自動測定器械の数値(デジタルデータとして機器から直接入力)**
- **視力など医療従事者が検査して数値で記入するもの(手入力)**
- **角膜混濁や眼底所見など、スケッチで記入するもの(手入力)**
- **動的視野検査やHessスクリーンテストなど、複雑で専用の検査記録用紙に記入されるもの(スキャナー入力)**
- **眼底写真、蛍光眼底造影、超音波検査、電気生理学的検査などの画像、波形(デジタルデータとして機器から直接入力)**
- **患者が持参した写真、他院からの紹介状など(スキャナー入力)**

まず、映像信号を出力する機能を持った検査器械や、オートレフラクトメーターなどの結果データをRS−232C形式の通信形式で出力する検査器械については、直接データファイリングシステムにデジタル信号として取り込めるようにした(**図1**)。動画はサーバー容量に限界があるため、1検査ごとにデータ量を制限して保存する。

図1．検査機器とファイリングシステム端末の接続

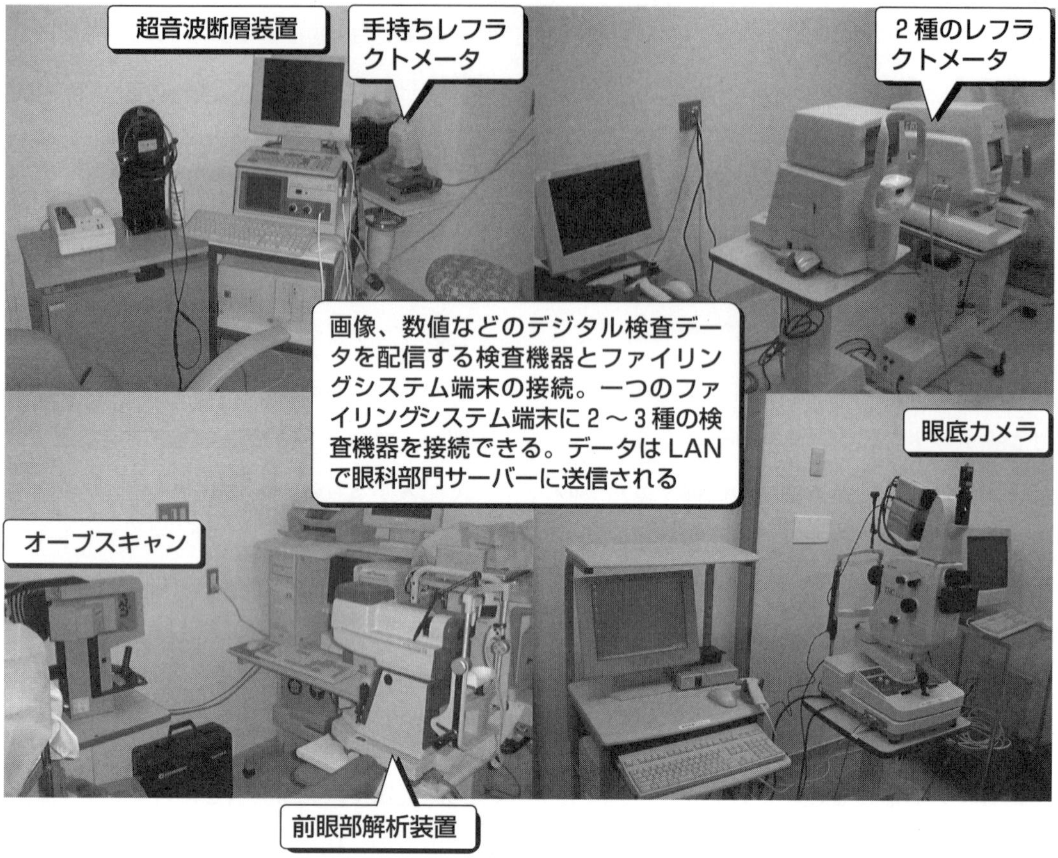
超音波断層装置
手持ちレフラクトメータ
2種のレフラクトメータ
画像、数値などのデジタル検査データを配信する検査機器とファイリングシステム端末の接続。一つのファイリングシステム端末に2～3種の検査機器を接続できる。データはLANで眼科部門サーバーに送信される
眼底カメラ
オーブスキャン
前眼部解析装置

図2．斜視・弱視検査室におけるデータ入力

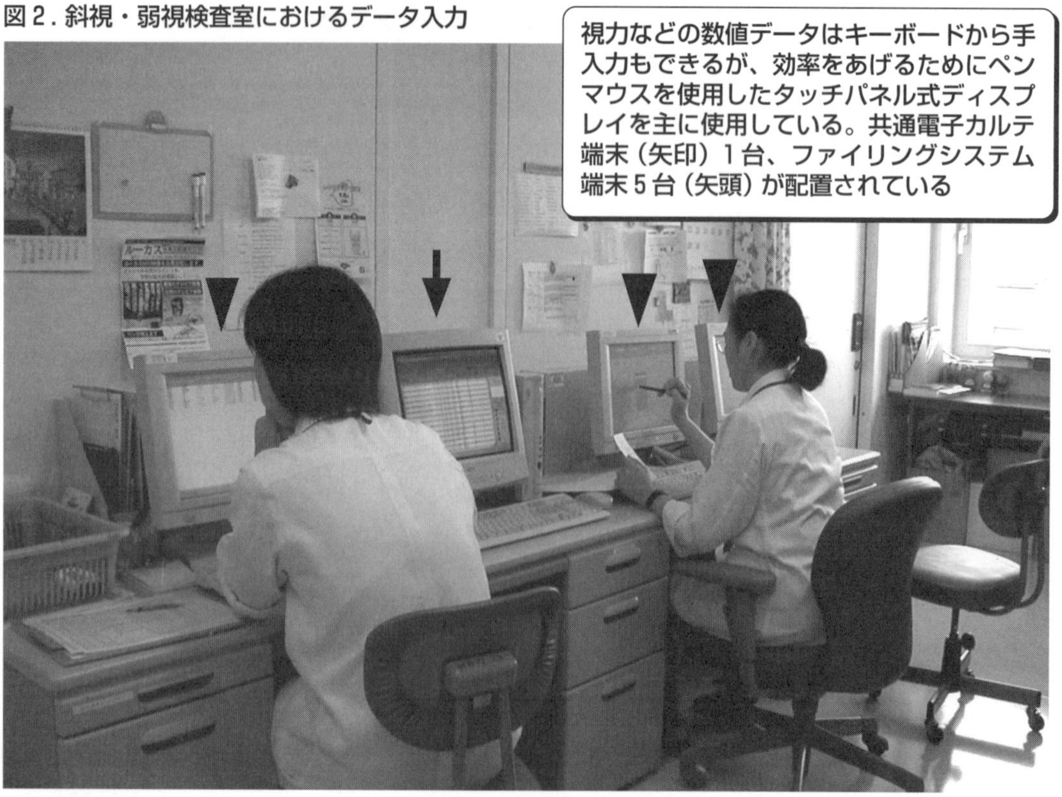
視力などの数値データはキーボードから手入力もできるが、効率をあげるためにペンマウスを使用したタッチパネル式ディスプレイを主に使用している。共通電子カルテ端末（矢印）1台、ファイリングシステム端末5台（矢頭）が配置されている

文字や数値などの手入力のためには、個々の検査ごとにテンプレートを用意した。キーボードでの直接入力もできるが、効率をあげるために極力減らし、ペンマウスを使用したタッチパネル式ディスプレイを採用した（**図2**）。これによって、入力時間は格段に短縮できる。

眼科診療で利用されることが多いスケッチに関しては、個々の基本シェーマを作成し、その上にペンマウスで記載できるようにした（**図3**）。外来診療での簡単なスケッチであれば、これで十分対応できる。しかし、ペンマウス機能には限界があるので、眼底の詳細なチャートなどは手描きのものをスキャナー入力するしかない。

紹介状や動的視野検査の結果などは、スキャナーで取り込む。スキャナーが完備されていれば、デジタル化できずにプリントアウトしたデータなどにも応用でき、たいへん便利である。

眼科には部門サーバーが置かれ、これらのデータは病院内のいずれの診察・検査室からもLANを通してここに送信され、患者ごとに、診察日、項目別に一括管理される（**図4・5**）。視力、眼圧のデータなどは経時的にグラフでみることも可能である。専用の端末を配備しておけば、院内のどこでも、これらのデータを記載あるいは閲覧することができる。

図3．簡単なスケッチに関しては、ペンマウスで記載

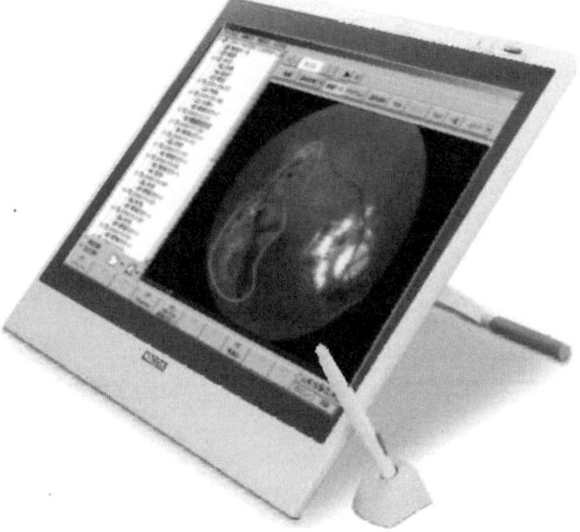

加えて、眼科部門サーバーに集結したデータの中から、診療日ごとに必要なデータのみが簡略化したレポート形式にまとめられる。このレポートをみてゆけば、紙カルテをめくるごとく、過去の診療経過のエッセンスを容易に閲覧することができる。さらに子細なデータを知りたければ、個々の検査データファイルを開けばよい（**図6**）。

共通電子カルテを補うサブシステムとしてのファイリングシステム

カルテの機能を大きく分けると、

① 診療録の記載
② オーダリング
③ 処方
④ 予約
⑤ 会計

に分けられる。それらの一部、あるいは全部をデジタル機器で運用するようにシステム化したものが電子カルテである。

③～⑤はすでに取り入れている病院が多く、②もCTやX線、採血検査などのオーダリングがコンピュータで広く行われている。

問題は、先に述べたように、①診療録の記載が電子化された場合、共通電子カルテの記載能力が眼科にとってはきわめて不十分なことにある。開業医や眼科単科病院では、レ

図４．眼科部門サーバー

１テラバイトの容量があり、データ紛失予防のために、データは別個に二重に保管される。これらのデータはさまざまなソフトウェアで解析が可能である

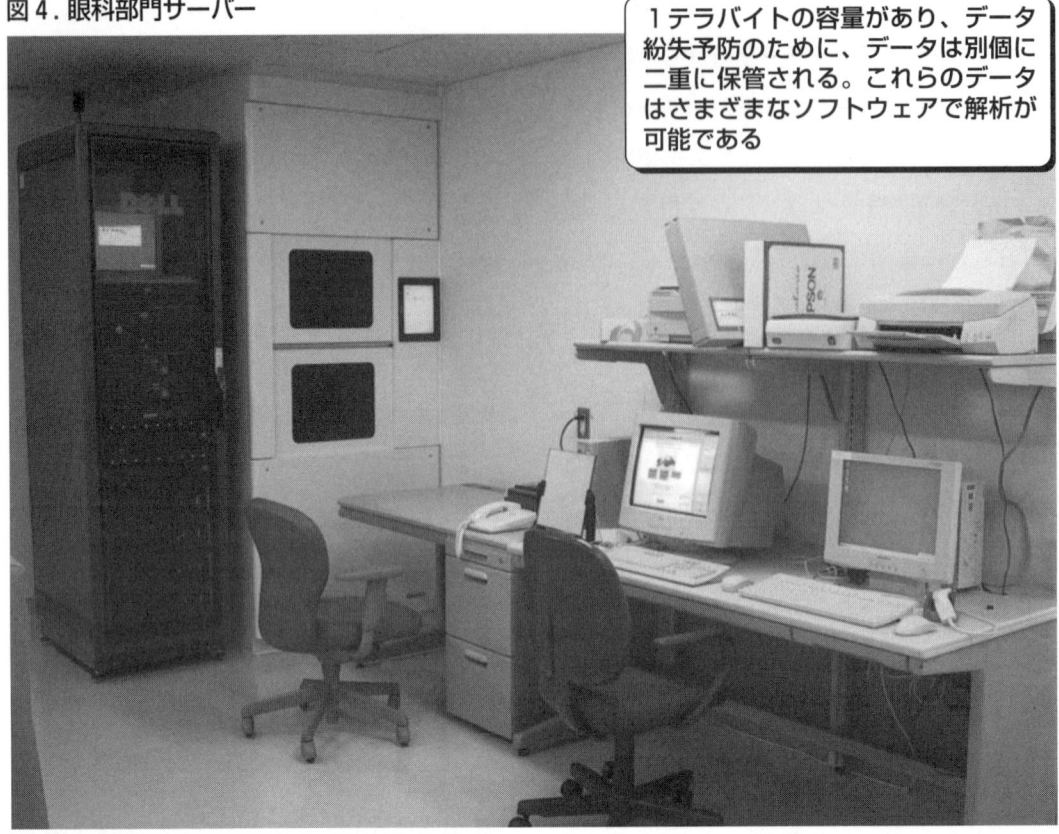

図５．手術室

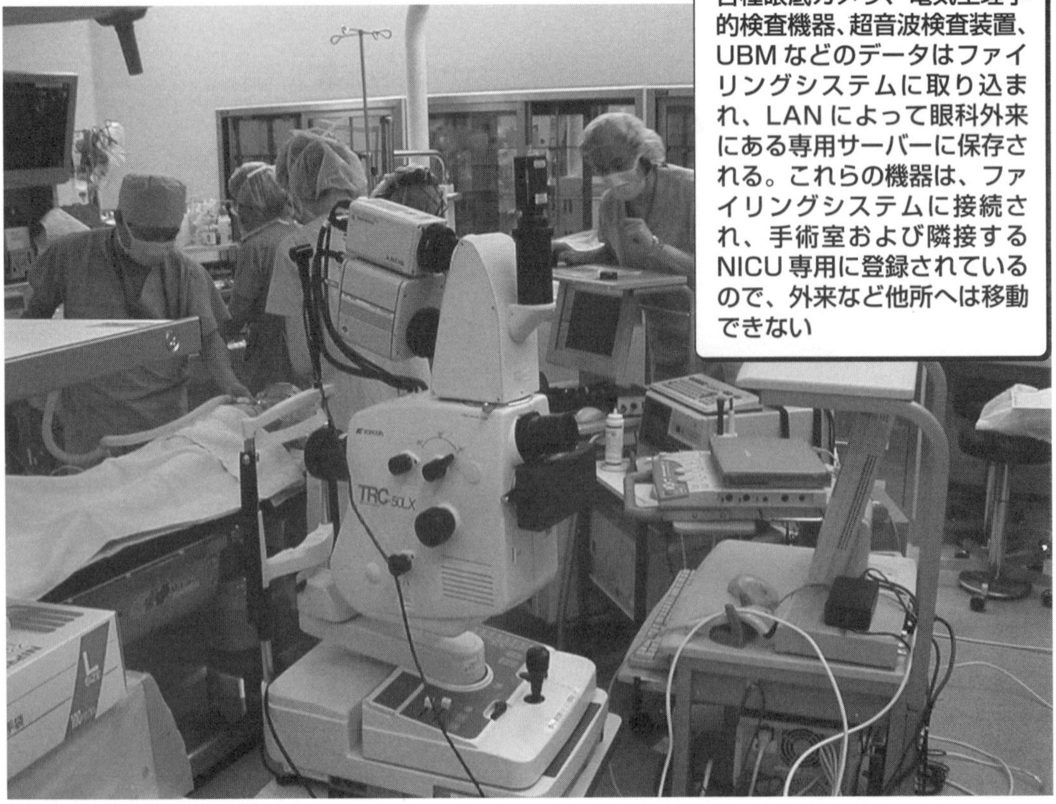

各種眼底カメラ、電気生理学的検査機器、超音波検査装置、UBM などのデータはファイリングシステムに取り込まれ、LAN によって眼科外来にある専用サーバーに保存される。これらの機器は、ファイリングシステムに接続され、手術室および隣接する NICU 専用に登録されているので、外来など他所へは移動できない

図6. ファイリングシステムのサーバー内におけるデータ保管

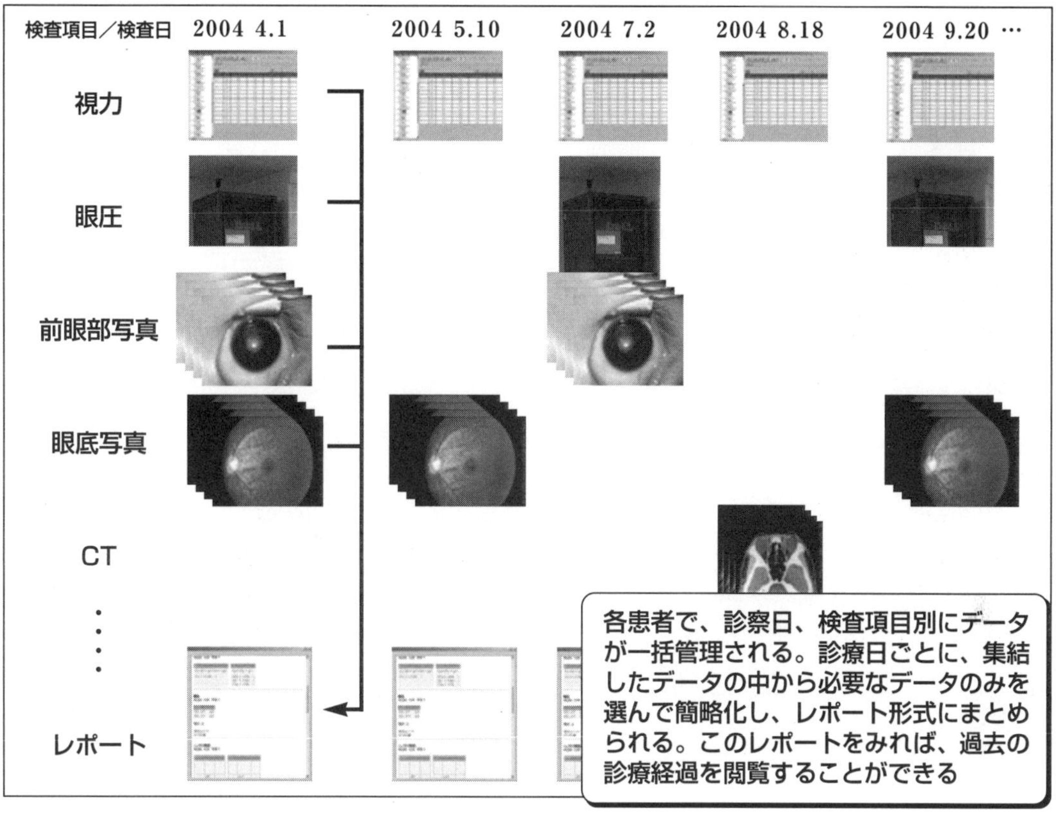
検査項目／検査日
2004 4.1
2004 5.10
2004 7.2
2004 8.18
2004 9.20 …
視力
眼圧
前眼部写真
眼底写真
CT
レポート
各患者で、診察日、検査項目別にデータが一括管理される。診療日ごとに、集結したデータの中から必要なデータのみを選んで簡略化し、レポート形式にまとめられる。このレポートをみれば、過去の診療経過を閲覧することができる

セプトコンピュータやファイリングシステムを機能拡張することで診療録記載も比較的スムーズに行うことができ、処方や予約も効率化を図ることができるであろう。紙カルテと比較して、重大な問題もあまり起こらない。

ところが、総合病院で共通電子カルテを取り入れた場合、内科などの記載方式が主体に作成されることが多い。一方で眼科では、自科での検査が多いうえにスケッチによる記載も多く、その診療形式がきわめて特殊であることが大きな問題であった。

そこで、国立成育医療センターでは、②～⑤の機能は共通電子カルテをそのまま使用し、①診療録の記載はすべてファイリングシステムで行うこととした。そして、ファイリングシステムを共通電子カルテにリンクさせ、そのサブシステムとした。したがって、検査室には複数のファイリングシステム端末と少数の共通電子カルテ端末、診察台にはファイリングシステム端末と共通電子カルテ端末が各1台並ぶことになる（**図7・8**）。これらの端末を合わせてディスプレイを1台とし、ウインドウを切り替えることによって使い分けることも可能である。しかし、実際には切り替え作業も面倒であり、スペースが許せば端末を増やしたほうが楽である。

両者をリンクさせる方法として、診療医がまず患者ごとに診療日に行いたい検査項目を共通電子カルテからファイリングシステムへオーダリングする（**図9**）。これに応じて、各検査が行われ、発生したデータは眼科部門サーバーに集結する。そこから必要なデータの

図7．視力検査室

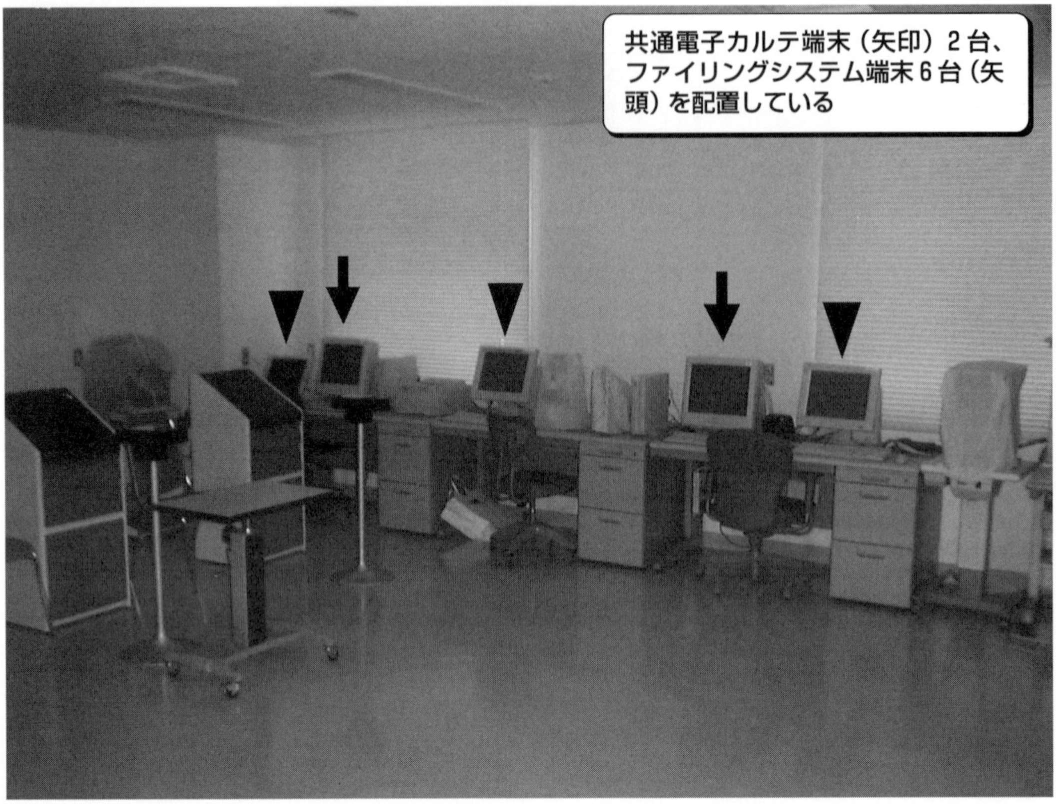

図8．医師診察室

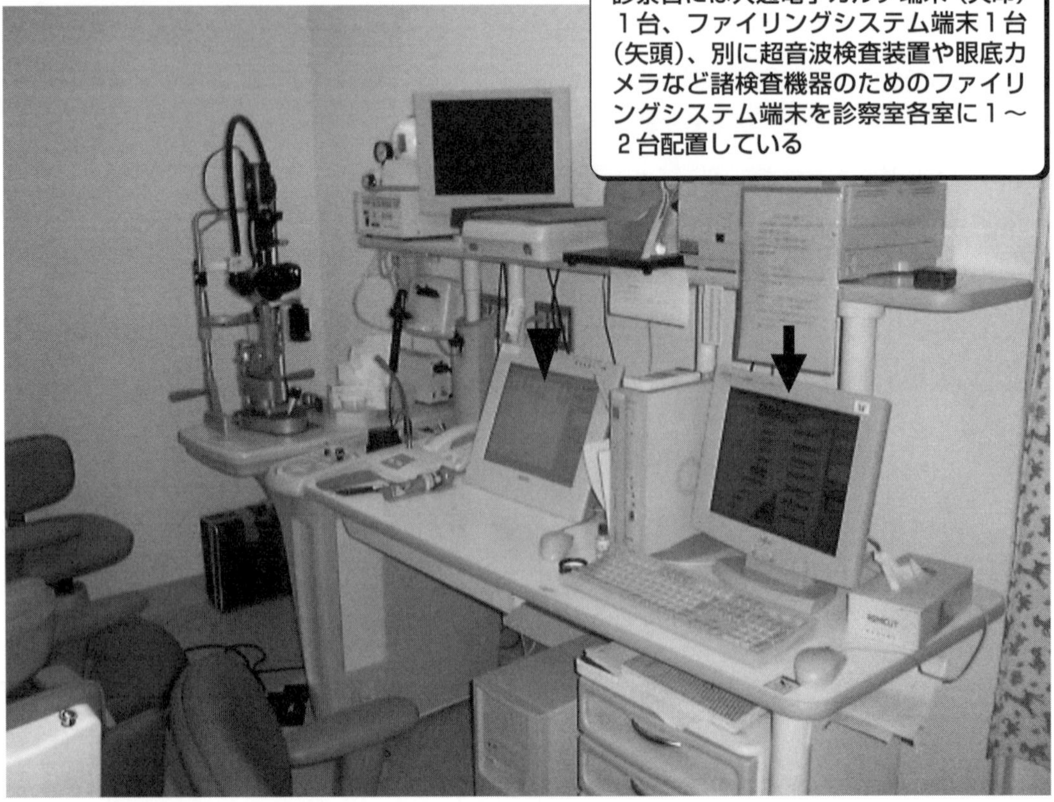

診察台には共通電子カルテ端末（矢印）1台、ファイリングシステム端末1台（矢頭）、別に超音波検査装置や眼底カメラなど諸検査機器のためのファイリングシステム端末を診察室各室に1～2台配置している

図 9. 共通電子カルテからファイリングシステムへ送られるオーダリングのテンプレート

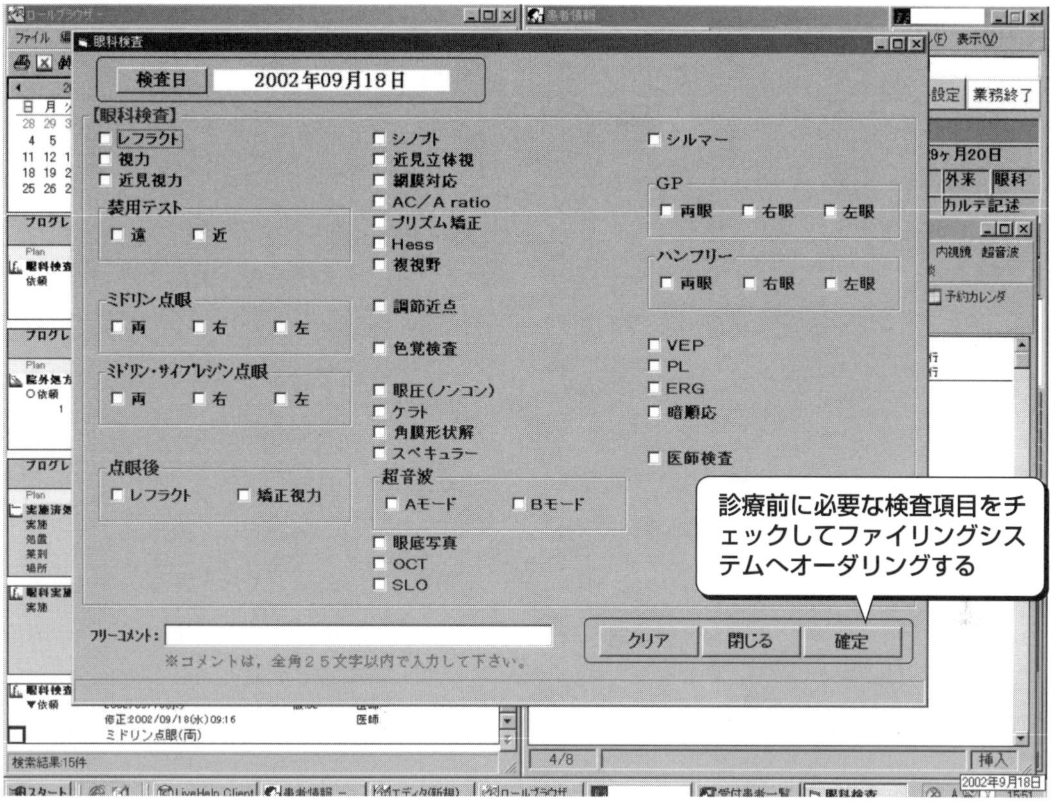

図 10. ファイリングシステム上でみたオーダリング一覧

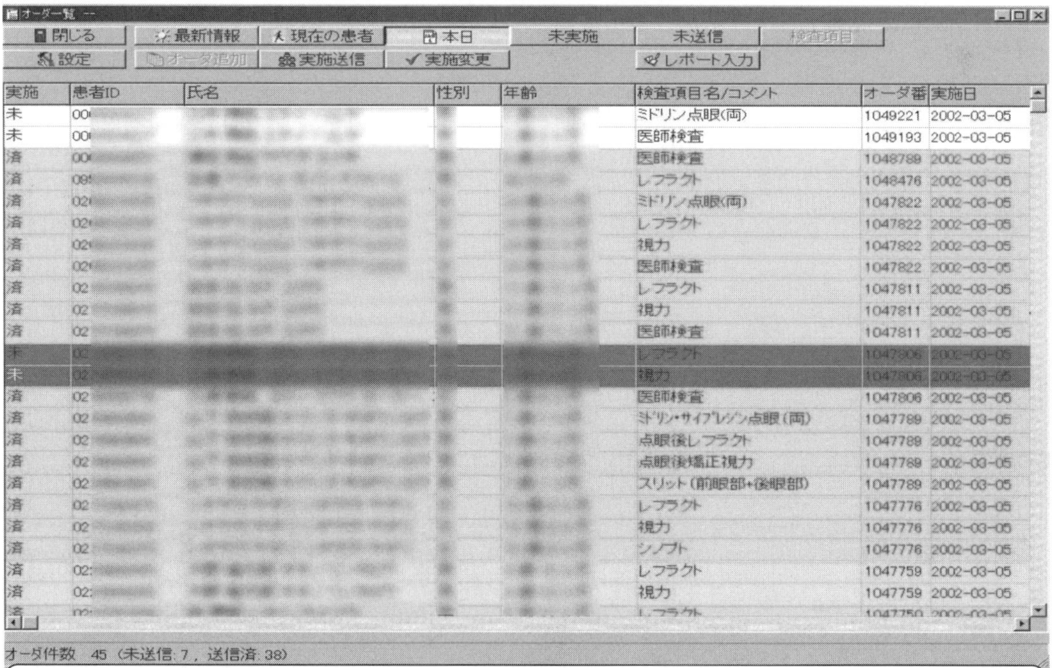

視能訓練士はこのオーダリング一覧に応じて検査を進め、診察医は行われた検査一覧から会計を医事課へ配信する。検査が行われていない項目は白、検査済みは青、診察が終了し会計発信済みが緑、検査、診察が終了したが会計発信に該当しないものが濃緑で示される

みをよりすぐって簡略化したレポート形式にまとめ、これを共通電子カルテに返信するようにした。これは、共通電子カルテ内で、各科が放射線科へCT、X線を、中央臨床検査室へ呼吸機能、脳波、心電図などの検査を依頼し、レポートとして返信される方式を模したものである。

加えて、ファイリングシステムから共通電子カルテを経由して、医事課へ会計を配信する機能も持たせた。行われた検査項目がすべて自動的に会計一覧として提示され、診察医が確認したうえで配信される(**図10**)。これは、会計漏れの予防に有効である。

以上のファイリングシステムと共通電子カルテの関係を**図11**に示す。このように、オーダリング発信とレポート返信によって、ファイリングシステムが共通電子カルテにリンクされていないと、法的に問題が残る。画像データを別個に保存するだけならばかまわない。しかし、視力、眼圧、眼底スケッチなど、診療録をファイリングシステムに記載した場合、接続がなければ共通電子カルテには何も記載されていないことになるので、二重カルテとなりかねない。

共通電子カルテでは登録されている医師、視能訓練士、看護師のみが閲覧、記載を許されており、ファイリングシステムでもこのようなセキュリティーが設立していなければならない。これらの接続と法的手続きは、いずれも眼科医が前面に出て関係各部門と早くから交渉し、導入時には完了している必要がある。

単科ではなかなか難しい ファイリングシステムの導入費用

問題は、ファイリングシステム設置に多大な費用がかかることである。ファイリング端末装置は、機器からの導入を行うものは1台約300万円、文字やテンプレート記載のみのもので100万円かかる。おおよそであるが、サーバーに500～1,000万円、共通カルテ・システムとの接続ソフト開発に1,000万円、ファイリングシステムの独自ソフト開発には1,000万円かかる。

したがって、システムの種類、ファイリング端末台数によって大きく異なるが、紙カルテに匹敵する程度のファイリングシステムを導入するとなると、眼科外来2～3室でも最低2,000万円、大学病院や大きな総合病院クラスでは外来のみで5,000万円、手術室や病棟も含めれば1億円以上はかかる。

さらに、ファイリングシステムにLANで接続した検査機器は容易に移動することはできなくなるので、この機器を別室でも使う必要があるときは複数用意しなければならない。つまり、仮に外来で使用している機器を手術室に持っていくとなると、機器の移動のみならず大がかりな配線の移動や、データ送信のための位置情報の変更処置までしなくてはならないのであり、事実上移動は不可能である。といって、MOやメモリースティックなどのデータ保持メディアを使用することは、データコピーや散逸を容易にするので好ましくない。完全デジタル化のためには、1か所への患者移動か機器の複数配置を選択しなければならなくなる。

さらに、デジタル化のためにCCDカメラ

図 11. ファイリングシステムをサブシステムとした眼科診療の流れ

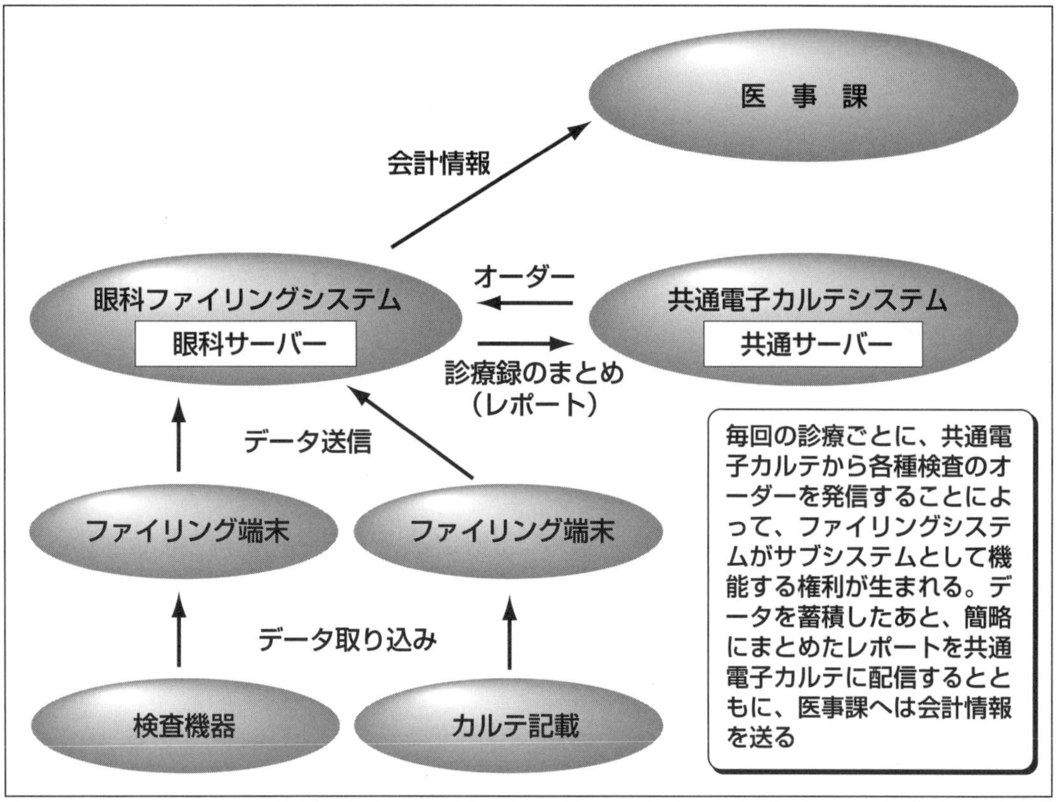
医 事 課
会計情報
眼科ファイリングシステム
眼科サーバー
オーダー
共通電子カルテシステム
共通サーバー
診療録のまとめ
（レポート）
データ送信
ファイリング端末
ファイリング端末
データ取り込み
検査機器
カルテ記載
毎回の診療ごとに、共通電子カルテから各種検査のオーダーを発信することによって、ファイリングシステムがサブシステムとして機能する権利が生まれる。データを蓄積したあと、簡略にまとめたレポートを共通電子カルテに配信するとともに、医事課へは会計情報を送る

などを新たに多く設置することも必要である。これらを考慮すれば、さらに数千万円が余分にかかることとなる。加えて、設備維持のための費用も毎年必要となる。

眼科単科にこれ程の予算が獲得できるかは、きわめて難しい問題である。自科で導入費用を工面したとしても、維持費を病院が払ってくれるとは限らず、毎年自科で負担しなければならなくなる恐れがある。

中途半端な規模のファイリングシステム導入はかえって問題である。たとえば、サーバー容量が少なかったり、ソフトの開発が不十分であれば、非常に使いにくい。ファイリング端末の数が少なければ、記入のために駅の切符売り場よろしく、医師、看護師や視能訓練士が端末の前にずらりと並んだり、診療時にはメモをとっておいて時間が空いている夜間などに再度記入することになりかねない。そのような場合は、むしろファイリングシステムを導入せずに、共通電子カルテの記載能力を向上させる努力をしたほうがよいように思われる。

眼科診療において今後の電子カルテに望むこと

眼科では新たな機能あるいは画像検査法が次々と開発され、検査項目は増加の一途をたどっている。これに応じて、検査機器の開発も著しい。これらの新しい検査が、電子カルテに記録できるようにしなければならない。

この中には動画も多く含まれ、ことに手術ビデオの収録、保存を含めるかは大きな問題である。従来、手術の動画はビデオあるいはDVなどに記録され、医局などに保管されていた。これを診療録として保存するのは、LANによってサーバーに送信することも、容量からみてサーバーに保存することも難しい。現在、ファイリングシステムに動画を送信する方法を開発しているが、保存に関しては編集してデータ量を縮小する必要があると思われる。

また、眼科ではサブスペシャリティ（角膜、水晶体、緑内障、網膜硝子体、眼窩、神経眼科、弱視斜視、小児眼科、神経眼科など）が多く存在する。これらの専門外来では、その特色に応じたテンプレート、データ保管が必要である。といって、各専門外来でバラバラにデータを保管するようでは意味がない。たとえば、視力測定はどこでも行われる一般検査であるが、これが各専門外来のテンプレートから別々の場所に保存されるのは問題である。あくまでも患者ごとに検査項目と日時別のデータ管理を眼科全体で共通とし、そこに専門外来が必要な検査項目を追加し、そこで必要なデータを全体のデータから検索できるようにしなければならない。

このために、検索能力がすぐれていることが重要である。検査項目や日時からの検索はすでに十分な機能を備えているが、専門外来ごとの特殊な検索、キーワード検索などを充実させる必要がある。また、解析ソフトや統計ソフトとリンクさせて、これらのデータの解析・統計検索ができることが理想である。

眼科でファイリングシステムを用いる大きな利点は、これまで述べてきたように、膨大なデータを効率よく管理できることである。これは現在の共通電子カルテでは不可能である。一方で、自己管理している以上、データの守秘には大きな責任をともなうことも事実である。

将来の共通電子カルテが、これらのデータ管理、検索機能を備えるようになるのが一つの理想であるが、日々増加する眼科の検査項目、機器に対応できるとは思えない。まして、ほかにも多くの診療科の都合に合わせてシステムを作成するのは難しいように思う。

かつて、巨大コンピュータが会社や社会全体を支配する時代が来ると考えられていたが、実際はそのようにはならず、むしろパソコンレベルの小型機器のほうが発達し、各職場に応じた用い方をされている。これから考えると、共通電子カルテにすべての機能を持たせるよりは、診療科ごとに共通電子カルテにリンクさせて部門システムを発展させるほうが現実的かもしれない。

眼科診療録の電子化には、多くの問題を克服しなければならない

国立成育医療センターの眼科では、データファイリングシステムを共通電子カルテシステムのサブシステムとしている。これによって、紙カルテのほぼ70～80％の効率で診療を行うことができ、患者ごとに全データが一覧できる大きな長所も生まれた。

しかし、数年前から準備していたにもかかわらず、決して全貌がみえていたわけではなく、試行錯誤の結果であった。なかでも、ナショナルセンター設立にともなって多額の予算が獲得できたこと、システム設立のために企業と病院、医療従事者の間で十分に協力で

きたことは、大きな幸運であり、どこでもこれが実現できるとは限らない。

総括すれば、眼科の診療録すべてを電子化する場合は多くの問題を克服しなければならない。ファイリングシステムは確かに便利であるが、その導入、設計には膨大な費用と労力を要し、共通電子カルテシステムのサブシステムとして機能、資格を与えるため多くの手続きを行わなければならない。電子カルテの導入段階でこれらの問題をほぼ解決しておかないと、あとでシステムを追加変更することは困難である。

小規模のファイリングシステム導入よりは、共通電子カルテシステムの記載能力を向上させる努力をするのも一つの選択である。さらにコンピュータによる所見や文書の定型化は研修に不向きで、新たな教育システムをつくる必要がある。

デジタル化されたデータは容易にコピー、配信できるので、データの保守、守秘にも注意を払わなければならない。紙カルテを一部残せば、これらの問題にかなり対応することができるが、完全ペーパーレスをめざす病院も多いので、共通電子カルテシステムの導入が決まっている病院では早期からの対策が望まれる。

放射線科と電子カルテ

福井県立病院
放射線科医長
吉川 淳

当院は一般665床、結核10床、精神400床（使用許可346床）、感染症4床、計1,079床（使用許可1,025床）の規模の県立病院であるが、2004年5月に、同じ敷地内の新築診療棟へ移転したのを期に電子カルテを導入し、ペーパーレス・フィルムレス化を果たした。本稿では導入後4か月が経過した時点での電子カルテとRIS－PACSシステムの有用性と問題点、ならびにその対処について述べる。

当院の電子カルテ・画像ビューアーとレポート作成端末の概要

導入された電子カルテ、RIS、PACSの概要は**図1・2**のごとくである。

準高精細以上のモニターを持つレポート作成端末は21か所（**図3・4**）で、端末数が多いのは、消化管透視、循環器系血管造影をはじめとする他科の医師が行うレポート作成と、救急救命センターでは夜間・休日の画像診断を原画像で行うために、診察・処置室にモニターを複数台配置したためである（**図5**）。

すべての読影・レポート作成端末の電子カルテ端末にはRISが相乗り接続されて（**図6**）、院内のすべての電子カルテ端末および放射線部内のRIS端末からは画像ビューアーソフトを起動することで1/10圧縮JPEG画像を観察する（**図7**）。

電子カルテ、フィルムレスに備えての準備と問題

当院では1999年8月より、CT、MRIの画像データの蓄積を始めたが、新病院開院にあたり、比較読影用の過去データを事前に画像サーバーに転送することは行わず、画像検査オーダーをもとに、検査前夜に1回分の過去画像のみを旧画像サーバーから読み込むことにした。

しかし、新規導入した電子カルテにおける患者番号（患者ID）の書式が、蓄積した画像データにおける書式と異なっていたために（具体的にはハイフンの有無）、開院直後には不可能であった。

現在電子カルテ上の画像ビューアーから過去画像（開院前のデータ）を参照することはできず、過去画像を呼び出せる端末は中央読影の五つの端末に限られている。

しかし、比較読影のための過去画像データに関して、入院患者では1年以上前のデータ

図1. システム構成図―(1)放射線部門システム概要

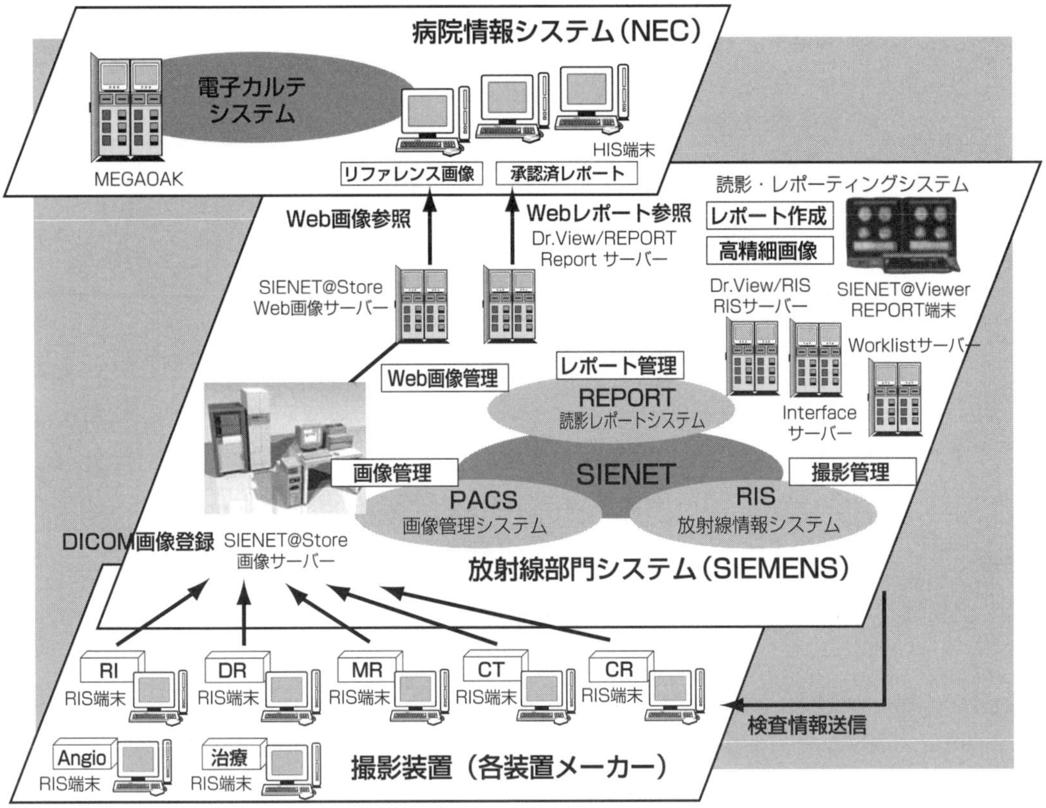

を要求されることは少なく、各科外来には過去3年分のフィルムが保存されていることもあり、問題は生じていない。新画像サーバーには日々新しいデータが蓄積されており、開院後1年が経過すれば実際の診療には問題ない画像データベースができあがると考えている。

電子カルテ導入時の課題とその後の変更

比較的大規模な病院が電子カルテを導入・移行する際には、事前にPACSを先行導入し、フィルム運用と平行しながらモニター診断を開始し、その後電子カルテ導入時に完全なフィルムレスに移行するといった段階的な導入の方法もある。

当院では、電子カルテ導入によるペーパーレス化と同時にフィルムレスに移行した。完全に新しいシステムを構築しやすいといった点では有利であった一方、システムとしての準備、職員の慣れといった面で十分であったとは言い難い。導入後においては、大がかりな電子カルテ側のシステム変更は困難であり、基本的システムの変更なしで対処可能であったRIS―電子カルテ連携サーバーの増設と設定変更を行った。

また、レポート作成端末で使用する原画像用ビューアーについては、画像配信スピードや機能の点で問題があったため、開院後4か月経過した時点で中央読影5端末についてのみ、読影専用画像サーバーの設置をともなったビューアーの変更を行った。

図2. システム構成図—(2)放射線部ネットワーク構成図

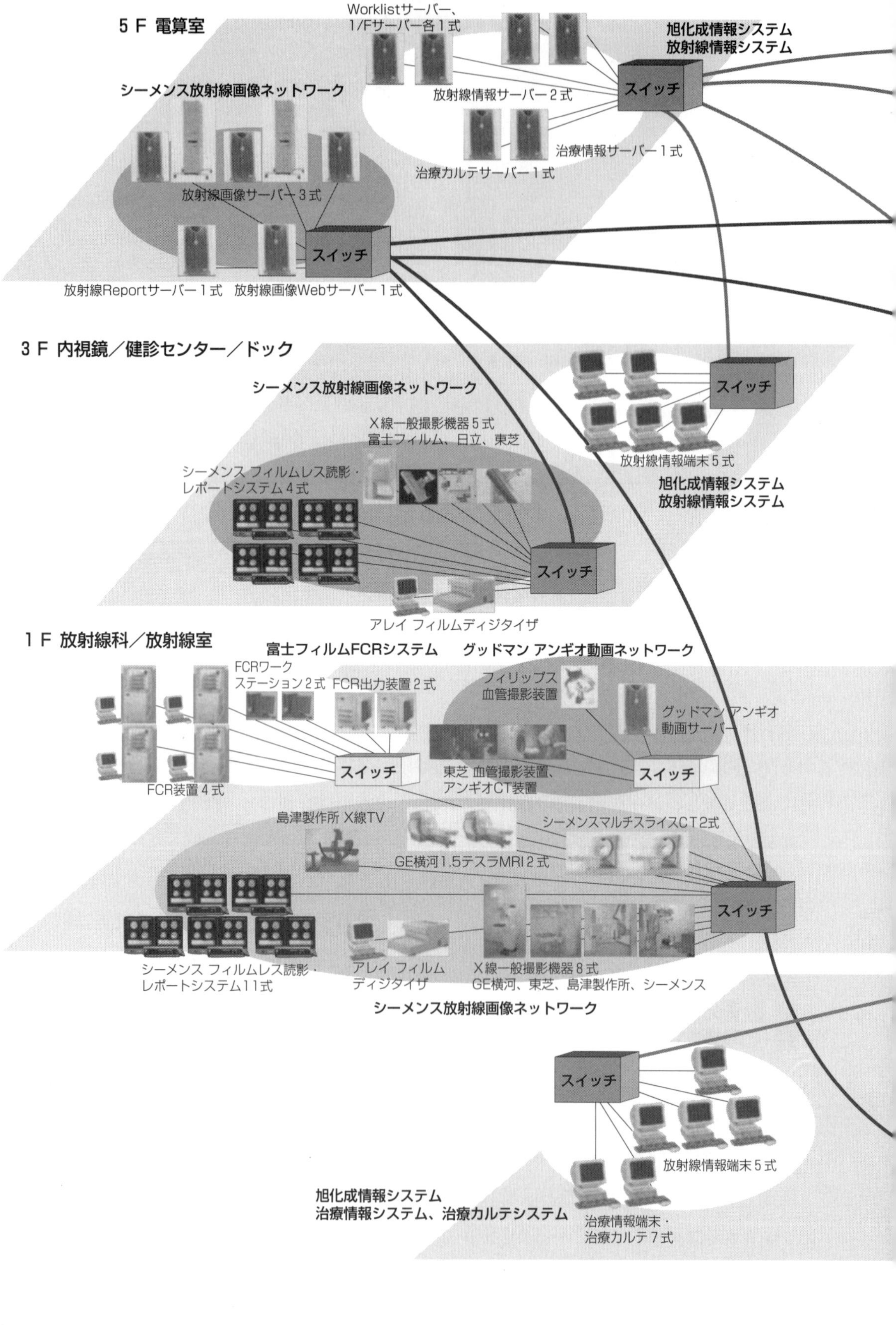

5F 電算室
Worklistサーバー、
1/Fサーバー各1式
旭化成情報システム
放射線情報システム
スイッチ
シーメンス放射線画像ネットワーク
放射線情報サーバー2式
治療情報サーバー1式
治療カルテサーバー1式
放射線画像サーバー3式
スイッチ
放射線Reportサーバー1式
放射線画像Webサーバー1式
3F 内視鏡／健診センター／ドック
シーメンス放射線画像ネットワーク
スイッチ
X線一般撮影機器5式
富士フィルム、日立、東芝
放射線情報端末5式
シーメンス フィルムレス読影・
レポートシステム4式
旭化成情報システム
放射線情報システム
スイッチ
アレイ フィルムディジタイザ
1F 放射線科／放射線室
富士フィルムFCRシステム
グッドマン アンギオ動画ネットワーク
FCRワーク
ステーション2式
FCR出力装置2式
フィリップス
血管撮影装置
グッドマン アンギオ
動画サーバー
スイッチ
東芝 血管撮影装置、
アンギオCT装置
スイッチ
FCR装置4式
島津製作所 X線TV
シーメンスマルチスライスCT2式
GE横河1.5テスラMRI2式
スイッチ
シーメンス フィルムレス読影・
レポートシステム11式
アレイ フィルム
ディジタイザ
X線一般撮影機器8式
GE横河、東芝、島津製作所、シーメンス
シーメンス放射線画像ネットワーク
スイッチ
放射線情報端末5式
旭化成情報システム
治療情報システム、治療カルテシステム
治療情報端末・
治療カルテ7式

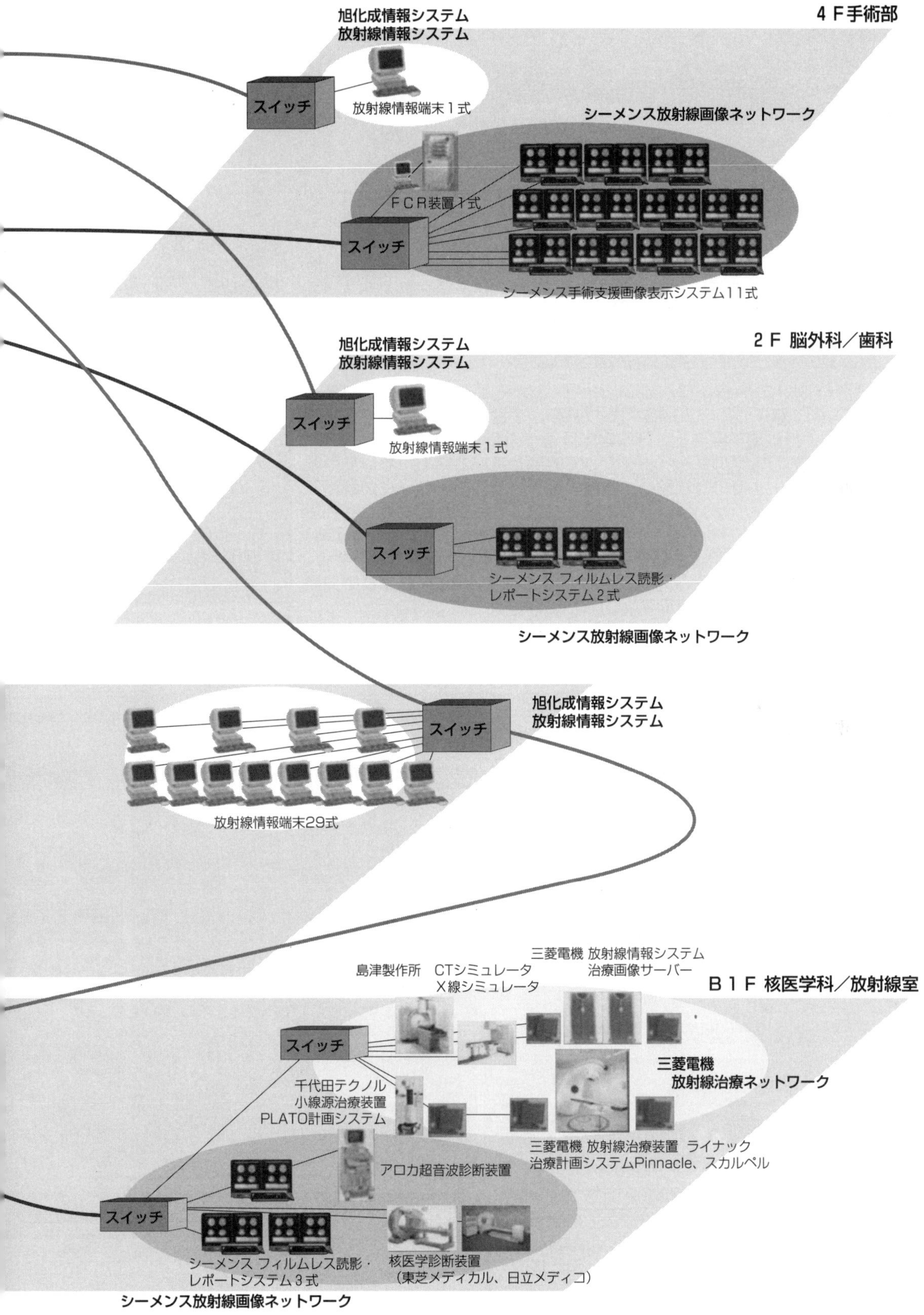
4 F手術部
旭化成情報システム
放射線情報システム
スイッチ
放射線情報端末１式
シーメンス放射線画像ネットワーク
ＦＣＲ装置１式
スイッチ
シーメンス手術支援画像表示システム11式
2 F 脳外科／歯科
旭化成情報システム
放射線情報システム
スイッチ
放射線情報端末１式
スイッチ
シーメンス フィルムレス読影・
レポートシステム２式
シーメンス放射線画像ネットワーク
スイッチ
旭化成情報システム
放射線情報システム
放射線情報端末29式
三菱電機 放射線情報システム
治療画像サーバー
島津製作所 CTシミュレータ
X線シミュレータ
B 1 F 核医学科／放射線室
スイッチ
三菱電機
放射線治療ネットワーク
千代田テクノル
小線源治療装置
PLATO計画システム
三菱電機 放射線治療装置 ライナック
治療計画システムPinnacle、スカルペル
アロカ超音波診断装置
スイッチ
シーメンス フィルムレス読影・
レポートシステム３式
核医学診断装置
（東芝メディカル、日立メディコ）
シーメンス放射線画像ネットワーク

図 3．読影環境（高精細 2 面＋読影レポート端末）

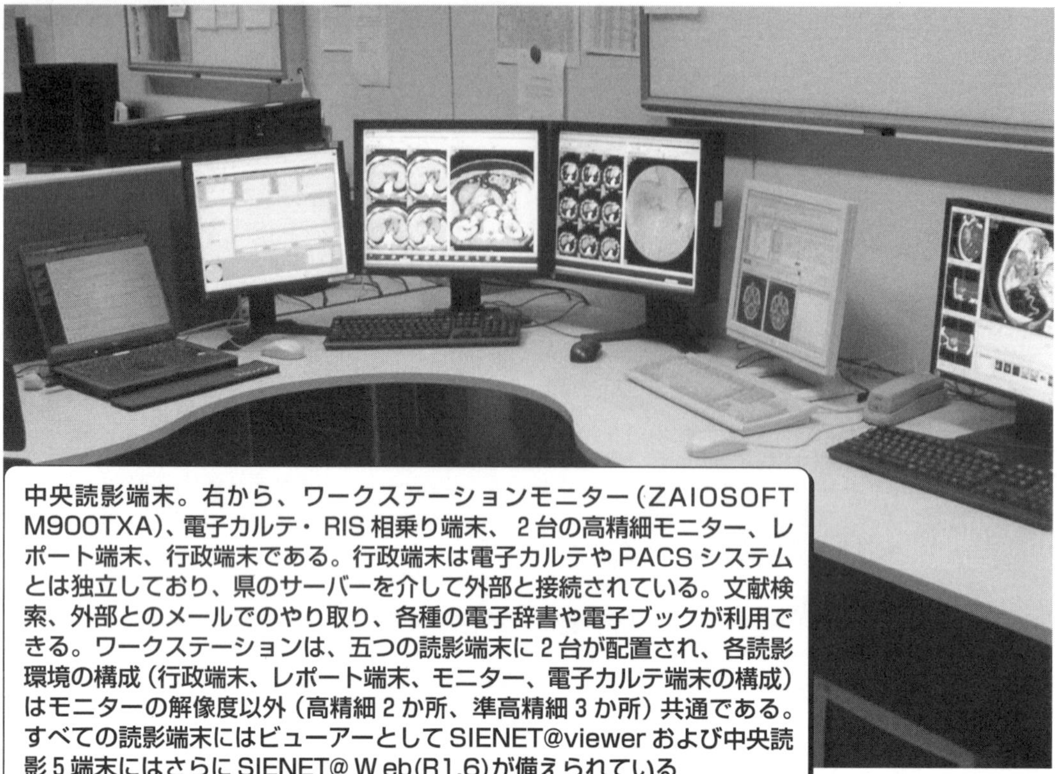

中央読影端末。右から、ワークステーションモニター（ZAIOSOFT M900TXA)、電子カルテ・ RIS 相乗り端末、 2 台の高精細モニター、レポート端末、行政端末である。行政端末は電子カルテや PACS システムとは独立しており、県のサーバーを介して外部と接続されている。文献検索、外部とのメールでのやり取り、各種の電子辞書や電子ブックが利用できる。ワークステーションは、五つの読影端末に 2 台が配置され、各読影環境の構成（行政端末、レポート端末、モニター、電子カルテ端末の構成）はモニターの解像度以外（高精細 2 か所、準高精細 3 か所）共通である。すべての読影端末にはビューアーとして SIENET@viewer および中央読影 5 端末にはさらに SIENET@ W eb(R1.6)が備えられている

図 4．レポート入力とビューアー

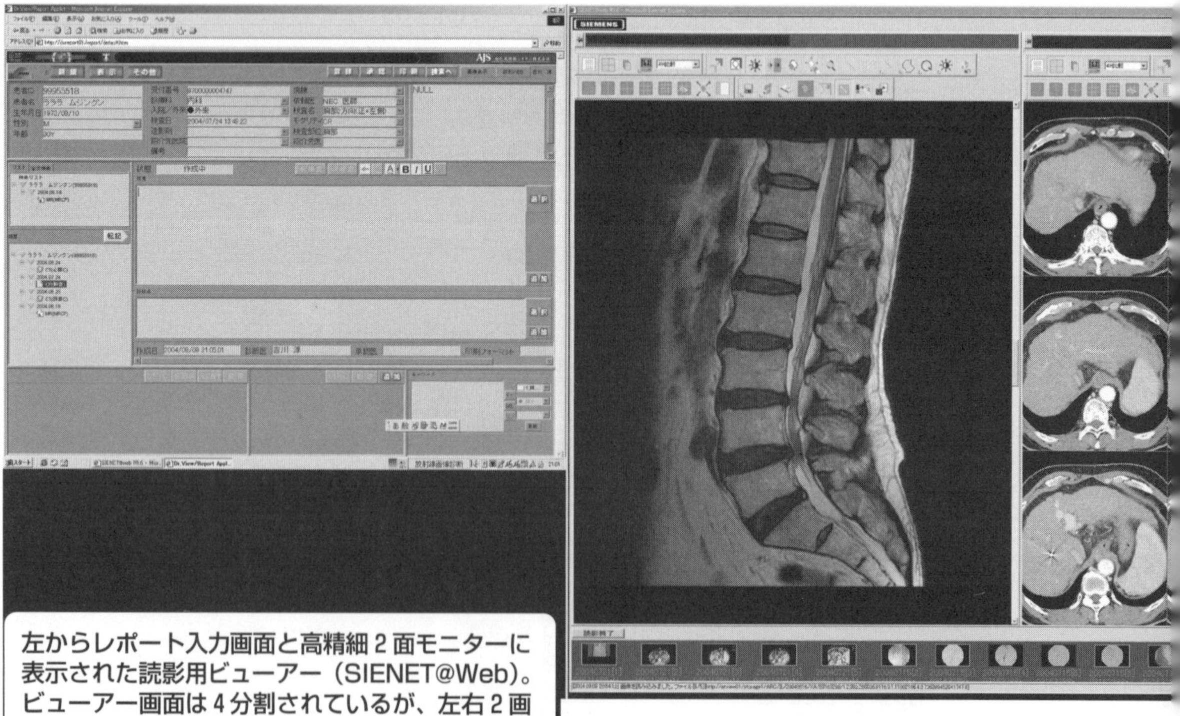

左からレポート入力画面と高精細 2 面モニターに表示された読影用ビューアー（SIENET@Web)。ビューアー画面は 4 分割されているが、左右 2 画面が各々二つのモニターに表示される（図は横置きモニター 2 面使用の場合）

図5. ERモニター配置

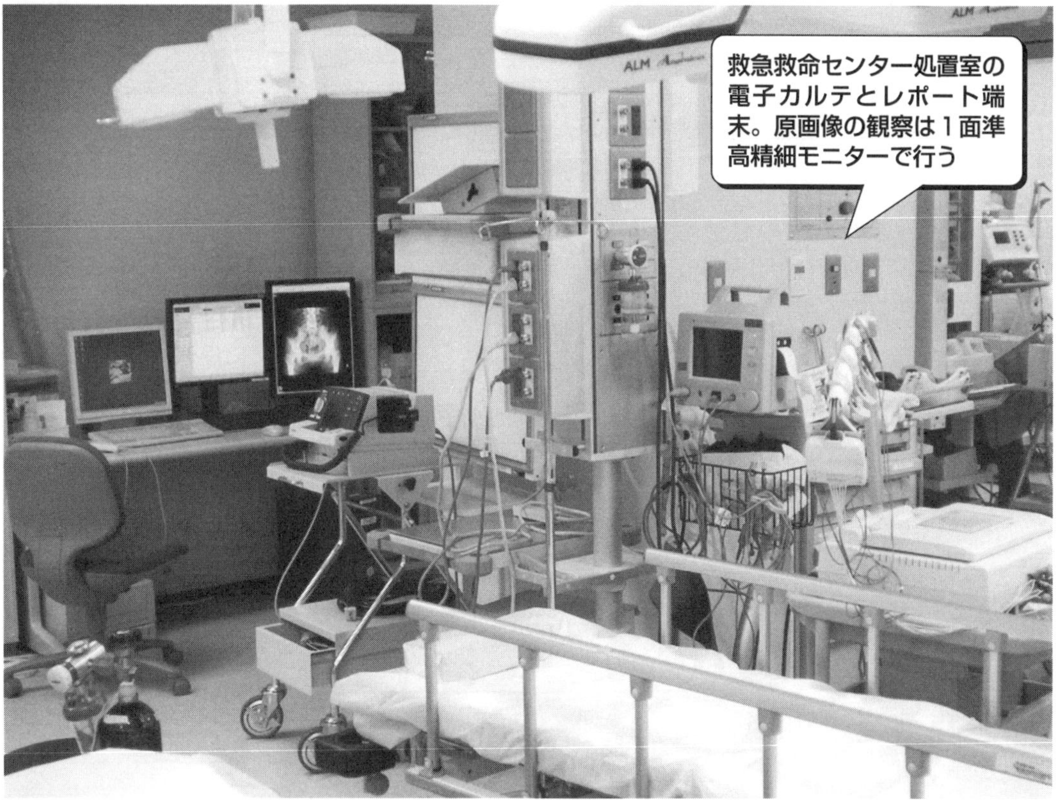
救急救命センター処置室の
電子カルテとレポート端
末。原画像の観察は1面準
高精細モニターで行う
ALM

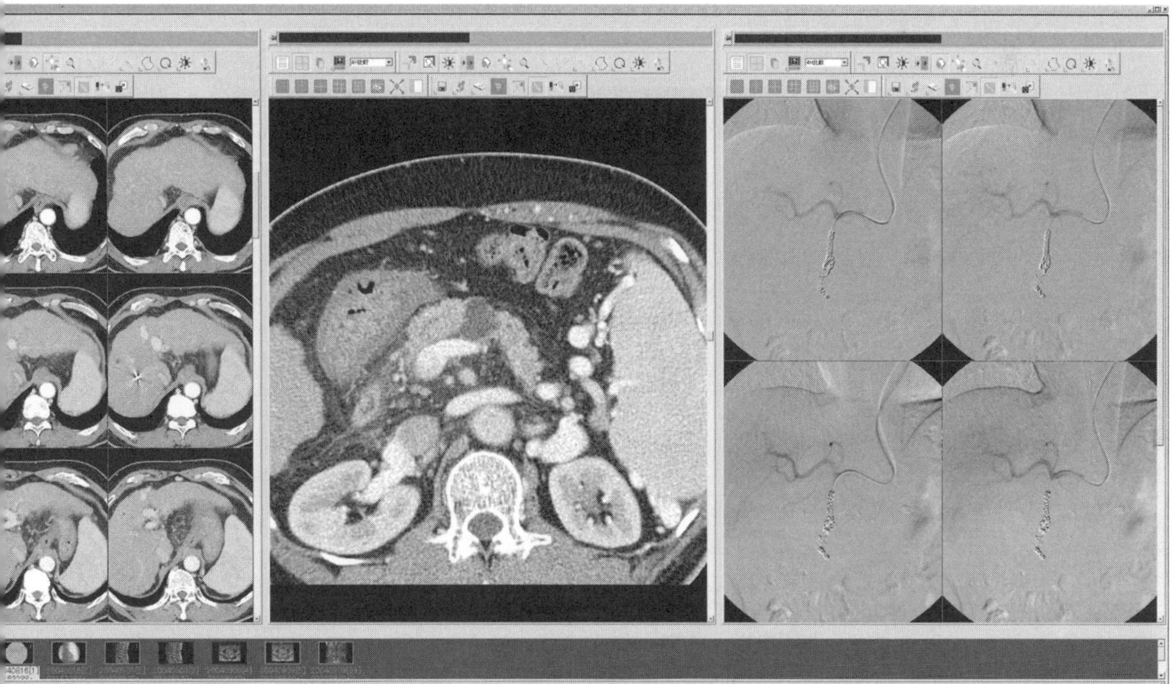

図 6．電子カルテ・RIS 相乗り端末

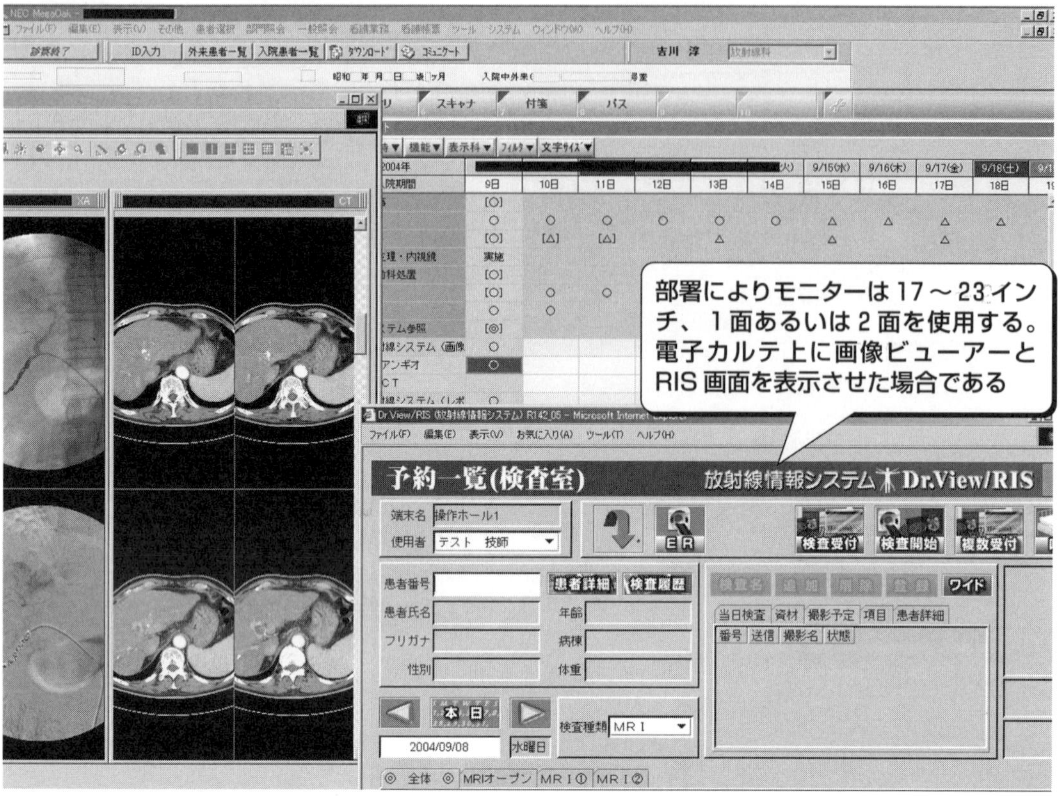
部署によりモニターは 17 〜 23 インチ、1 面あるいは 2 面を使用する。電子カルテ上に画像ビューアーとRIS 画面を表示させた場合である
予約一覧(検査室)
放射線情報システム Dr.View/RIS

図 7．電子カルテ上のビューアー@Web

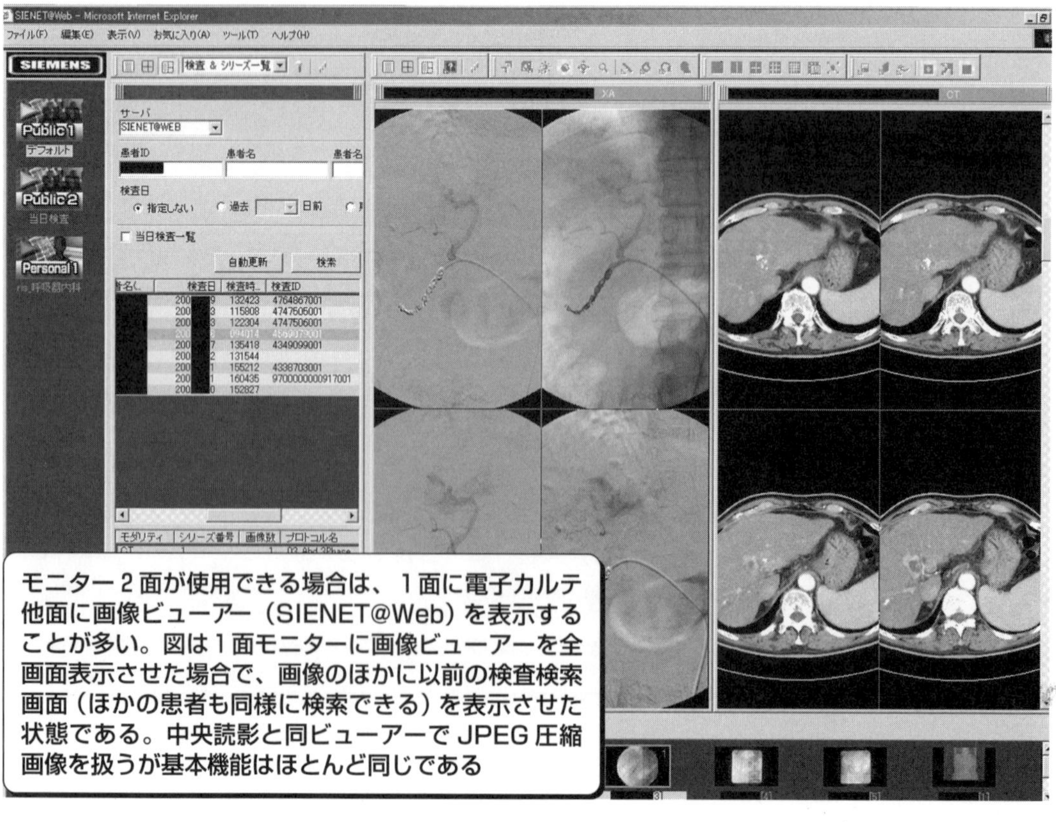
モニター 2 面が使用できる場合は、1 面に電子カルテ他面に画像ビューアー（SIENET@Web）を表示することが多い。図は 1 面モニターに画像ビューアーを全画面表示させた場合で、画像のほかに以前の検査検索画面（ほかの患者も同様に検索できる）を表示させた状態である。中央読影と同ビューアーで JPEG 圧縮画像を扱うが基本機能はほとんど同じである

臨床他科における読影環境と電子カルテ

電子カルテ上で画像参照を行う際に重要なのは、画質、配信速度およびビューアーソフトの使い勝手である。導入時より画像カルテ上のビューアーソフトが多機能であったため、4か月が経過した時点でも臨床他科からビューアーソフトの機能追加の希望はほとんどない。

同一および異なる検査間でのシリーズの並び替えと同時スクロール、計測やウインドウレベルの変更といった基本的な機能が満たされていれば診療現場では問題は生じず、要望の多くは各コマンドに対する電子カルテおよびビューアーの反応速度と画像配信スピードである。前者の多くの部分は後者に依存しており、全画像データの配信が終了した段階では機能・速度面に対する苦情は少ない。したがって、今後の主要な改善点は配信方法、画像フォーマットおよび圧縮率の変更を含めた配信スピードであると考えている。

画質については、電子カルテ上の画像では圧縮画像の汎用モニターでの観察となるため（**図6・7**）、胸部・骨を扱うことが多い呼吸器、整形外科、歯科口腔外科（パノラマ撮影）、脳外科・神経内科の各外来には準高精細モニターを設置し、原画像を配信した。

病棟では当初微妙な骨折や気胸などの判断について問題が生じ、医師が準高精細モニターを備えたレポート作成端末に移動することで対処している部署もあったが、この多くは電子カルテ上の画像ビューアーソフトに不慣れな時点での問題で、画像拡大、ウィンドウレベルの変更といった機能に習熟してからの問題はほとんど生じていない。

放射線科における読影環境と電子カルテ

画像診断部門でもっとも重要な機能は、大量の画像をいかに高速にビューアー上に展開し、レポート作成が効率的にできるかである。画像展開速度や読影の助けとなるさまざまな機能は、使用するビューアーの持つ通信方式や性能に依存するため、ビューアーの選択は中央読影にとってはもっとも重要であり、導入時には十分な比較検討を行う必要があるが、その点は本稿の目的ではない。

当院での中央読影環境は**図3**に示すごとくである。インターネットに接続されている行政端末は電子カルテと完全に分離されたネットワーク上にあり、そのデータはレポート端末あるいは電子カルテへの移行はできない。

一方レポート端末には、RIS−PACSメーカーの同意のもとに参照用の各種電子書籍・辞書が載せられており、そのテキストデータはレポートに移行できる。

実際の読影に際しては、迅速・簡便に当該患者の電子カルテ画面を開けるかが重要であるが、現システムではレポート端末から連動して電子カルテを開くことはできず、IDを直接入力する必要がある。こうした連携は、現時点では電子カルテと各種部門システムの基本的な設計に依存すると考えられ、おのおのが分離して存在し電子カルテ上で結合する当院のシステム上では困難と説明されている。

電子カルテ運用における放射線科領域での問題点

①導入に際しての問題点

・RIS発生オーダーを認めるか？　代理依頼を認めるか？

画像は基本的に1オーダーに対して1画像シリーズが対応する必要があるため、追加の撮影が必要と判断された場合には、再度オーダーを依頼医から出し直す必要がある（**図8**）。しかし、緊急時あるいは主治医（依頼医）と連絡が取れない場合など、実際での運用は難しいことも多く、これまでの手書きによる依頼および実施結果を記載する運用は、現場種々の変更などさまざまな事態に円滑に対応できるシステムであったといえる。

RIS（実際には画像診断部門に常駐する放射線科医による）発生のオーダーを認めるかについては設計前から議論があったが、必要と判断した時点で電話連絡を基本として担当医による追加オーダーを必須とし、事後オーダーを認めないことで対処している。

また、造影剤の使用についても単純でオーダーがなされた場合には、現場で造影剤の使用が必要と判断された場合でも検査終了とし、再度造影検査をオーダーすることを原則とし、造影剤使用についての説明が事前になされ承諾書が得られている場合に限り、放射線科医の承認と担当医の連絡を原則としてRIS側でオーダー変更を行い引き続き造影検査を施行している。

・臨床現場が要求する画像端末の数と画質

フィルムレス化を果たし、外来・病棟・手

図8. 電子カルテ上での画像オーダー画面

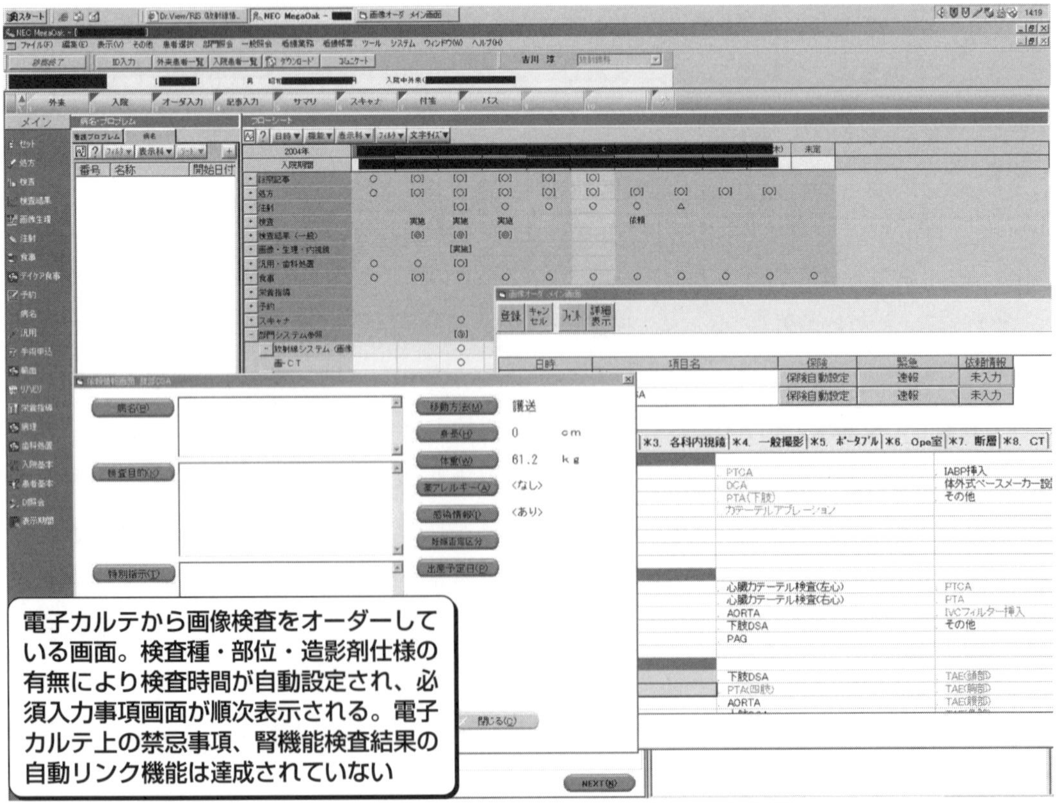
電子カルテから画像検査をオーダーしている画面。検査種・部位・造影剤仕様の有無により検査時間が自動設定され、必須入力事項画面が順次表示される。電子カルテ上の禁忌事項、腎機能検査結果の自動リンク機能は達成されていない

術室においてすべて配信画像で診療を行うとなると、各端末にどこまでの画質を配信するかが問題となる。要求される画質・端末数は、これまで各施設で行ってきた画像診断の分担や診療科の特色などを考慮する必要がある。多くの端末に大量の高画質データを高速配信することは、病院全体のネットワークの設計と関係し、予算的な制約も生じる。

当院では全電子カルテ端末で、電子カルテ画像配信用サーバー内の1/10圧縮JPEG画像を汎用モニターで観察し、中央読影を含めレポートが発生する端末21か所については原画像を配信することで診療を開始したが、現在のところ大きな問題は生じていない。

過去画像の検索と各システムの連携が課題

十分に考慮をして構築されたシステムでも、多くの電子カルテがシステムの変更が必要な場合に遭遇する。多くは、期間を限定したうえで既存システム上で運用を変更し、次回の機能追加（アップグレード）に期待することとなる。比較的大規模なシステムにおいては、個別機能の追加は検証の問題などがあるため、短期間での対処はその多くが困難であり、また施設固有と考えられる特殊な要求には個別に対応することは少ない。ある施設だけが要求する機能は、それがほかの多くの施設にとっては有用ではない可能性がある。

したがって、まず手順の見直しなどで解決できる方法がないのかを判断する必要があり、また個別の特殊機能の追加となれば相応な費用がかかることも認識する必要がある。このような考えは病院ごとの個性をなくしてしまう恐れもあるが、真に有用な機能追加であれば開発メーカーや他施設からの賛同も得られると考えている。

こうした考えのうえで、現在のシステムで改善の必要があると判断されるものとしては、次のような問題がある。

①過去画像検索の問題

現在用いている電子カルテ（NEC Mega Oak Ver.1.31）では、過去に施行された画像診断の履歴を時系列で一覧する機能（コマンド）が用意されておらず、過去にどのような時期に、どのような画像診断が行われその結果はどうであったのか、瞬時に把握できない。種々のオーダー、検査結果、診察・看護記事などが表示される時系列表示をさかのぼり、過去画像検査を発見し、電子カルテからビューアー上に呼び出すといった手順が必要となり、画像検査の一覧表示機能は画像ビューアーでのみ実現される。血液検査データの一覧表示機能は以前から実現されていたが、同様な機能を要求する意見が非常に多い。

②画像配信完了、読影レポート作成完了通知

当院のシステムは電子カルテ本体とRISのメーカー、PACSのシステム、病理、内視鏡などのシステムが別個のデータベースを持ち、各々が電子カルテ上で連携する形で形成されている。各部門での問題点が電子カルテ本体に波及しない点では有利であるが、各システムの連携の問題が比較的多く、検査が終了し画像が配信可能になったことが電子カルテに反映されないといった問題が生じている。さらなる電子カルテと各部門システムの連携の強化が必要と考えられる。

電子カルテの導入による放射線科領域でのメリット

CT、MRIの読影を中心に画像診断をすでに行っている放射線科であれば、電子カルテの導入は過去画像の検索を含めた大量の画像の管理、患者・画像取り違いをはじめとする医療ミスの予防、各種画像検査の簡便なオーダー、フィルム待ち患者が発生しない点などそのメリットは非常に多く、導入以前のシステムが優れていたと感じることはほとんどない。

電子カルテ導入に期待したオーダリングとしての電子カルテと放射線情報システム(RIS)の円滑な連携、医事会計の簡略化、電子カルテ端末への円滑な画像配信、読影の際の有効な電子カルテの利用などについては、今後の調整で十分達成できると考えている。

急速に進むフィルムレス・ペーパーレス化と放射線領域

以上、新館建設を期とした電子カルテの導入により、ペーパーレス・フィルムレスに移行後4か月が経過した時点での、導入前から導入後に生じた問題点について述べた。

今後は、電子カルテ・画像配信によるペーパーレス・フィルムレスの導入は急速に進んでいくと考えられる。各施設間での業務手順の相違が少なく、画像発生側の仕様の標準化が進んでいる放射線科領域では、これまでの業務を電子カルテ・RIS・PACSに置き換えていくことは比較的容易であり、メリットも非常に多い。

細かな改良点はあるが既存の業務の電子カルテでの置き換えがほぼ終了し、現在は電子カルテならではのシステムを構築していく段階に入ったと考えている。

参考

HIS：Hospital Information System（病院情報システム）
RIS：Radiology Information System（放射線情報システム）
PACS：Picture Archiving and Communication System（医用画像蓄積配信システム）
DICOM：Digital Imaging and Communication in Medicine （医用デジタル画像と配信）

総合診療部と電子カルテ

筑波大学附属病院
医療情報部副部長
筑波大学大学院
人間総合科学研究科助教授
前 国立成育医療センター病院
医療情報室長
大原 信

国立成育医療センター病院における総合診療部は、医師の自分が専門とする臓器単位の診療科別疾患、あるいは年齢別に分けられた患者を対象とするのではなく、胎児から新生児期、小児・思春期、成人期までをすべて対象とする「成育医療」の診療の理念を具現化する診療体制である。「電子カルテ」システム導入についてもこの新しい診療体制を情報システムの側面からも補佐することが望まれた。この総合診療部体制での診療に電子カルテは大いに役立っている[1]。

●

「成育医療」の理念を具現化する総合診療部とは

国立成育医療センター病院における総合診療部は単なる「総合内科」ではなく、以下の特徴を持つ診療部である。

▶従来の「小児科」と「内科」を統合

国立成育医療センター病院では、従来の15歳という年齢で分けられた小児科と内科の枠を撤廃し、継続した診療体制となった。また、小児科と内科の狭間でともすれば受け皿のなかった「思春期」に着目し、「小児期診療科」「思春期診療科」「成人期診療科」の構成となっている。

妊産婦については、「母性内科」が周産期診療部内にあり、総合診療部と一体になって診療にあたっている。

▶すべての入院患者の全人的ケアを担当

本院では、すべての入院患者に対して担当チームの一員として総合診療部の医師が担当医に加わり、全人的なケアを担当する。これによって臓器別診断治療の弊害を除き全身管理を行い、合併症の早期発見・治療を可能とした。

▶救急診療にも携わる

とくに小児医療領域では救急医療のニーズがもっとも高く、小児救急医療体制の確立が望まれている。総合診療部は「救急診療科」を含み、救急医療も総合診療の一部であるという考えで積極的に小児救急医療に取り組んでいる。そして電子カルテ上のテンプレートを診療に活用している（**図1,2**）。

▶振り分け機能を担う

本院の受診患者は、原則は紹介患者であり、診断が困難な例、あるいは多くの症状を合併し、複数の診療科に紹介状が出されている例も多い。あとで述べるように初診を総合診療

図1. 電子カルテ上のテンプレート（トリアージ票）

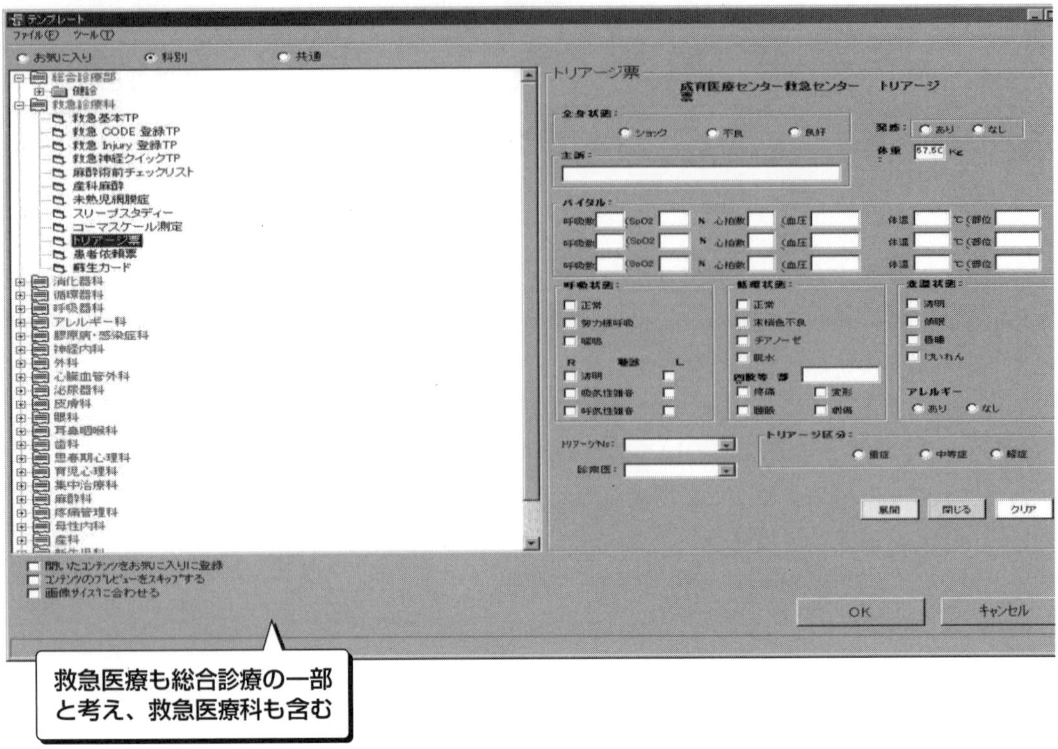

図2. 電子カルテ上のテンプレート（ 蘇生カード）

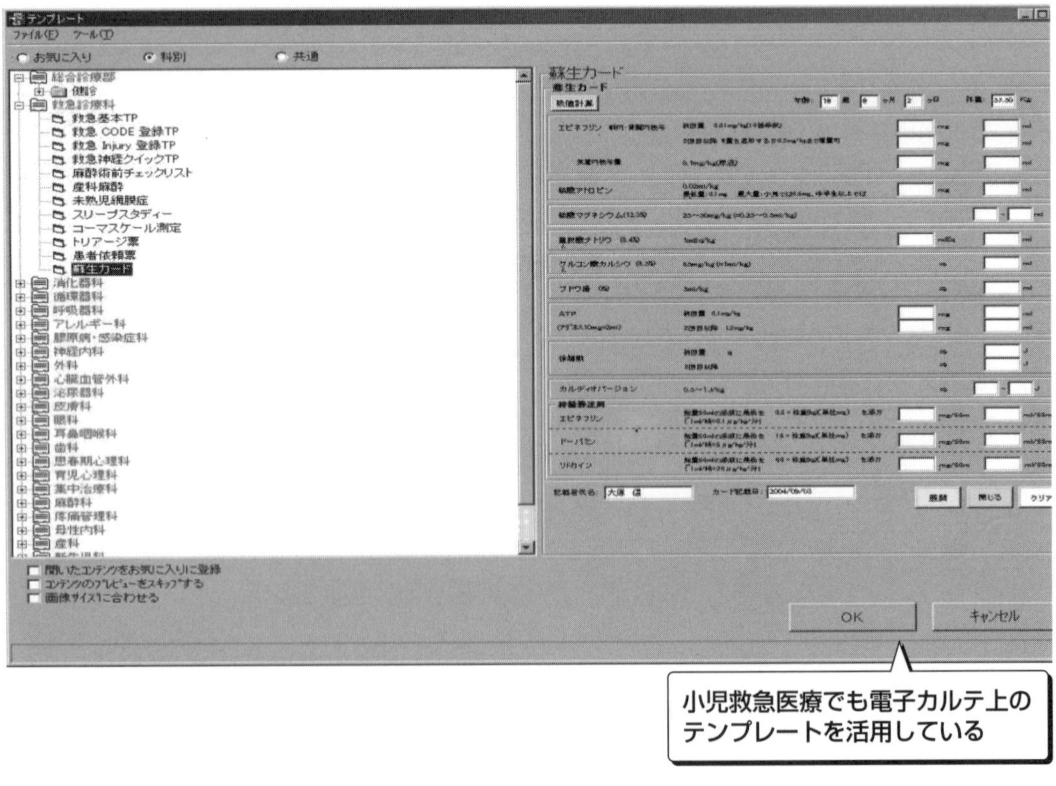

部が担当することで、患者がどの診療科を受診することがもっとも適当かを判断し、専門診療部への振り分けを行うことができる。

また、どの診療科を受診するのが適切なのか、患者自身判断がつかない場合も、なんの不安もなく総合診療部を受診していただくことができる。

▶研修・教育を重視する

本院では、レジデントの大半は総合診療部に所属し、教育研修を受けている。初期臨床研修を終了したあと、従来の小児科、内科、救急診療科を中心にしてより高度な研修を受ける体制となっている。

電子カルテシステムと総合診療部のかかわり

▶総合診療部体制（チーム医療）を前提とした電子カルテシステムの構築

以上述べてきた総合診療部において電子カルテを活用するために、システム構築にあたっては、旧システムからの情報の移行に配慮した構築を行った。

①旧病院の紙カルテ

旧病院の紙カルテは、医療法に従い新病院に保存義務があるため、すべて新病院のカルテ庫に収納した。紙カルテの検索抽出システムは新たに構築するのではなく、旧病院でのカルテ抽出システムごと移行し、紙カルテについては旧病院と同じ方式で取り出せるようにした。この紙カルテそのものの電子化（スキャニングなど）はいっさいせず、すでに電子化されたデータであるオーダリングシステムの検査データの移行に限定した。

②患者ID

新病院の患者IDは、No.1からではなく、旧病院の患者かどうかがIDのみで判別できるように、移行患者数のより多い国立小児病院のIDを吸収する形で設定した。入院患者においては全員IDをバーコード化したリストバンドを装着していただき、バーコード認証を導入している。

両院にカルテの存在する患者については、国立成育医療センター病院初診時に、どちらの診療内容が主に継続されるかを判断して、ID・カルテを一つに統合して継続しない側を廃した。

③診療データの移行

国立小児病院のオーダリングシステムの検査データは、国立小児病院のシステムベンダーが新病院と同じとなったため、新病院の電子カルテに移行可能であった。カルテ内容については、電子サマリーとして移行する計画を策定した。

国立大蔵病院側のデータはオーダリングが別のベンダーであったが、国立大蔵病院で構築してあった「長期診療データベース」（二次利用のデータベース）からデータを移行することができた。「旧病院データ参照システム」として、電子カルテ上から旧病院患者IDを打ち込んで、データベースより抽出した「診断病名」「過去1年分の検査データ」「最終処方せん内容」を参照できるシステムを構築した（**図3**）[2)]。

④病名の統一

病名の統一については、国立小児病院・国立大蔵病院時代からすでにレセプト電算処理システムが導入され、MEDISの標準病名に

図 3. 旧病院患者サマリー参照システム

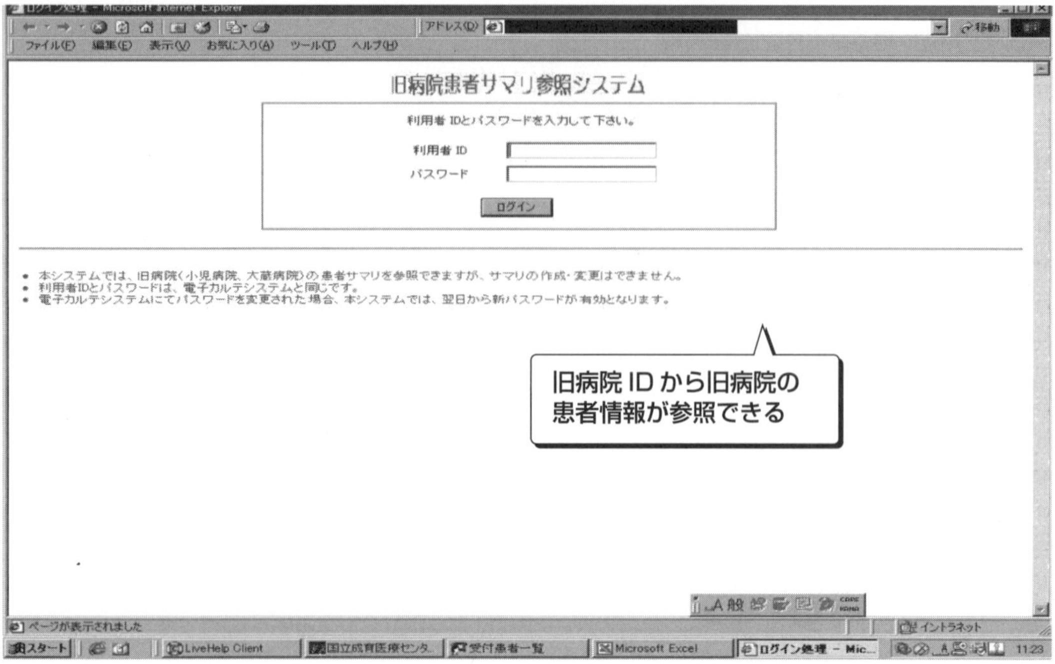
ファイル(F) 編集(E) 表示(V) お気に入り(A) ツール(T) ヘルプ(H)
旧病院患者サマリ参照システム
利用者 IDとパスワードを入力して下さい。
利用者 ID
パスワード
ログイン
本システムでは、旧病院(小児病院、大蔵病院)の患者サマリを参照できますが、サマリの作成・変更はできません。
利用者IDとパスワードは、電子カルテシステムと同じです。
電子カルテシステムにてパスワードを変更された場合、本システムでは、翌日から新パスワードが有効となります。
旧病院 ID から旧病院の
患者情報が参照できる
ページが表示されました

準拠したレセプト電算システムの病名に統一されていたため、新病院での運用に支障はでなかった。

新体制(総合診療部)で工夫した電子カルテシステム構築

▶胎児 ID

妊娠が確認された時点で、胎児IDをつけ電子カルテを作成し、母体と胎児をそれぞれ独立した診療録として管理している。胎児の場合、名前はないので、母親の名前にFをつけている。また二つのカルテは関連づけされており、母体カルテから胎児カルテがすぐに開けるように工夫した。

特殊診療部では、胎児手術を前提とした胎児外科・胎児診療科があり、胎児を母体の付属物としてではなく、診療対象の個人として胎児の検査を行っている。胎児期からの記録は出生後、病的新生児の場合は継続した診療録となり、健常新生児の場合は健診記録に受け継がれ、いわば、電子母子手帳として機能する。

この胎児IDは、妊娠12週では多胎の場合、ユニークIDとならない可能性があるなど、いくつかの問題点は想定されたが、ID付与について運用規定を設けることで、現在大きな問題も発生せず機能している。胎児を診療対象としたことで、従来存在しなかった「胎児病名」が発生したが、これらは胎児診療科医師と相談してマスター化し、医療情報室で(とりあえず) ICD−10コードを付与した。

▶患者プロファイル

本院に受診された場合、患者プロファイルとして入力される項目は、総合診療、継続診療を前提としており、約200項目以上の多岐にわたる。これらは各診療科に特有の項目ではなく、総合的・継続的な医療を前提としている。とくに近年小児医療領域で問題となっている「アレルギー歴」については、プロファイル内の情報が電子カルテの第一面に表記され、医療者が意識できるように工夫した。本院に来られた患者は最初に総合診療部によって詳細な問診を受ける。問診の結果は電子カルテの中の患者プロファイル欄に納められ、患者基本情報となる。

若い医師には、患者とその家族と話をする機会が増え、専門医には電子カルテで診療する場合、初診からあたかも再診のごとくカルテが整備されるという効果があり、予診の段階で必要と思われる検査（血液検査、尿検査、心電図、単純X線撮影など）はすでにオーダーされて、検査によっては結果も判明している状況で診察をすることができるという利点がある。また、専門診療科への振り分け機能も担っている。

現状の電子カルテでは、どうしても紙カルテと同じような患者数を一定時間内に診療することはできないが、予約診療にすることと、予診を本診と分離して2回診療体制にする運用で医師と患者の負担の軽減、待ち時間の減少を図った（**図4・5**）。

▶チーム医療の実践

本院では、入院患者は原則的に複数の担当医が受け持つ。専門診療部の医師が、患者を臓器中心で診療する体制に総合診療部が全身管理を行い、全人的な治療体制を保つことが狙いである。

とくに、小児慢性疾患ではさまざまな臓器

図4. 患者プロファイル（アレルギー歴）

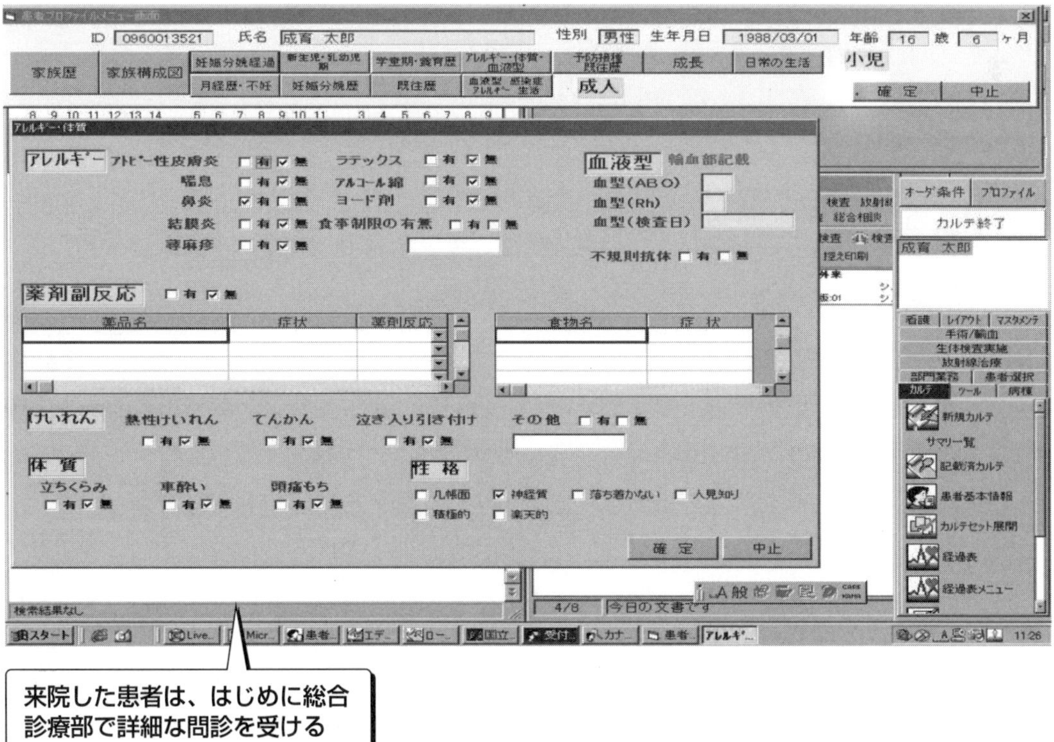
来院した患者は、はじめに総合診療部で詳細な問診を受ける

図5. 患者プロファイル（妊娠分娩経過）

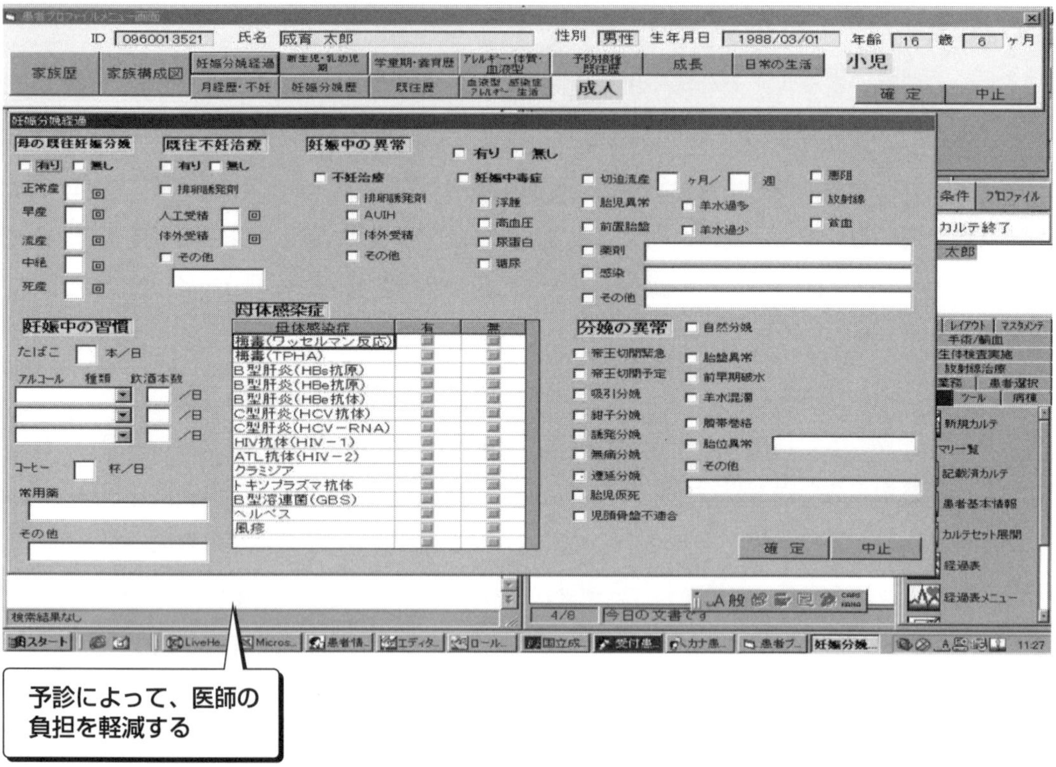

図6. サマリー一覧

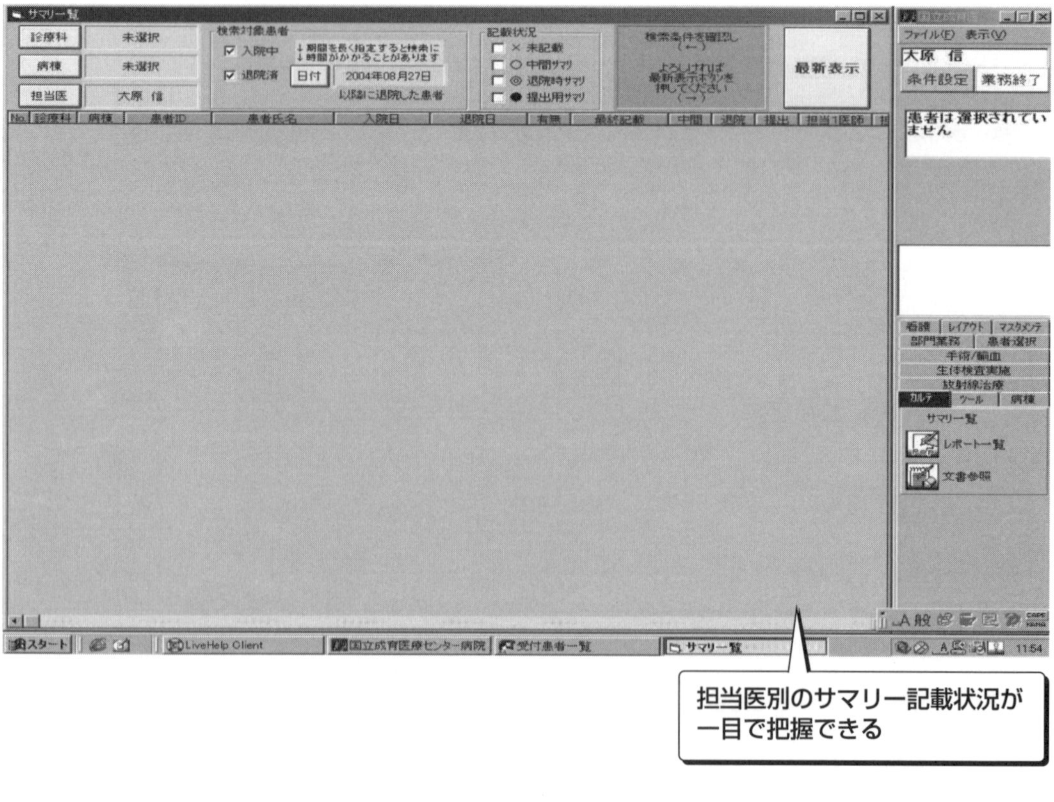

に問題が複数発生していることが多く、単一の診療科では対応できないことが多い。このような患者の場合、総合診療部が入院患者を受け持つ利点が生きる。

電子カルテに同時に複数の医師が異なる場所から閲覧・記載できる機能を持たせた。1人の患者には、総合診療部の医師、専門診療部の医師が担当医として登録され、担当医の数は4～5名となっている。

▶サマリー検索機能

電子カルテ上で書かれたサマリーを検索できる機能で、担当医別のサマリー記載状況が把握できる。電子カルテシステムでは、患者の状態や経過を把握するためには多くの項目をクリックしなければならない欠点があるが、一定経過ごとに中間サマリーを記載して、患者の状態は直近のサマリーを参照することでその欠点を補うことができる。

また、指導医、医長は自身の診療科の患者のサマリー記載状況を把握することで、診療体制の管理が容易となるほか、レジデント教育に活用できる（**図6**）。

総合診療部体制からみた電子カルテの利点と弱点

①正確に保存された情報の共有化が容易

一患者のカルテに同時に異なる場所から複数のスタッフがアクセスでき、職種が異なればオーダーも出すことができる。逆に1人の医師が同時に複数のカルテを同一端末で開くこともできる。これにより、患者の情報を複数の医療者が共有することが容易になった。この電子カルテは改ざんされることなく保存される仕組みが施されている（**図7**）。

②データ分析が容易

電子カルテそのものの機能ではないが、電子カルテシステム、「医事会計システム（レセプト電算処理）」からデータを抽出することによって、疾患別、診療科別のさまざまな分析が可能となる。疾患ごとや診療科ごとの患者数、救急外来受診者数、レセプト点数などが容易に抽出可能である[3)]。

③病棟単位・診療科単位での検索抽出機能が弱いこと

診療録が一患者単位であることから、横断的な参照機能、検索機能が弱い。たとえば、病棟内の本日の採血検査実施患者の一覧と結果一覧を画面に表示したり、病棟や診療科単位で新入院患者をすばやく表示させることができない。病棟回診などのときなど、全体を把握することに時間を要する。

④患者基本情報・既往歴について

システム構築の際に気づかず、運用開始後約2年で気がついたことであるが、小児期から成人期まで継続的に診療する症例では、成人では、「定数」あるいは特殊な場合を除きあまり変わらない一定の値として考えがちな値が、実は「変数」としてとらえねばならないことがある。

現在、とくに問題となっているのは、体重である。出生児の体重から学童期まで変化率は実に数十倍であり、体重換算で投与量の決定される薬剤も多く、現在の体重が問題となる。もちろん頻回の測定と記録を行うが、この場合、患者基本情報としての体重表記は危険で測定日時を明記した値と考えねばならない。検査結果と同じレベルでの「変数」とと

図7. カルテ保存画面

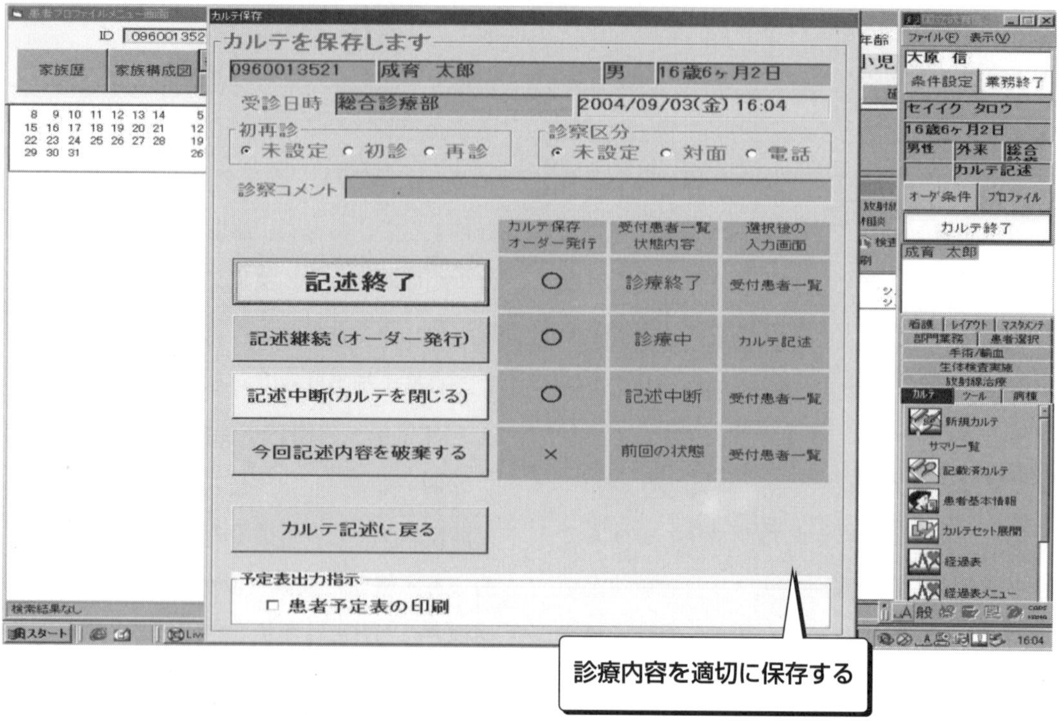

らえることが必要となる。

同様に、既往歴、とくに予防注射接種歴なども既往というよりは現在進行であり、既往歴の範疇で処理することはできず、情報が錯綜してしまう症例があった。

⑤情報の重要性に差をつけられない

同じ情報であっても患者ごと、疾患ごと、さらにいえば患者の状態によって、情報の重要性は変わってくる。電子カルテ上ではそれらが多くの記録の中に埋没してしまう可能性がある。

現在、医師たちは自らの工夫で記録に色をつけたり、フォントを大きくしたりして対応しているが、これらは、本来電子カルテの機能であるべきであろう。

電子カルテの利点は、情報の共有化。今後の記録の増加に期待したい

国立成育医療センター病院では、総合診療部の診療体制に情報の共有化を最大の武器として電子カルテは役立っている。現時点では弱い面もあるが、今後、電子保存される記録が増加するほど、電子カルテの利点が生かされてくると思われる。

参考文献

1）大原 信：国立成育医療センターでの電子カルテ構築. 新医療 29(7)：76－79、2002.
2）相澤志優、大原 信：病院統合・電子カルテ導入における旧病歴参照システムの構築. 医療情報学 22（3）：267－273、2002.
3）相澤志優、大原 信：電子カルテ導入における長期診療データベースの構築. 医療情報学 22(4)：355－360、2002.

静岡県立静岡がんセンター
生理検査室
南里和秀

エコー・心電図検査と電子カルテ

静岡県立静岡がんセンターは、2002年9月にがん専門の高度先進医療病院として開院以来、電子カルテシステムを導入している。当院のエコー・心電図・血液検査における電子カルテシステム導入の実際について述べる。

●
●
●

生理検査部門における システムの概要

当院は2002年9月に電子カルテシステムを導入して、がん専門の高度先進医療病院として開院した。現在の病床数は465床（全床開棟時に615床の予定）である。2004年12月の一日外来受診者数775名。紹介率62％、病床稼働率87％である。以下にエコー・心電図・血液検査における電子カルテシステム導入の実際について述べる。

・生理検査部門システムの概要

富士通社製電子カルテでは検査オーダーと予約のみを行い（**図1〜3**）、日本光電社製の生理・内視鏡検査部門システム（以下、光電部門システム）では患者受付、検査実施（開始〜終了）、会計送信、画像送信、レポート作成および報告を行っている。光電部門システムは受付用に業務支援システムEMSと画像情報システムIDS−2000、心電図情報システムEDS−1200から構成される。ハード構築はコスト減を図り生理と内視鏡とを共有させ、内視鏡やエコー、心電図などすべての生理検査業務とを連携させている（**図4**）。

モダリティーのネットワーク化を追求したエコー検査

▶エコー画像の送信形態

「すべてのモダリティーのネットワーク化」を心がけ、院内25台すべてをDICOM化し、厚生労働省の真正性、見読性、保存性の3原則を確保している。DICOM（digital imaging and communication in medicine）は放射線画像のコンフォマンス・ステートメントによって規格化されたデータベースであり、患者属性情報などを共有化でき、モダリティー・メーカーによらないシステム連携が可能である。

DICOM導入で注意したことは、必要とするサービスクラスへの対応の有無である。ワークリストやストレージ・サービスクラス以

図1．電子カルテの生理検査オーダー画面

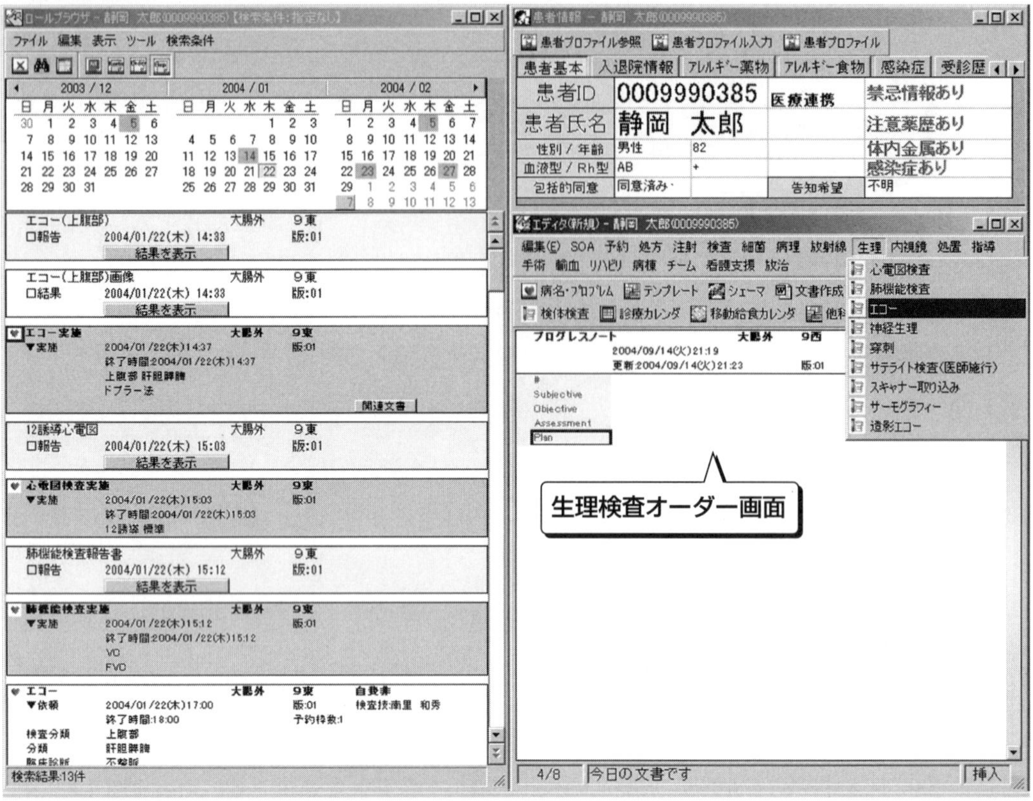

図2．電子カルテの生理検査（検査項目入力）オーダー画面

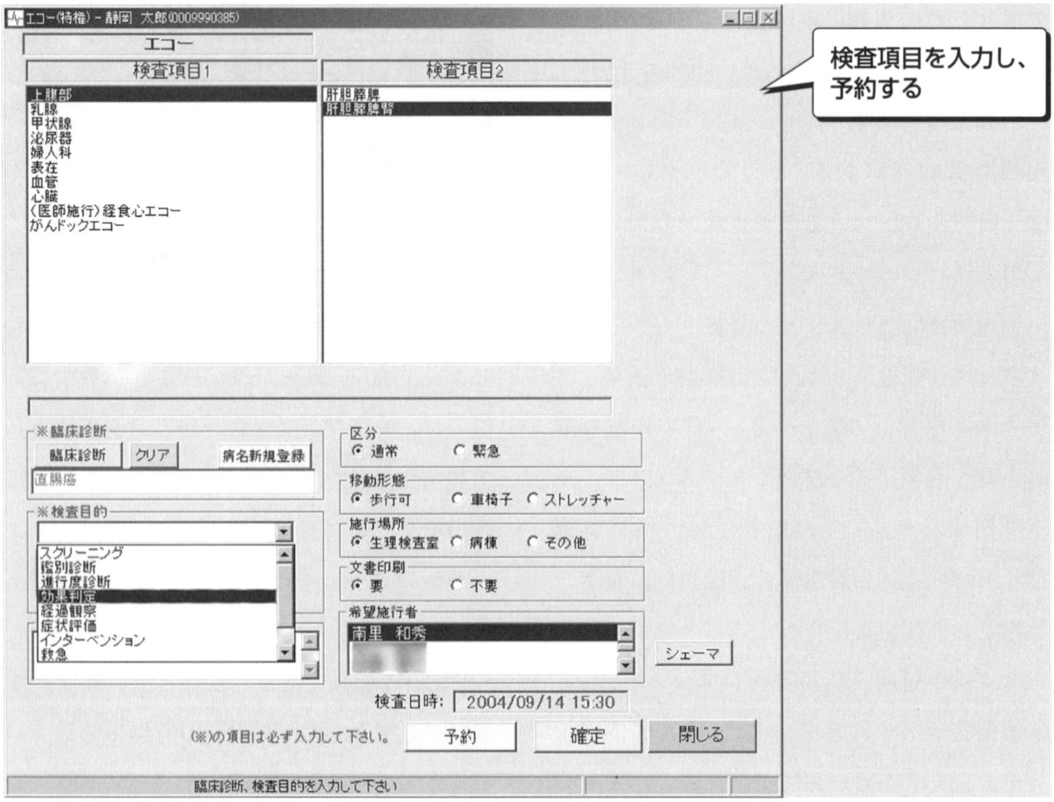

外に現在、規格検討が進められているstructured reportingという計測値を扱う規格に対応できれば、心エコーなどの計測データをレポートへ反映することができる。

導入したモダリティーの中でも経直腸検査で使用しているマンソン社製のモダリティー、心臓専用小型機であるシーメンス社製サイプレスなどはDICOM非対応であり、中央システム技研（株）製のDG-3000にてAD変換してネットワークに接続している。モダリティー購入の際には、ネットワーク接続費用も考慮しておく必要がある。また、ネットワーク障害時に画像が送信されなかった場合には、自動的にモダリティーのハードディスク内に画像が保存されるようにしておくと、貴重なデータを紛失しないですむ。

検査室では、1人の患者に複数のモダリティーで検査を行うことがあるが、同一日であれば一検査として自動的に処理される。一方、医師や看護師が検査室以外で行うサテライト検査（12月：249件）では、会計漏れを軽減させるためにオーダーと同時に自動的に会計処理している。病棟でのサテライト検査はオフラインからオンライン運用に変更した。また、装置を借用した場合に備えて、MO、DVDなどの外部メディアからの取り込みもできるようにしておくのがよい。さらに、ネットワークサーバーからモダリティーへの情報の受け渡しができると便利である。

▶画像保存

「100枚の静止画よりも1枚の動画」を心がけ、検査室のみ動画対応しており、診察室の電子カルテクライアントからでも閲覧可能である。リアルタイムに画像を閲覧できるハードディスク対応の期間を2年強とし、それ以前の過去画像はDVDチェンジャーに移行している。後者での呼び出しには約40秒かかる。静止画、動画、報告書の画像容量、サーバー容量の詳細は**表1**に示した。

▶正確な患者情報取得

「手入力はいっさい行わない」「患者の取り違えをしない」を心がけ、モダリティーへの患者属性登録はバーコードで取得し、一覧からの選択や手入力は医療過誤の点から行っていない。磁気カードは磁気の変質、カードの紛失、病棟の患者にもカードを持参させるなどのデメリットがあるが、バーコードは紙出力が容易で、カード紛失時の対応やリストバンドにも対応でき、メリットが大きい。このほかに、レポート記載時の患者選択にも用いており、その適応範囲は広い。

患者情報を更新せずに次の患者の検査を施

表1．保存形式およびデータ容量

データ種類	データ容量	ファイル形式
静止画	1.0 MB/枚	DICOM
動画	2.5 MB/秒	圧縮DICOM
エコーレポート	3.5 MB/枚	EXCEL
心電図レポート	20 KB/枚	オリジナル

オリジナルデータ保存用

データ種類	データ容量	ファイル形式
静止画	100KB/枚	JPEG（1/10圧縮）
動画	2.5MB/秒	MPEG 1
エコーレポート	250KB/枚	PDF
心電図レポート	80KB/枚	HTML(PNG付)

参照用データ

図 3. 電子カルテの生理検査（日時入力）オーダー画面

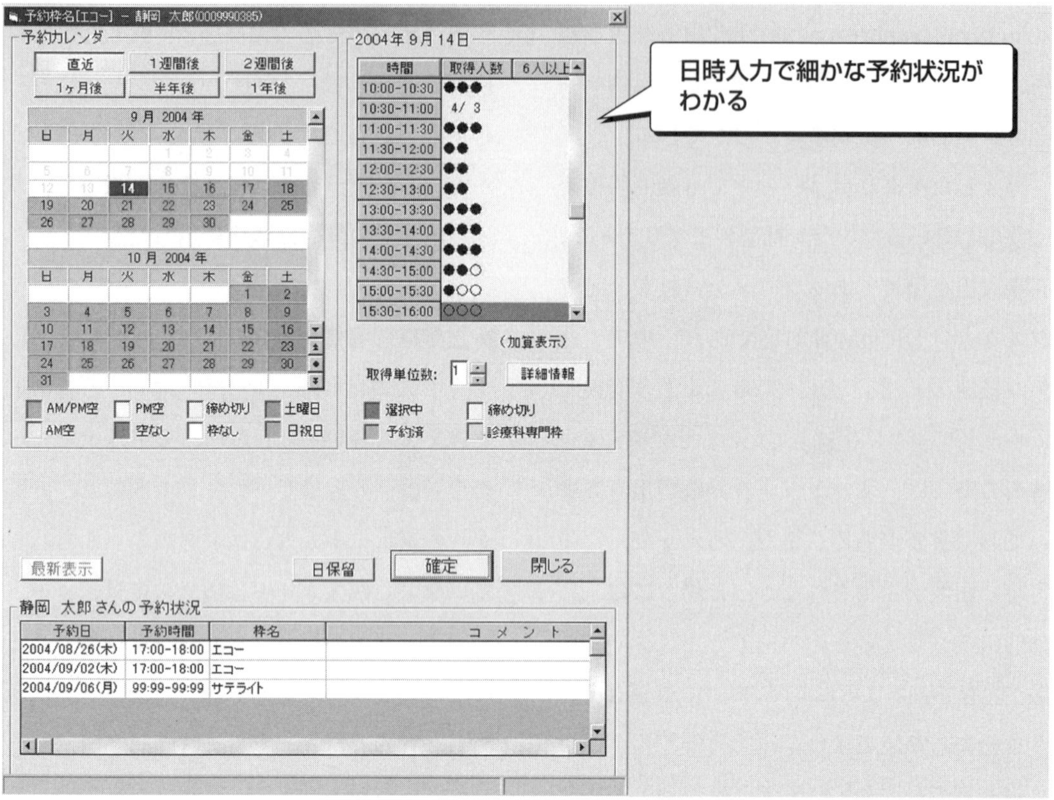

図 4. 生理・内視鏡システム構成図

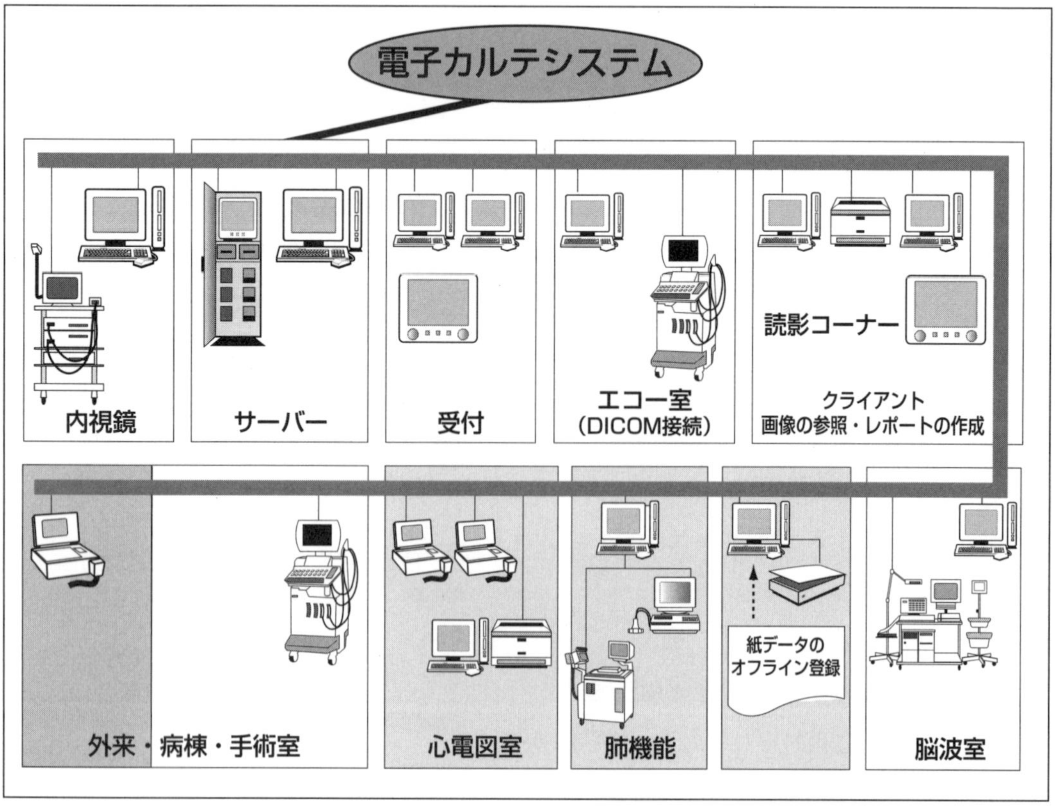

行してしまった場合や、同一患者で複数オーダー（腹部と乳房エコー）がある場合に、検査領域を取り違えた場合の単純ミスには対処できない。また、一度ネットワークを介して取り込まれた画像は、患者属性も一緒に登録されているため、異なった患者への再登録は禁忌にしている。ミスを防ぐためにも、モダリティー内に登録された属性で再度、患者の認証をするように運用面で工夫している。

▶受付業務と待ち時間対応

「検査依頼を断らない」「待ち時間の把握」を心がけ、当日予約枠に空きがない場合でも翌日などに仮オーダーしてもらい、検査室で当日検査に変更している。患者をバーコードで受け付けると、番号札とA4判１枚の検査伝票が同時に発行される（**図5･6**）。このタイミングで待ち時間がスタートし、検査開始をクリックするまで分単位で待ち時間が表示される（**図7**）。検査施行時間は、このタイミングから会計情報を送信した時点で集計される。会計時には、使用機種、検者名、検査項目なども登録し、装置稼働率や検者別件数などの統計処理に役立てている。

患者呼び入れの際には「患者の名前を呼ばない」ことを心がけ、待合番号で呼び入れ検査伝票と照合し、検査室内でさらに口答で氏名を確認している。プライバシーへの配慮は病院機能評価にもうたわれている。

▶レポート記載

読影コーナーの部門クライアントは、ツインモニターで画像をみながらレポート記載、レポート記載しながら検査予約一覧を同時に

図5．待合い番号札

ID ー　0009990150
氏　　名：テスト　生理１０　様
生年月日：1945/01/01

エコー

038　番　オーダ番号

図6．検査伝票

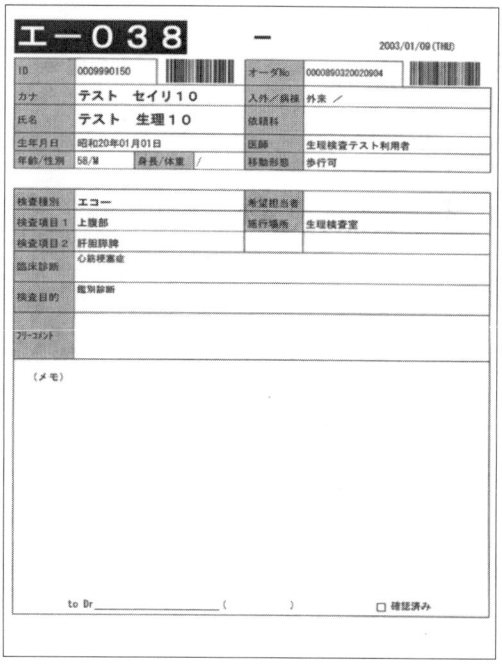
エー０３８　　ー　　2003/01/09 (THU)

ID	0009990150	オーダNo	0000890320020904
カナ	テスト　セイリ１０	入外／病棟	外来 ／
氏名	テスト　生理１０	依頼科	
生年月日	昭和20年01月01日	医師	生理検査テスト利用者
年齢/性別	58/M　身長/体重 /	移動形態	歩行可

検査種別	エコー	希望担当者	
検査項目１	上腹部	施行場所	生理検査室
検査項目２	肝胆膵脾		
臨床診断	心筋梗塞症		
検査目的	鑑別診断		
フリーコメント			

（メモ）

to Dr＿＿＿＿＿＿（　　　）　□ 確認済み

観察できる。画像呼び出しにかかる時間は、開院時８秒であったものが３秒に短縮され、レスポンスがよくなった。

画像の輝度、コントラストの任意の調整が可能であり、モダリティー側からの撮影条件が悪かった場合の調整も可能である。また、システム自身に計測機能があり、過去画像と比較する場合などで便利な機能である。レポートは検査担当者が作成し、診断医または超音波検査士である確認技師が電子カルテに送信する。確認技師の送信は一次報告とし、自

図7. 受付画面

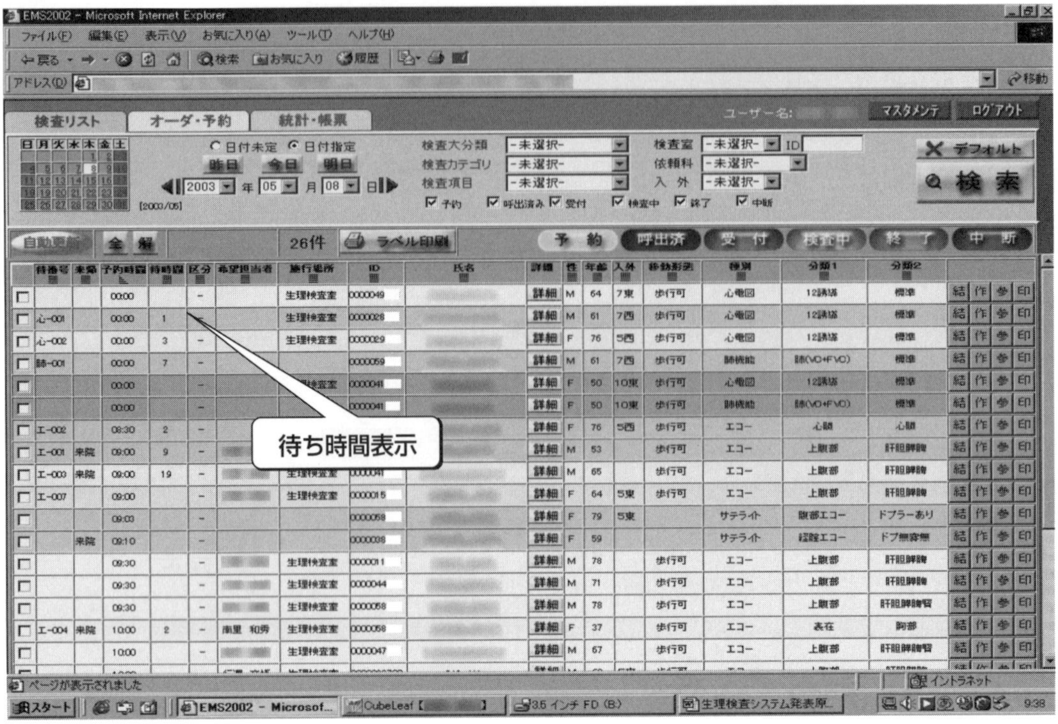

動的に「このレポートは記載中です」のコメントが挿入される。その後、画像診断医が最終報告を電子カルテに再送信する。また、レポート登録に要するシステム上の時間短縮を目的として、まとめた人数分の一括登録ができるように要望している。

レポートの書式は、A4の枠にExcel形式にて自由記載やチェック方式で入力可能である。汎用定型文の登録は自由で、シェーマ、キー画像、過去レポートも容易にレポートへ貼付できる。検者サイン欄、診断医欄にはログイン者氏名が自動入力される。レポートおよび画像は、部門システムの参照用サーバーに登録することにより、電子カルテから閲覧できる。レポートをA4に規定したことは、病診連携などの紹介状に貼付する場合、印刷が容易に行え好評である。また、画像についてもエコーのモダリティーからのプリンタ出力ではなく、ネットワークプリンタからの紙出力としているため、どこでも容易に行えるメリットがある。

▶画像と波形の一元化

病院によってエコー画像は放射線システムに取り込まれる場合もあるが、画像は放射線と共有できたとしても心電図などの波形は規格が統一されていないため、別サーバーを構築しなくてはならない。波形検査と画像検査を一元化したため、受付画面ではすべての業務の進行状況が一目瞭然である。たとえば、心電図の検査中、終了のタイミングやエコーの待機状態の把握は、受付画面の各ステータスの色別表示により容易である。画面更新時間は30秒ごとに行われ、レスポンスにストレスは感じない。また、予約一覧画面から該当患者の履歴検索、過去レポート、過去画像などが瞬時に閲覧できるメリットがあり使いやすい。

▶セキュリティー

システム障害時の対策として、電子カルテ障害時には部門システムから代行依頼できるようにしているが、このような事例は一度も発生していない。また、電子カルテ障害時でも各モダリティーでは部門システムから患者属性やオーダー情報などの取得が可能で、部門内では検査が可能である。逆に、部門システム障害時でも電子カルテや他の部門システムへの障害を与えないなどのメリットもある。

サーバー室はUPS（無停電電源装置）、専用の空調管理、施錠可能な専用室にしてある。RAID5のハードディスク・システムを採用し、各システムは二重化している。このほかに毎日深夜に差分データを、1週間に1度フルデータをAITテープに保存している。サーバーから外部へ出力するファイル形式はJPEG、TIFF、動画用のAVIなどが可能である。

工夫と改善を重ねる心電図検査

標準12誘導ばかりではなく、トレッドミルやホルター心電図もオンライン化しており、すべて電子カルテからオーダーする。患者を番号で呼び入れ、患者認証後にバーコードで心電計に患者属性を取り込み、心電図を記録する。波形は何回でも取り直しが可能であり、すべて部門サーバーに登録される。電子カルテのブラウザでは感度や速度、フィルターの変更と波形比較などが自由に行えるので、記録紙運用時の問題は起きていない。一次報告は自動解析結果を送信し、最終報告は循環器医師が判読後、結果を修正し同時に医師名を入力して再送信している。

検査室以外で行うサテライト検査は、心電計10台を病棟や外来に設置しており、院内どこでも患者属性の取得ができ、結果を部門システムへ送信できる。送信の際には、メモリカードの抜き差しを行わなければならず不便であるが、現在は無線対応を検討中である。波形は、部門サーバーへ送信すると同時に、即座に電子カルテで参照が可能である。病診連携で心電図波形をプリント出力する場合も、電子カルテ用プリンタで高画質の印刷がA4サイズで可能である。また、トレッドミルの波形表示をさせる場合には全誘導が表示されるか、あるいはその一部の誘導しか表示できないのかという機器の特性を確認しておく必要がある。

検体部門における重複オーダーへの対策と過誤防止策

▶検体検査部門システムの概要

検体検査のほとんどはワンフロア化されたブランチラボで運営され装置、試薬、技師（13人）はすべて委託会社（SRL）管理である。検体検査のなかでも細菌と輸血はFMS方式で装置、試薬は委託会社管理であるが、技師は職員である。

メインの検体検査部門システムはオリンパス社製LADEUXであり、細菌と輸血については業務の特殊性からサブシステムとして連

図 8. 検体検査システム構成図

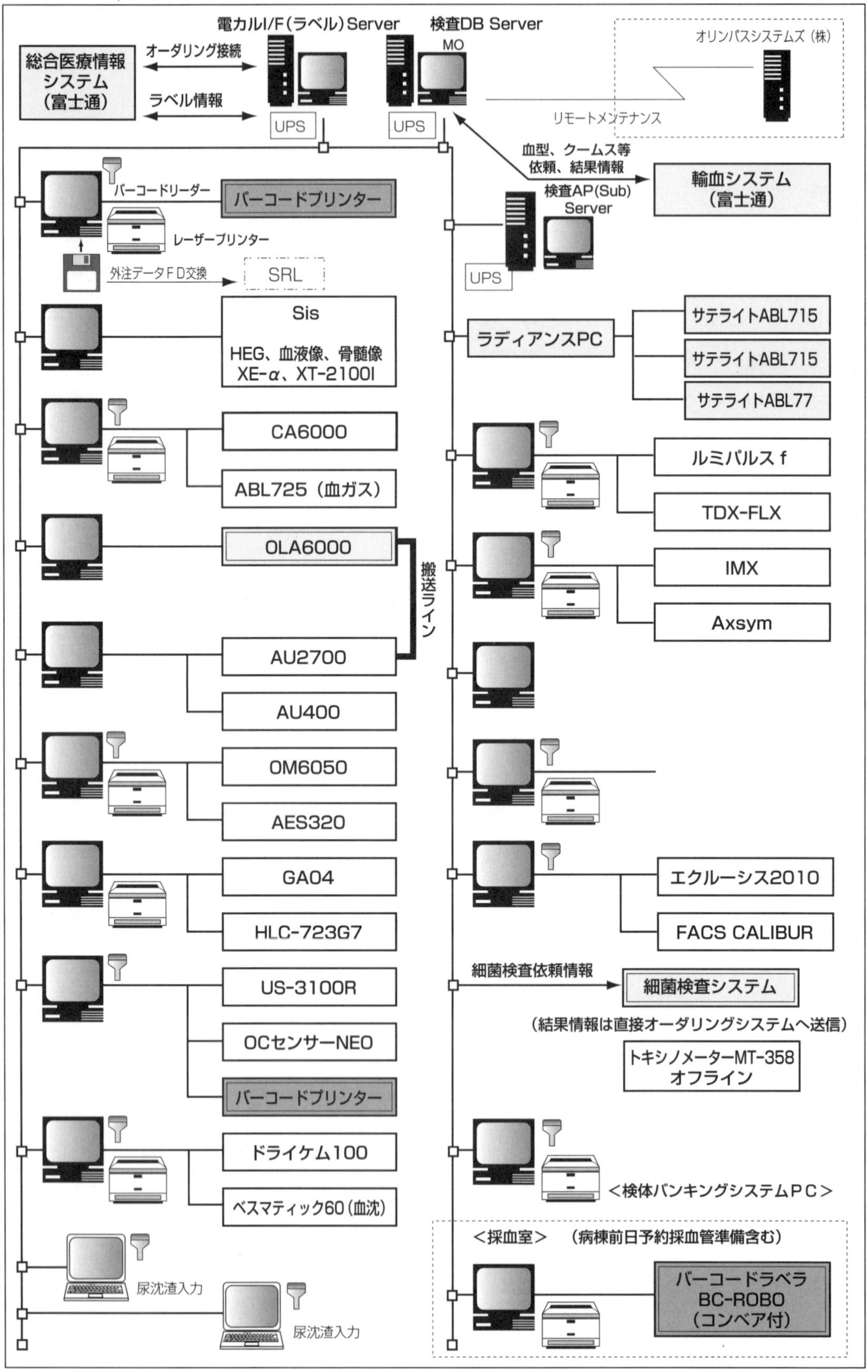

図 9. 検体検査オーダー画面

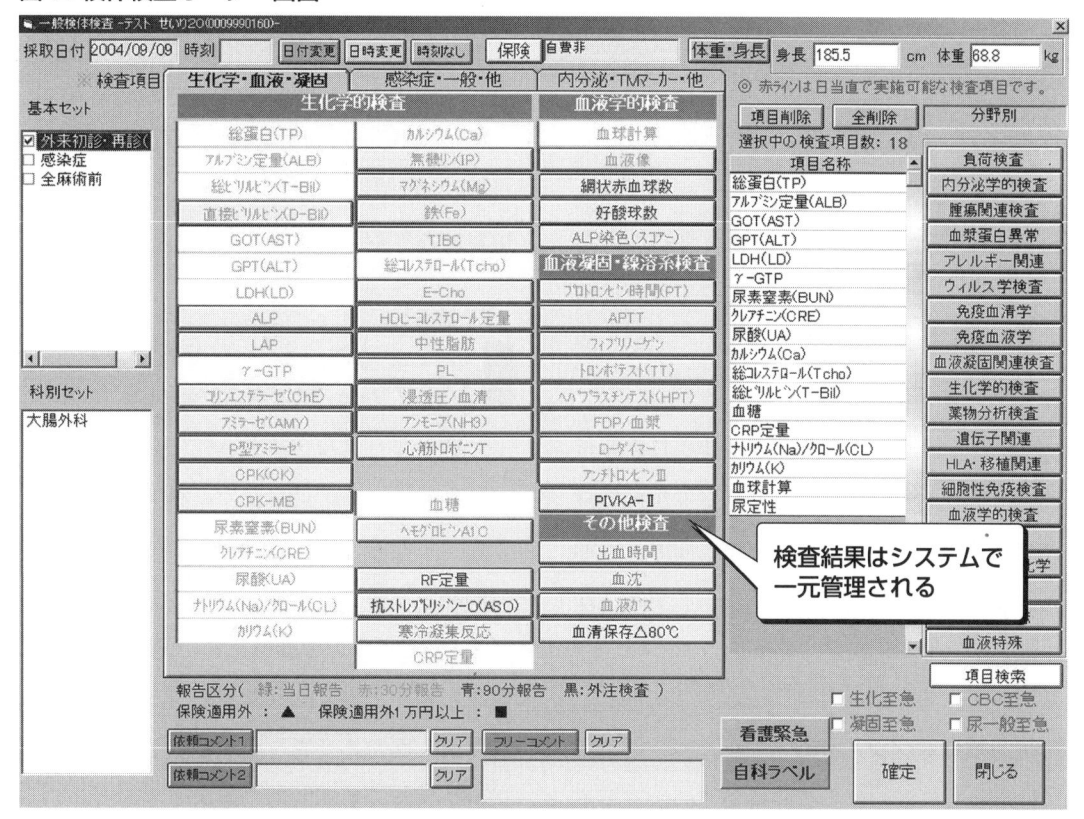

携している（**図8**）。検査オーダーは電子カルテから行い（**図9**）、検査結果は外注検査も含めて検体検査部門システムで一元管理され、同一情報を電子カルテでも共有できるように、データの配信を行っている。

▶検体検査

電子カルテからは約1秒で検査結果が表示され、時系列表示などの参照も可能である。検査室以外のICU、手術室で行っている血液ガス分析についてもLANで連携し、一元管理している。電子カルテから依頼し出力した、自家バーコードラベルを血液ガス装置のバーコードで読み込み、測定する。測定結果は、自動的に検査部門システムに登録されると同時に、電子カルテで参照できる。検査室と同一メーカーのモダリティーにしているため、データの互換性もあり、リモートメンテナンスで検査室からの精度管理が可能である。装置に障害が発生した場合には、検査室に設置された遠隔ランプが赤色点灯するため、即座にアラームの内容を分析し改善できる。

同日に複数科を併診した場合などで、検査項目が重複してしまうことがある。重複オーダーが発生するタイミングで電子カルテからアラームメッセージが発令されるが、このメッセージを無視してもオーダーが可能である。オーダー変更の手続きで患者を待たせたり、気がつかないで重複採血したり患者にも負担をかけることになり、また累積赤字が増えることにもなるため、外来検査分については強制的に重複オーダーができないように変更要望をしている。現実的には1年間に重複オーダーは49件発生しており、その度に主治医にオーダー変更依頼をし、さらに個人へのメールにても注意文を送信している。

マスター登録されていない新規検査項目や1件1万円以上になる自費検査項目については、電子カルテのトップページに申請方法や申請用紙を登録することで周知し、赤字が増加しないように規制している。

染色体や遺伝子検査などの外注項目の報告書は、スキャナー取り込みで電子カルテのロールブラウザに登録しているが、間違って他人のカルテに貼りつけてしまうことがあるため電子ファイル化が望まれる。

▶輸血検査サブシステム

輸血システムでは、前回結果との血液型不一致や検査データの判定異常のワーニングメッセージが表示され、過誤防止策がとられている。また、履歴管理によりアレルギー反応などの副作用情報も知ることができ、安全で効率的な運用が図れる。電子カルテの術中麻酔チャートからは出血量の把握も可能で、データの悪い場合には在庫量を増やすなど、製剤の確保や払い出しの準備を事前に行うことができ、過剰在庫の防止にも役立つ。

輸血自動分析装置ID-Gelstation（オリンパス社製）導入による血液型、不規則性抗体スクリーニング、交差適合検査結果の自動電子保存化により、オペレーターによる入力ミスが解消されている。輸血実施の際には患者リストバンドと血液製剤バーコードを認証することにより、異型輸血のチェックが行えるようにしてある。輸血オーダーはどこでも簡単にできる反面、輸血センターではその依頼に気がつかないことがあるため、端末が点滅するなどの工夫が必要である。また、1オーダーにつき1製剤1日分の輸血のために、2～3日連続輸血の際のオーダーおよび検体提出が煩雑になりやすい。

コミュニケーションを密にして、システムに頼りすぎない運用を

一度つくられたシステムのプログラム修正は容易ではなく、運用面でカバーしていくことになるため、導入段階から運用面を熟慮して開発する必要がある。

また、電子カルテは情報量が豊富なあまり、臨床サイドとのコミュニケーション不足ともなりがちなため一考を要する。たとえば、報告書を送付してあるので臨床サイドもわかっているだろうと思いがちであるが、重要なポイントは電話で行うなど工夫が必要である。

最後に、忘れてはならないことは、システムに頼らなくとも検査ができる環境にしておくことはもちろんのこと、自分の目で何度も確認することが基本である。

参考文献

1）南里和秀、米山昌司、梁瀬博文ほか：電子カルテと超音波ファイリング−超音波検査における電子カルテ化の導入に向けての現状と問題点—．超音波検査技術特集号29(3)：13-24、2004．

2）米山昌司、南里和秀、梁瀬博文ほか：電子カルテと超音波ファイリング−超音波検査における電子カルテ化の導入に向けての現状と問題点—．超音波検査技術特集号29(3)：107-111、2004．

3）米山昌司、南里和秀、梁瀬博文ほか：超音波検査におけるペーパーレス化の運用．超音波検査技術28(2)：130、2003．

4）梁瀬博文、米山昌司：電子カルテにおける生理検査システムの運用状況．医学検査53(8)：1041-1045、2004.

NTT 東日本関東病院
内視鏡部長
松橋信行

内視鏡検査と電子カルテ

内視鏡検査は近年、従来以上に広く行われるようになってきているが、いくつかの特徴がある。まず、多くの画像を扱う検査であること、第2に近年は電子スコープによる検査が大部分となり、光学写真を使うファイバースコープの時代は過去のものとなりつつあること、第3に検査・処置にともなう危険が一定程度避けられないこと、第4に症例により前処置や検査手技が多少異なること、などである。こうした特性が、内視鏡検査の電子カルテにどのように反映されることになるのかをみてみたい。

●

関東病院の電子カルテシステムにおける内視鏡検査の実際

関東病院の内視鏡システムは、オリンパス社の画像ファイリングシステムであるEVIS－NETを利用しており、前著『電子カルテとクリティカルパスで医療が変わる』にあるとおり、多くの部門システムの一つとして電子カルテシステムにつながっている。ここでは実際の診療での内視鏡検査オーダー、検査実施、検査結果の記録、検査結果の呼び出しの各々のステップを追ってみていく。

▶内視鏡検査オーダー

外来ないし病棟で内視鏡検査が必要になった場合、電子カルテの「検査オーダー」から「内視鏡」を選択する。すると内視鏡オーダー画面が現れる（**図1**）。まず、今回の検査の病名を登録する。次いで検査部位を選択する。すなわち、上部、下部、EUS、ERCP、気管支のボタンのうちから一つを選択する。するといくつかの検査枠の選択肢が表示されるので、そこから適切なものを選択する。

次に、検査の詳細指示の画面が出るので、必要なら前投与薬を選択し、また術者宛ての簡単なコメントを入れることができる。必要な入力がすんだら「OK」をクリックする。

次いで、日時決定の画面では「カレンダー」をクリックして空いている検査日時枠（水色で表示）から都合のよいものを選択し、OKをクリック。すると選択した日時が藍色でハイライトされて表示されるので、間違いなければ「オーダー」をクリック。すると、検査に必要な要チェック事項が表示されるので、該当項目をチェックする（**図2**）。

この各項目については、以前に入力されていればそのデータがそのまま表示されるので便利であるし、検体検査結果などは自動的に表示される。チェック後「確認」をクリックし、「OK」で検査が予約される。

図 1. 内視鏡オーダー画面

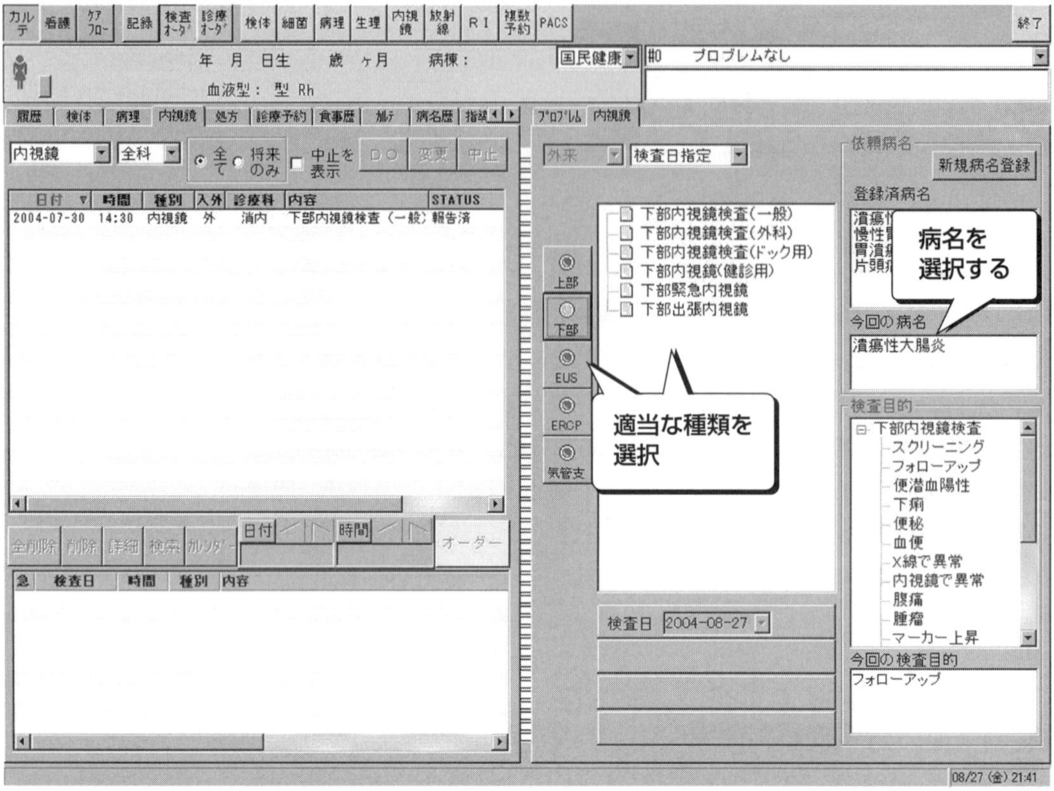

図 2. 内視鏡検査の要チェック事項

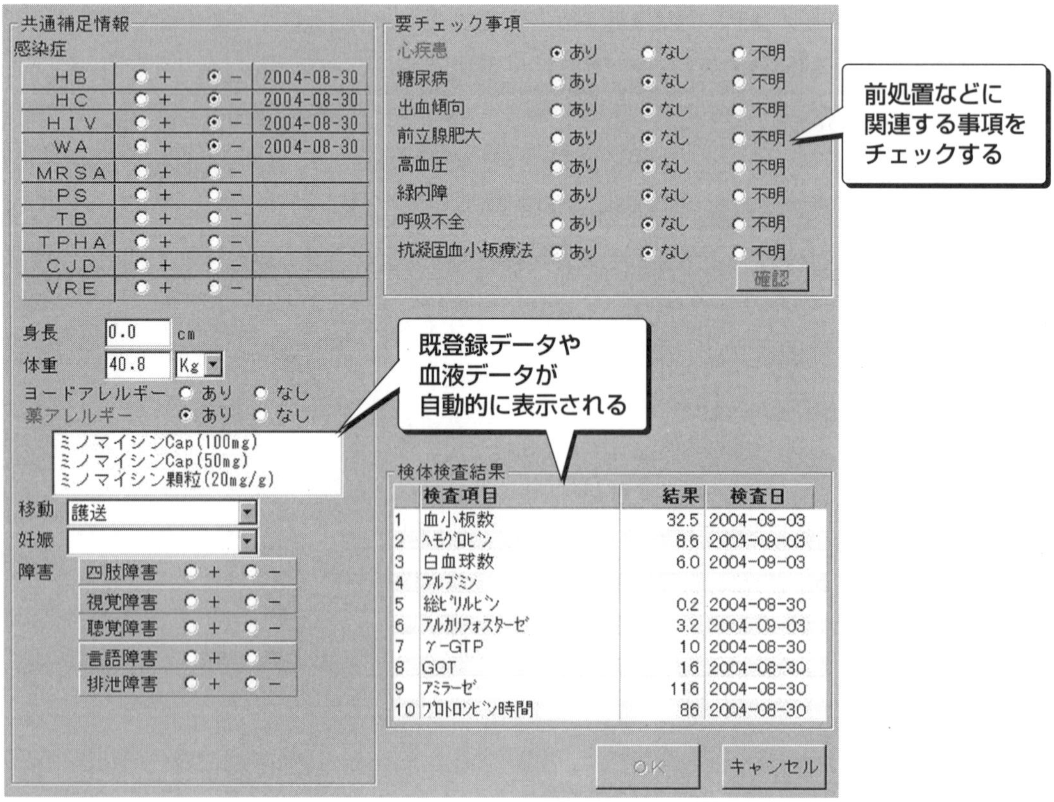

▶内視鏡検査の実施

次いで、内視鏡検査システムでどのように実際の検査が進むのかをみてみる。

内視鏡画像ファイリングシステムのEVIS-NETのシステムの初期画面からは、「受付」「検査」「カンファレンス」「レポート待ち」「統計」の5種類の機能が選択できる。

「受付」は、検査当日に内視鏡室の受付のコーナーの端末で操作するのに用いる。内視鏡室に到着した患者を選択したうえで「到着確認」をクリックすることにより受付が行われ、到着時刻が自動的に表示される。

「検査」画面の上半は、受付画面と同様である（**図3**）。検査予約時刻ごとの患者名、到着時刻、依頼医師からのコメントなどが一覧でき、検査が行われた検査室、患者到着、前処置終了、検査後のコスト計算終了、内視鏡レポート送信状況もリアルタイムでチェックすることができる。検査室に入った患者は背景が水色で表示されるようになっており、未検査の人が一目でわかるようになっている。「検査」画面の下半は、その端末が置いてある検査室でのその時点までの検査進行状況が一覧表示される。

実際の検査開始時には、まずIDカードを検査室のカードリーダーに通すことにより、その患者が検査室に割り振られる。次いで、「依頼確認」で主治医からの検査依頼内容を確認し、「前処置確認」で前処置を入力する（**図4**）。この際、心疾患、緑内障など前処置の禁忌の情報により、自動的に禁忌薬剤はリストから外れるので、誤って禁忌薬を投与してしまうことが予防される。また、注射などの処置については誰が行ったかも記録することができる。とくに鎮静剤使用のような重要な処置は施行者、投与量を選択しないと入力できないようになっており、リスク管理上有用である。

ここで、いよいよ実際の検査を行うことになる。検査中は、画像が自動的にファイリングシステムに記録される。検査終了後、検査台の「終了」ボタンを押すことで終了処理が行われる。画面の「実施確認」で検査医、担当看護師名、スコープ番号、行った検査・処置内容、追加で使用した薬剤を入力する（**図5**）。「実施完了」ボタンを押すとデータが医事会計システムに送信され、自動的にコスト計算がなされる。

「画像確認」で写真を一覧し、レポートに貼付する写真を選ぶ。6枚まで選択することができる。そのうえで「レポート」で報告書を作成する。検査部位ごとに主な所見が選択できるようになっており、「内視鏡診断」も主な診断名が選択できるようになっている。これらはMinimum Standard Terminologyに基づいており、あとで集計や検索機能を使うときに役立つ。

記入が終わったら「レポート送信」をする。これで瞬間的に電子カルテシステムへレポートが届く。ただ、この時点ではレポートは仮報告の状態になっている。

以上で検査が終了となる。関東病院では内視鏡検査終了直後にご本人（ないし付き添いの人）に検査結果の説明をしているが、その際に撮影したばかりの画像を供覧することができる。

図 3. 内視鏡システム「検査」画面

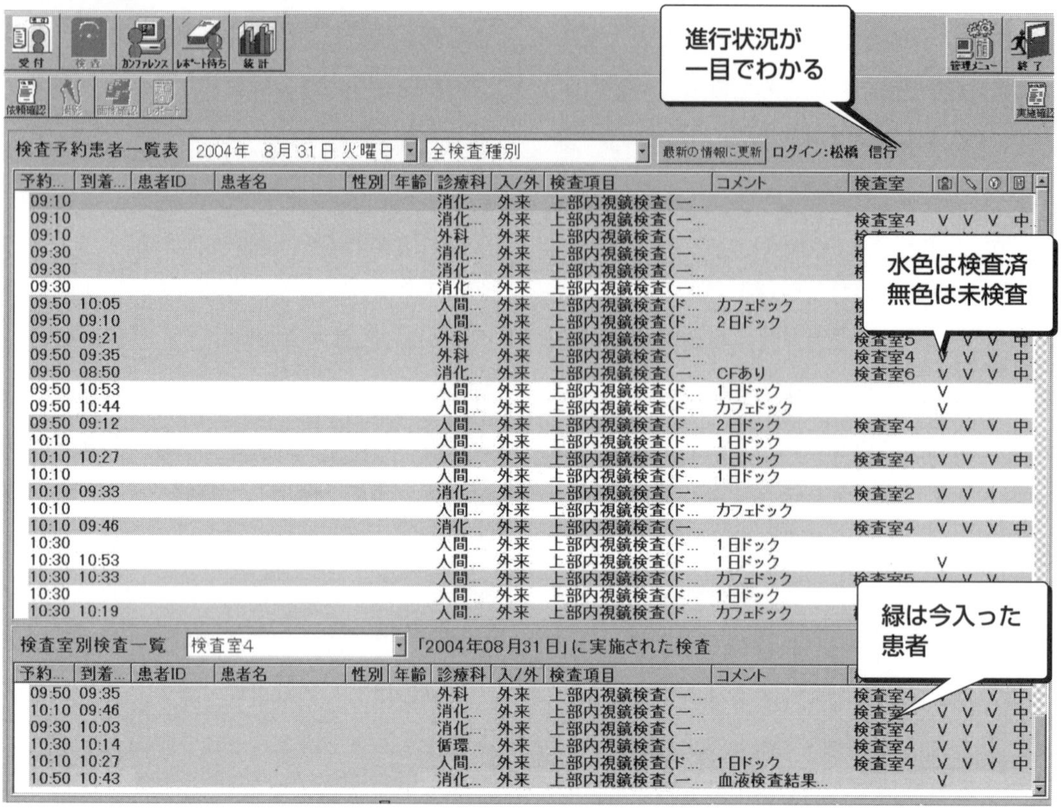
進行状況が
一目でわかる
水色は検査済
無色は未検査
緑は今入った
患者

図 4. 前処置確認画面

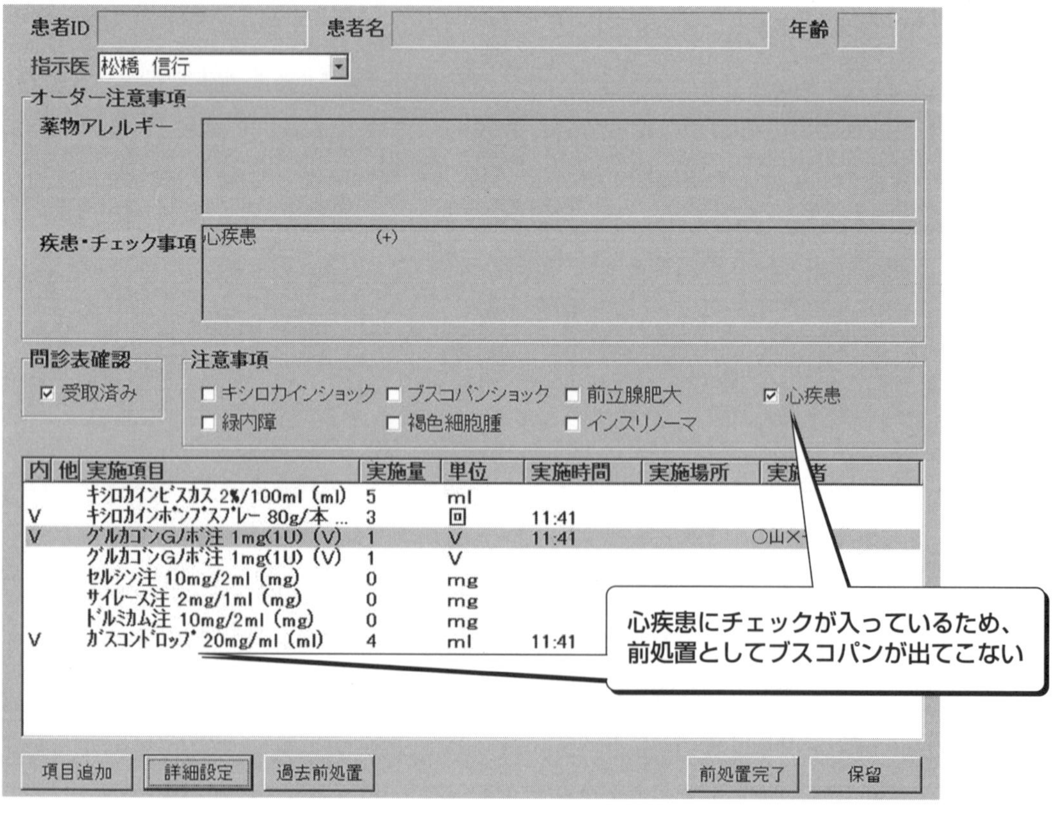
心疾患にチェックが入っているため、
前処置としてブスコパンが出てこない

図5．「検査実施」確認画面

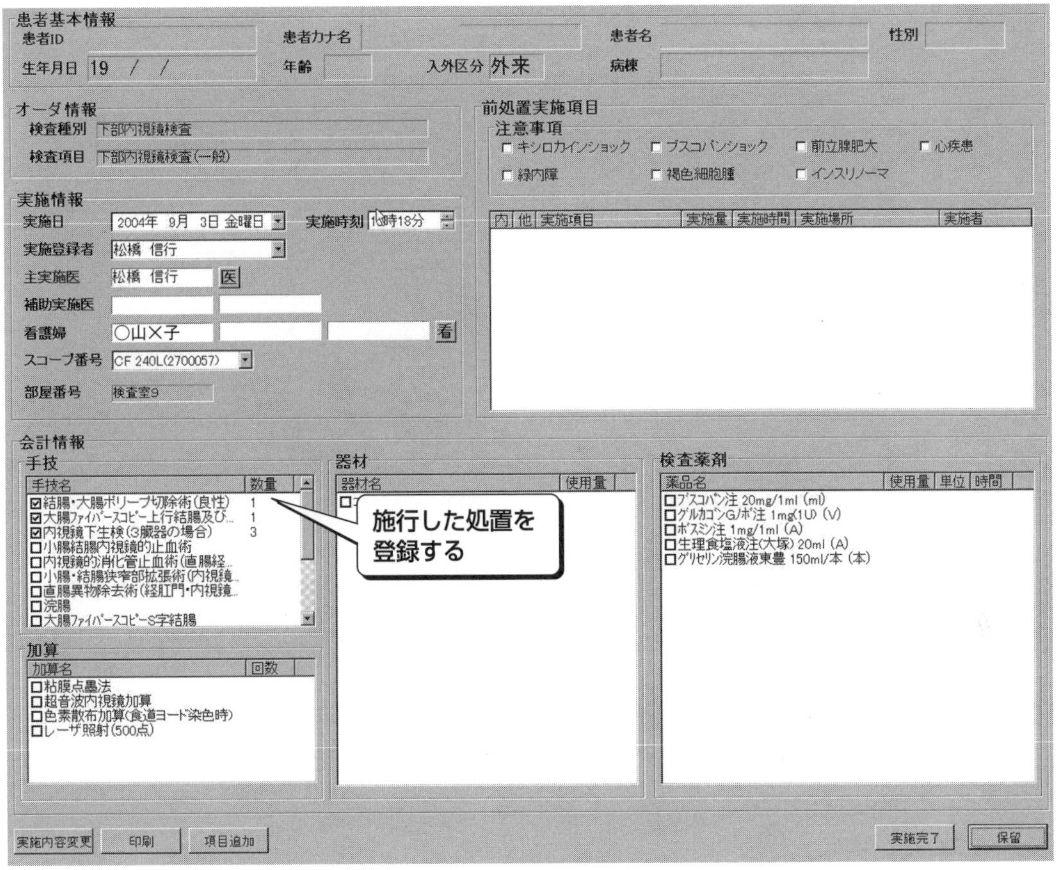

▶病理検査オーダー

内視鏡検査時に生検をすることが多い。病理の依頼をするには、電子カルテの「検査オーダー」から「病理」を選択する。ここでも病名登録が可能である。次いで、採取臓器を選択し、「追加」を押すと「画像追加」画面が出てくる。ここでEVIS-NETに戻り、適当な写真を選択、コピーして、「画像追加」面に貼りつける。

手書き伝票では文字と絵で病理検査依頼を書いていたが、電子カルテでは写真が添付される。手描きの絵よりも写真のほうが、病理医にわかりやすいのはもちろんである。さらに、写真に必要に応じて記号や書き込みをすることもできる（**図6**）。この写真とともに文章で依頼内容を記入して、病理部へ送る。病理部では、依頼文と内視鏡写真をみてから病理所見を病理部門システムで記録する。

病理検査以外にも、生検組織を使って細菌検査などをオーダーすることもある。それぞれの検査画面に従って処理することになる。

▶外来・病棟で結果を閲覧

検査終了後、レポートを送信すると、そのときからは電子カルテで写真つきのレポートをみることができる（**図7**）。たとえば午前9時半に検査をして、午前10時の外来診療室でその結果をみながら患者さんに説明する、などの使い方もできる。しかも、その際に特段の「報告書至急配達」などの作業は不要で、

図 6．「画像追加」画面

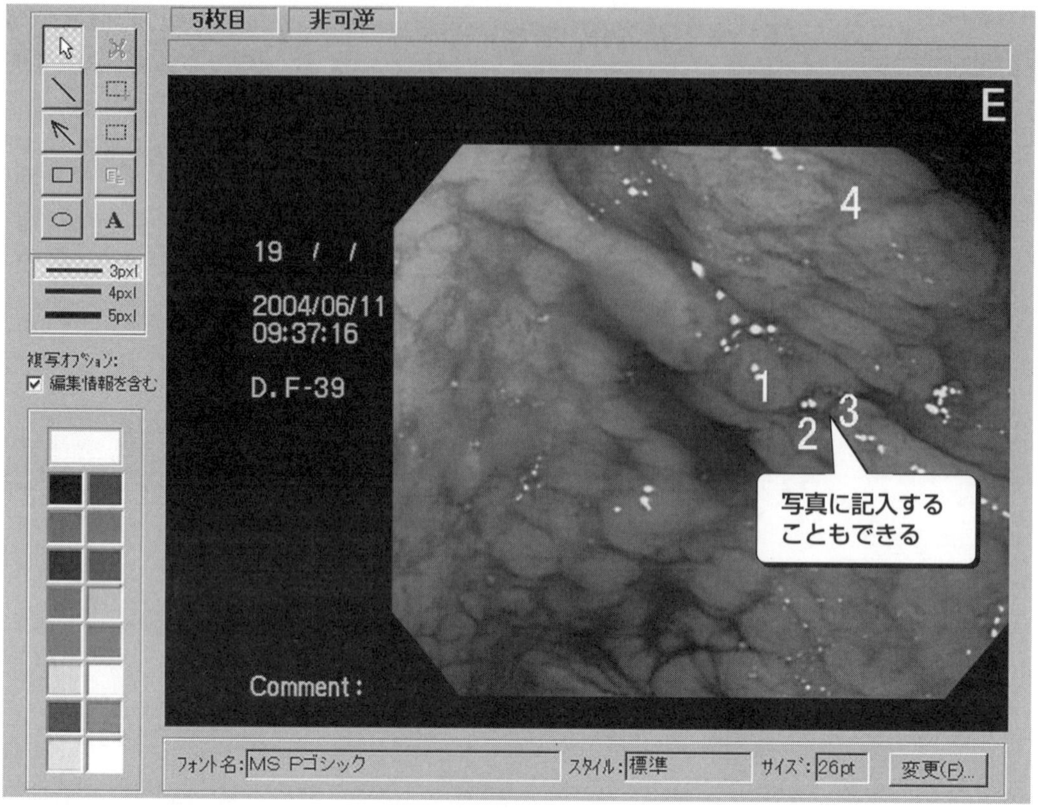

図 7．写真つきレポート

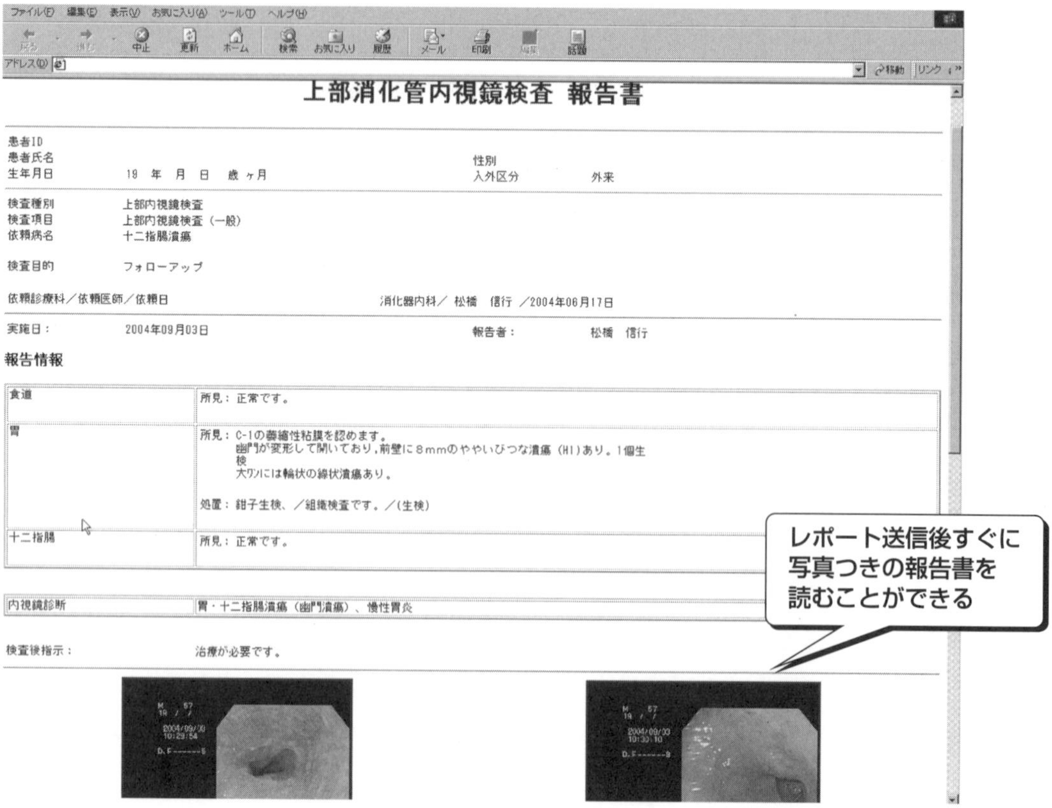

レポート送信すればすぐに電子カルテに現れる。

▶内視鏡検査後の画像・レポート再確認、データ集計

内視鏡検査は術者1人で行うことも多く、内視鏡の責任者が画像をリアルタイムでチェックできないことが多い。このため、レポート(仮レポート)送信後、カンファレンス形式でレポートを再確認することは有意義である。関東病院では毎週、曜日を決めて内視鏡担当医が集まってレポートのチェックをしている。このとき利用するのが「カンファレンス」機能である。

まずは「条件検索」で、みたい検査を抽出する。通常は該当する1週間分の検査を抽出してみている(**図8**)。ほかにも患者名、年齢、性別、依頼医師名、依頼病名、実施者、看護師名、スコープ番号、内視鏡診断、処置など、多くの項目での検索が可能である。検索で表示された検査のレポートを一つずつみていくことができる(**図8**)。プロジェクターにつなげば大人数での検討も可能である。

検査直後のレポートは上記のように中間報告となっているが、レポート認証ができる人(あらかじめ「管理メニュー」で登録しておく)の名前でカンファレンスをすると、確認したレポートを最終報告として送信することができる。

「レポート待ち」機能は、検査が終了したにもかかわらず未送信のレポートの一覧であり、送信し忘れをチェックできる。

「統計」機能は、非常に便利な機能である。ここでは「月報」や「Excel出力」を選ぶことができる。「月報」では多くの項目につき、月ごとの件数を集計できる。「Excel出力」では検査種別、内視鏡診断など多くの項目で任意の期間の検査のリストアップがExcelファイルの形で可能である。

システムを使いこなすうえでの利点と課題

▶電子カルテの利点・欠点

検査予約時には検査枠の空き状況が診療現場でわかるので、その場で予約がすむ。検査室に電話したり、窓口に寄って予約してもらうなどは不要である。また、病名を入力しないとオーダーできないので、保険病名登録漏れの予防に有効である。

結果の閲覧時には写真がみられる。前著『電子カルテとクリティカルパスで医療が変わる』では、報告書に添付される写真が小さいサムネールであって十分な所見が読みづらかったという問題が指摘してあったが、その後改善が図られ、大きなよい画像が報告書上でみられるようになった。また、どこの端末からでも、同時に別の場所でもみられる。

このような利点がある一方、手書き伝票でオーダーする場合と比べて、必ずしも医師の手間の削減には直結していない。検査項目、日時、検査依頼内容などの入力・選択は、とくに不慣れな者にとっては煩雑なことがある。表示されるすべての項目を、限られた時間できちんと入力することは容易でない。日常臨床では必要な入力項目とそうでないものの区別が重要になる。

しかし、総合的にみると上記の利点が欠点より勝っていると感じられる。筆者のように

図8．カンファレンス画面

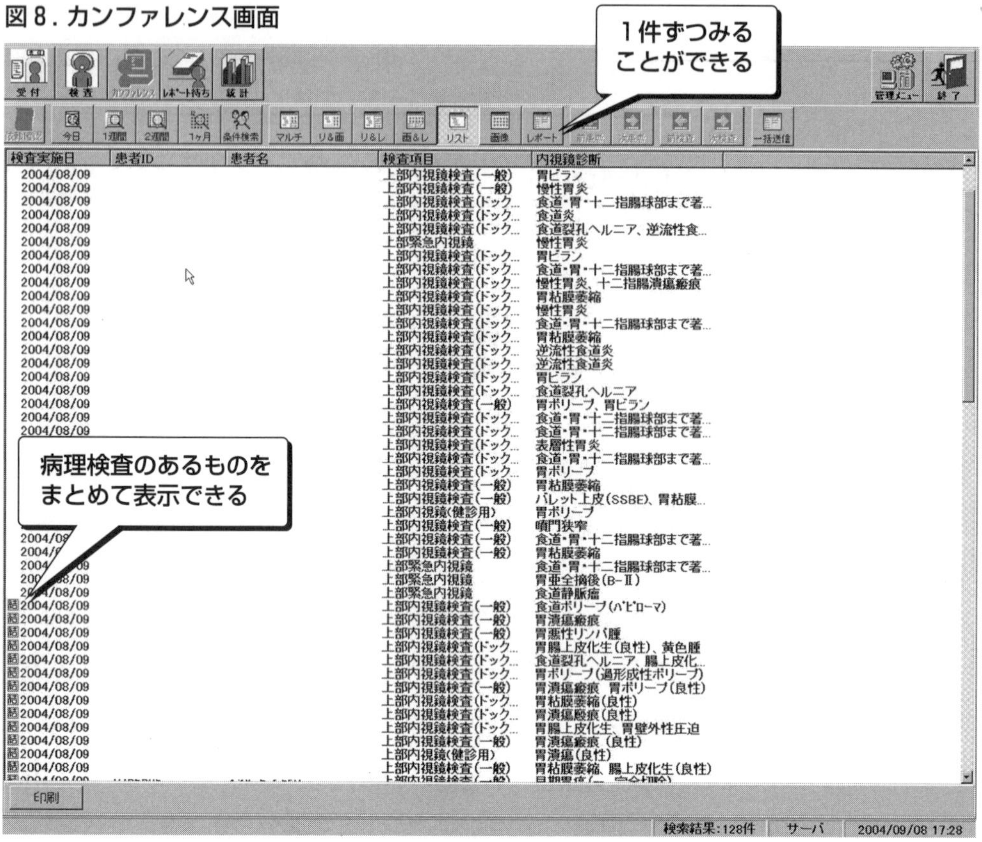

コンピュータ操作が不得手な者でも慣れてしまえば使い勝手はよいものである。若い医師らは、まったく不便を感じていないようである。

▶管理に威力を発揮

当日の検査一覧をみると、各患者の検査進行状況が一目でわかり、管理上たいへん便利である。

前処置の段階では、上記のように禁忌薬剤はオーダーできないため、誤使用を防ぐのに役立つ。また、以前の検査記録がもれなく一覧でき、検査時に参考になる。

内視鏡に限ったことではないが、レポートはワープロ入力のため、「字が読めない」ということがない。どういうわけか医者の書く文字というのは、従来から世界共通の特徴として雑で非常に読みづらいものであった。自慢ではないが筆者の書く文字などもなかなかのもので、自分で書いた手書きのレポートがあとになって自分ですら解読できない部分があったりしたものであった。電子入力ではこのような問題は起きようがない。

▶画像管理の有用性

画像管理については、保存スペース、フィルム管理の手間が不要なのは大きな利点である。写真の紛失や他人のフィルムとの取り違えの心配もない。管理上もリスク対策上も有用である。

また、電子画像として保存されるため、何度利用しても画像が劣化しないし、画像の加工処理が容易である。いちいちスキャナーなどでの処理をせずとも発表や送付用の画像としてすぐに利用できる。

▶カンファレンスもスムーズ

カンファレンス機能については、従来の光学写真を使ってのカンファレンスでは、写真を皆でみること自体がかなりたいへんだった。というのは、やったことのある方はおわかりと思うが、横長のフィルムをプロジェクターで写すと、フィルムの動きにつれて“乗り物酔い”のような症状が出て苦労したものである。この点、電子カルテシステムでのカンファレンスでは写真が“すべるように動く”ことはないのでそうした苦労も発生しない。

統計機能の有用性は改めて説明するまでもなかろう。症例や検査手技の抽出、集計は従来の内視鏡学のうえではもっとも中心的だがもっとも手のかかる作業の一つであった。この作業が大幅に容易になったのである。

▶記録時間の短縮が課題

このような利点がある一方、課題もある。とくに慣れない場合に記録時間が長くなってしまうことが多い。筆者の場合、手書きに比べてまだかなり時間がかかるというのが実情である。また、画面の切り替えが度々必要になるが、その切り替えにかかる時間が結構長いことが稀でない。これも作業時間短縮の大きな足枷となっている。

▶病理などの検査依頼は、改善が必要

病理検査や細菌検査依頼は電子カルテ本体と内視鏡システムの両方にまたがる作業である。実際、今の関東病院での作業は、レポート作成時と同じことを病理検査オーダーのときに繰り返さなくてはならず、労力の無駄の側面がある。

無駄なだけでなく、他人の写真を貼りつけてしまったり、一度書いた報告書を少し手直ししたときに病理報告書の手直しを忘れてしまったりという可能性も排除できず、そうした誤りの発生するリスク要因ともなっている。今後の改善の余地がある。

◉

以上、電子カルテ環境での内視鏡検査の概略を述べた。今後は上記利点と課題をふまえて、よりよいシステムへと不断の改善を積み重ねていくことになる。

手術室・麻酔科と電子カルテ

箕面市立病院
外科副部長
飯島正平

箕面市立病院
中央手術部部長
山本 仁

日常診療のほとんどが電子化された箕面市立病院において、当手術部はいまだ紙カルテや伝票類が残存する、例外的存在となっている。そうした手術部の電子化の現状と、全面的電子化に踏み切れない問題点を整理することで、手術部における電子化の今後を考える。

●
●
●

電子化された病院システムの中で、例外的に紙カルテが残る手術部

当院では、2002年2月より電子化を開始し、2003年4月の段階で、ソフトウエアがカバーできない部分を除いて、日常診療のほとんどが電子化された。当院の手術部門は、中央手術部（手術部）として運営されているが、部門システムが存在しなかった手術部は、電子化に関しては紙レベルの運用が残る例外的存在であり、現在は申し込み、術中検査オーダー、輸血、手術記録、手術記事、そして各種実施入力が行われ、麻酔、看護記録、物品請求などでは紙カルテや伝票類が残存している。

手術を目的で入院される外科系の患者さんでは、もっとも情報量の多い部門でありながら、ほかの部門とは業務形態や運用が異なっており、電子化においては病棟や外来とは同じ流れでは電子化はできない。

当院での導入状況と問題点、今後の課題について紹介する。

手術部における電子化までの背景と特殊環境による問題点

箕面市立病院は、18診療科、350床を有する地域拠点病院である。手術部では六つの手術室で、年間約2,500例の手術が行われている。院内業務の電子化はそれまでは進んでおらず、1997年よりようやくオーダリングシステムの導入のための検討が始まった。そして、医療環境の変化にともなって業務改革の必要性が認識され、2001年4月に最終的に全面電子カルテを目標として導入することが決定された。

手術部で部門システムを採用している施設もあったが、当院では採用・稼働しておらず、手術部の電子化は電子カルテシステムで進めてゆくこととなった。しかし、採用されたソフトウエアでは手術部での運用には問題があり、院内の電子カルテ推進委員会（現診療情報システム委員会）、手術部、麻酔科、そして電子カルテソフト開発会社（ベンダー）間

で協議を行い、導入をめざすこととなった。

当院の病院規模でも、採用された電子カルテシステムの手術部門は不十分で、手術部の運用に快適なアプリケーション群が十分存在している状況ではなかった。しかも、当時のアプリケーション群は外来・病棟業務を中心に開発され、オーダーエントリーシステム時代からのノウハウを得て改良されてきたため、それなりの評価はできたが、それをそのまま手術部という特殊な環境で運用するには、違和感を感じることも多かった。

▶手術室からは認識できない患者の存在

もっとも基本的な問題は、システム上、手術部が患者の存在を病棟と同列に電子カルテ上で認識できていないことであった。患者の存在は、すべて病床を基準に考えられている。これは、病床以上に入院ができないように管理されているためである。

しかし、手術のために手術室に患者さんが入室しても、それを電子上では認識できない。電子カルテ上の存在場所は病床のある病棟となっており、手術室内からのすべてのオーダー記録は自動認識できずに、病棟にいるものとして記録され、薬品などは病棟に届いてしまう。部署変更の入力が後日追加され、入力者が意識して部署指定操作すれば、その時点での部署は認識されることになった。しかし、常に一操作増えたことになる。

加えて、手術中に記録や実施入力を端末で行うと、患者さんはまだ病棟に残っていることとなっており、入力者の所属は電子上存在している病棟の所属ではない他部門の所属となり、現実とのギャップは否めない。

ほかにも具体的な問題としては、

・麻酔チャートをどうするか？

・看護記録はどうするか？

・病棟と同じオーダーアプリケーション・運用で可能なのか？

・物品管理はどこまで可能か？

について検討課題として取り組んだ。

手術部のさまざまな業務と電子化の現状

▶手術申し込み

手術申し込みは、すべて端末から行われている。専用アプリケーションから行うが、患者画面からボタンでジャンプすることができる。カレンダー画面から日時を選び、タブで分けられた術者・助手・病名・術式・予定時間・麻酔などの項目を順にクリックするだけで入力は完成する。病名は、各診療科別に電子カルテ内で統一した病名群にまとめられており、手術申し込みを含め、電子カルテ上のすべての病名入力画面はまったく同じ構成で可能となっている（**図1･2**）。これらはICD−10、MEDIS ver.2に対応している。

術式は、これまでに当院で実施された術式を医事の請求コード別に整理し、診療科・臓器順にグループ化されており、使用する特殊機器も術式別に紐づけされている。特殊機器の数が限られているときには、この時点で確認ができることになっている。

▶オーダリング

・検査

検査はすべて電子オーダーされ、検体は続けて発行されるバーコードラベルにて管理さ

図１．手術申し込み画面

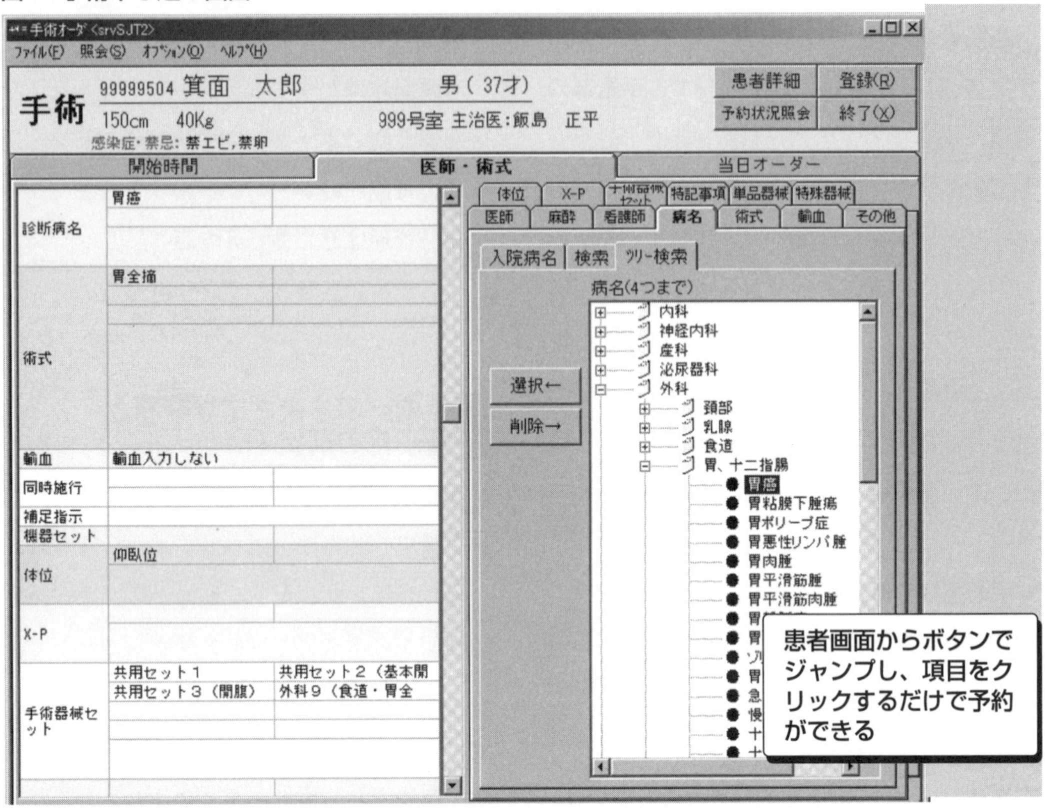

図２．病名入力画面

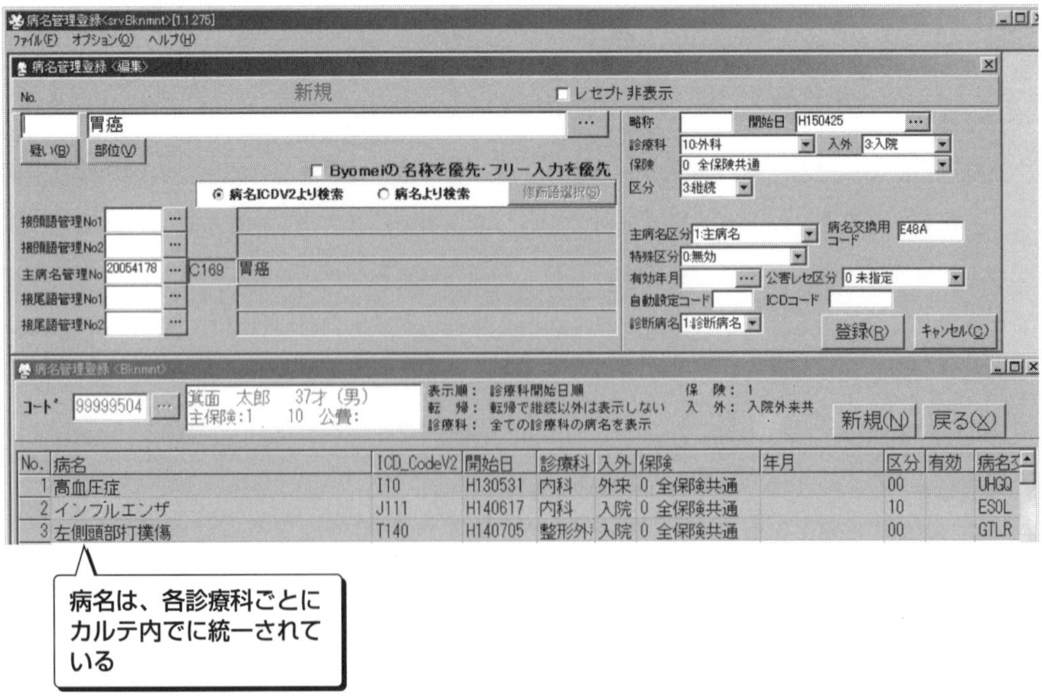

れる。検査結果はすべて、端末画面で確認できる。あらかじめ予定される術中検査は事前に、また、麻酔・手術の進行状況により追加される検査はそのたびに麻酔医によりオーダーされる。

常に手術室端末に展開している該当患者の電子カルテ画面では、検査の進捗情報が表示されており、至急検査である術中検体検査の結果は、紙カルテ時とは比較にならないくらい迅速に手術室に伝達されている（**図3**）。

病理検査も、オーダーから結果まで電子化されている。検体検査とほぼ同じ運用であるが、術中迅速病理検査では検体の種類・部位・左右や検査目的を入力する必要があるため、定型的な手術の場合にはセット化されたものが、手術の状況により提出される場合は外回り診療科医師により、オーダーされる。外回り医師が不在の際には、専門外の麻酔医や看護師の代行入力では正確に入力できず混乱が生じたため、現在は暫定的に術中迅速オーダーのみ行い、検体の部位や検査目的などの情報はメモを貼付する運用をしている。

・注射オーダー

麻酔中（手術部内）の注射オーダーは、麻酔チャートとの関連から現時点では導入されていない。そのため、麻酔に使用する薬剤、補液などは従来どおり、紙による記録・請求が行われている。ただし、術中抗菌薬やフィブリン糊などの、診療科の指示で手術中に使用する薬剤は事前にオーダーされたものが送られている。これらオーダー請求された薬剤はすべて実施入力（**図4**）が必要で、将来的には麻酔チャートに反映されるよう、麻酔科では希望している。

・輸血

輸血は、オーダーから実施まですべてが電子化されている。病棟での輸血操作とまったく同様で、すべてがバーコード管理されている。事前に予定もしくはタイプ＆スクリーンで用意される、術式別の最大準備量をもとに請求された輸血製剤が実施直前に運ばれ、バーコードでのみ実施入力が可能で、安全面

図 3．検査結果到着

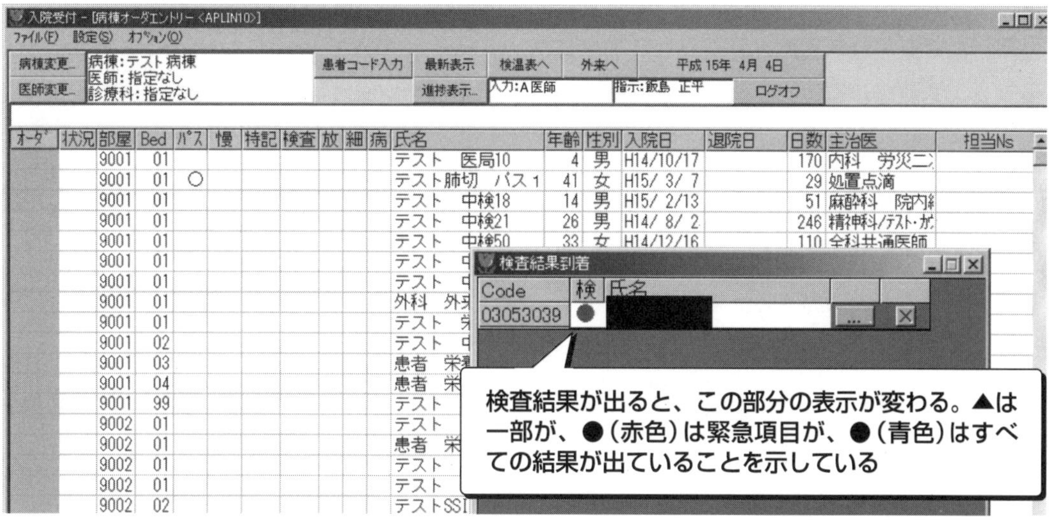

図4. 実施入力画面

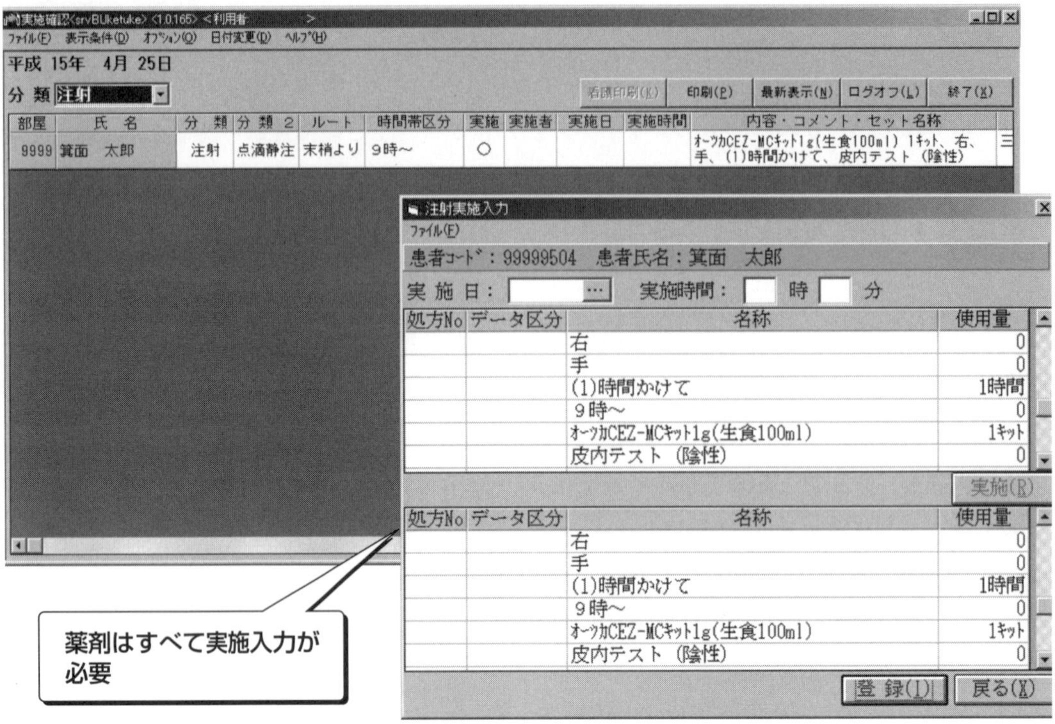

での管理はかなり向上した（**図5**）。

▶手術記録・手術記事

手術記録・記事は、手術申し込みと双子のアプリケーションで管理されている。これは、申し込み情報を実施入力することで進む。手術が終了すると、主治医により手術の実施入力が行われる。術前の情報と同じであれば、引用して確定すれば実施され、異なる場合は申し込みと同様に統一した診療科別・臓器別のコードをクリックすればよい。

術後病名、施行術式、手術担当医師（執刀医、助手）を入力したあと、記事の記録医として自分の名前を入力する。看護師も介助看護師名を入力し、手術部看護師長が最終確認後に確定入力を行う。この確定入力で、医事に手術情報が伝達される。

手術記事は、すべて電子入力で記録され、手術台帳を兼ねている。絵はペンタブレットで入力しており、さらにデジタルカメラによる影像は、術中写真などは現在未対応であるが、切除標本写真は病理結果画面に展開されている。

図5. 輸血実施入力

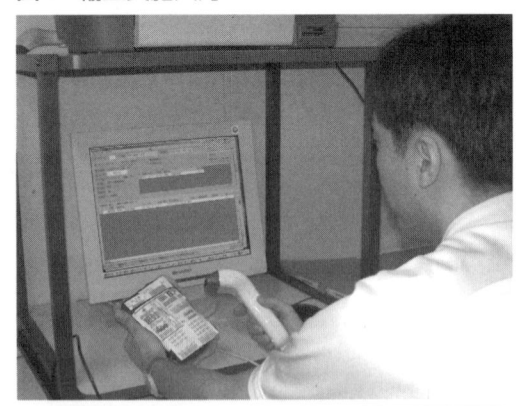

輸血製剤はバーコード管理され、バーコードでのみ実施入力が可能なため、安全管理が向上した

▶麻酔チャート

従来の麻酔チャートは、麻酔医が記録し、うち複写の1枚が医事請求を兼ねており、裏面は術前回診記録として使用している。電子麻酔チャートは、集中治療部や病棟の重症記録チャートとも同じ構成である。現在、アプリケーションは最終調整中で、運用には至っていない。

麻酔医は、専用の端末を持ち、紙の記録はせずにモニターからのデータのインポートを含めた、すべてが電子入力されるのが理想である。しかし、従来の紙のチャートは記録に使われている。麻酔記録では、電子カルテの三大原則の真正性のためにも、モニターからの情報のインポートを前提にアプリケーション設定を行った。

そこで問題となるのは、電気メスや体位変換などで発生するアーティファクト（誤情報）をどう記録から合目的に排除するかであった。現在の記録では、麻酔医がモニター画面からこれらを排除した形で記録を作成しているが、情報が自動的にインポートされるとこれらの誤情報が記録されてしまい、あたかも術中に異常があったように端末上では再現される。

また、一度記録された情報を訂正すると、改ざんとの誤解を招くことにもなる。たいへんまれではあるが、急変や事故の際のモニター情報は、貴重な証拠として採用されるため、証拠能力の維持にも対応が必要である。以上が解決できないために、チャートだけは紙運用である。

麻酔中の薬剤・補液は、麻酔方法別に取り決められた種類・数量のものがカートで薬剤部から手術室に送られてくる従来のシステムも残っている。事前オーダー薬剤がまだまだ多いことや、実施入力に関しての調整が手術部内では解決できていない。

▶術中看護記録

外回り看護師も専用の端末を持つ。看護師の記録は、これまでの紙とは異なり、クリティカルパス（CP）の運用を念頭に置いた形で準備している。大部分の手術はCPの導入が可能と考えており、将来的には手術症例のほとんどがCPで管理された症例となると考えている。いまだ電子CPでは術中部分を、

- **入室から執刀まで**
- **執刀より手術終了まで**
- **手術終了から退出まで**

の三つのステップに分けて認識できないため、術中を縦に時系列を設定して、バリエーションの少ない術式（眼科白内障）から従来のCPでは欠落している手術部分を含めた完全型CPを試行している（**図6**）。

ほかのCPは手術日を術前、術中、術後の三つに分類し、それぞれに到達目標・アウトカムを設定し、各ステップとも診療科、麻酔科、手術部と協議し、パターン化を図っている。

従来の術中看護記録は、麻酔記録との重複内容が多く、電子化を機に統一化を図り、麻酔記録、看護記録、安全確認事項の三つのテンプレートを作成し（**図7・8・9**）、手術記事として記録している。これらは情報の2次利用が可能で、麻酔の研修データやSSIサーベイランスへの転用が可能である。実際の紙の記録用紙は、メモとしてはいまだ現場では必

図6. 白内障術中一体化パス

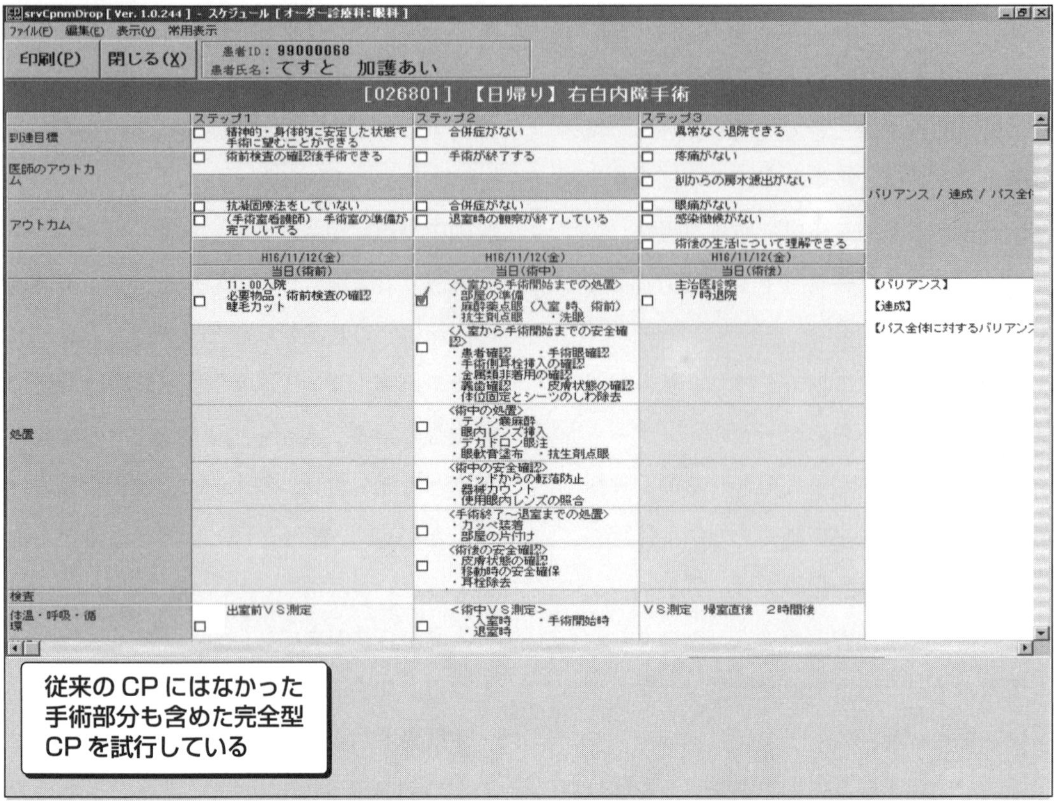

要であるようだが、オリジナルとは規定していない。

▶物品管理

物品管理は、その種類により医事請求方法が異なり、流れがまったく違っていて、電子化ではその守備範囲をどこまでにするかが問題である。手術部内だけでなく全病院的な問題であり、現在は、医事請求とは連動しておらず、病棟の物品管理とのシンクロの問題もあり、運用できていない。

日常に多数使うものから、整形外科の人工骨頭のようにメーカーやサイズがバラバラで、必ずしも購入済みではなく、取り寄せのみで使用後に購入手続きが完了するような高価な器材までを区別して扱うことは、今のアプリケーションではできない。ロット管理が必要なものは、先の術中記録にロット入力をしている（図8）。

手術部の電子化は、まだこれから。専用のアプリケーションが必要

手術室・麻酔領域の電子化は、部門システムをすでに稼働している施設では、採用されるシステムによってはその両者の接続が問題である。部門システムが電子カルテを想定しない要素が多いと、接続をあきらめないといけないこともあるようだ。また、過去のデータを連続した情報として持てず、転換を断念しなければならないこともある。

現在、新しいアプリケーションがほぼ完成しており、問題の麻酔チャートはインポート

図 7. 退室時患者安全確認事項

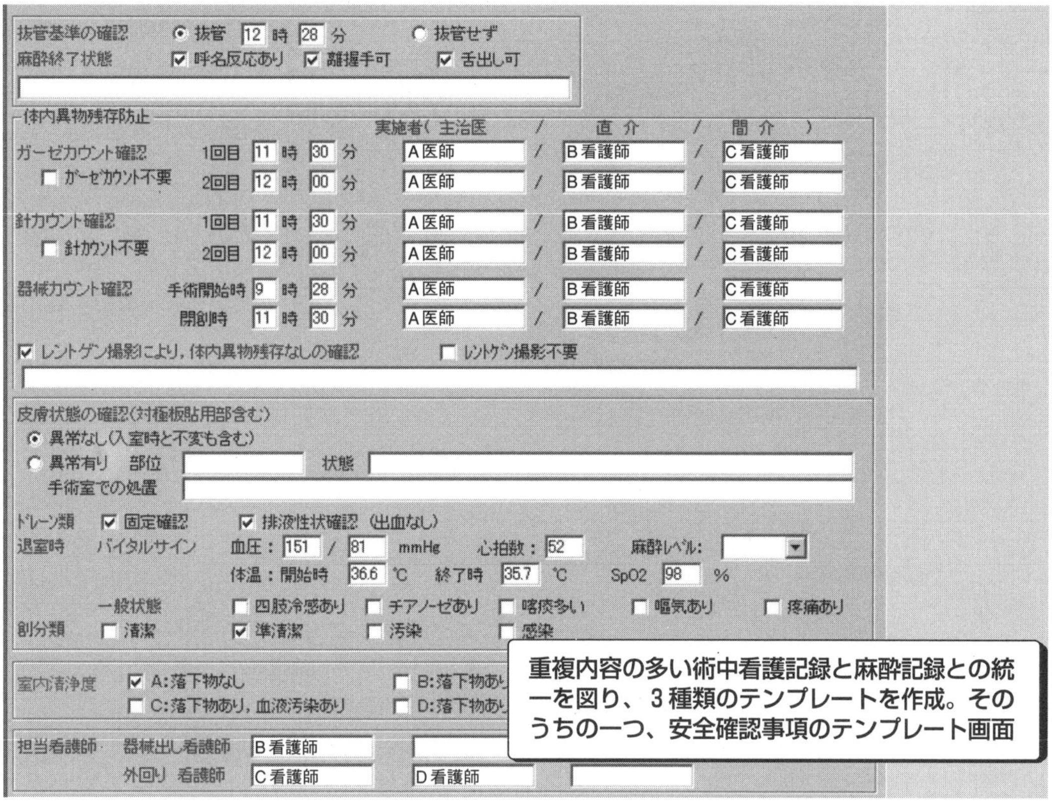

図 8. 術後申し送り事項

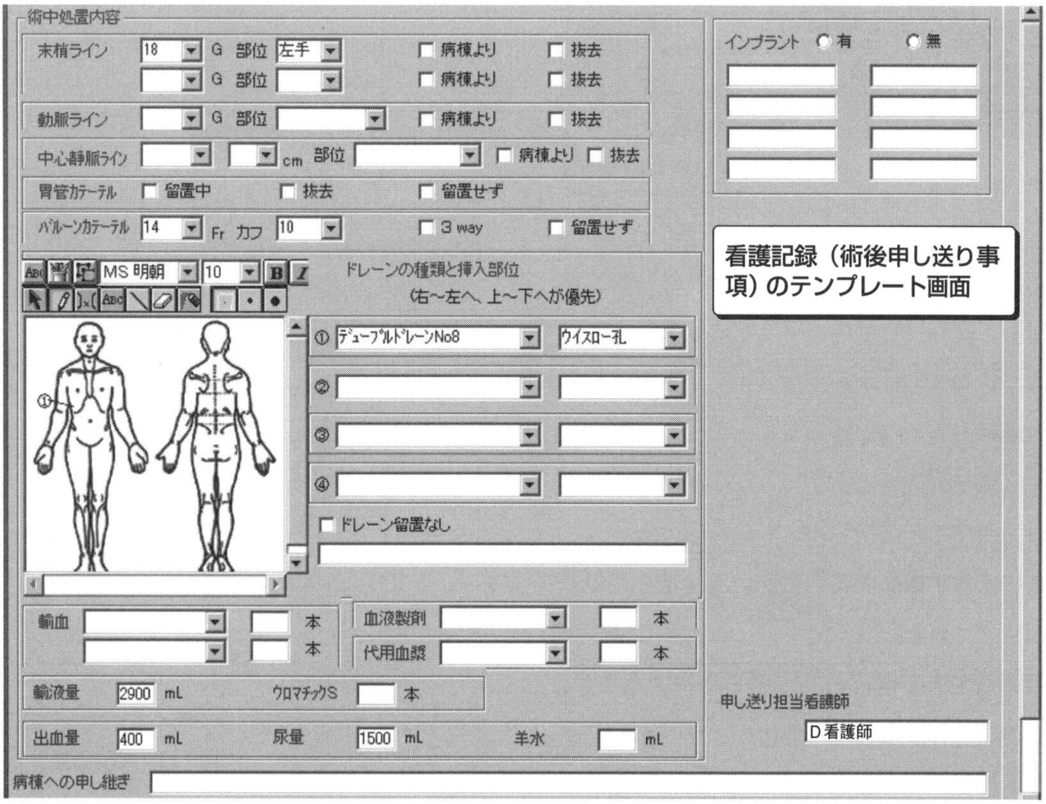

図9. 手術麻酔記録

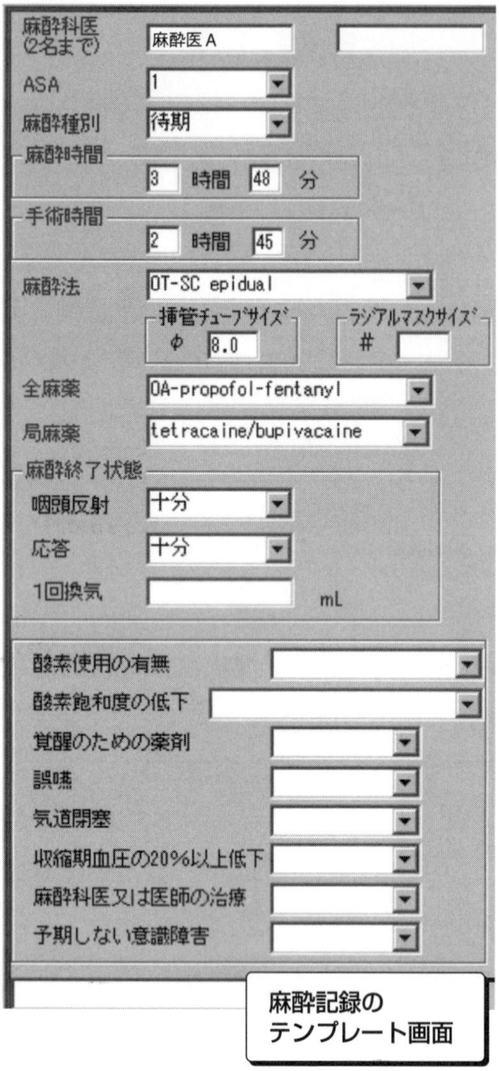

された情報をすべてトレンドグラフとして採用し、記録は麻酔医により承認を必要とするようになっている。また、チャート上での入力はほとんどの各種処置オーダーと自動連動し、医事会計へも伝達できる。2005年6月に運用予定で、紙情報廃止が調整中である。これにより手術部の電子化が一気に進むものと期待している。

それでも手術部の完全電子化には至らず、その特殊性からさらに専用のアプリケーションの開発・充実が必要である。手術・麻酔に関連して急変・事故時には、すべての情報が合法的に記録され証拠能力を失わないシステムが認知され、そして、物品管理がクリティカルパスと一体化できるシステムを期待している。

萩市民病院副院長
外科
中村 丘

HCU（ICU・CCU）と電子カルテ

HCUに入室した患者にはさまざまな方面からのチーム医療が必要となり、現場でのオーダー変更も多い。しかし、電子カルテの導入によって複数の箇所での院内カンファレンスが可能となり、スピーディーな治療決定が可能となった。
ここではHCUにおける電子カルテ運用の実際と、HCUに特有な問題を含めた電子カルテの今後の課題について考える。

●

●

萩市民病院の電子カルテシステムの特徴

▶システムの概要

電子カルテのHCU運用を述べる前に、簡単に萩市民病院の電子カルテの特徴を示すことにする。

萩市民病院は、移転新築により2000年（平成12年）4月にオープンした、内科・神経内科・呼吸器科・消化器科・循環器科・小児科・外科・整形外科・放射線科を標榜する115床（一般100床、結核15床）の急性期一般病院である。開院と同時に診療情報と画像情報を一気に電子化した。1999年（平成11年）10月に、三菱電機株式会社と統合型病院情報システム導入の契約を締結した。

新病院に設置する主な医療機器はMRI・CT・DR・DSA・RI・CRなどであり、これに対して病院情報システムは、核となる電子カルテおよび看護支援システムと、放射線画像、検査、健診、医事、調剤、給食などの部門システムを導入することにした（**図1**）[1]。5年後、10年後になってもバージョンアップにより、アプリケーションを快適に使用できるパッケージ方式の電子カルテシステムを採用することに決めた[2]。理由としては、独自開発やカスタマイズによって現時点で最高のシステムを構築しても、決して陳腐化は避けられないからである。しかも独自開発では、その後の改良費用を全額その病院が負担しなければならない。パッケージ方式であれば、導入した複数の施設でバージョンアップ費用を分割できるので安価に機能強化できるというメリットがある。

ハードウェアとして、2000年（平成12年）4月にカルテ端末は85台、サーバーを7台でスタートしたが、現在では端末は増設され120台、サーバーも14台となっている。

▶複数の同一カルテの立ち上げ可能

各端末には電子カルテ（三菱電機株式会

図1. 萩市民病院　病院情報システムイメージ図

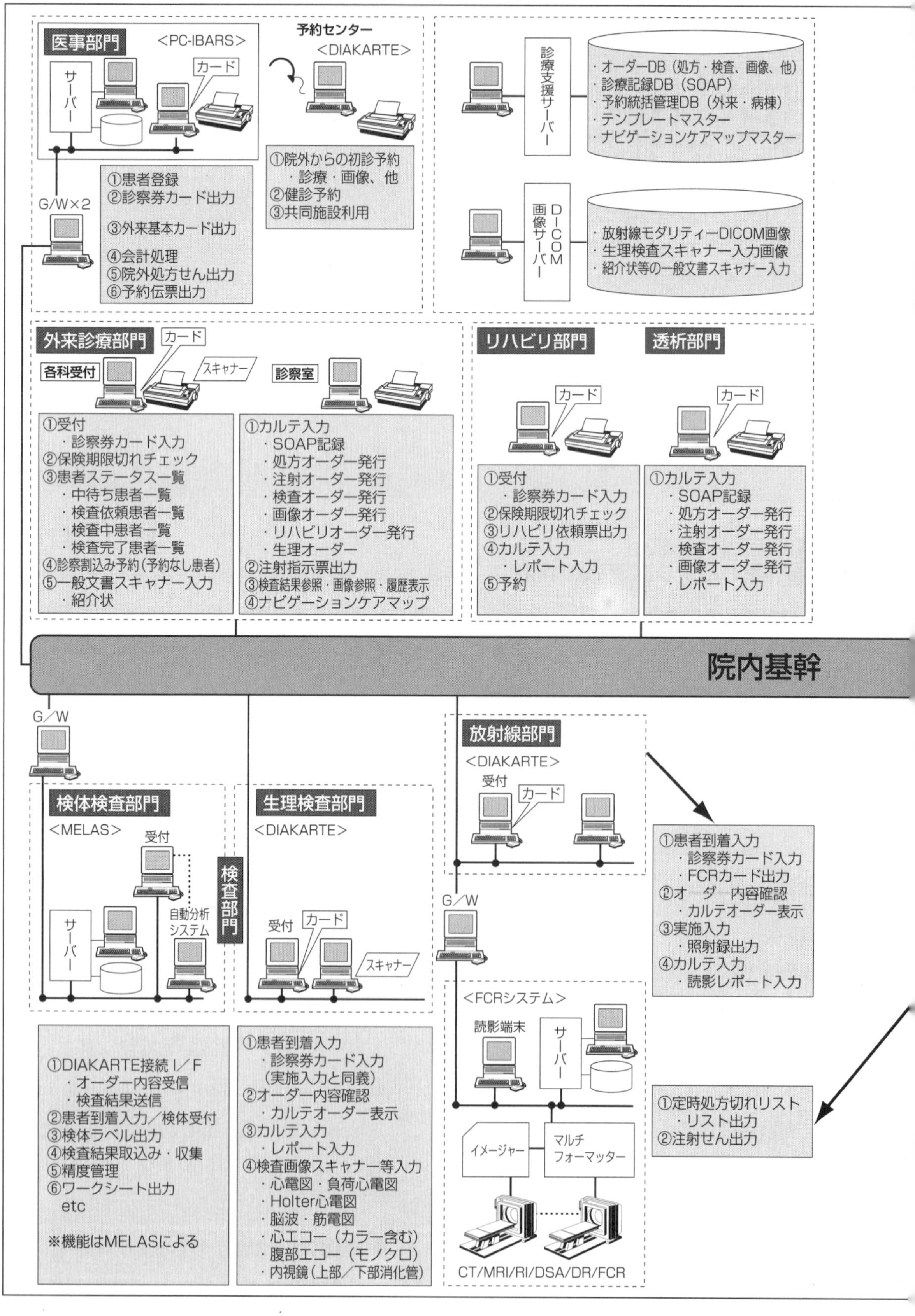

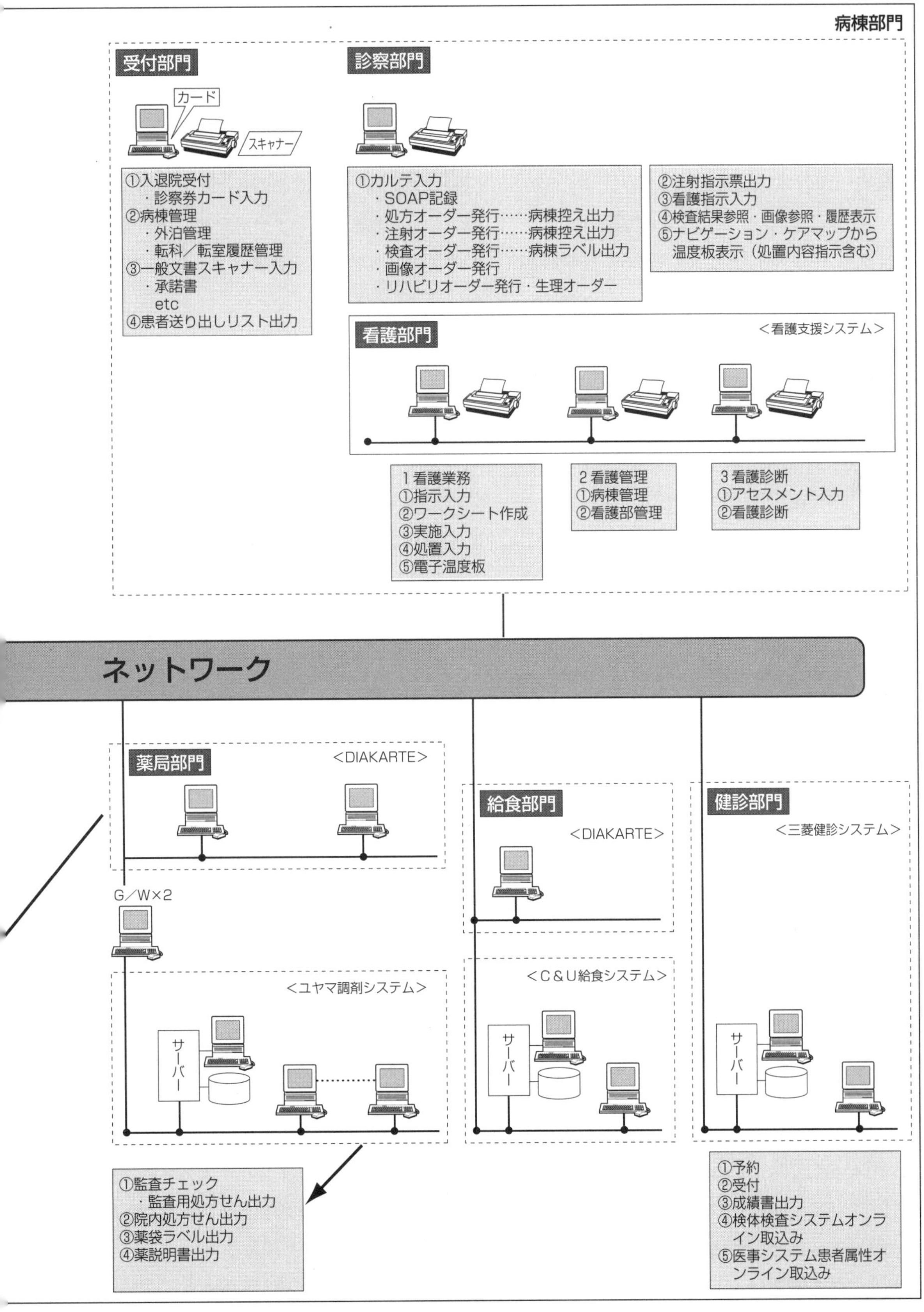
病棟部門
受付部門
カード
スキャナー
①入退院受付
・診察券カード入力
②病棟管理
・外泊管理
・転科／転室履歴管理
③一般文書スキャナー入力
・承諾書
etc
④患者送り出しリスト出力
診察部門
①カルテ入力
・SOAP記録
・処方オーダー発行……病棟控え出力
・注射オーダー発行……病棟控え出力
・検査オーダー発行……病棟ラベル出力
・画像オーダー発行
・リハビリオーダー発行・生理オーダー
②注射指示票出力
③看護指示入力
④検査結果参照・画像参照・履歴表示
⑤ナビゲーション・ケアマップから
温度板表示（処置内容指示含む）
看護部門
<看護支援システム>
1 看護業務
①指示入力
②ワークシート作成
③実施入力
④処置入力
⑤電子温度板
2 看護管理
①病棟管理
②看護部管理
3 看護診断
①アセスメント入力
②看護診断
ネットワーク
薬局部門
<DIAKARTE>
G／W×2
<ユヤマ調剤システム>
サーバー
①監査チェック
・監査用処方せん出力
②院内処方せん出力
③薬袋ラベル出力
④薬説明書出力
給食部門
<DIAKARTE>
<C＆U給食システム>
サーバー
健診部門
<三菱健診システム>
サーバー
①予約
②受付
③成績書出力
④検体検査システムオンライン取込み
⑤医事システム患者属性オンライン取込み

社）、および看護支援システム（亀田医療情報研究所）を実装している。導入時バージョンはA10版であったが、2004年（平成16年）8月現在A32版が使用されている。

電子カルテのバージョンアップを円滑に行うため、2001年（平成13年）11月、データベースがOracleからDB Ⅱに変更された。

当院のカルテのいちばんの特徴は、同時に複数の同一カルテを立ち上げることが可能で、このことにより多部署でのカルテ参照が可能であると同時に複数の立ち上げたカルテからオーダーが可能な点にある。

▶検査・薬剤のオーダー

カルテの運用については、院内会議で関係各部署の協議のうえで決定される。システム上の不備については運用で乗り切っていくという病院の方針であったため、カルテのカスタマイズを最小にとどめることができた。

オーダーに関して、検査・画像は24時間受付可能であるが、薬剤は部門システムを17時にシャットダウンする運用をとっている。

注射に関しては、薬剤科でダブルチェックが行われ、病棟でさらに注射と処方せんとの照合を複数回施行後に実施される。病棟の責任者は処方せんのみでなく、電子カルテ上の記載を参照し、注射内容に事故がないようチェックを行っている。これらチェックはモニター上ではなく、必要に応じて決められた時間に払い出しリストがワークシートとして病棟に打ち出され、ペーパー上で施行される。

処方の変更については、電子カルテ上、定期処方はその締め切りまでに担当医師の権限で行われる。それ以後の変更は打ち出された中止処方せんを参照して、病棟責任者が注射の実施の変更を担当看護師に指示する[3]。

画像は、画像情報管理局が集中的に管理をしている。検査予約は検査の種類および内容によって、電子カルテ上のオーダーのみで予約が完了する検査と、オーダー後に予約管理センターに電話確認を必要とする検査の2種類に分けられる。

検査オーダーに関してシステムは24時間オンラインとなっているが、検査内容によってオーダーの方法は異なる。検体検査は8時30分から17時15分までは予約不要であるが、それ以外の時間帯は予約が必要となる。検体検査はオンラインで結果が電子カルテに報告されるため、診療の待ち時間短縮に寄与している。また、電子カルテの経過記録も参照してパニック値が報告される[4]。生理検査の多くは医師のスケジュール調整が必要となるため、オーダー時に予約管理センターへの電話確認が必要となる（**図2・3**）。

さまざまな困難を乗り越え、HCUで電子カルテを有効利用

▶アプリケーションを変更せずに運用

ここで本題の電子カルテのHCU運用に入る。当院ではHCU対応として、電子カルテのアプリケーションはまったく変更を加えずに運用している。これは前項にも述べたように、当院のカルテ導入の考え方に基づくものであり、アプリケーションのカスタマイズをできるだけ行わずにコストダウンを図るためである。

ただし看護支援システムの検温チャートの

図 2．医師診療業務のキーポイント（電子カルテ上でのオーダー）

・外来（院内、院外）
・入院（定時、臨時、退院時）→ **処方病棟控え**を出力！
・麻薬が含まれる場合は**麻薬処方伝票**も必要。
・処方オーダーでコメント「医師の指示どおり」は使用しない。
・フリーコメントを行う場合は「@コメント内容」とする。
・オーダーを中止した場合は**電子カルテ上で処方を中止**し看護師に渡す。
・糖尿病の自己注射薬は「処方」としてオーダーする。
・不均等用量の処方は 1 オーダーの中で RP を分けて処方する。

・検査結果の到着時間を意識して、院内検査項目/院外検査項目を選択する。
・（外来）持参検体の場合は、採取日不定でオーダーする。
・（入院）当日検査は、病棟に検体ラベルが出力される。

＜リハビリ＞
・初回指示および前回指示を変更する場合のみオーダーを発行する。
＜生理検査＞
・心電図以外は、自動的に予約画面へ遷移するので予約をとる。
・病棟設置の装置を使用する場合、診療の一環として、医師が**生理会計伝票**を記入し、看護師に渡す。（病棟保管）

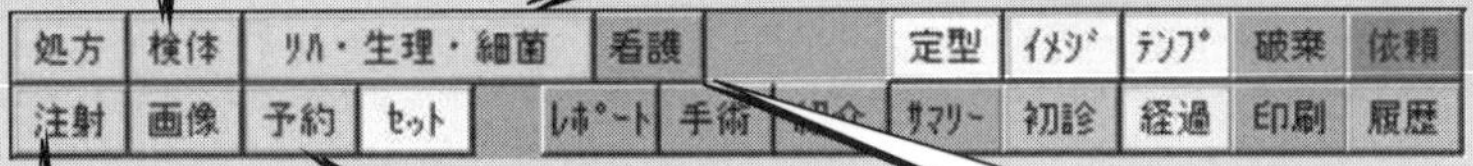

処方
検体
ﾘﾊ・生理・細菌
看護
定型
ｲﾒｼﾞ
ﾃﾝﾌﾟ
破棄
依頼
注射
画像
予約
ｾｯﾄ
ﾚﾎﾟｰﾄ
手術
ｻﾏﾘｰ
初診
経過
印刷
履歴

・**看護指示（病棟での処置を含む）**

・予約が必要な検査項目を選択した場合は自動的に遷移する予約画面にて予約をとる。
・読影依頼をする場合は、読影指示をオーダー時に入力する。

・外来（外来注射のみ）
→中央処置室プリンターへ**注射指示票**が出力される。
→注射オーダーは、原則として 1 日分しかオーダーしないようにする。
・入院（入院臨時注射、入院定期注射）
→病棟プリンターへ**注射指示票**が出力される。
→内容確認後、看護師へ渡す。（カーデックスに保管）
→オーダーを中止した場合はカーデックス保管の**注射指示票**に**中止日**と**×印**を赤ペン記入し、看護師に中止を伝える。
→変更は、電子カルテ上中止動作をして新規動作をする。
→当日変更が発生した場合、変更オーダー分は事後オーダーを電子カルテ上で行う。

＜処置（外来）＞
・**処置会計伝票**に記入する。（オーダーはない）
→@中央処置室：依頼する処置行為
→@診察室：実施した処置行為、使用した材料、薬剤など

図3. 注射オーダー操作

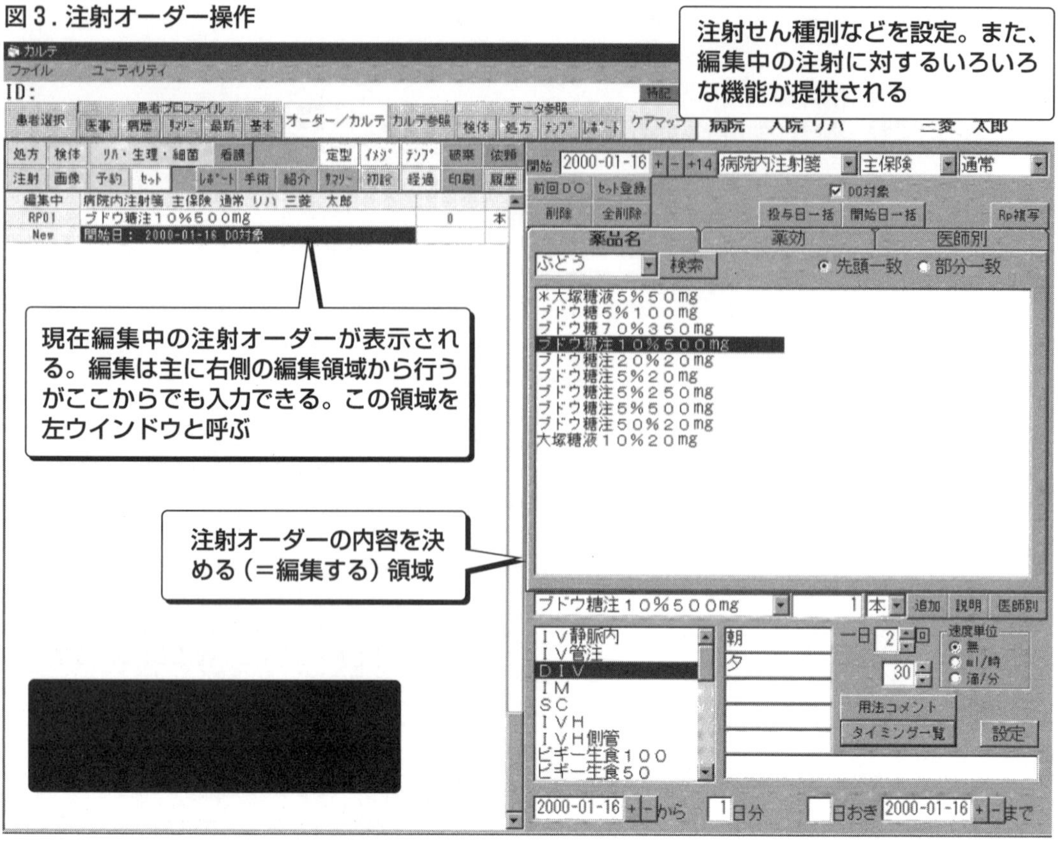

目盛りを広げ、最高1分刻みのバイタルサインの記録を可能とするようカスタマイズを行った。このことによりHCU入室患者の分刻みのバイタルの変動の記録が可能となった（**図4・5**）。さらなる利点は検温チャート作成をサブシステムの導入ではなく、電子カルテシステム（看護支援システム）上のカスタマイズで行ったため、HCUのみならずカルテ端末のある場所すべてで詳細なバイタルサインの記録と参照が可能となったことにある。

一般病棟では無線LANを使用しているが、HCUでは有線および無線LANのいずれも使用可能である。バッテリーの問題を無視すれば無線LANによるカルテ端末は操作性もよく、HCUのコードとルートの多い環境では望ましいハードウェアである。HCU内にはカルテ端末を常駐させず、患者と一緒に持ち入るようにしている。HCU（定床3床）は急性心筋梗塞後（ステント後）、全身麻酔後などの観血的モニター必要患者、急性呼吸不全などの人工呼吸管理患者、急性腎不全で病棟人工透析患者などが入室対象患者である。

▶注射処方オーダーの問題

処方は、一般病棟と原則的には同じ運用がとられている。問題となるのは注射処方オーダーの運用である。一般病棟と異なって、注射オーダーを行っても実施時に変更されることが多いため、事前予測オーダーを行うことはきわめて困難である。循環呼吸状態が不安定な患者対応として、ストック薬、救急カー

図 4．検温チャート（一般病棟）

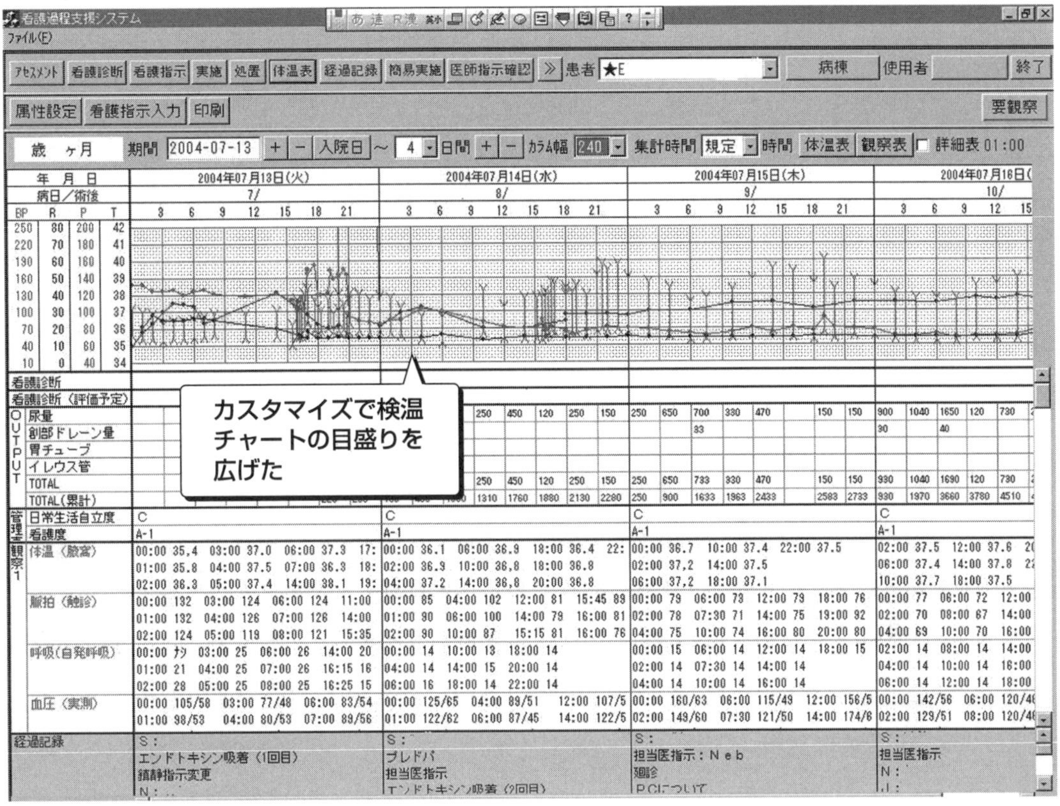

図 5．検温チャート（HCU）

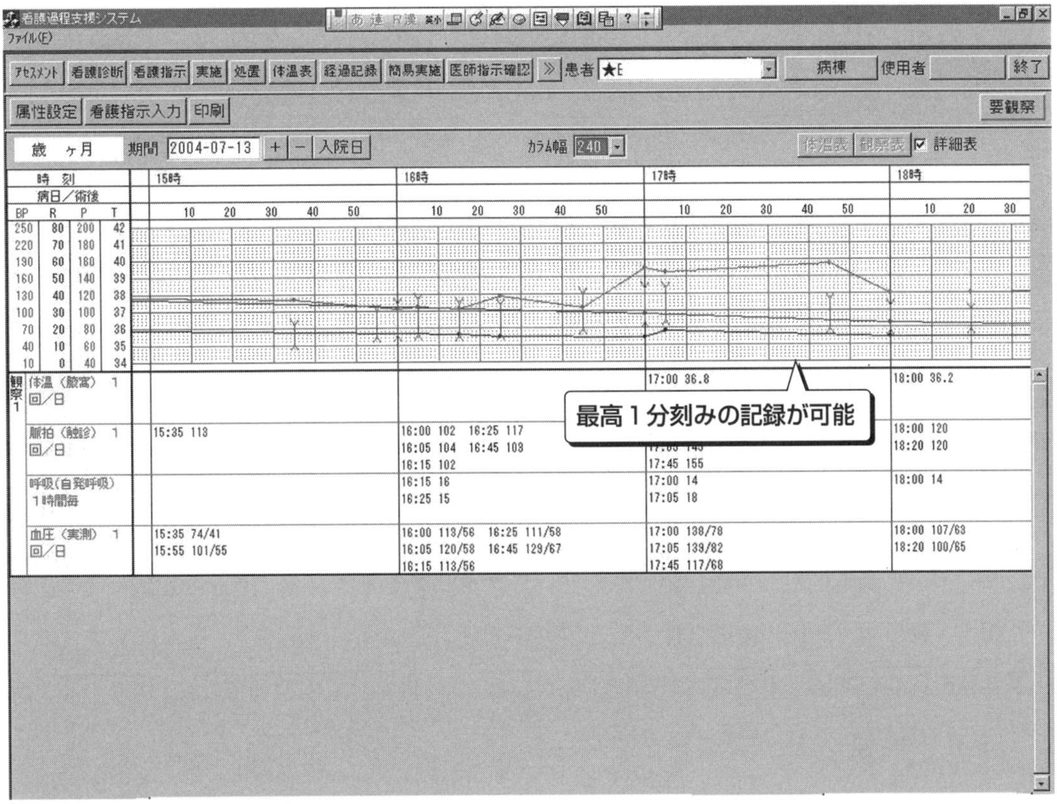

ト内の薬剤を使用し、事後オーダーで処方せんを発行することも多い。

ここで重要なことは事後であっても処方を電子カルテでオーダーすることにある。処方オーダーをすべて電子化することが薬剤科の薬歴作成、薬剤相互の配合禁忌情報作成などの合理化に必要なことであることは言うまでもないが、あとに述べる水分バランスを計算するときにも重要となるからである。一般病棟では処方せんを基に打ち出されたワークシートと注射薬の照合によって注射事故を予防しているが、HCUでは不確定な処方せんを発行し中止を繰り返すと、どの処方せんが正しいかわからなくなることがある。事後でもよいから確定した処方をオーダーするほうが事故は少ないと考えられる。

▶画像検査・検体検査

HCUからの画像オーダーは優先されるため、運用上問題となることはまずない。カルテ内容はオーダー実施時には放射線科医師、診療放射線技師に十分把握されており、実施前に画像管理局から追加の指示依頼が来ることもある。またCT、MRIなどの画像レポートもほかの検査データ、臨床経過が十分加味されたものであり、ほぼリアルタイムに専門医の質の高いレポートを得ることが可能である。事後のオーダー入力に関しては、画像管理局で実施済み検査とオーダーの照合が行われ、オーダーに過不足がある場合、連絡を受けた担当医師がオーダーの修正を行う。

検体検査については、オーダーが行われないと院内検査は実施されないため、原則事後オーダーは発生しない。ただし外注検査など、オーダーから実際の検査まで時間的余裕のある場合には、検査科に連絡のうえ、事後の修正オーダーをすることが可能である。

▶処置はオーダリング上の課題

処置に関しては、オーダリングのもっとも困難な部分の一つであると考えられる。

HCUでは入室した患者は連続して複数の処置を受けるため、医事課はSPDの個人使用伝票と、看護支援システム内の看護処置集計表、看護経過記録、電子カルテ内の医師経過記録を参考として処置のコストを算定している（紙カルテであると、医事職員はカルテ記録をリアルタイムに参照することはほぼ不可能である）。処置の口頭での指示は望ましくないため、看護経過記録に処置内容が医師または看護師によって記載され、看護師が実施の記録を行うという方法を採用している。

▶医師経過記録の活用は、非常に円滑

医師経過記録は、担当医師の記録と各種のレポートで構成されている。電子カルテ上での院内紹介は非常に円滑に行われ、また同時に多科の紹介が可能のため、重症で病態の変化が激しい患者の対応に有利である。場合によっては、電子カルテ経過記録上での議論も可能である。

また、今回リリースされたA32版から、経過記録の修正消去を次のような方法で回避することとした。修正された記録は元の記録の上に書かれる（**図6**）。これは文字どおり“上”に書かれるのであって、1枚カレンダーをめくるようにすると、修正前の記録をみることができる。つまり記録の変更の履歴がペ

図6．経過記録の修正

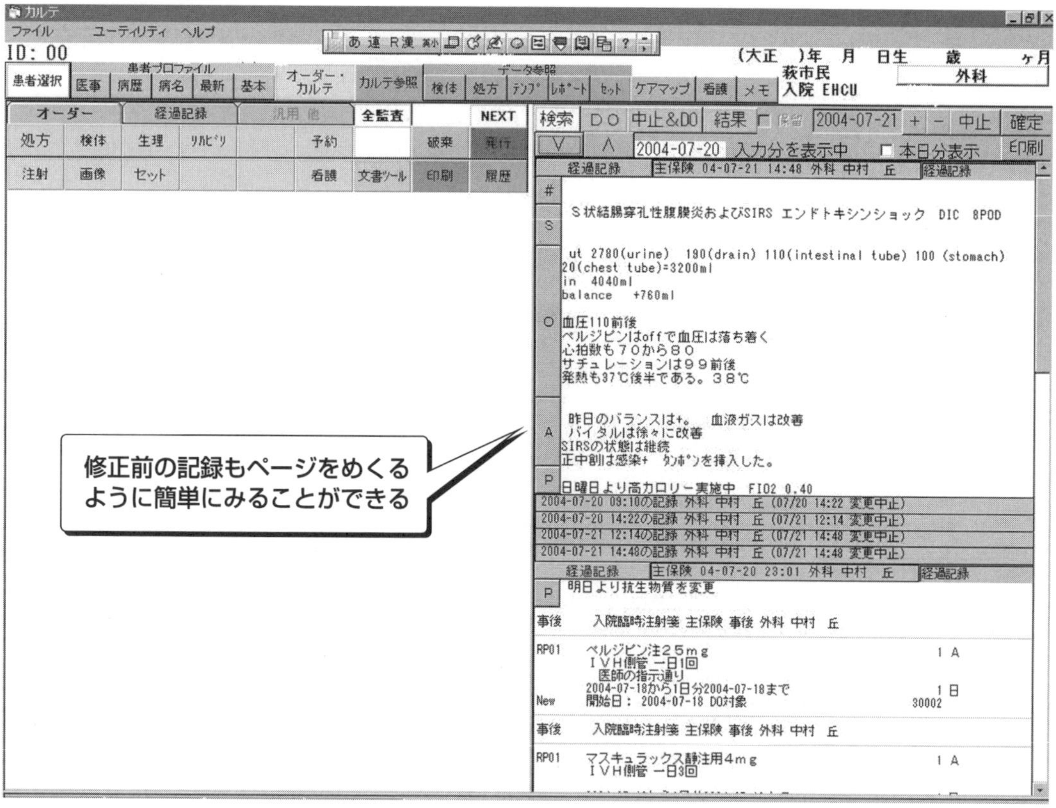

図7．エンドトキシン吸着治療風景

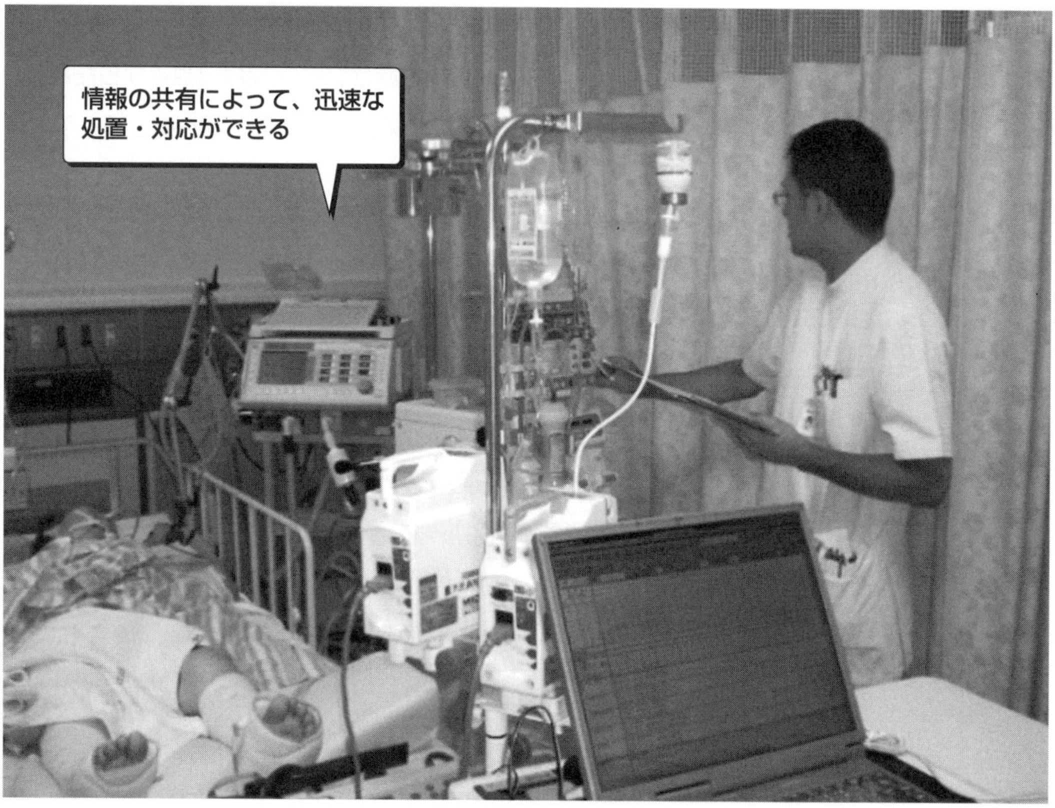

図8. 経過記録

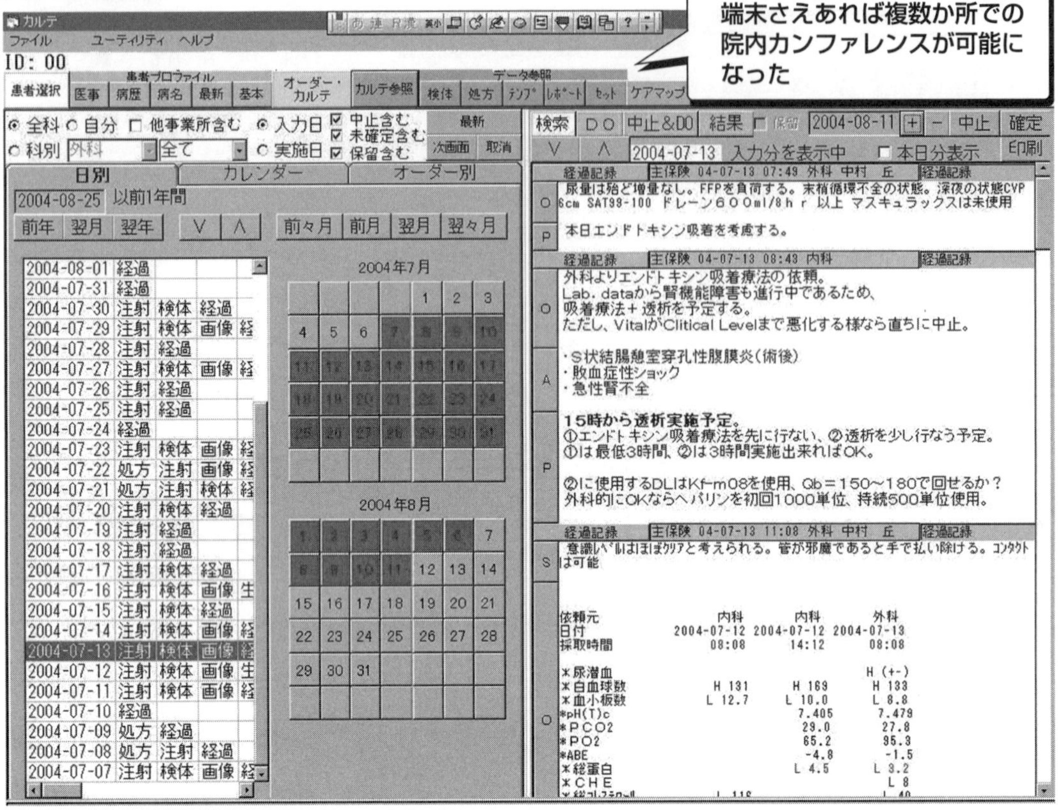

ージをめくるように閲覧可能である。

現在では、担当医師は経過記録を自分のために書くのではなく、ほかの医療スタッフに読まれることを意識して記載するようになっている。カルテの改ざんなどという概念はどこかに吹き飛んでしまった改革であった。

重症の患者記録で重要なものの一つに水分バランスがある。看護記録に記載された、尿量、ドレーン量、出血量などの患者から流出した水分量と、実施された注射量および消化管に注入された水分量の差し引きがバランスとして容易に計算される。これも実施された注射、注入水分量を実施日で表示可能な当院の電子カルテの強みである。

▶看護記録は、診療情報の視点から記載

当院の看護記録は電子カルテを導入後、通常の看護記録という視点から脱却し、診療情報の視点よりその記載が行われるよう指導されている。

臨床看護記録の機能は、看護過程実践に基づき、診療報酬制度を基本とし、リスクマネジメント、EBNに基づき、情報提供を目的としたものでなければならない。具体的に急性期、急変時には経時記録、ケアの記録はフォーカスチャート、カンファレンス記録はPOSを使用して看護記録は作成されている[5]。当院のHCUの記録は経時記録が大半を占めている。

▶症例提示

ここで具体的な症例提示をして、電子カルテ導入がどのようにHCU業務に影響しているか考えていきたい。症例は77歳女性。S状結腸穿孔性腹膜炎でS状結腸切除を行った症例である。

・**術後1病日**

ME（透析室から）「今日のエンドトキシン吸着は15時スタートとしたいのですが？」

循環器医師（外来から）「バイタルをみるとあまり落ち着いてないが、データ上腎不全だ！」

ME「血圧は低めですね。透析のダイアライザーは○○でいいですか？」

循環器医師「OK」（担当医師に電話）「△△先生　午後から回します。20時ぐらいには終了できると思います」

△△担当医師（病棟から）「ありがとうございます。血小板は落ちますよね？」（検査室へ電話）「日赤に電話してPCを10単位ほど押さえておいて」

検査技師（検査室から）「△△先生、血小板はデータを再検しましたが朝の時点で3万です。エンドトキシン回すなら、もっと落ちるでしょうから夕方までに到着するよう手配しました」

実際このとき、同時に4か所で同一の患者のカルテを参照し、院内PHSでカンファレンスを行いながら治療決定を行っている。透析室、外来、病棟、検査室にいる医療スタッフが、HCUの患者の病態を情報共有しながら効率的に治療を進めているのである。HCUでカルテが1冊しかなければ、院内紹介もままならずスピーディーな治療決定に支障が出ることが予想される。院内どこであれ、端末のある所から患者情報は参照可能である。ただし患者情報ができるだけリアルタイムに入力されているという大前提が必要である。HCUの治療風景と電子カルテ画面を示す（**図7・8**）。

さまざまな課題を抱える電子カルテ。職員全体での取り組みが重要

▶HCUに特有な課題

処方変更を事故なく効率的に行う運用について、現在は事後オーダーを利用している。しかしながら、この方法が最良の方法とは考えにくい。もっと簡単に処方変更可能なシステムが開発されれば、HCUでのオーダリングも効率的に行われる。

バーコードを利用した本人確認と注射薬の確認も有効であるが、注射を実施するときに処方が変更されていたら、注射薬はシステムから受け付けられない。払い出し後の注射薬の変更は現場を混乱させることになり、医療スタッフ間の信頼関係をも損なう可能性がある。薬剤の搬送システムを根本的に考えなおさなければならない。電子情報の伝達のスピードの速さに比べ、物品の搬送速度が遅すぎるのが原因の一つである。

医師の経過記録にせよ、看護記録にせよ、後利用を考えた記録になっていない。これを改善するためには、テンプレートなどを利用しリストをチェックして完成させる形式の記録を導入する必要がある。

当院では処置のセット化を行っている。しかしながら新しい処置方法、材料が導入されるたびにセットの改定を行う必要がある。現

在統一の商品コードが採用されていないため、商品番号のコード化から行わなければならず、その労力はたいへんなものがある。

▶当院の電子カルテシステム全体の課題

「診療情報提供環境整備事業（厚生労働省委託事業）」の「診療情報提供の事例調査委員会」からの調査協力に対しての当院の回答からの抜粋（平成15年2月25日調査実施）を紹介する。

・職員からの意見

副院長

病院運用の画一化という危惧もあるが、多数のユーザーがカスタマイズされていない同一のシステムを使用できる環境をいかに早く整備できるか、ということが課題である。1万弱ある病院のうち、1,000程度の病院が同一のシステムを使用することを考えれば、費用対効果、市場性の観点などから結果はおのずと出てくるはずである。

厚生労働省は、施設基準で電子カルテ加算を認めるべきである。現在当院は医業収益の6％程度を情報化の費用にあてている。現在ではIT活用の投資額がもっと圧縮されていると考えられるので、医業収益の3％程度を診療報酬で評価できれば、電子カルテシステム導入のインセンティブが働くかもしれない。

放射線科医師

統計機能が弱い。確かにそれは問題であるが、メーカーとしては「どのような統計が必要なのかわからないと対応ができない」という言い分がある。さらにユーザーにしてみれば、「開発に入る前にユーザーがどのような機能を求めているか、あらかじめ調査をするくらい当たり前」という反論がある。

さらにメーカーは「そんなこと言われても、何が本当に必要なのかは実際にやってみないとわからない。使うかどうかわからない機能の開発の手間も金もかけられない」という反論があり、さらに……。

詰まるところ、まだシステム的に未成熟ということ。個々人によって記録の書き方や記録物の格納場所、オーダーの取り扱いなどがバラバラ。結果的にデータが散乱したような状態になっているので、とてもではないが、このデータをもとに統計をとるという状態ではないのは確か。運用上、とくに書き込みのフォーマットや規定をつくっているわけではないので、仕方がないと思う。とはいえ、規制をあまり強くするのも問題があると思うし……。これはどちらかといえばシステムというより運用の問題か。

看護部長

実施入力が処置のコスト算定と連動するという考え方で、システムを今後考えていかなければならない。入院医療の包括化を見込んで、医事算定上コストがとれない診療材料をすべてマスター登録している。今後処置実施入力や、ベッドサイド入力の強化により、コスト漏れが削減できるはず。患者も一緒に画面をみながら入力できるようになることを希望している。また、患者のベッドに患者専用のパソコンがあり、患者が自由に意見を書き込んだり、自分のデータを参照したりといった環境づくりが必要。

事務部長

電子カルテシステムは本来、真の意味の統合型病院情報システムであるべき。そのためには、診療情報管理機能だけではなく業務情報管理機能、物品管理機能、原価計算機能、安全管理機能が盛り込まれていないといけない。これらの機能はまだ備わっていない、あるいは成熟していないのが現状であり、それゆえ現在の電子カルテは不完全だといわれる。経営面から電子カルテに期待するのは、医師等のパフォーマンスをベンチマークできること、疾患別の採算性をリアルタイムに把握できること。今後の経営戦略を練るうえでこの二つは重要な意味を持つ。

◉

これらの意見をまとめると、現時点で当院の電子カルテシステムは完全なものとはいえない。しかしながら運用自体も不完全なシステムすら十分に使い切っていない段階であり、システムの不備に議論の矛先をもっていかず、職員全体で現存のシステムの運用を考えていくことが重要であろう。HCUでの電子カルテシステム運用についても、手術室、透析室と同様に、閉鎖環境での部署の記録すべてが全職員に共有されることで、現在のシステムを使いこなすよいアイディアが他部署より生まれる可能性が秘められている。

参考文献

1） 中村 丘、河野通裕、米城 秀：病院移転にともなう、サブシステムを含む病院情報システムの稼動．医療情報学 20（Suppl 2）：136－137、2000．
2） 中村 丘：新世紀の病院づくりを目指した統合型病院情報システムの稼動．月刊新医療28（7）：102－104、2001．
3） 河野通裕、中村 丘、原田博子：電子カルテ導入に伴う業務運用の変化．オペナーシング18（7）：38－45、2003．
4） 楢林秀記：電子カルテと臨床検査－意識改革と求められる姿．月刊新医療29（2）：69－71、2002．
5） 原田博子：萩市民病院における電子カルテその運用の実際．月刊かんごきろく13（1）：77－86、2003．

救急センターと電子カルテ

医療法人医誠会
医誠会病院 病院長
医療法人医誠会
城東中央病院 名誉院長
井川澄人

救急センターの医療においては、電子化により情報収集が迅速化したことが、いちばんの質的向上といえる。加えて、情報伝達がスムーズとなり、チーム医療も円滑となる。

部門は基幹システムと統合され、情報の共有化を実現

私たちの法人では、電子カルテ導入前に城東中央病院は1999年2月に、医誠会病院では12月にオーダリングシステムが導入されていた。

城東中央病院でソフトウェア・サービス社と共同で電子カルテシステムを開発し、2000年4～5月に外来、病棟部門を含め、すべての部門で電子カルテが稼働した。それを基本形にして2001年9月、医誠会病院でも電子カルテが稼働した。

そして、同年10月にはRIS、PACSシステムも導入され、ペーパーレス、フィルムレス診療が可能になってきた。今回、医誠会病院で使用している救急部門での電子カルテについて述べることとする。

使用している電子カルテシステムは、すべてソフトウェア・サービス社が作成した電子カルテ基本システム(オーダリングシステム、透析システム、医事会計システムなどを含む)に、GE横河メディカル社の放射線画像システム、および日本光電社の心電図、画像システム、およびフクダ電子社のモニターからのデータ抽出をシステムに接続した構成となっている。

したがって、手術室、救急センター、ICUに特化したシステムは、現在のところ不要な状態で運用している。

このような状況であるので、部門システムで単独で稼働しているシステムはなく、部門システムとはすべて基幹システムと統合されたシステムとして完成されていて、通常業務の中で電子カルテシステムの情報の共有・統合が実現されている(**図1**)。

意識がない救急患者でも、受け入れはスムーズ

▶救急患者は、月に約400件

救急センターへの救急搬送件数は、医誠会

図1. 統合型電子カルテシステム

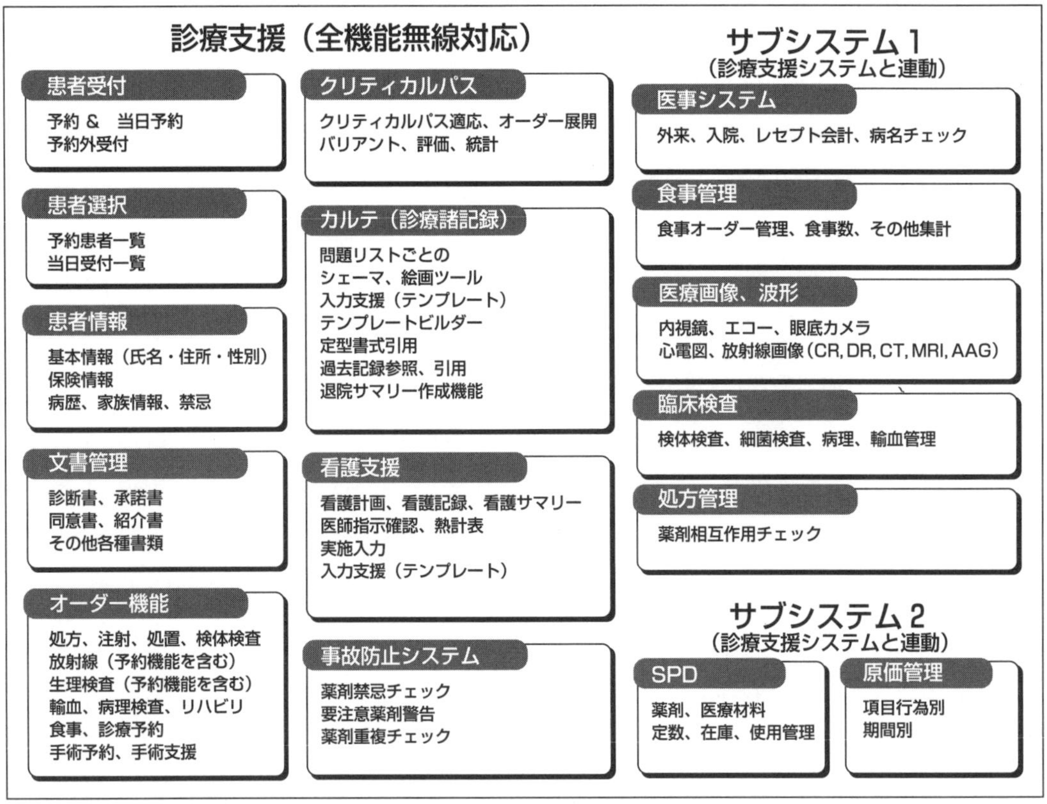

図2. 患者受付画面

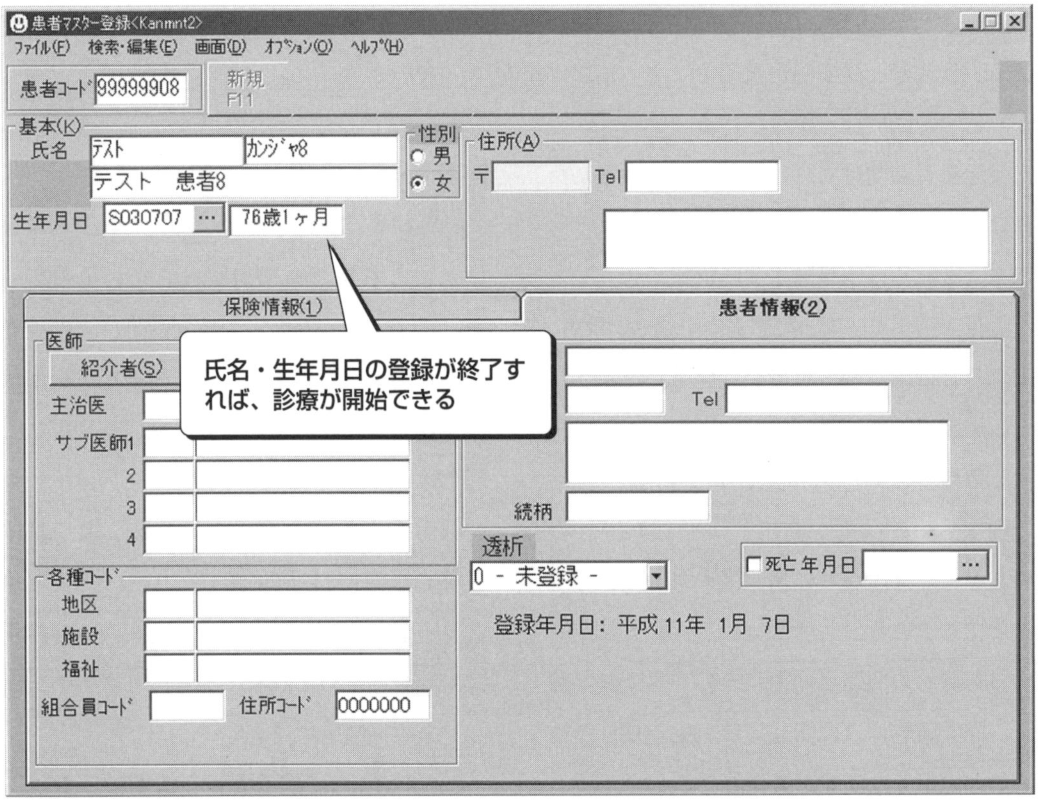

病院で月に約400件である。それ以外の独歩受診も1,000名/月以上受け入れている。搬送件数中入院比率は45％前後である。

通常の外来診療は、基本的には予約診療としているので、診察前から前回受診までの病状把握は比較的容易である。しかし、救急の場合の事前情報は、救急隊員の電話による情報収集が唯一である。この状況をメモで把握し、後に情報を追加・整理して電子カルテに記載する。もちろん、初診の場合、到着前受診の受付処理はできないので、到着後に患者IDの登録作業を行うことになる。

▶事務課の受付業務

紙の診療録で業務が行われていたときは、本人および診察券の有無で前回受診歴があるかどうかの確認を行い、受診歴があれば診療録をカルテ庫に探しに行くことから始まった。受診歴がなければ、診療録の作成業務に移る。作成した診療録を救急センターに届けて、初めて医療行為がなされる。

救急患者の受け入れは電子カルテ環境になれば、意識がない場合、通院歴の情報は事前の本人もしくは救急隊よりの情報でスムーズな受付が行われる。通院歴がない場合、氏名、生年月日の確認後、患者登録作業が優先される。患者保険情報登録はあとにして、仮保険扱い診療がスムーズに進むようにIDの付与処理を行い、診療が優先される（**図2**）。そのあとに、保険などの情報は入力処理を行うことにしている。

いちばんの問題点はカルテの二重登録であり、同姓同名の点に関しては、生年月日の確認などの十分な配慮が必要となる。

電子カルテの運用により、救急診療はより迅速で正確に

▶医師の電子カルテ運用

紙運用のときには、前回受診歴があれば、その診療録が届くのを待つ形になり、診療に入るまでに時間を要することが多かった。医師の電子カルテは、データ処理も含めた配慮から、救急センターでの行為はすべて救急科での診療として作業がなされる。

事務課で患者IDの付与と受付処理が終了すると、電子カルテ診療受付画面に患者氏名が自動的に表示される。そのあとに、検査、点滴などの入力がなされる。紙運用のときも、救急の点滴はあらかじめセット化してあり、項目をチェック指示することで、ほかの部門に伝達する仕組みにはなっていた。

一般的に、救急患者の点滴などは院内統一メニューのセット化がなされていると、安全上の問題において、事前に疾患別取り決めを行っている。

▶検体検査、心電図、放射線画像

検体検査は、電子カルテ導入当初から結果伝送による検査結果参照機能を利用している。電子カルテ画面上で検査受付、一部検査結果判明、検査結果報告終了の進捗状況が理解されやすくなるような表示機能を利用した（**図3**）。

救急患者の心電図については、電子媒体（JPEG画像）で参照可能であり、一応ミネソタコードで自動診断される。元画像での診断は、計測を含めて診断できるワークステーションを心電図室に備えている。

2000年当時、電子カルテ稼働後いちばん

図 3．救急外来受付画面

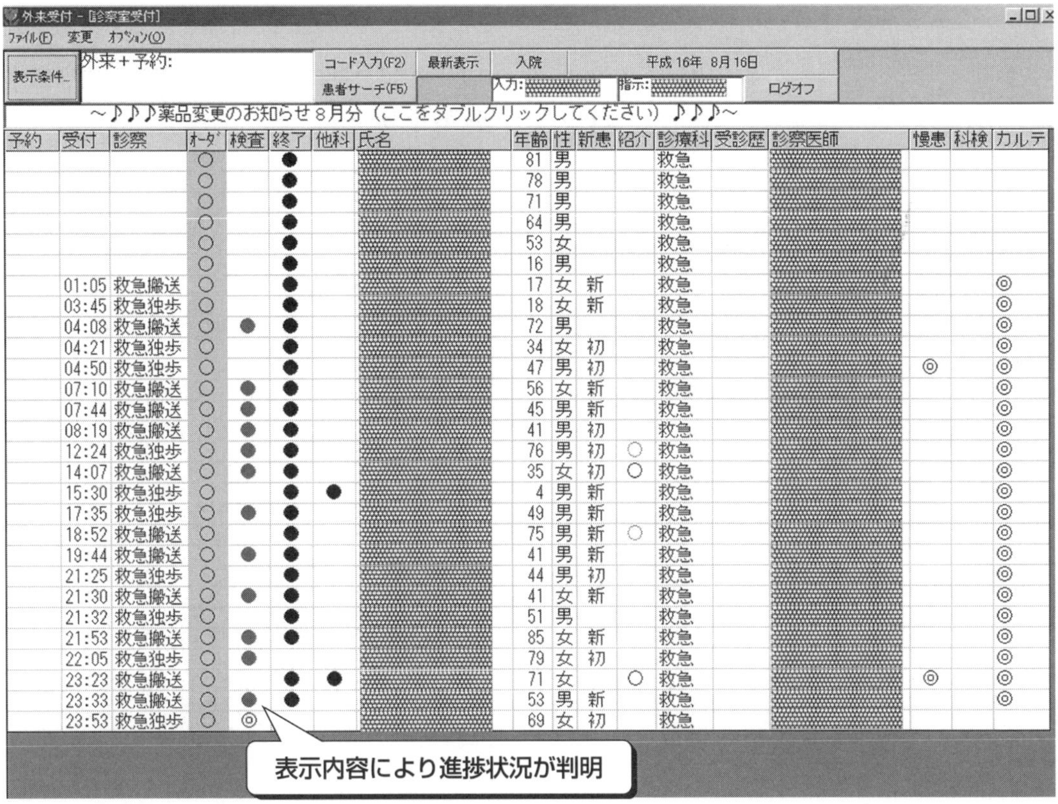

予約	受付	診察	オーダ	検査	終了	他科	氏名	年齢	性	新患	紹介	診療科	受診歴	診察医師	慢患	科検	カルテ
			○		●		[redacted]	81	男			救急		[redacted]			
			○		●		[redacted]	78	男			救急		[redacted]			
			○		●		[redacted]	71	男			救急		[redacted]			
			○		●		[redacted]	64	男			救急		[redacted]			
			○		●		[redacted]	53	女			救急		[redacted]			
			○		●		[redacted]	16	男			救急		[redacted]			
	01:05	救急搬送	○		●		[redacted]	17	女	新		救急		[redacted]			◎
	03:45	救急独歩	○		●		[redacted]	18	女	新		救急		[redacted]			◎
	04:08	救急搬送	○	●	●		[redacted]	72	男			救急		[redacted]			◎
	04:21	救急独歩	○		●		[redacted]	34	女	初		救急		[redacted]			◎
	04:50	救急独歩	○		●		[redacted]	47	男	初		救急		[redacted]	◎		◎
	07:10	救急搬送	○	●	●		[redacted]	56	女	新		救急		[redacted]			◎
	07:44	救急搬送	○	●	●		[redacted]	45	男	新		救急		[redacted]			◎
	08:19	救急搬送	○	●	●		[redacted]	41	男	初		救急		[redacted]			◎
	12:24	救急独歩	○	●	●		[redacted]	76	男	初	○	救急		[redacted]			◎
	14:07	救急搬送	○	●	●		[redacted]	35	女	初	○	救急		[redacted]			◎
	15:30	救急独歩	○		●	●	[redacted]	4	男	新		救急		[redacted]			◎
	17:35	救急独歩	○	●	●		[redacted]	49	男	新		救急		[redacted]			◎
	18:52	救急搬送	○		●		[redacted]	75	男	新	○	救急		[redacted]			◎
	19:44	救急搬送	○	●	●		[redacted]	41	男	新		救急		[redacted]			◎
	21:25	救急独歩	○		●		[redacted]	44	男	初		救急		[redacted]			◎
	21:30	救急搬送	○	●	●		[redacted]	41	女	新		救急		[redacted]			◎
	21:32	救急独歩	○		●		[redacted]	51	男			救急		[redacted]			◎
	21:53	救急搬送	○	●	●		[redacted]	85	女	新		救急		[redacted]			◎
	22:05	救急独歩	○	●			[redacted]	79	女	初		救急		[redacted]			◎
	23:23	救急搬送	○		●	●	[redacted]	71	女		○	救急		[redacted]	◎		◎
	23:33	救急搬送	○	●	●		[redacted]	53	男	新		救急		[redacted]			◎
	23:53	救急独歩	○	◎			[redacted]	69	女	初		救急		[redacted]			

図 4．放射線画像参照機能

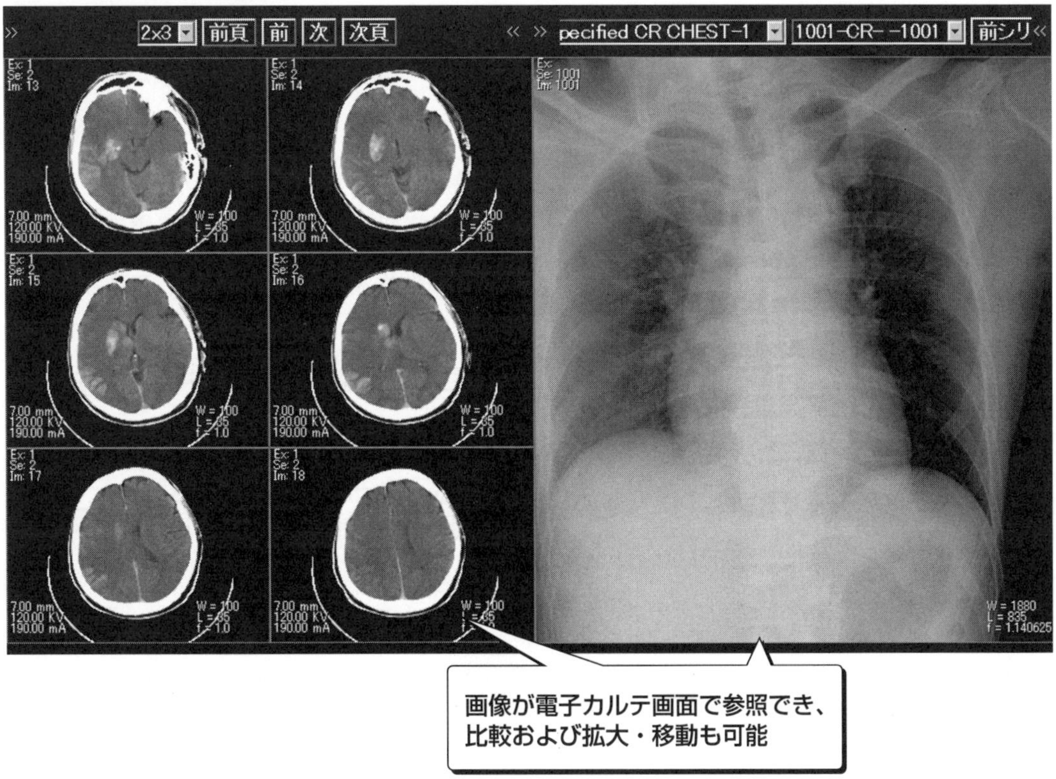

問題になったのは、放射線画像の取り込みは問題ないが、診療に耐えうる画像の配信をどのような形で行うかであった。画像はDICOM画像で取り込まれるが、DICOM画像をそのまま電子カルテシステムに提供すれば、われわれが使用しているネットワークでは通信速度が遅くなり、これをJPEG画像に圧縮して送ると画像は診療のレベルには耐えられないという、画像メーカーの開発状況であった。

しかし、2001年になるとようやくDICOM配信に関する機能の向上により、通信速度の問題解決がなされた。しかも、画像の拡大・移動・過去画像との比較なども可能になったこと、CR画像も液晶画面の進化により、フィルムレス環境の整備ができてきた（**図4**）。

放射線画像に関して、当初は救急部門では、CR画像の電子カルテ画面上での参照作業に医師の時間がかかるための苛立ちがあり、現像処理施行後フィルムでの確認作業がなされ、シャーカステンも撤去せずに運用してきた。電子カルテサーバーの更新を2004年3月に行い、通信速度問題が解決できたので、フィルムレスの診療へ徐々に移行してきた（通常の診察室はフィルムレスの診療が行われ、シャーカステンはいっせいに撤去されている）。

▶治療、入院手続き

治療行為内容については、従来の紙の指示伝票にチェックする様式で他部門に伝達されるイメージで、電子カルテが構成されるようにした。しかも、伝票と違い医師の指示入力は点滴・処置（酸素吸入、モニターも含む）などもすぐに各部門に伝達される。実施入力により医事会計に直結するので、中間登録作業が省力されるメリットがある。

緊急手術が必要な場合、当然、手術室への電話連絡は必要であるが、手術内容・機材などを電子カルテ上で手術申し込みに登録すれば、麻酔医・手術室看護部にも内容伝達がより正確になされることとなった。

入院が必要な場合、紙の時代であれば各病棟に電話連絡をして、病床の空き状況の確認作業に時間を要することが多かった。電子カルテ環境では、ICUを含めた各病室の予約、空き状況を確認し、入院依頼先を容易に選択できる利点ができた（**図5**）。入院指示も電子カルテ上で記載すれば、入院後病棟に指示内容、コメントが伝達されることになる（**図6**）。入院先でも、患者のプライマリー処置に必要な異常時指示を参照することで、プライマリー処置に入れるメリットができた。紙の診療録では、主治医もしくは入院指示医師に電話連絡をとる必要があった。

救急で取り扱われる必要な処置内容は、院内の基本共通項目としてマスター登録してあるので、医師はそこから選択入力することで手間と指示漏れを防止する工夫をした。

電子カルテ導入により、救急看護業務を見直し

▶看護師の電子カルテ運用

紙の診療録時代には、検査伝票の記載を必要としたので、救急車到着後の患者ケア以外に伝票処理が必要であった。オーダリングシステムの導入により伝票処理業務はなくなっ

図５．病室の予約空き状況

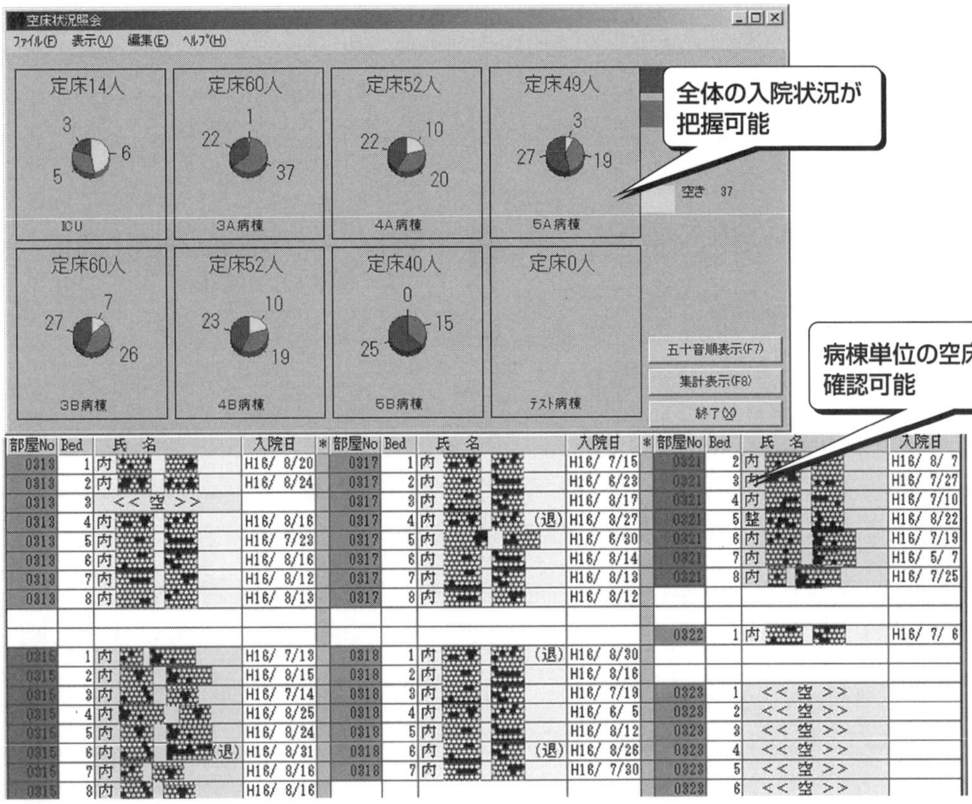

図６．医師入院指示

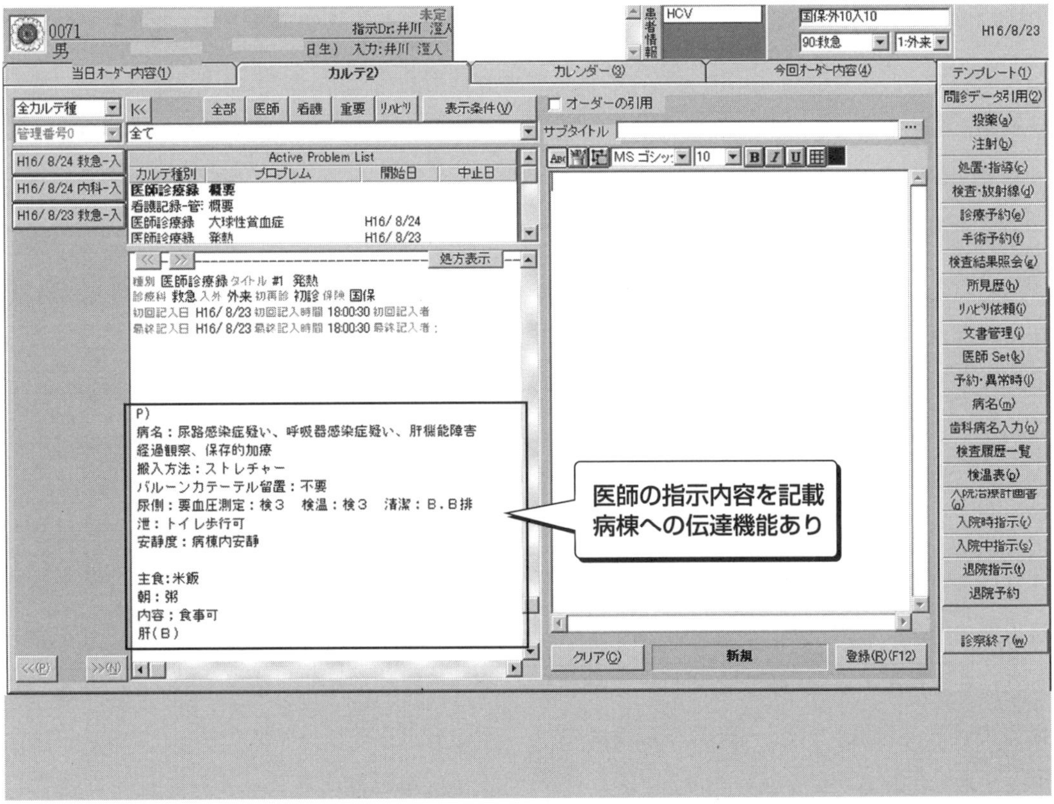

たが紙カルテが残り、依然としてオーダー情報、検査結果のカルテへの貼付作業は残ることになった。

電子カルテの導入により、救急外来の間接看護業務の改善がみられたので、情報共有化のために、救急看護業務も一部変更することにした。

まず、救急搬送患者では、看護記録を記載することにした。従来の電子カルテ看護記録記載は、入院患者を対象としたものであった。外来の看護記録を記載するためには、どこの画面から記載するのか検討した。結果的には患者受付画面からの記載を行うことにした。救急外来での看護記録は受付した患者すべてに記載するのが望ましいが、記録業務とケア業務の重要度およびほかの部門との連携を考慮した結果、今のところ、救急搬送された患者については看護記録記載するようにした（**図7**）。

▶看護記録

看護記録内容に関しては、入院と違い看護診断、看護計画などの考え方が今のところ標準化されていないので、看護プロブレム名はなく、概要として記載しているのが現状である。救急での看護記録にプロブレム名をつけるのが、今後の課題である。

また、記載様式としてはSOAPでの記載にしているが、医師記録との差異をどのようにすればよいのか検討している段階である。看護部門の情報共有のために、どのような医療行為がなされたのかを記載する以外に、患者情報の習慣、意識レベル、ADLや看護問題として取りあげる必要がありそうなことに関しての記載をワードパレット、もしくはテンプレートを用いて記載を行っている。入院時には、同じことを繰り返し聞かないですむような工夫を行っている（**図8**）。

電子化により情報伝達は迅速に、チーム医療も円滑化

▶救急受け入れがスムーズ

紙もしくはオーダリングシステムの診療録の問題点は、情報の共有が困難であることである。患者と一緒に紙の情報が移動しないと完全な情報が伝わらないこと、診療録がない場所では情報がないのと同じ状況におかれてしまうこと、搬送業務が必要なこと、検査結果などの情報も結果が判明したあとに診療録に貼付する作業と要員が必要なことなどが問題点としてあげられる。医療安全上も問題が多かったと考える。

救急受け入れ業務は、電子化されてもなんら変わりないが、一生涯1カルテで統一されているので、以前に受診歴がある場合、診療が早く進む利点も出てきた。受付業務は電子カルテシステムの導入により、スムーズに行われるようになった。紙の診療録の払い出し・搬送も不要となり、診療までの時間も短縮される結果となった。

▶マスター登録とセット化がカギ

電子化する際にいちばん大変なことは、どの部門でも一緒であるが、今まで紙で運用してきた院内の約束事を定型化し、これをマスター登録し、セット化でスタッフの業務の効率化を図る努力が必要である。マスターは検査や医事の部門システムとそれぞれ連動し

図7．救急センター看護記録（問診）

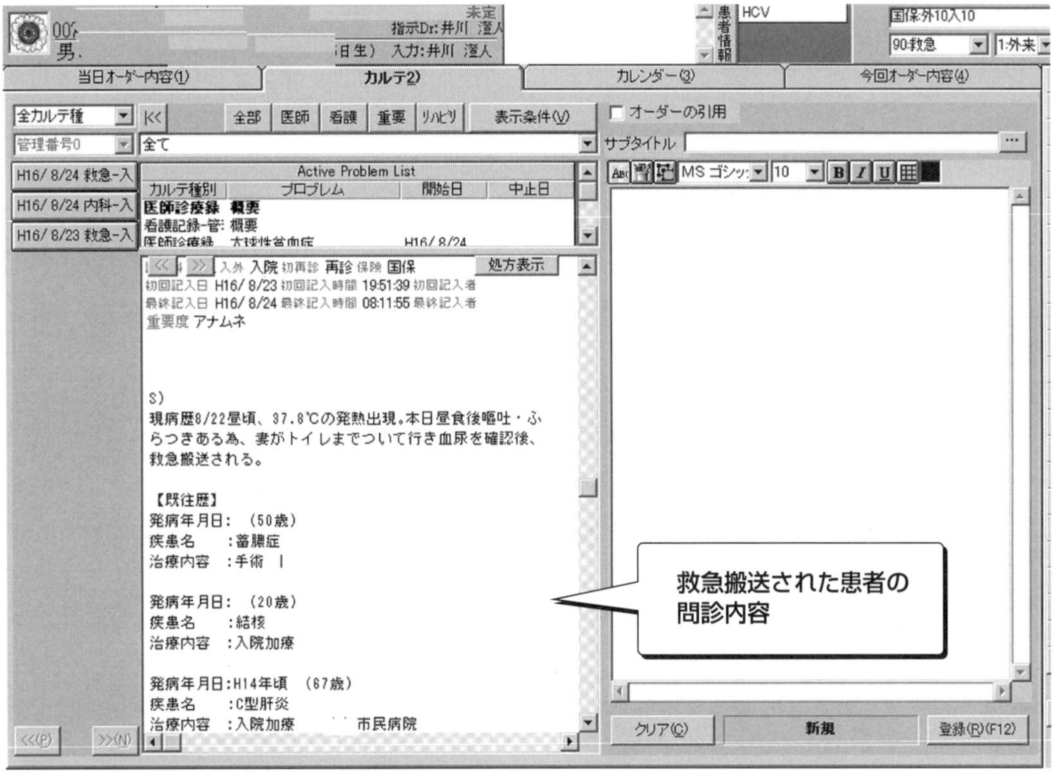

図8．救急センター看護記録（看護情報収集）

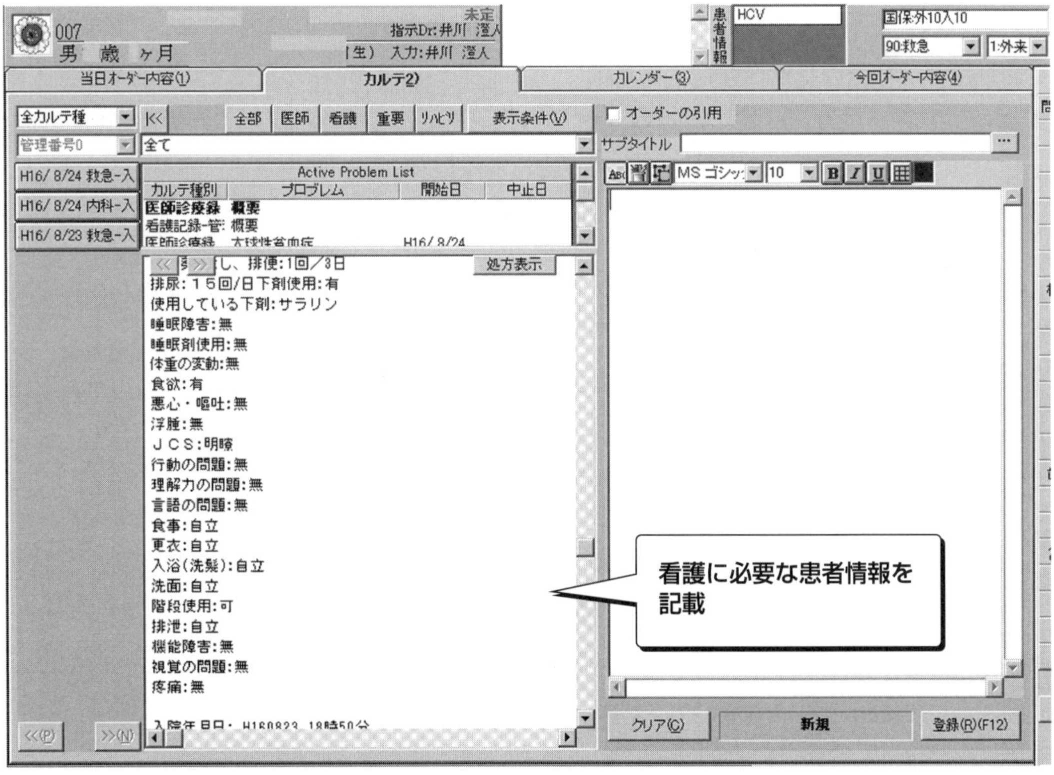

て、やっと医師の入力が会計まで反映することになる。診療情報室、検査部門、医事などの協議がなされ、医療現場の使い勝手も考慮したシステムに成長していくものである。

また、利点としては画像情報、放射線画像を除けば、検査、放射線検査や医事会計システムまで同じメーカーの開発したソフトを利用することができる統合型電子カルテシステムであることである。したがって、マスター整備も、病院職員がすべて整備できるメリットがあった。

▶入院受け入れ先にも情報伝達

救急部門のみの処理で終わる患者は、救急センターと各部門システムだけの接続で問題ない。入院するときにも、すべての部署でも電子カルテ閲覧ができる。医師の指示内容をP)（プラン）に所定のテンプレートで記載すれば、その指示内容は入院病棟に看護指示として伝達される。開発時点で、入院受け入れ先にも情報が正確に伝達されるように工夫した。

このように救急センターで記載された患者の指示情報は、入院しても指示受付画面を参照することで伝達がなされ、詳細な申し送りも不要となった。なお、指示を受けた看護師の記録も残り、誰が指示し誰が指示を受けたかが履歴で残るようになっている。

▶電子化によるメリット

救急センターを受診する救急搬送患者にとっては、一般外来と違い何回も受診する部門でもなく、ほかの病院と比較して電子カルテシステムを評価する視点を持つことも難しく、システムにより直接的に患者に満足度を向上させたかどうかは評価困難な部門と考える。

救急部門のみでなく、医療の質を論じるときに診療録の内容がどれだけ詳細にPOMRで記載されているかが課題である。救急センターにおける医療は、電子化により情報収集が非常に速くなったことが、いちばんの質の向上であり、記録も医師のみでなく看護師も記載することにより、チーム医療を行ううえで、入院時点での情報共有と伝達がスムーズになったメリットがある。

しかし、システムの拡充などにより、当初のオーダリングサーバーの容量算定が不十分となり、種々の新規機種の導入によるデータ量の蓄積の多さによって電子カルテサーバーにも負荷がかかり、業務の進行に影響を及ぼしているのがわかった。その時点でネットワーク、サーバー、クライアント構成の追加、変更を行った。その結果、現時点ではスムーズな診療が行われるようになっている。

亀田メディカルセンター
薬剤管理部長
治験管理センター長
亀田総合病院
薬剤部長
佐々木忠徳

亀田メディカルセンター薬剤部における電子カルテ運用

亀田総合病院では1995年、日本IBMと共同で世界初の電子カルテシステム「Queen」のシステム開発に着手した。以後、患者主体の医療をめざし、積極的に電子カルテを医療の現場に取り入れてきた。ここでは薬剤部における取り組みとその運用を紹介する。

●

●

●

患者主体の医療をめざした電子カルテシステムの開発

亀田メディカルセンターは診療科目31科、病床数802床を備えた南房総の鴨川市にある民間の基幹病院である。外来部門の亀田クリニックでは診察室約100室を有し、1日約2,700人にもおよぶ患者さまが訪れる。

亀田メディカルセンターの理念は患者中心の医療の提供であり、患者さまに満足していただける医療を提供するためには、診察現場の医療情報を電子化しなければ実現できないという原点に立ってつくられたものである。

すなわち病院の医療情報を統合するためには、原情報であるカルテを電子化し、正確な情報をオーダリングや会計などに反映させるという目的で、米国型のオーダリングと事務をそれぞれ別のアプリケーションを動かすものとは異なり、一体型の医療情報システムに必要な原情報のデータベースという構想のもとに作成した。現在、日本の医療において電子カルテ導入が叫ばれる中で、電子カルテをシステムから開発し、運用を実践してきた数少ない病院であるといえる。

導入にあたっては電子カルテに振り回されるのではなく、これを利用してより質の高い医療で患者さまに貢献しようと考えた。ここでは、電子カルテ開発から現在に至るまでの薬剤部における取り組みとこの運用について紹介する。

電子カルテ導入にともなう取り組みと流れ

第一世代の電子カルテ「Queen」は1995年、日本IBMと共同で、世界初の電子カルテ開発として着手した。薬剤部の業務に関連したものとしては処方オーダリング、薬剤管理指導業務といったものがあげられる。当初、基本的なコンセプト、イメージを理事長を中心とした開発プロジェクトと、その下にいくつかあるワーキンググループが活動する組織体系で検討し、薬剤部は主に処方オーダリングを担当した。

当時は処方に関して、前回受診時の医事データから処方を印字する程度の業務からの出発であり、それより以前に行っていた注射調剤・混注業務も内服処方せん同様に注射オーダーとして同時にスタートした。もっとも苦労したのが処方歴の入力作業であり、アクティブな患者さまの約1年分のデータを薬剤部および代行業者とともに入力したことである。

この頃の電子カルテはシンプルな画面展開で、紙、フィルムなど電子媒体以外の情報が、電子カルテが正式な記録として厚生省が認めるまで、約4年間並行して運用することを強いられた。電子カルテの概念が受け入れられるようになったことを契機に、国内で注目を浴びるようになった。同時に電子カルテセット・オーダリングシステムなど、処方オーダリングにおいても禁忌、相互作用、患者情報がチェックできるような、電子カルテでしか行えないような処方支援ソフトが充実する時期に入った。基本コンセプトであった患者情報の一元化は、医療の質において有用性を示した。

処方においては他科受診重複処方防止、服薬指導内容、判読困難な処方など医療従事者間の情報の共有、情報収集などあらゆる面で役立つようになった。

1999年、第二世代の電子カルテ「KAI」を完成させた。これは単にカルテを電子化したものではなく、X線の検査結果や薬歴情報などの医療情報が一覧になっており、クリック一つで呼び出せる、医療機関と患者さまとによって一元化された統合医療情報システムとして生まれ変わったものであった。オーダリングに加え、各診療室、ナースステーションおよび医事会計を連携させ、各部署を結ぶことで最適かつ効率的な医療をめざした。また、電子カルテに蓄積されたデータを基に患者さまとともに画面をみながら診療方針について相談したりできるなど、参加型医療を進める次世代へと進化した。

第二世代の電子カルテ「KAI」の処方オーダリングシステム

処方オーダリングにおけるメリットは、処方確認の際に患者情報を入手することが容易であることが第一にあげられる。以下にその具体例をいくつか紹介する。

図1には患者さまの最新情報を示した。画面には時系列で経過記録、紹介状報告、そのほか文書、処方・注射、検査・細菌、画像オーダー、参照画像、リハ・生理オーダー、リハ・生理・病理レポート、細菌・検体結果の順に表示される。

これら患者データ、薬歴（**図2**）が入手できることにより、薬剤部においても処方意図、副作用発現の有無、モニタリングが可能である。したがって、処方せんに記載された内容で疑義があれば、電子カルテ上のデータを基に解決される問題、あるいは直接医師に照会する内容かの判断が可能になる。

医師による問診の結果、アレルギー歴のある患者さまであれば、その具体的な薬物アレルギーの記載があり、二重のチェックを行うことも可能である（**図3**）。さらに他科受診時のチェック、用量、相互作用など薬に関連し

図1．患者情報画面（時系列）

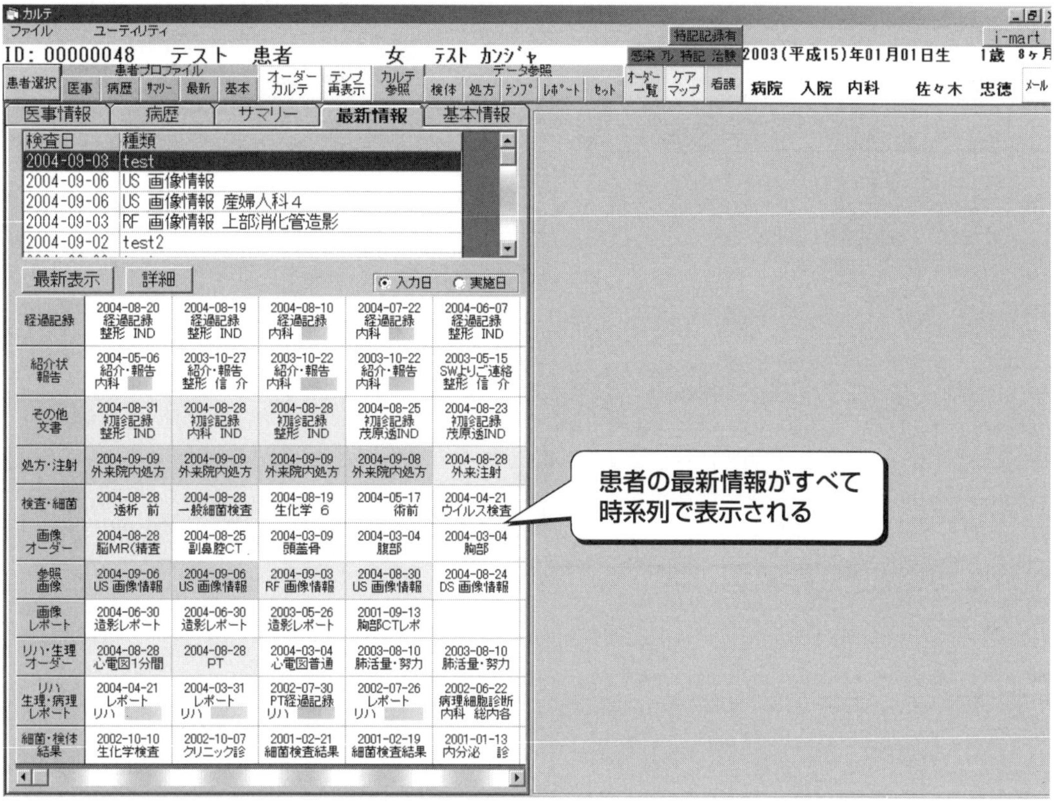
患者の最新情報がすべて
時系列で表示される

図2．患者情報画面（薬歴）

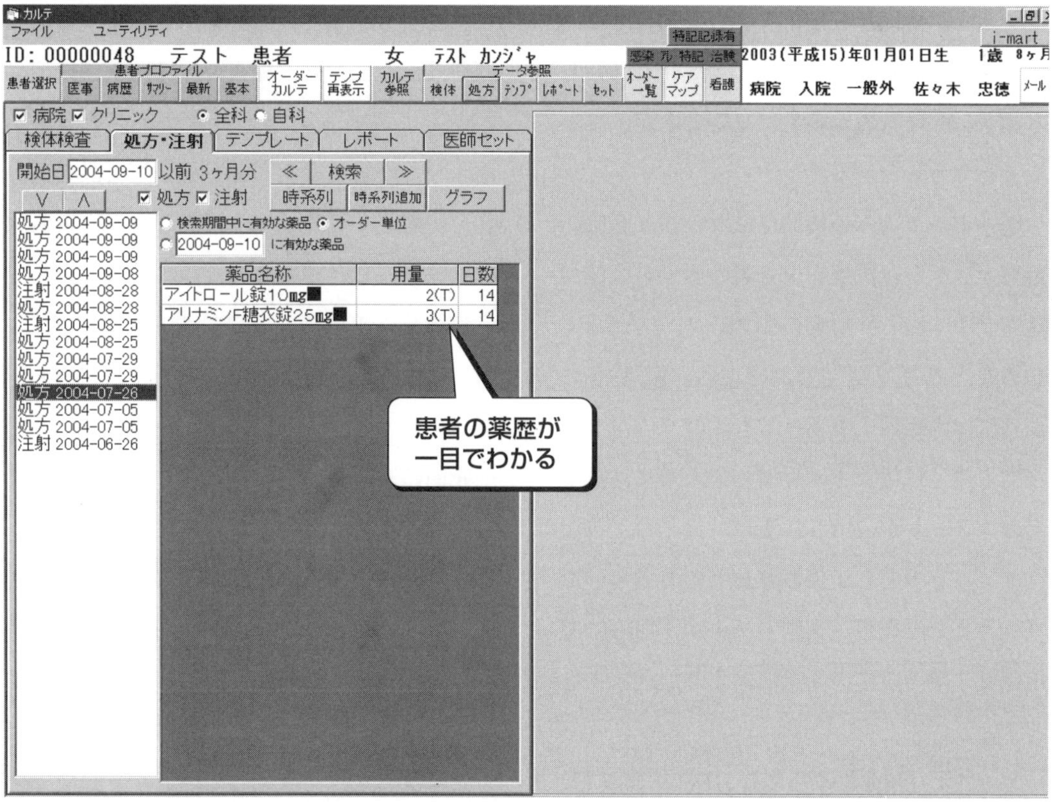
患者の薬歴が
一目でわかる

図3．患者情報画面（アレルギーの有無）

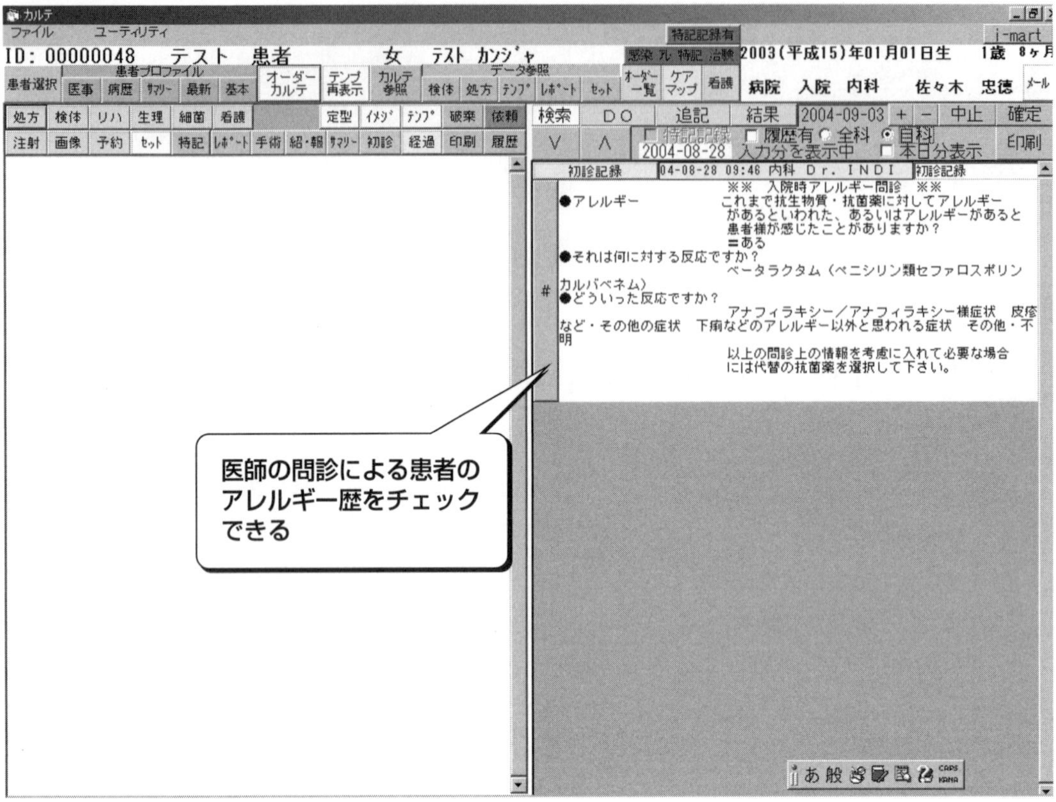
カルテ
ファイル　ユーティリティ
特記記録有
ID: 00000048　テスト　患者　女　テスト カンジャ
2003(平成15)年01月01日生　1歳　8ヶ月
病院　入院　内科　佐々木　忠徳
検索　DO　追記　結果　2004-09-03　中止　確定
履歴有　全科　自科
2004-08-28 入力分を表示中　本日分表示　印刷
初診記録　04-08-28 09:46 内科 Dr. INDI　初診記録
※※　入院時アレルギー問診　※※
●アレルギー　これまで抗生物質・抗菌薬に対してアレルギーがあるといわれた、あるいはアレルギーがあると患者様が感じたことがありますか？
＝ある
●それは何に対する反応ですか？
ベータラクタム（ペニシリン類セファロスポリンカルバペネム）
●どういった反応ですか？
アナフィラキシー／アナフィラキシー様症状　皮疹など・その他の症状　下痢などのアレルギー以外と思われる症状　その他・不明
以上の問診上の情報を考慮に入れて必要な場合には代替の抗菌薬を選択して下さい。
医師の問診による患者のアレルギー歴をチェックできる

たチェック機構を設定できる。薬剤部ではカルテを基に疑義照会の強化、効率化が図られること、薬歴管理が容易になることがメリットとして考えられる。

電子カルテのみの機能ではないが、医師の処方オーダーは医療安全対策の面からは禁忌処方がなくなる、用量のケアレスミスがなくなるなど薬剤業務上欠かせない。**図4・5**のように、内服同士であっても注射・内服であっても禁忌併用薬をオーダーした際に注意喚起のコメントが表示される。

デメリットとして類似薬品名の処方オーダリングミスの発生、クリックミスがあるので検索文字数の設定、注意喚起するなど工夫を要する。

当院では2004年4月よりDPCを導入し、これにともなって後発医薬品を採用するようになった。この際、従来の先発医薬品の商品名から一般名表記をオーダリングに変更した。したがって検索名称を先発医薬品の商品名、一般名（塩を含む）最大6種の検索名称を設定することで対応している。

病棟、外来患者さまに対する服薬指導（説明）における問題点抽出に関しては、SOAP形式により表示し（**図6**）、電子カルテ上で一元的に表示されることにより、患者情報として共有可能となる。これは従来、薬剤師が行った薬に関する情報が薬剤部のみの情報としてしか利用されない可能性があったものから、他職種間で共有が可能になる。これにより、薬剤師がどのように患者の問題点を抽出し、解決しようと計画しているかを画面で確

図 4. 処方薬チェック画面

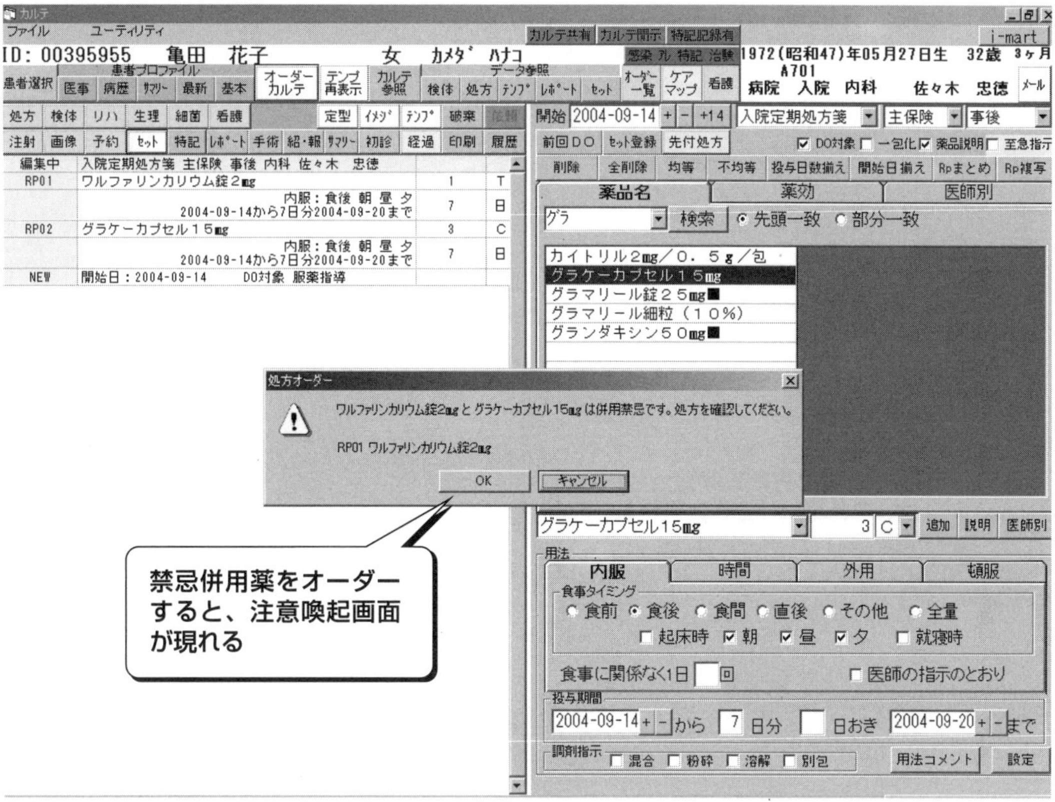

図 5. 処方薬チェック画面

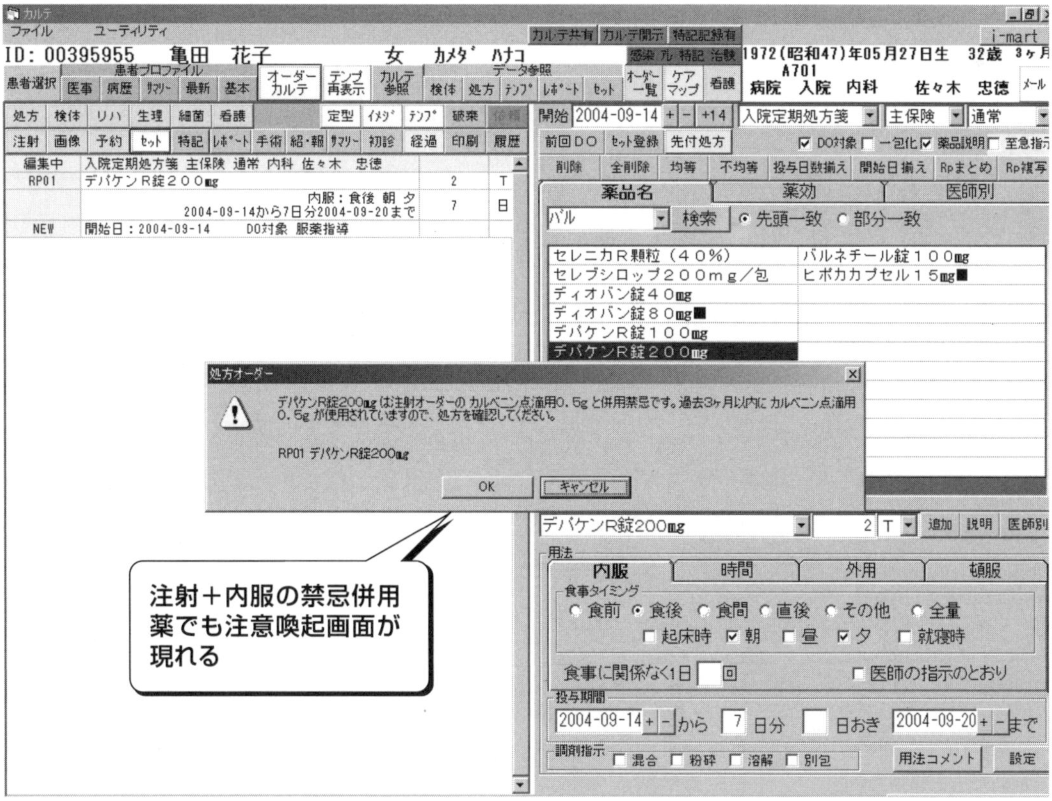

図6. 服薬指導画面

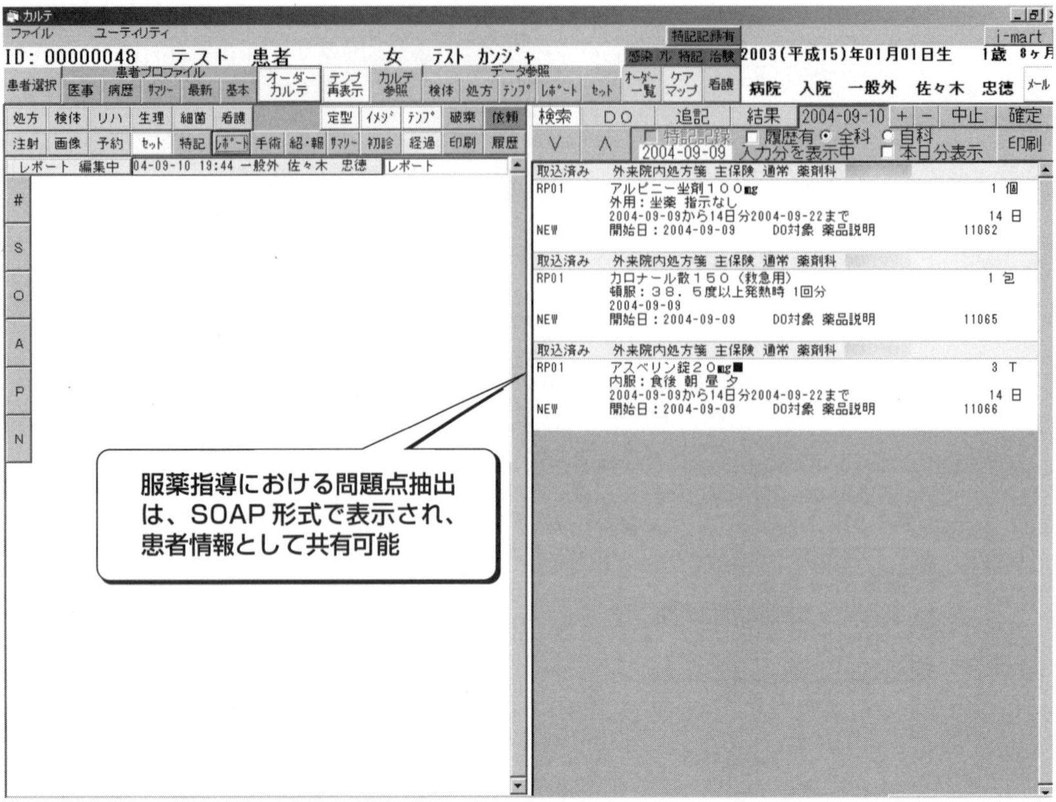

認できるという最大の利点があり、臨床面から有用である。

治験患者の情報も電子カルテ上で運用・管理

臨床治験は各医療施設で実施されている重要な業務であるが、とくに電子カルテを用いた業務上の運用について少し紹介する。

もっとも力を入れたい機能としては、その患者が治験に参加しているか否かを情報として得られることである。この情報は併用禁止薬などの逸脱にかかわるもので、患者のカルテにアクセスした際に最初に画面に表示される（**図7**）。さらに基本情報には特記事項として治験患者である旨が表示される（**図8**）。

さらに患者モニタリングを含め治験症例報告書（CRF）が電子ファイルとして提供、管理可能となった。オーダリングシステムとの連動によって、治験薬や併用禁止薬などのチェックなど、治験業務を行ううえで有用である。

医療情報ネットワークPLANETで患者自身のアクセスを実現

従来、患者さまの病状や治療経過、診断名などを表記したカルテは医師のものというのが一般的な考え方で、患者さまは自分の情報であるにもかかわらず、気軽にみることができなかった。亀田メディカルセンターではカルテは患者さまのもの、カルテは患者さま自身でみることができ、理解できるものという視点に立っている。とくに最近では医療事故

図 7. 治験患者のカルテ

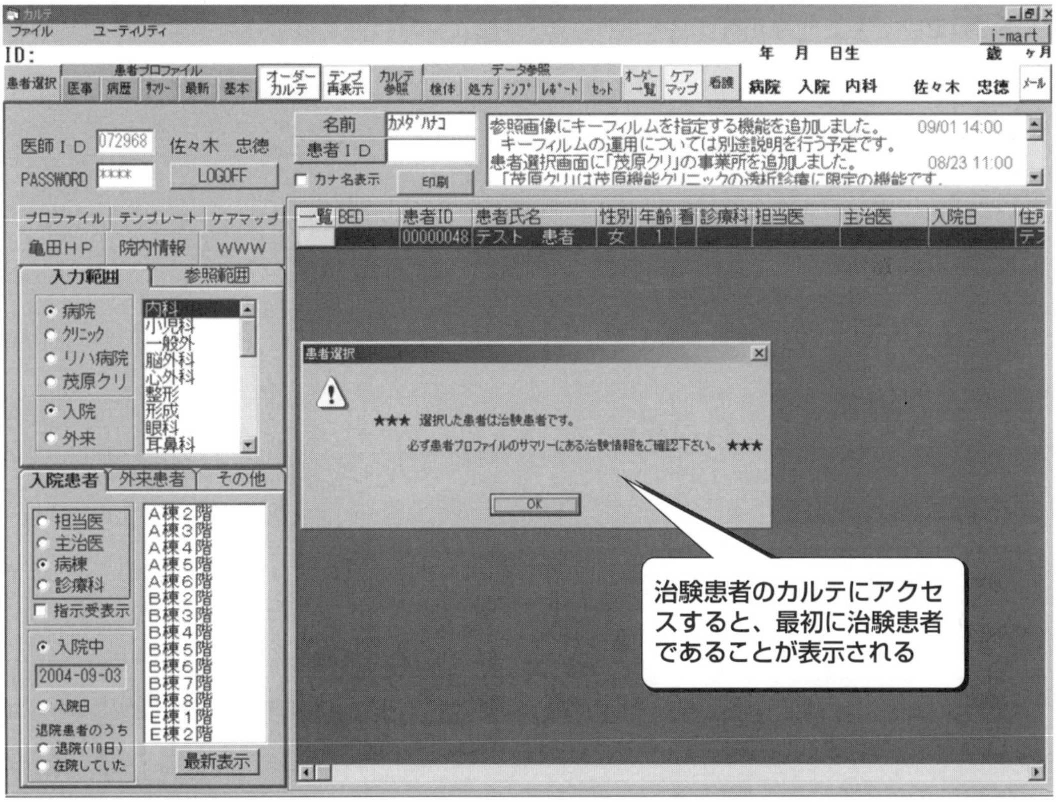

図 8. 患者基本情報画面

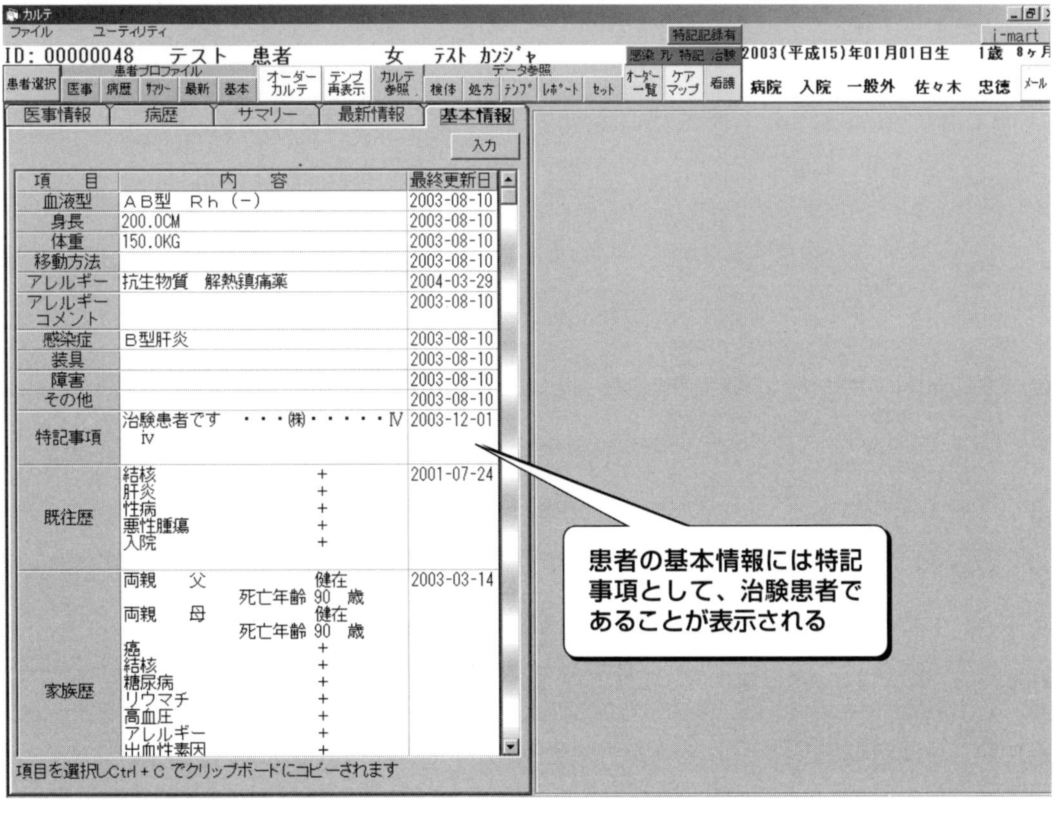

が社会問題となっていることから、患者さま自身の医療に対する関心が高まってきている。

そこで2002年から当センターでは、電子カルテを活用した医療情報ネットワークPLANETを展開し、医療におけるIT活用に先進的に取り組んでいる。コンセプトは世界中のどこからでも安全に自分の電子カルテを参照・活用でき、患者さまが指定した医療機関も情報にアクセスできるというものである。

患者さまが得られる診療情報は患者プロファイル、経過記録、看護記録、検査結果、画像、オーダー、検査レポート、各種（リハビリ、栄養など）の記録である。自宅で倒れた患者さまが救急車で運ばれた際に、家族が電子カルテのデータをプリントアウトして駆けつけたおかげで、搬送先の病院で迅速かつ適切な医療を受けることができたという感謝の声が寄せられた。

さらに、2004年7月からは携帯電話（FOMA）を利用した電子カルテアクセスが可能となった。まさに受ける医療から、参加する医療への変化を遂げてきた。

電子カルテにおける個人情報のセキュリティー強化が課題

電子カルテは常に完璧なものであるわけではない。常に改善を加えながらつくりあげていくもので、現在も小さいものから大きいものまで、さまざまな問題点を抱えている。これはシステムそのものの問題というより、むしろ運用上の問題が実際には多い。

問題解決にはそれなりの時間と費用がかかることも事実だが、大きな問題点の一つに、個人情報に関するセキュリティーがあげられ、2005年には個人情報保護法が施行される。コンピュータウイルスに感染することも防がねばならないが、医療情報に関する個人情報の漏洩は最大のリスクである。そのためにも情報セキュリティーの強化、とくに医療スタッフによる情報の漏洩には最大限の注意が必要であると認識している。

そこで、重要なこととしては電子カルテに対するアクセス権をスタッフの誰に付与するか、また不正なアクセスをどのように防ぐかである。

責任を持って薬を提供するには、電子カルテは不可欠なツール

電子カルテのメリットは利便性だけではない。患者さまの情報を医師だけでなく薬剤師、看護師、臨床検査技師、栄養士など病院職員同士で共有し、連携がスムーズになるばかりか、患者さま自身が医療に参加することで、医療の質が高められると確信している。

薬剤部業務において特化していえば、多くの医療事故の大半に薬が関連し、死亡事故につながったという事例が公表されている今日、薬剤部としてすべての薬剤業務において、責任を持って薬を提供すること、安心して薬を服用していただくためにも電子カルテは不可欠なツールである。そのためにも常に進化、改良を加え最高水準の医療を提供するために努力し続けていきたい。

栄養管理・指導業務と電子カルテ

箕面市立病院
外科副部長・栄養サポートチーム（NST）
飯島正平

箕面市立病院
栄養部・栄養サポートチーム（NST）
篠木敬二

箕面市立病院
栄養部・栄養サポートチーム（NST）
正木克美

箕面市立病院
栄養部・栄養サポートチーム（NST）
小野忠勝

近年の栄養療法の見直しにより、栄養部の果たす役割も給食管理から栄養管理、指導業務へと移行し、さらにはチーム医療への参加も期待されている。ここでは基本となる食事給食管理に加え、そうした栄養管理部としての視点から電子化の現状、および今後を考える。

栄養療法の見直しとともに多様化する栄養部の業務

栄養部といえば、栄養士と調理師によりいわゆる給食管理が行われることを思い浮かべるであろう。しかし、近年ではすべての治療の根幹にかかわる栄養療法が見直され、栄養部の果たす役割も栄養管理・指導業務へ移行しており、さらにチーム医療のメンバーとして栄養士の参加が期待されている。

具体的には、栄養サポートチーム（NST；nutrition support team）を組織し、栄養療法に加え、糖尿病管理、さらに摂食嚥下障害や廃用症候群防止など、多彩な領域にかかわることが多い。また、クリティカルパス作成には各種専門職が参加し、栄養士も例外ではない。

ここでは、基本となる食事給食管理に加え、チーム医療など栄養管理部としての視点で電子化の現状を述べる。

栄養指導に革命的変化をもたらした電子カルテ

栄養士は医師や看護師と違い、カルテのある病棟と離れた場所に駐在している。従来は、カルテの閲覧のためにはわざわざ病棟に出向く必要があった。しかし、カルテも常に病棟にあるわけではなく、検査やカンファレンスに持ち出されていることもあり、患者さんの情報を収集するにはかなりの努力が必要であった。カルテがなければ患者さんに直接会うしかないが、何度も同じことを聞かれると患者さんもたいへんである。

電子カルテでは、簡単にカルテにアクセスできるので、ベッドサイドにいない職種にとっては、革命的な変化であった。栄養士が患者情報を簡単に収集できるようになり、以前の入院時の嗜好などの取得や、絶食などの食事（給食）オーダー変更時も病状を把握することができ、栄養指導時には事前の情報活用度は各段に向上している。

1回につき約250食を提供する食事オーダーの電子化

栄養部での第一の業務は、食事を時間までに間違いのないように届けなければならないことである。当院は350床であるが、実際には250食程度を提供している。

給食内容は多彩で、基本食種は開院後より順次増えつづけており、電子化を機に治療上の必要性や提供数から、年齢の区分・提供食種の見直しと共通の食種区分の統合を行い、実際の調理現場の作業軽減を図った。

▶幅広い患者情報としての食事オーダー

食事オーダーは、従来はすべて食事せんでオーダーされていたが、食事せんには薬剤処方せんと同様の法的な規制があり、電子化への考え方が自治体行政単位で多少異なっているので、実際に確認していただきたい。いずれにしても、当時はやや昔の法令や紙ベースの考えが根強く残っていたため、当院でも食事提供履歴や食事せんの記載項目を電子情報とは別途に、一連の管理をするように指導を受けた。今後は電子化の広がりによってかなり柔軟になるとは思われるが、栄養士でない者からみれば、他の部門より電子化への考え方の対応が遅れていたように思える。

食事オーダーは、単なる食事の情報だけでなく、病室の変更、入退院、外泊、検査や手術による絶食などの患者情報とリンクするため、幅広い情報として送信されることとなる。電子化ならではの各種リンクを期待していたが、やや不完全な感がある。

病室の変更、入退院、外泊については、リンクというより同じアプリケーションで食事変更と外泊が同列で管理されているため（**図1**）、自動的に認識できているが、検査による絶食はまったくリンクできず、看護師の入力に頼っている。

この、食事がほかの移動情報と並列で管理されている点が、食事情報の2次利用を複雑にしてきた。また、食事オーダーには年齢、性別の因子が必要である。患者さんの栄養所要量はそれらに応じて区分されており、当然提供される食事は同じ普通食であっても年齢、性別によっては同一ではない。当初、当院のシステムではそれらを自動認識できなかったため、毎回別途入力する必要があったが、現在は解決している（**図2**）。

▶給食管理におけるシステムの問題点

給食管理では、病状の変化や治療状況のほかに、個人の嗜好によるきわめて詳細な個別の情報伝達が必要であるため、多彩な組み合わせが存在する。現状では、ベンダー保有の給食部門システムでは、特化した部門システム専門メーカーからはやや立ち後れており、これら情報管理のためには専門メーカーの部門システムが必要となる。本来、各電子カルテベンダーが同レベルの優れた部門システムを保有することで、快適な動作環境が得られる。

しかし、前述のように部門システムを持たないオーダーエントリーシステム単独の施設はきわめて少なく、当院でも、給食に限らず、薬剤、放射線の部門システムは電子カルテとは別会社のソフトウェアを利用している。

この部門システムとの接続が曲者で、あまりにも複雑な情報のやり取りのため、かなり

図1. 食事変更オーダー画面

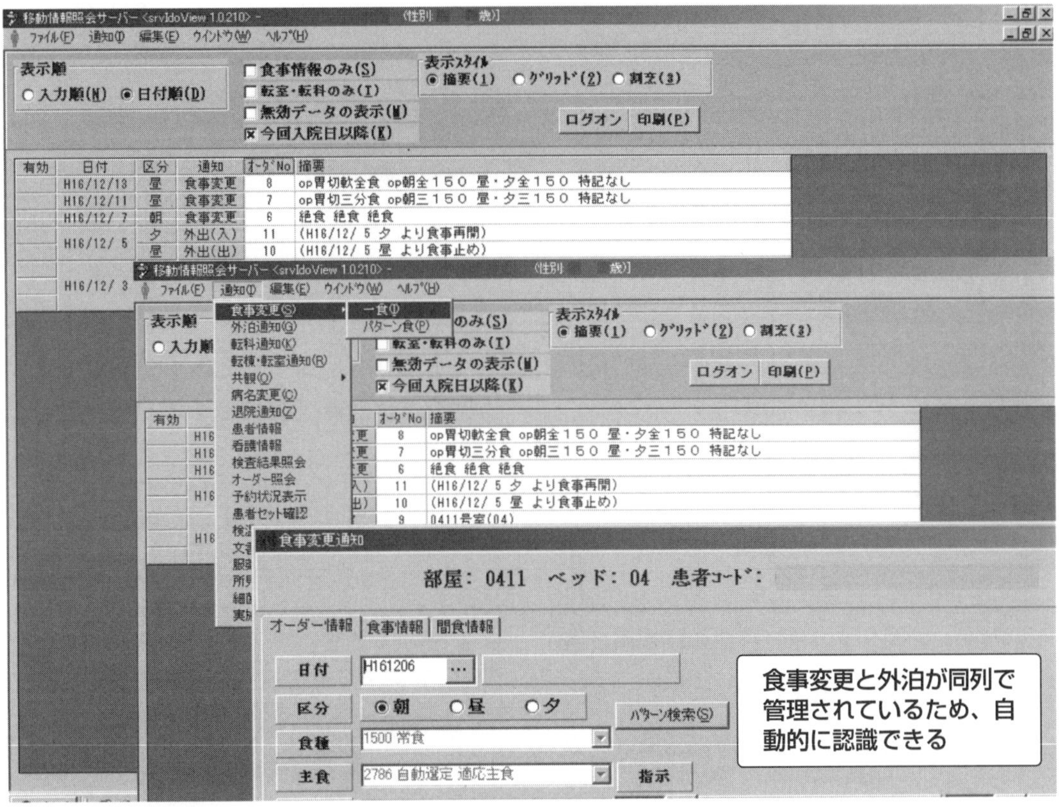

の接続テストが必要で、実際に稼働してみると予想しないエラーが発生することも多い。

食事オーダーは、前述のごとく患者情報とリンクするため、幅広い情報として送信されることとなる。当院のオーダーエントリーシステムでは、すべての情報に属性が乏しく、ありえない食事構成のオーダーを電子カルテ上で受けてしまうことがあった。

食事オーダーのうち、治療にかかわる指示は医師が入力するが、医師は食事オーダーには精通しておらず、主な指示以外は曖昧なまま確定してしまうことがある。当然、この予想を越えるイレギュラーな確定情報は、特化した部門システム側ではエラーメッセージとなり、電子カルテ稼働当初は食事情報管理が危機的な状況に陥った。わかりにくい入力方法や警告の不備に加えて、部門システムへの情報の転送がこれら混乱の原因といえよう。このような混乱が起こらないよう、部門システムの必要のない、入力者にわかりやすい電子カルテ側のオーダーエントリーシステムの充実が望まれる。

また、部門システムでは給食管理という面では優れものではあるが、栄養療法を意識しておらず、栄養管理を行ううえでの情報、もしくはNSTなどのチーム医療が必要とする情報を提供してくれる部門システムは、ほとんどない。ベンダーシステムではこの点についても期待している。

▶電子化による業務の効率化と改善

導入から約3年が経過した現在では、単純

図 2. 食事オーダー画面

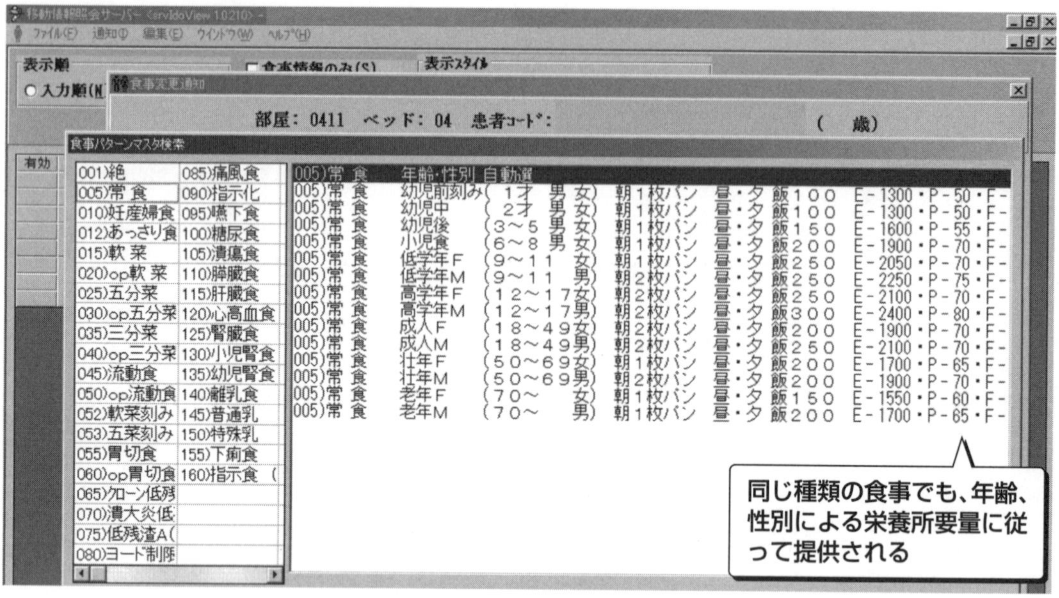

なオーダーに関してはほぼ接続の問題点は解決しており、業務の効率化が進んだ。栄養士が入院時訪問や経口摂取低下時の栄養相談など、ベッドサイドまで出かけることが可能になった。

医師のオーダーの少なかった栄養指導も伝票よりオーダーしやすくなり、実際の件数が順調に増え、電子カルテ稼働前の約 3 倍に増えた。さらに、選択メニューを毎日へと拡大し、これまで質の問題で提供できなかった麺類なども可能となった(**図 3**)。電子化により業務改善が進み、患者さんの食事環境が改善された。

栄養療法オーダーの現状とその問題点

栄養療法は投与経路上、静脈栄養、経腸栄養、経口栄養の三つに分類される。しかし、これまでのオーダーエントリーシステムでは給食と薬剤(投薬・注射)と食品に分類するのが一般的であろう。

図 3. 選択メニュー例

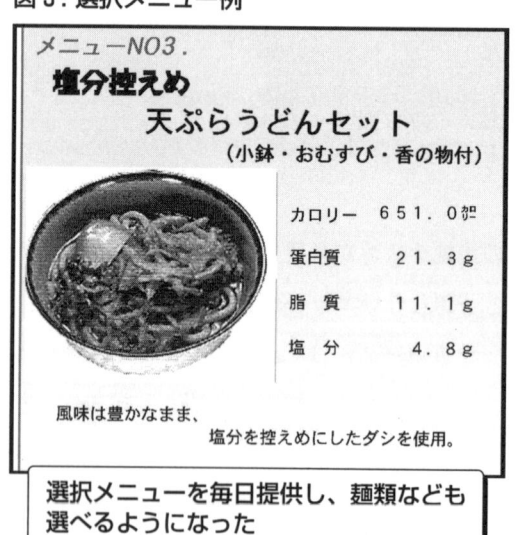

▶静脈栄養

薬剤は薬剤部で管理され、オーダーは投薬・注射の二つのアプリケーションで管理される。オーダーエントリーシステムの歴史は比較的長く、オーダーレベルではかなりの完成度といえるが、薬剤の調整・混注から実施までを電子情報として安全に、かつ確実に管理できるまでシステムは成熟していない。

詳細は薬剤部の項を参照されたいが、当院では電子化の業務改革の一環として、病棟での調整作業を廃止して、薬剤部での輸液の完全無菌調整をめざしており、処方の調整後でかつ実施前の状態を認識できるようなシステム対応を依頼している。

静脈栄養管理では、この調整から実施までの衛生的・安全管理が重要である。注射薬には、経口薬にはない複雑な実施情報が存在しており、現在のオーダーエントリーシステムのマスターではまったく管理できない。

たとえば、投薬は経口や坐薬など薬剤が決まればある程度薬剤投与経路は確定するが、注射薬には静注や点滴静注などから硬膜外や髄注などの局所投与まで、投与経路が状況・薬剤によって多彩である。静脈内投与でも、中心静脈や末梢静脈など複数のライン・ルーメンが輸液路には存在し、それぞれに側管の位置や数、開始時間、投与速度、さらに配合禁忌にもリンクしないといけない。また栄養輸液では水分量、カロリー、蛋白量、電解質など処方情報には限りがない。

一部の処方情報を薬剤部門システムで対応している施設が多いが、両システム間接続状況の安定性の問題や、結果的に薬剤部内でしかその情報が閲覧できないなど問題が多く、部門システムでは病棟を含めた管理情報は把握できない。

▶経口栄養

経口栄養の喫食状況の把握は、ほとんどの施設で不十分な領域であろう。記録方法・喫食量判定基準なども施設間・病棟間でルールが異なっていることが多く、看護師間でも一定の見解がなく看護師の感覚に頼るところが大きく、ルールすら存在しない施設もかなりあるようだ。

電子化では、さらにそれを数値化して摂取カロリーを計算するのであるが、自動算出することは現在では不可能で、これらを標準化したうえでアプリケーション対応が必要である。

▶経腸栄養

経腸栄養に至っては悲惨である。投与する製品で、オーダーは薬剤と食事オーダーとに分かれており、まったくリンクしていない。いずれのオーダーでも栄養剤の投与経路（経鼻胃管なのか？　胃瘻なのか？　など）は指示できない。ましてや投与速度、経腸ポンプの使用の有無など、多くの指示が必要であるにもかかわらず、これはオーダーとはリンクしない指示群の中に埋もれている。

食事オーダーでの栄養剤の位置づけは、牛乳やジュースの指示などの嗜好による食事変更と同格である（**図4**）。これでは経腸栄養全体を評価したり、栄養評価にデータを２次利用することはまったく不可能である。

栄養管理のためにも求められる栄養管理記録の電子化

栄養管理記録の電子化は、まったく未対応である。当院では、中心・末梢静脈カテーテル留置・管理、胃瘻管理、NST回診記録などはテンプレート入力に順次移行しており（**図5**）、そのほかは表計算ソフトに管理し、必要な臨床指標は毎月職員へ報告している（**図6**）。栄養部の直接の業務ではないが、栄養管理のためには必要な指標である。

図4．食事変更通知画面

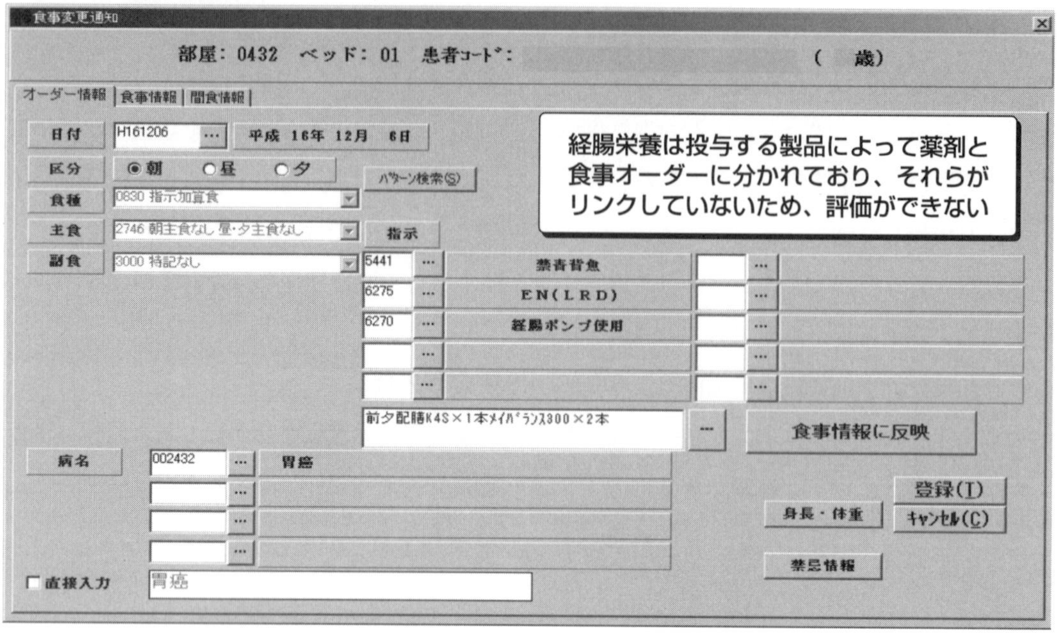

栄養サポートチームの活動を一元管理し、快適に実践できることが大切

電子カルテでは、医師、看護師をはじめ多数の職種がそれぞれの職種別に管理され、医師はさらに診療科に分かれて管理されている。これらは重複しないはずであるが、チーム医療ではさまざまな職種が診療科を超えて患者に接するため、NSTとしてどういう資格で医療情報を閲覧・記録作成するかが問題である。

しかも、現在のシステムでは職域を超えてチームとして同一のカルテを持つことができず、現在は医師が記録すれば医師の記録として、栄養士なら栄養部として記録される。未対応なので仕方がないが、チームの活動記録はそれぞれの職種のカルテとしてバラバラに管理されることなく、チーム活動を一元管理しなければならない。

NST稼働施設は順調に増加しており、2004年8月31日付で日本静脈経腸栄養学会NST稼働施設認定が272の施設に与えられた。いまだ、NSTが保険制度上での加算がない現状では、栄養管理が再認識されチームの必要性が認識された結果であろう。同学会では、政府の電子化推進の方針を受けて、将来のNST像を考えた場合、電子化への対応がNSTの拡大と並行して必要であるとの認識に立ち、2002年2月よりNSTの電子化を検討している。標準的なNST活動が電子カルテ上で快適に実践でき、従来のように電子カルテ導入によって支障をきたすことのないよう、同学会がNST基本画面の提案（**図7**）など具体的にベンダーに働きかけを行っている。

その中で、NST活動の成果やその実績を電子カルテ化された病院とそれ以外の施設が、同レベルの臨床指標を得られるよう標準化の作業にも入っている。電子化された施設と同じデータ管理システム、もしくは互換性のあるデータを蓄積して、これまで得られなかった栄養療法のエビデンスの確立を期待し

図5．カテーテル挿入時記録画面

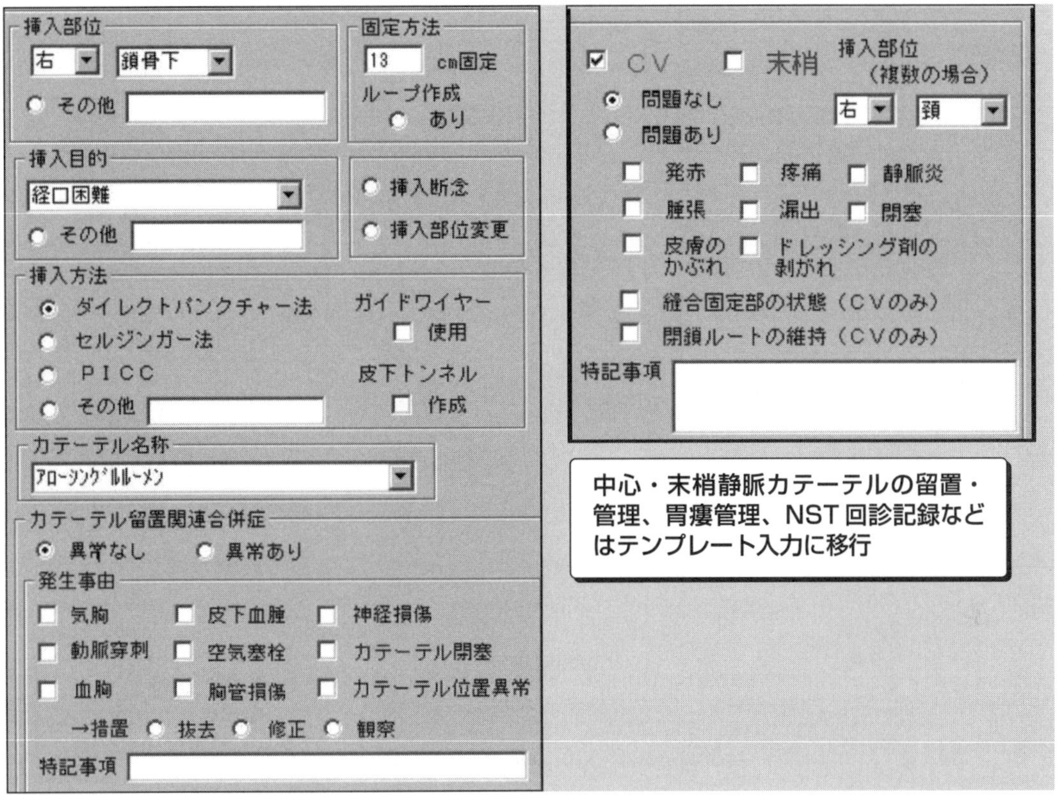

図6．臨床指標

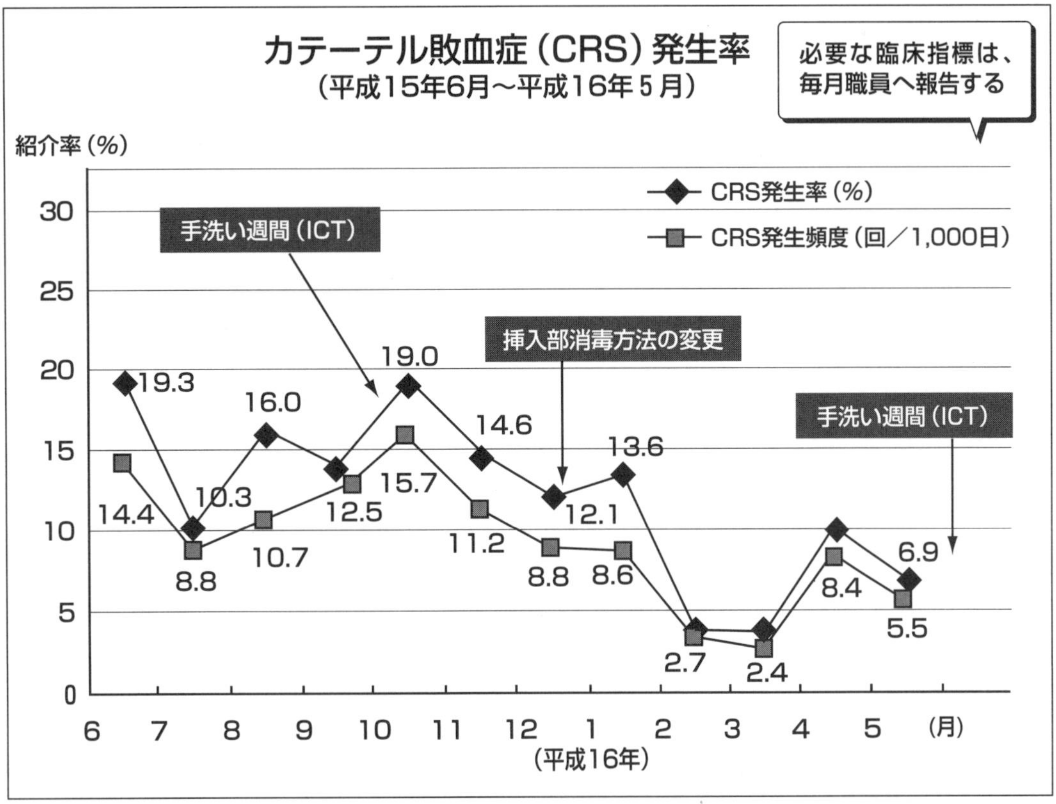

図7．NST基本画面の提案

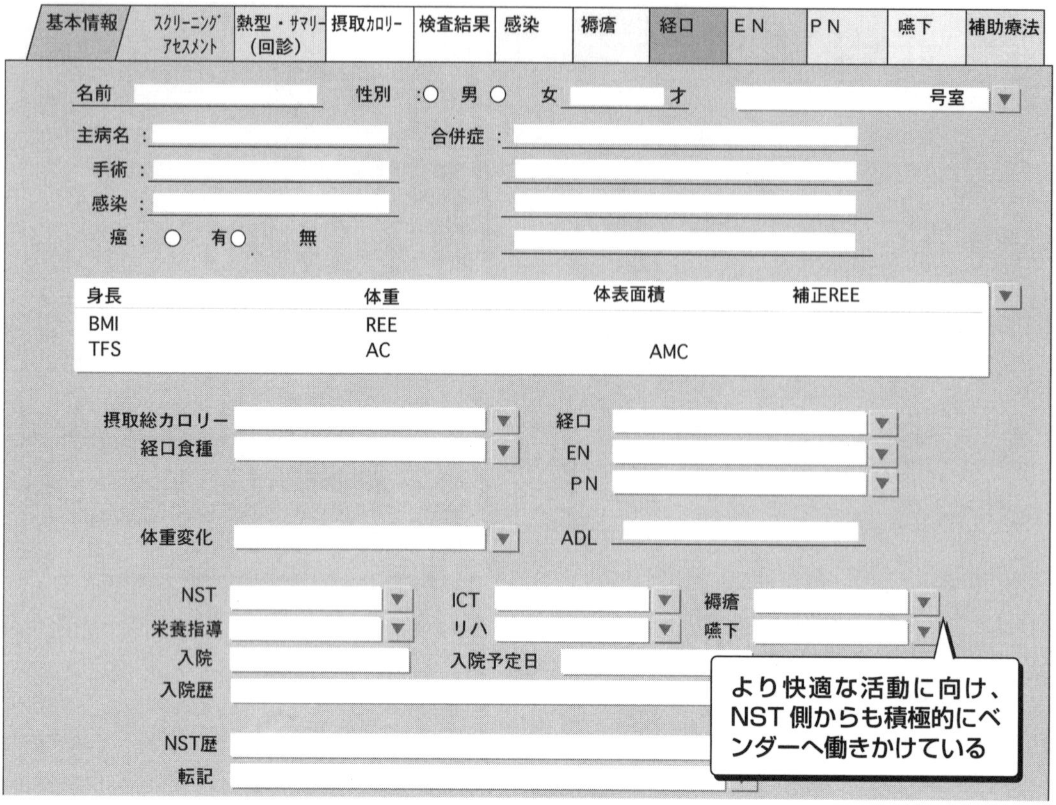

ている。

電子化によるメリットは大きい。課題は栄養管理のデータベース化

電子化により多くの伝票作業から開放され、この作業に埋もれていた以前に比べると、現在は診療情報に簡単にアクセスできるようになり、栄養部は電子カルテの最大メリットを受けた部門であろう。その結果、本来の業務の改善の機会が得られる。

栄養部は食事オーダーを受けるだけでなく栄養管理の主役であり、栄養管理はもっともこの電子カルテで対応できていない弱点部分である。これらは、システムの機能を使って対応する場合とサーバー内にほかの表計算ソフトなどでデータベース化する方法がある。

しかし、前者はシステムに不慣れな導入当初から行うことは不可能で、職員の紙ベースの考え方を電子化に置き換えるには時間を要する。まずは各アプリケーションの稼働状況を把握するようにし、それまでは紙の併用もやむをえない。システムにはいろいろな便利な機能が存在するので、必要な場合には順次紙を廃止して電子化してもらいたい。

データベース化には、どうしても後者によらないといけないが、データの解析まですべてを網羅したシステムはなく、学会が指標を標準化するにはまだ時間がかかるため、データの2次利用にはほかのソフトにダウンロードもしくは入力し、専門家であるユーザーが解析方法を個々に考えることになる。今後、栄養部としても臨床指標が要求されるので、これらが出せるような電子化をめざしてもらいたい。

NTT東日本札幌病院
副院長
池田浩之

医事課・会計システム・保険システムと電子カルテ

NTT東日本札幌病院では、2002年9月のCIS導入により、ペーパーレス・フィルムレスに大きな成果をあげている。会計、レセプト業務においても大幅な効率の向上、待ち時間の短縮がみられる一方で、今までにはなかった作業も増えた。こうした医事会計システムにおける電子化をみていく。

●

●

●

システム導入により、会計・レセプト業務の精度が向上

当院は札幌市の中心部に位置する301床、20科、3センターのNTT企業立の急性期を主とした地域中核病院である。

3年間あまりの準備期間を経て、2002年9月17日に電子カルテ・オーダリングシステム（CIS）を導入した（同時導入は、北海道では当院が最初）。導入後、それまでのマルチメディア委員会と情報システム委員会を統合して医療情報システム専門委員会を立ち上げ、システムの改善（変）と運用ルールの徹底を図るようにした。

システムの改善要望については、細かいものを入れると80項目を超えたが、なんといってもすべてお金のからむことでもあり（1項目あたりウン百万円にもなる）、

・保険診療上必須なもの

・リスク回避の観点から必要と認めたもの

を最優先とし、ほかのものについては対費用効果を考慮して選定した。

CIS導入の医事課に対する影響を端的にいうと、会計・レセプト業務の精度が著しく向上し、そのほかの業務を含め稼働の大幅な軽減がもたらされたといえる。

従来、紙ベースの伝票により担当者が医事会計システム（MINS）に手入力していたものが、医師などのオーダーが医事会計システムに送信され、システム的に会計情報に自動変更される。システムにより瞬時にデータが医事会計システムに送信されるので、会計窓口での待ち時間は大幅に短縮されたことはいうまでもないことである（ホテルのチェックアウトのイメージ）。

しかし、CIS導入によりすべてペーパーレスにできるわけではなく、死亡診断書・死体検案書、自賠責保険関係の診断書や各種同意書などは原本保存が今までどおり必要であり、またこれら文書のうち料金計算のできるものについては、システム対応がなされてい

ないため手入力で処理している。

少なくとも、これら当院が発行した診断書・証明書などの文書に関する料金については、診療情報提供書と同様にシステム対応が望まれ（**図1a・b**）、さらに画像取り込みなどの方法を可とする保管条件の法的な緩和が待たれる。

ブロック受付ではどんな業務を行っているか

初診あるいは6か月以上受診歴のない外来患者以外の再来患者に対しては、中央受付を通さず、1ないし4科をまとめたブロック受付で受け付けている。

そこでは、事務職員が診察終了後に、システム対応のできていない会計入力業務を行っている。たとえば、産科の妊婦検診や婦人科の子宮がん検診、外科における乳がん検診、小児科における成長ホルモン注射、耳鼻科における新生児聴力検査などでは、「総括票」に看護師が記入したものを保険診療と自費分に分けて、料金請求の入力を行っている。

ウイルス疾患指導料、抗てんかん薬などの特定薬剤治療管理料、悪性疾患に対してCEA、CA19-9などの腫瘍マーカーを検査した場合の悪性疾患特異物質治療管理料、外来化学療法加算、診療情報提供料、糖尿病における在宅自己注射指導管理料や科内で行う超音波などの検査、小手術、処置など、いっさいの入力は医師が行うことになっているが（アクセス権）、入力忘れをチェックするのも看護師とともにブロック受付クラークの大事な仕事の一つである。診療内容をチェックしたり、看護師と連携して極力請求漏れに注意している。

医事課・中央受付の業務は効率化されたか

複数科受診患者の一括料金精算、診察後検査で二度診（検査後診察）を受けずに離院する患者の料金精算、受付端末を配していない放射線科、人工透析センター、人間ドック、リハビリセンター受診の患者の料金精算が中央受付の主な業務である。

そのほか、紙カルテ時代にはなかった業務として、診療終了後に他施設からの紹介状などのスキャナーによる電子カルテへの読み込み作業（**図2a・b**）、先述した死亡診断書などや入院証明書、システム化されていないクリティカルパスの記録などのファイリング・保管業務がある。

さらにX線撮影時の造影剤、輸液、薬剤などの技師の入力忘れ、各種指導料などの医師の入力忘れのチェックも大事な業務の一つであり、ここでも診療内容を瞬時に知るうえで電子カルテは存分に威力を発揮している。

システム導入前の紙カルテ時代にはカルテやX線フィルムなどの搬送、さらにはカルテのアリバイ管理などに多くの人員を要した。実際のところ、14名の配置人員が現在は4名で済み、人件費が削減され、なおかつ搬送時間相当分の待ち時間短縮にも寄与している。一方、土、日、休日退院患者の料金算定については、紙カルテ時代とは異なり未来精算ができないため、0.5名（午前中のみ1名）の増員が必要になった。

システム導入後に発生した新たな中央受付業務として、次回診療予約票（診療日、検査

図1 a. 診療情報提供料、各種管理、指導料などの請求入力

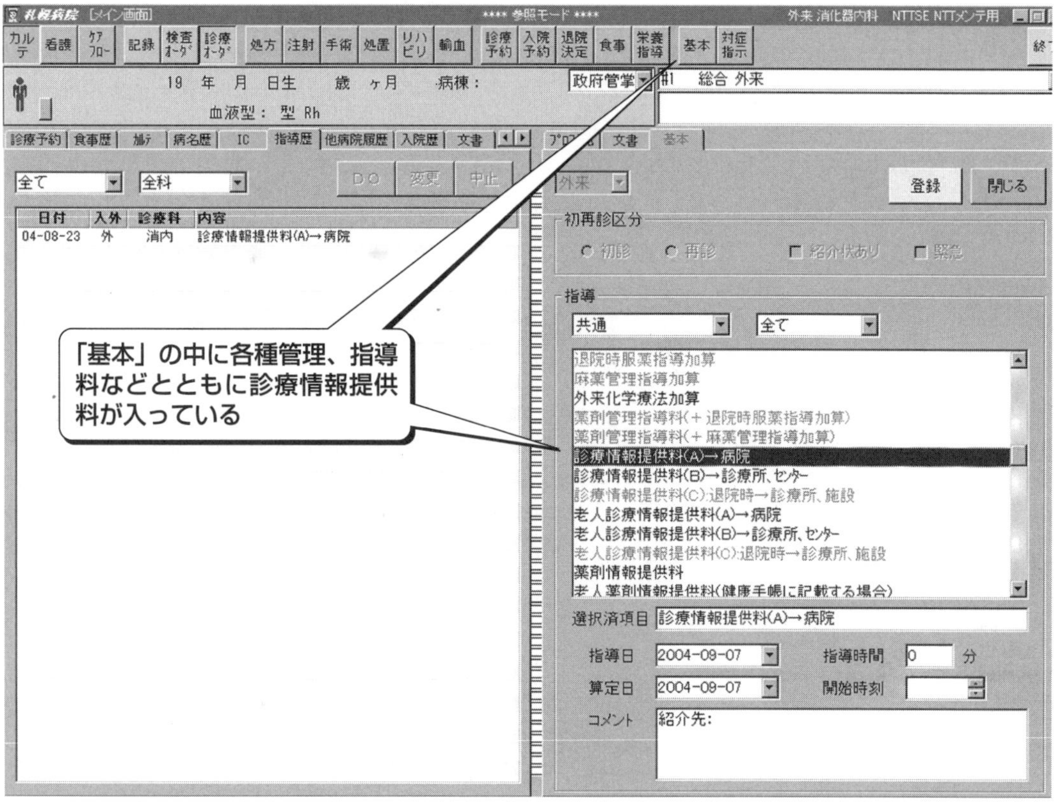

図1 b. 診療情報の内容

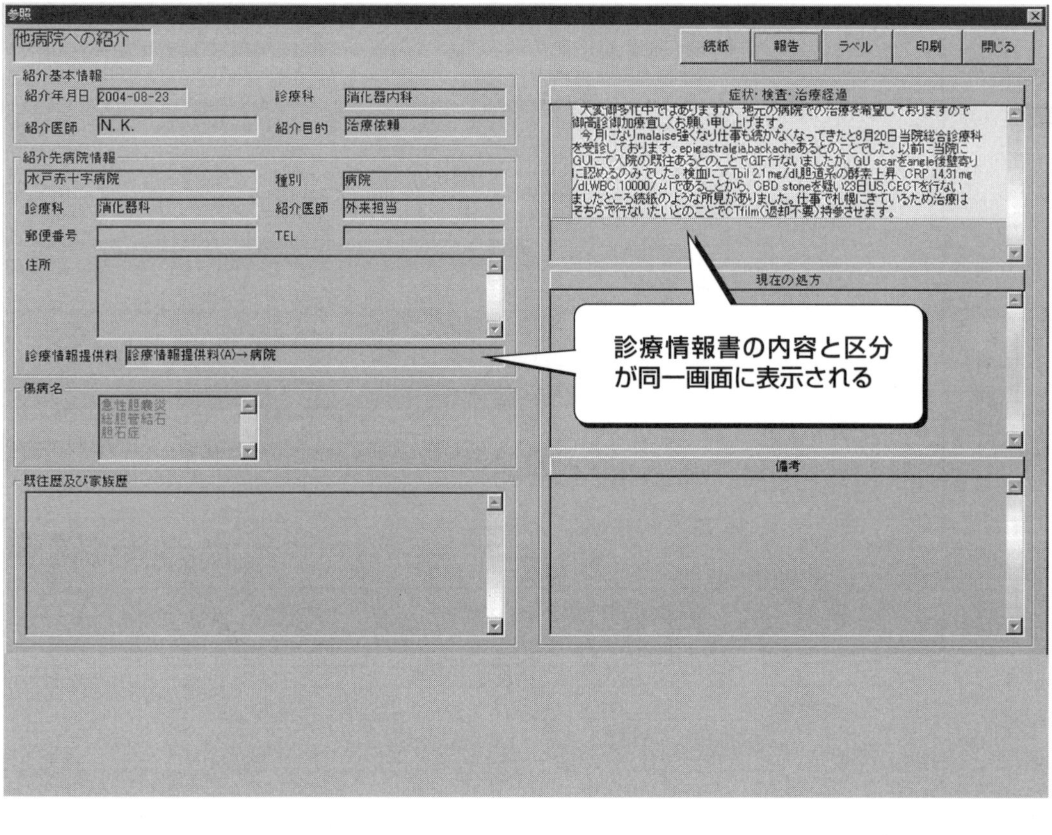

図２ a. 紹介状のスキャナーでの読み込み

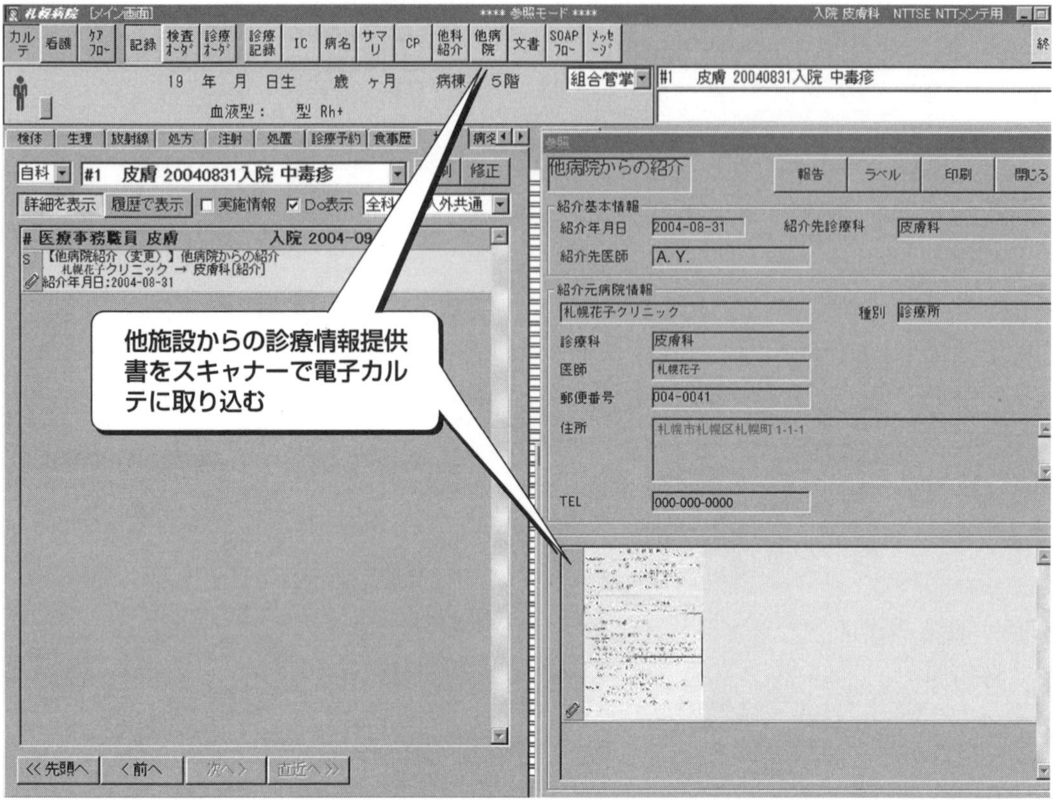

図２ b. スキャナーで取り込んだ診療情報提供書

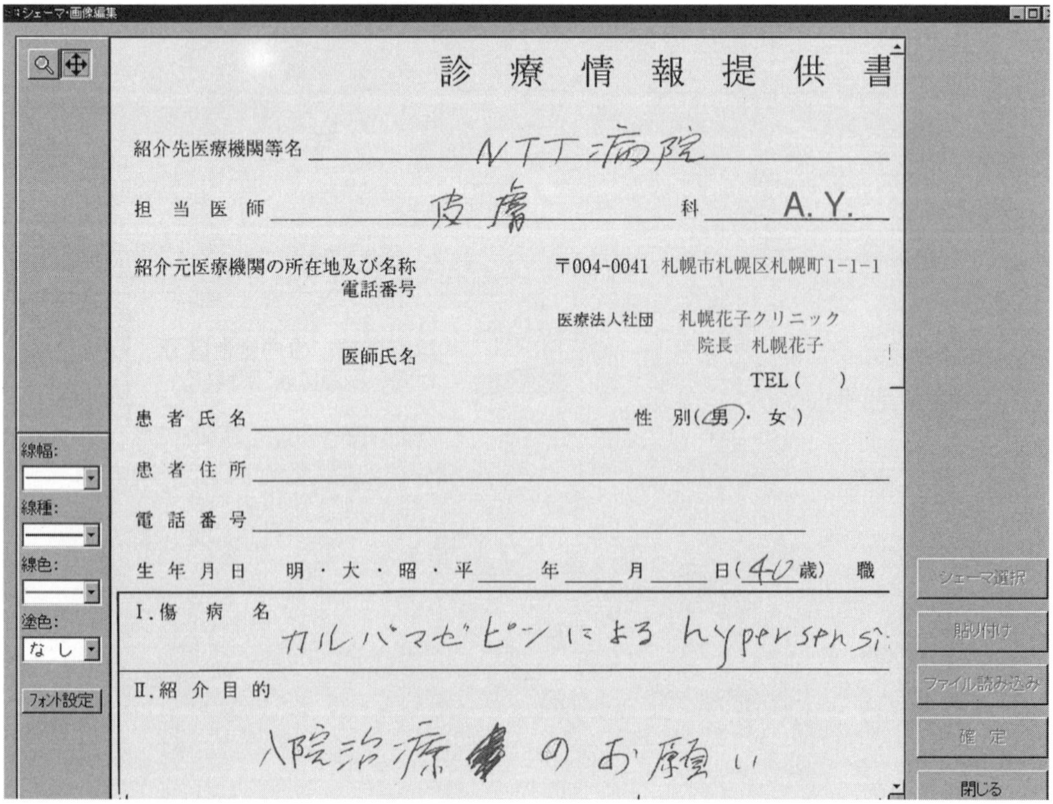

診療情報提供書

紹介先医療機関等名 NTT病院

担当医師 皮膚 科 A. Y.

紹介元医療機関の所在地及び名称 〒004-0041 札幌市札幌区札幌町 1-1-1
電話番号

医療法人社団 札幌花子クリニック
院長 札幌花子

医師氏名

TEL（ ）

患者氏名 性別（男・女）

患者住所

電話番号

生年月日 明・大・昭・平 年 月 日（40歳） 職

I. 傷病名
カルバマゼピンによる hypersensi

II. 紹介目的
入院治療のお願い

内容と日程）の作成と手渡しがある（以前は各科外来窓口で手渡していた）。初診料、再診料の算定はシステム上できないので、紙カルテ時代と同様に手作業でMINSに入力している。

なお、病院としてもっとも苦慮したことの一つは、CTやMRIなど他施設からの検査依頼初診患者の予約処理であった。当初は先方の医師との電話でのやり取りのなかで受診日、検査時間を決め、検査予約枠をダミーで取得するという手順であったが、その後要望科が増えたこともあって、現在は、医療連携室で氏名、性別、生年月日を確認のうえ、あらかじめIDを付与して検査予約枠を取得するということを原則とした運用上のルール化で、患者の便宜を図っている。さらに救急当番日以外の夜間については、当院は医事課職員不在のため、あらかじめ準備しておいたID番号を初診患者に付与することで、スムーズな診療が行われている。

保険登録についての問題点とその解決策

健康保険制度およびさまざまな医療費助成に関する公費負担制度により、受診に際しての登録すべき保険情報は多種多様で複雑になっている。

医事会計システム（MINS）では、保険請求に的確に結びつく処理がなされるように設計されており、電子カルテへ自動的に入力されるように接続されたが、電子カルテシステム運用開始時にはさまざまな障害に直面した。

その代表的なものは、保険種別の情報登録数に起因するものであった。当初は5項目しかなく、たとえば主保険（国保、社保）のほか老人保険、精神、特定疾患、重度心身障害の5種類の資格を持ち合わせた患者が交通事故などで自賠責保険が追加されると、登録情報が電子カルテで確認できない状況が生じた。その後12項目に増やすことにより、給付資格に応じた適正な請求が可能になった（**図3**）。さらに、国保老人（福祉）や障害、母子、乳幼児関連の北海道独自の保険に対応するようにシステム上の項目の追加を行った（**図4**）。

医師は診療行為に応じて保険の種類を区分しているが、必ずしも完全に実施しておらず、また正しく選択されていないこともあり、そうした場合は医事課職員が医師に電話で確認し追加、修正している。診療情報がシステム上参照画面で一覧できるので、紙カルテ時代と比べてこれらの作業は格段に省力化、迅速化された。

電子カルテ導入による診療報酬（レセプト）請求業務の変化

レセプト作成に際しては、病名の欠落、入力間違いなどのチェックが欠かせないが、結局のところ請求漏れを防ぐことに尽きるといえる。電子カルテならではの便利さと苦労（工夫）がある。

紙カルテ時代にはなかった最大の利点は、いつでもどこでも即座に診療行為が参照でき、かつ同じ画面を見ながら電話で当該部門あるいは医師との確認作業ができるようになったことにより、レセプト作成に要する労力の軽減が図られ、内容の精度が向上したことである。以下、具体的に利点、問題点とそれ

図 3 . 保険情報

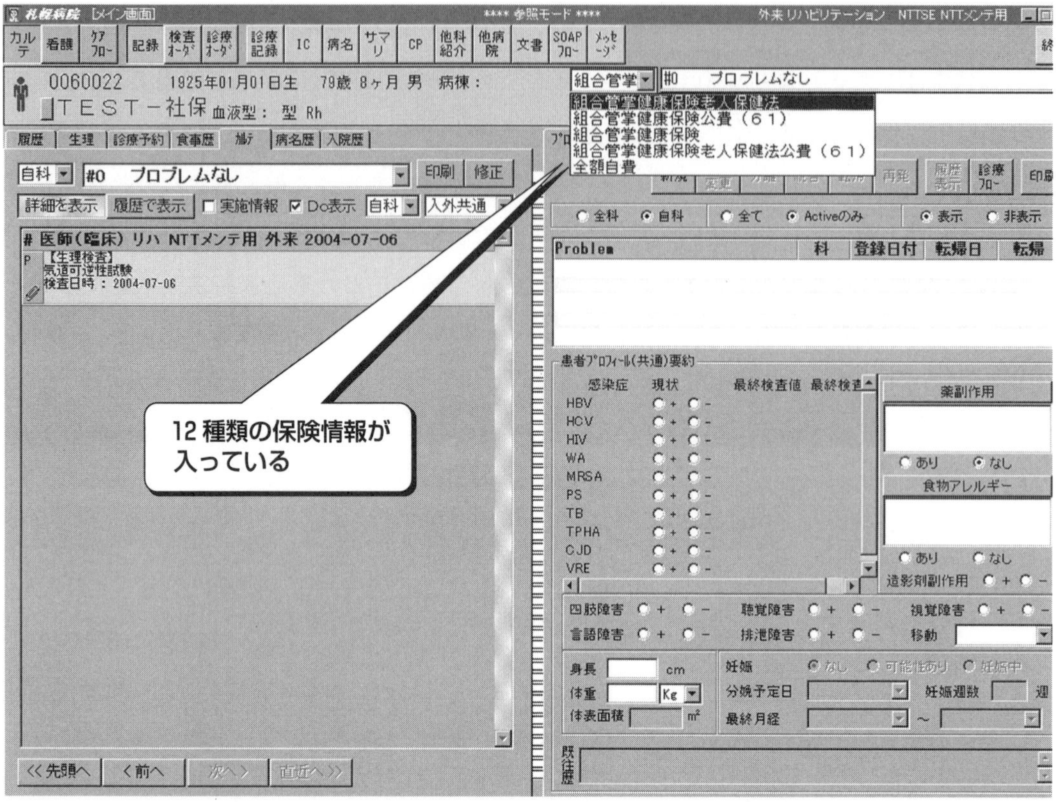

図 4 . 北海道独自の保険

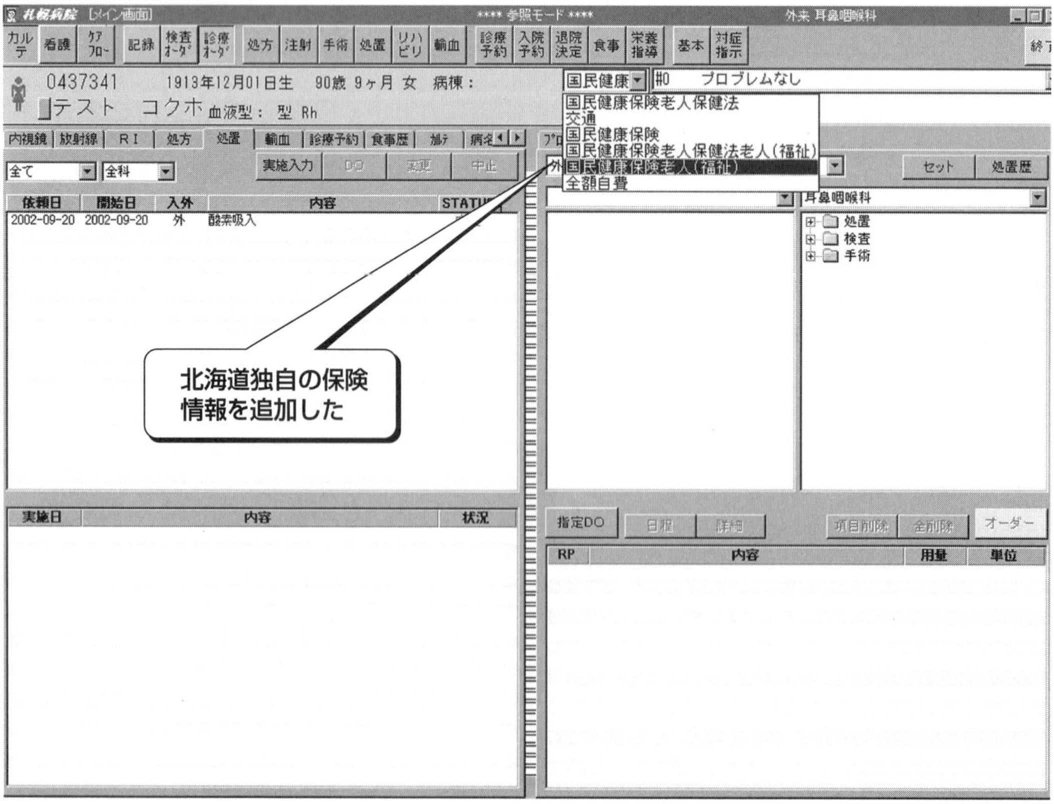

らに対する工夫を例示する（いうまでもないが、この項は中央受付業務と重複している部分がある）。

- 診療行為を時系列で確認できるので、たとえばある一定期間に1度だけ認められる検査項目（初回のみのアセトアミノフェン精密測定、3か月に一度のリポ蛋白(a)、半年に一度の尿中βクロスラプス測定など)、手術・治療時の「一連の行為」(下肢静脈瘤の硬化療法、網膜の光凝固など）などでの過剰請求（医師は実施の都度、入力してくる）や請求漏れのチェックが容易になった。
- システム上セット化された検査・治療行為については、医師は機械的に入力してくることがままある（たとえばラジオ波焼灼療法施行の際、薬剤の追加を肝生検セットを単にクリックすることで入力すると、実際には行っていない肝生検が実施されたことになる）ので、実際に同時に実施されているのかの確認が必要になる（図5）。
- 手術や検査で使用する機材のうち、新規購入・随契など新陳代謝が激しいためシステム登録してないものについては、SPDから届けられるシールに印字された製品のコード番号を医事会計システムに手入力することで処理している。薬品についても同様のことがある。
- 麻酔・手術行為については、システム導入後しばらくの期間、画面が見づらく（スクロールでみるなどのため）電話確認の頻度が高かったが、手術部門と同じシステムを配備してからは確認作業が迅速、容易になり、請求漏れが減少した（図6）。
- 10万点以上の高額医療、再審請求、要コメント症例での検査データは時系列的に短時間でコピーでき、添付作業が大幅に短縮された。
- 追加病名については、紙カルテ時代は医師のメモあるいは口頭指示に基づいて担当職員が医事会計システムに入力していたが、CIS導入後はアクセス権の関係上、医師が入力している。しかし、時間的に余裕がない場合は手書きにより行っているのも事実で、その際、病名の年月日表示がシステム上は西暦であるのに対し、レセプトは和暦ということで、和暦へ書き換えるわずらわしさがある。
- CIS上入力された情報とMINSに入った情報が必ずしも一致しないことがあり、整合性を確認する必要がある。

医師からみた電子カルテ・オーダリングシステム

医師が行う診療行為はカルテ作成は無論のこと、当院ではアクセス権の関係からオーダーはすべて医師が入力することになっているため、医師の負担感が大きいのは否めない。この点X線撮影実施の頻度の高い整形外科などでは、一部のアクセス権を看護師などに付与してほしいとの声があるのも事実であり、X線フィルムの現像については入力作業の省力化のために整形外科、小児科に限ってすべて行うということで運用している。ちなみに当院では2004年4月以降、基本的にはフィルムレスとしているが、他院への紹介、手術、訴訟、資料開示などで一部フィルム化を認めている（図7）。

図 5. セット化された検査・治療

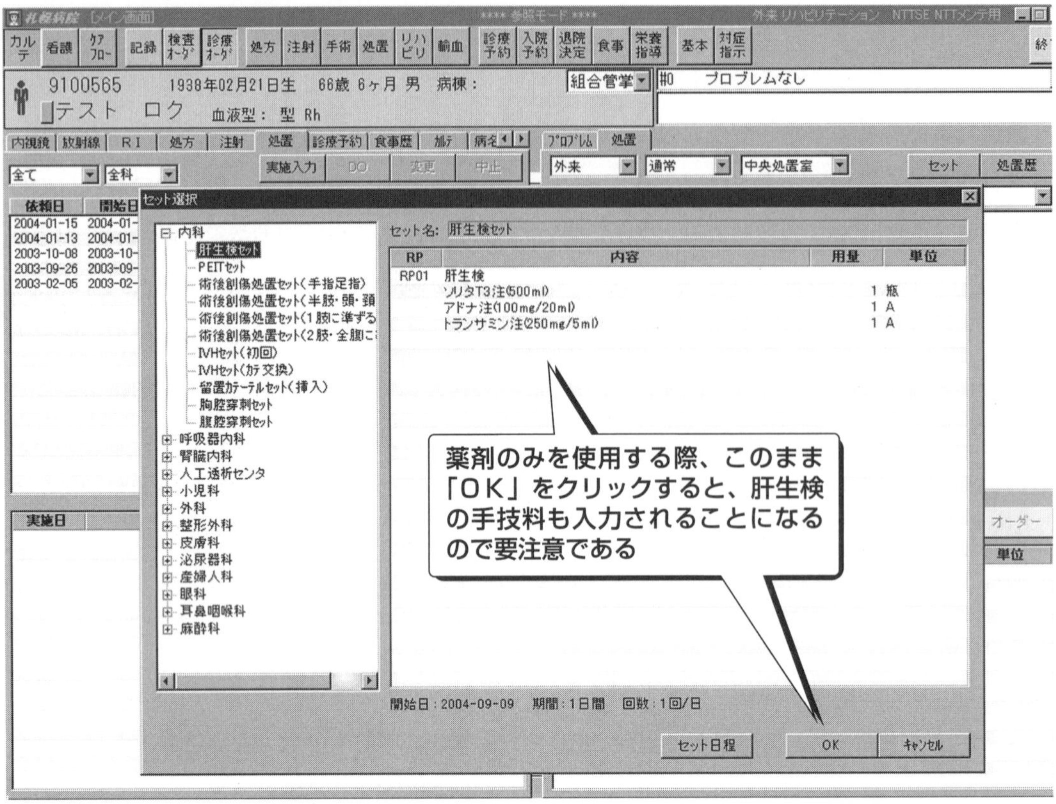
薬剤のみを使用する際、このまま「ＯＫ」をクリックすると、肝生検の手技料も入力されることになるので要注意である

図 6. 医事課に手術部門と同じシステムを導入

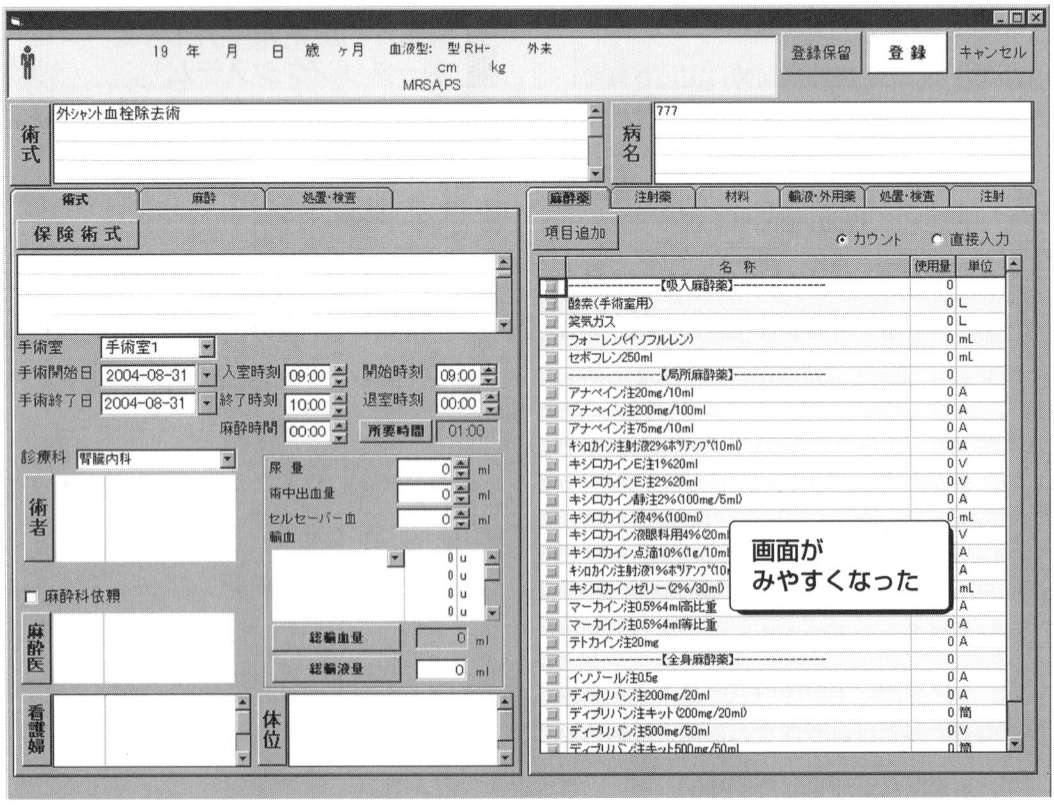
画面がみやすくなった

図7．X線フィルム現像のオーダー

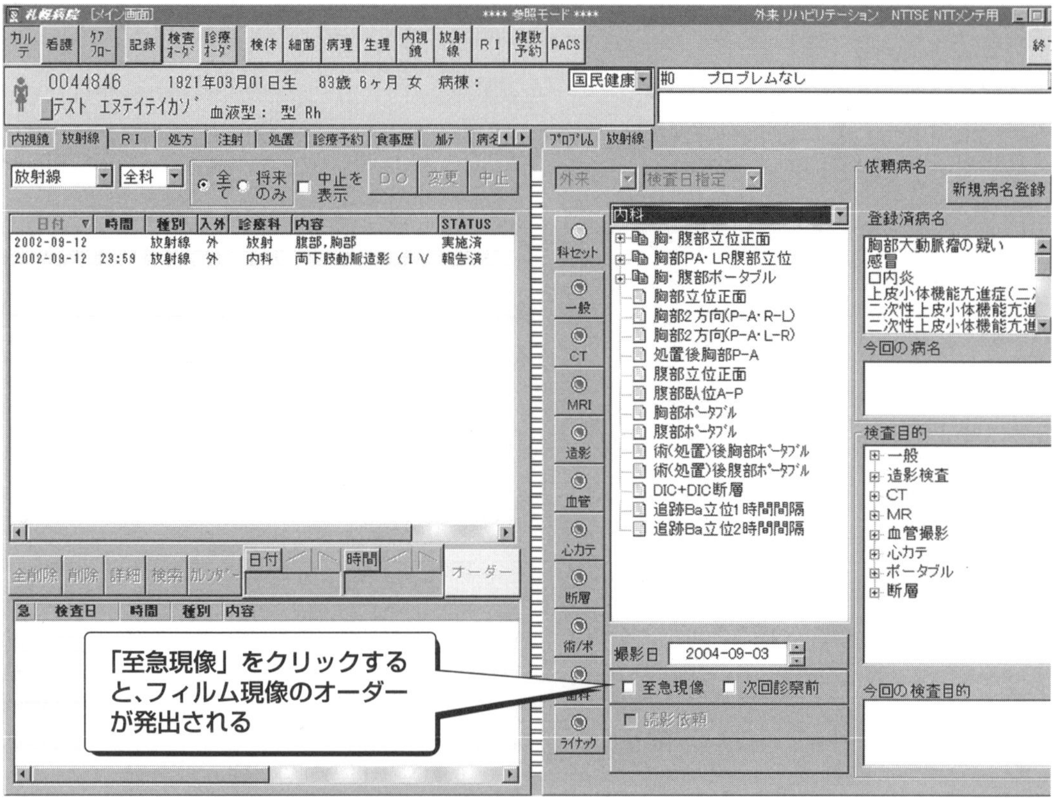
「至急現像」をクリックすると、フィルム現像のオーダーが発出される

図8．セット化された検体検査

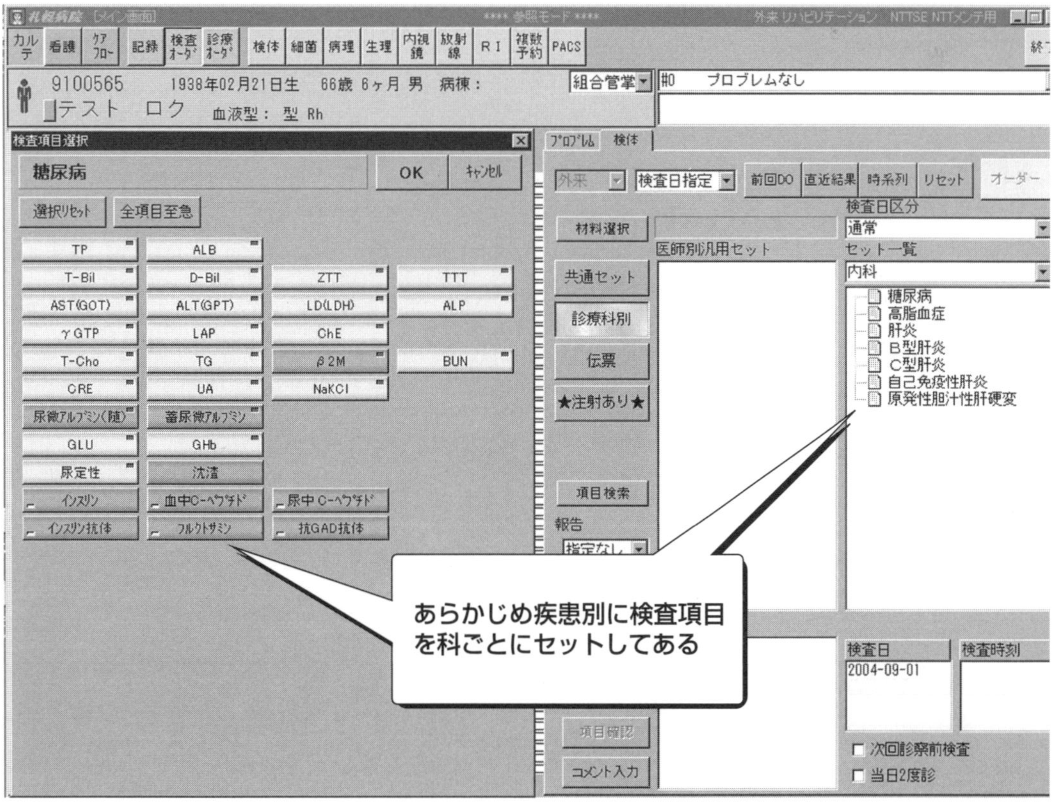

あらかじめ疾患別に検査項目を科ごとにセットしてある

なお、検査オーダー入力のアクセス権の一部拡大については、診療の根幹にかかわることであるので今後も認めない方針でいる。

透析センターでは、部門システムとしてサンジャパン製透析監視システム・ステップを用いているが、当システムとの接続性が確保されていないため二重の入力の負担を強いられている。正直なところCISへの接続に要する費用がネックになっているのであるが、今後システムを普及させるためには、この点の解決が是非必要と思われる。

オーダー入力はすべて医師が行わなければならないとはいえ、検体検査や検査手技、治療行為をセット化するなど、自ら工夫することで、オーダー入力の労力を軽減できるのもシステムの大きな利点といえよう(**図8**)。

病院物流業務と電子化

NTT 東日本関東病院
運営企画部副部長
宇賀神 満

NTT 東日本関東病院
運営企画部
医療情報 e-M 担当課長
平出 晋

コスト削減のためだけでなく、医療の質の確保と患者サービス向上のためにも、全職員が協力して物流の効率化に取り組むことが必要である。院内物流システムの構築にあたって、どのような問題点を見直し物流の効率化を図ることが必要なのか、NTT 東日本関東病院の実例とともに考察する。

●

●

●

物流システム導入でコスト削減の取り組み

物流コストの削減は、病院で働く人はもちろん、経営層も含めた病院内の各レベルの知恵と工夫、そして行動の結晶である。病院長をはじめとして、全職員が共通して物流改善に取り組むことが必要である。

知恵と工夫、行動をうまくかみ合わせることが、経営層に求められる最終的な役割である。

新しい合理的な病院施設の物流の効率的・効果的運営を支えるため、院内における医療品、医療材料、滅菌材料、ME 機器（とくに人命維持管理装置）の要求から消費、または搬送および保管管理までの一元的なシステム化を図り、いかに物流コストを削減するかが必要であった。

院内物流システムの構築にあたり、改善の余地があるさまざまな問題点をリストアップしていけば状況が明確になり、これを解決して物流がレベルアップすれば、コストの削減が効果として現れると考えた。

▶全体的視点の欠如

ハウスキーピング担当に用度担当係が配置され、院内の物流業務を実務として携わっていたが、院内を全体的視点で物流業務に携わる発想が乏しかった。

▶物流機能の分散

用度担当が１人で院内物流すべてを管理指導していたが、物流が部署ごとに（医薬品、医療材料など）独立しているため、物流機能が分散しており円滑に取り組めなかった。そのため物流に関する情報も少なく、業務改善やコスト管理ができない要因にもなっていた。

▶日々の業務が旧態依然

①薬剤管理

薬剤業務は、すべて薬剤部の薬品管理担当

が中心に払い出しと受け入れ、また棚卸しなどの在庫管理を伝票を基本に手作業で行っており、作業時間もかなり必要としていた。

②医療材料の管理

医療材料は委託化で、中央倉庫が倉内品から各部署すべての在庫を一元的に管理していた。また、各部署の在庫品も定数化を図っていなかったため、過剰在庫や欠品、または滅菌期間切れなどによる不良在庫も多発していた。

これらも、伝票による手作業で行っていたため、伝票なしで材料品を払い出したり、仮伝票で処理していたため、現物と帳簿在庫が合わず在庫管理で苦慮していた。中央倉庫から各部署への搬送も行っていたが、稼働人員も多く作業工数も計画性から欠けており、時間配分も不効率であった。

③ME機器の管理

ME機器の業務は、臨床工学技師が人命維持管理装置などの点検、保守、操作を含めたすべての院内管理を台帳や処理伝票で行っており、機器の貸し出し先、貸し出し期間、返納日、また機器の点検、保守、修理履歴が不備の状況にあった。

▶物流業務のレベル

院内の多くの問題を抱えている物流業務をどのレベルまで引き上げればよいのか、これらの物流課題を解決できるのか。現状を否定するくらいの意気込みで、新病院に向け物流改善の方針を打ち出すことが必要であった。

①中央倉庫などの管理拠点の最適化

今までの医薬品保管庫、医療材料保管庫、ME機器保管庫の狭隘と、各部署における格納棚が狭く使いづらいなど、フロアスペースの改善が最終的なネックであった。

②効率化に向けた物流システムの構築

医薬品管理、手術室における医療材料管理の業務処理は一部コンピュータ化されていたが、多くは人手による作業となっており、必ずしも効率性が図られていなかった。そのため、人手による作業の軽減と迅速な物流業務を一元的に行うため、コンピュータシステムの構築が必要であった。

③在庫管理の適正化

物品の納品から払い出し、在庫品の保管まで（入りから出まで）、この広い範囲の手作業から脱却するため業務の仕組みを改善し、コントロールして在庫を適正化することは、かなり高い目標を掲げることが必要であった。

- **倉庫、保管棚などの施設の有効活用や、保管品のコスト削減をめざし、過剰在庫、不稼働在庫の発生を抑えること。**
- **常時、現品と帳簿を一致させ、棚卸しを効率的に行うこと。**
- **ME機器の中央管理を充実し、機器の安全管理を強化すること。**

④差益確保と購買業務

物流の業務改善と合わせて、買い入れ、納品の課題について、取引先（メーカー、問屋）と改善交渉することでコストを大幅に削減する必要があった。

薬品も医療材料も診療報酬「薬価・保険医療材料」の改定に合わせ、購買益に期待した価格交渉を進める必要があった。

⑤専門家の育成

「物品」は勝手に流れない、要求指示に基

づき消費するまでが院内物流となる。つまり、コスト削減には部門を越えて広い視野を持った人材が必要となる。

たとえば、管理不在ではコストが必要以上に増加してしまう。物流管理の充実・強化を図るためにも専門家を置き、物流管理セクションを強化することであった。

⑥作業の円滑化・平準化・標準化

管理する在庫品やME機器を自分の目で確認し、日々の供給・要求を「勘」に頼り、メーカー、問屋、中央部門に発注を行う。また、病棟、外来など、各部署の担当者が同じように「勘」を頼りに補充要求をかける。院内搬送も、定配と随時とはいうものの、ルート化による効率性は図られていない。このような一連の作業がスムーズに機能すれば、コストは大きく削減できる。

院内における物品の流れの例

物品の一般的な院内の流れ
入庫検収 → 保管 → 小分け → 院内搬送 → 棚入（置）→ 消費
ME機器の一般的な院内の流れ
器機管理室 → 保守・点検 → 貸出 → 使用・保管 → 返納

このように、院内物流業務の効率化を図るため、人力作業から自送台車への自動化を図り、拠点間の搬送手段やルートを見直すこともコスト削減の着眼点であった。

▶物流業務効率化への取り組み

以上のような改善取り組みを一度に実行することは難しいと判断し、改善活動をうまくかみ合わせることが、管理的立場での最大の役割と考えた。そのため、経理部門の課長をリーダーとした体制をつくり、物流システムの構築を進めた。

①物流の現状調査と分析

新病院の設計段階からフロアプランまでを考慮して、事前に物流の現状調査と分析を行った。保管数、搬送回数など物流機能別に調査データ分析の裏づけとなる課題を抽出し、課題に対する改善案をシステム設計担当へ提案し、フィードバック機能に合わせ改善を推進した。

②新システムへのシミュレーション

物流業務の効率化に期待できる効果を見積るため、最終的に物流コストの削減につながる物流の「量」「質」「流れ」でどのような体制で人員を必要とし、どのくらいの投資が必要となるか予算計画も行った。

▶物流業務における物流システムの構築

IT活用が本格的に進む時代に対応するためのシステム構築により、物品供給から各部署への搬送業務や病棟、外来、手術室などでの消費作業の稼働が軽減し、看護師が本来業務に専念でき、医療の質の確保と患者サービス向上が図られる。またペーパーレス、保管スペースの縮小、在庫数の減少によるコスト削減も期待できる。

ME機器の管理では、機器ごとの在庫数や保守点検状況、貸し出し部署ごとの使用状況を含め、安全管理面での役割も期待できる。

物流業務の対象はすべてが「物」であり、システム化に向けて物流物品の構成と物品のコードを体系化し、管理することとなる。

表1. 物流物品の品目種別／品目分類／品目の構成例

	品目種別	品目分類	品　目
院内物流物品	医療材料	ディスポ注射器、針類	シリンジ・針なし シリンジ・ツ反
		カテーテル、チューブ類	
	薬　剤	感覚器官用剤	ジクロフェナミド錠 ヘレニエン
		循環器用剤	
	ME 機器	吸入療法機器	超音波式ネプライザ
	滅菌材料	ペアン	モスキートペアン

物品コード体系（13 桁使用）

- 業者コード（3 桁）……業者コードを付与
- 品目種別コード（1 桁）……医療材料、薬剤、ME 機器、滅菌機材
- アイテムコード（6 桁）……品目ごとにシーケンシャルにナンバーリング
- 枝版コード（2 桁）……物品の規格違いを識別するための枝番号
- チェックデジット（1 桁）

NTT 東日本関東病院の病院物流システム概要

▶システム構成

病棟、外来、中央処置室にバーコードをつけたパソコン50台を、消費する現場で「消費入力」ができるように配置した。この病院物流専用端末から「消費入力」されたデータが病院物流サーバーに集約され、結果を中央倉庫端末で各部署での消費結果に基づいて補充ができるCSSシステム構成となっている（**図1**）。

中央倉庫（3台）、薬品管理室（3台）、滅菌供給室（1台）、経理（1台）の端末を発注業務、検品業務、補充業務が行える端末として設置している。中央倉庫では、ほかに医療材料用バーコード印刷機、各種帳票印刷プリンターも設置している。

薬剤の消費については、個々の消費入力が大量に発生するので、オーダー・電子カルテシステムから注射、処方データを基に自動的に消費入力をされる仕組みを持っている。これにより薬剤についての「消費入力」手作業の軽減を実現している。

▶物品の管理

院内物流システムの対象物品は、注射、処方に関する薬剤と医療材料を対象とした（**表1**）。とくに医療材料は、業界標準体系ができていないので院内用管理番号を発行し、入荷時に各物品にバーコード化して貼付している。薬品に関しては、メーカーが付与している商品コードのバーコードをそのまま利用している。これによりバーコード貼付作業の軽減を行っている。医療材料のバーコード印刷に2種類を用いて、医療請求できる医療材料と医療請求できない医療材料を判別できるようにしている。医療材料の例の、対象一覧を示す（**表2**）。

図1. 院内物流システム構成図

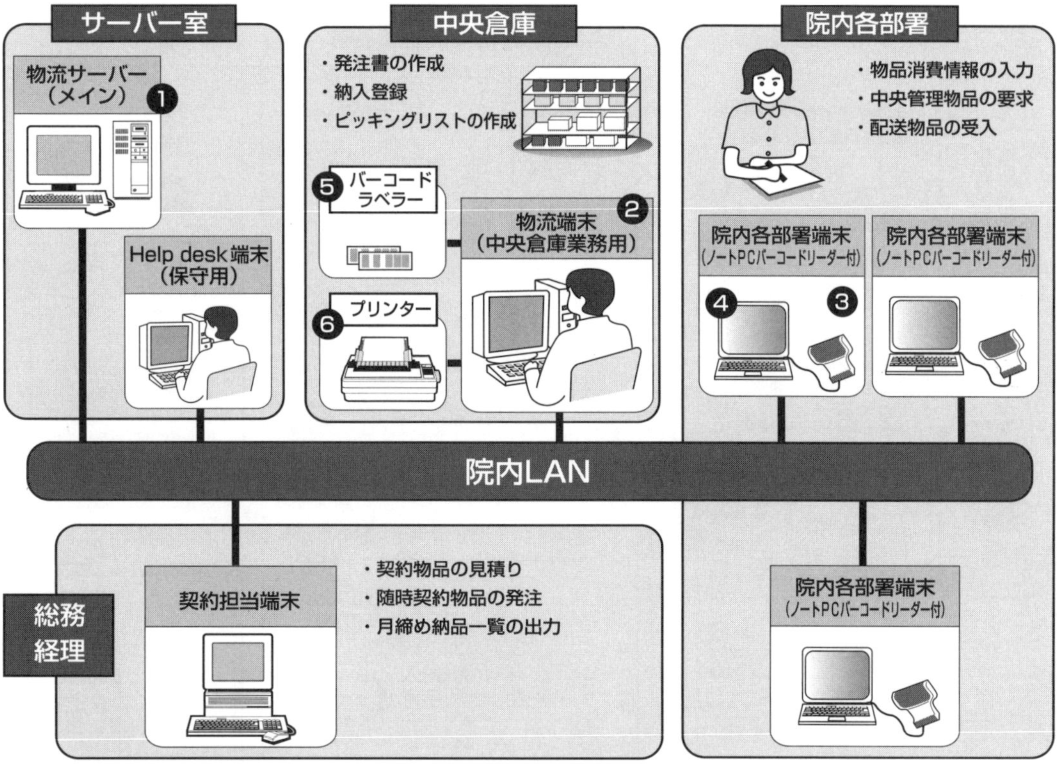

＜費用内訳で使用する品目の定義＞
① R/3 サーバー ② R/3 クライアント（業務用端末） ③バーコードリーダー ④ノートPC ⑤バーコードラベラー ⑥プリンター

表2. 対象品目分類（医療材料）

・現在、中央倉庫で取り扱っている医療材料を対象品目とする

品目分類	品　目	対象	備　考
記録用材料	心電図記録紙・脳波記録紙・モニター記録紙など	○	MEセンターのME機器に使用する記録紙は除く
ガラス・プラスチック類	ガラス注射器・試験管・シャーレ・ガラス尿器など	○	
分包紙・投薬袋類	分包紙・薬包紙・薬袋・薬瓶・薬ケースなど	×	
ディスポ注射器・針類	ディスポ注射器・カテラン針・留置針・採血セットなど	○	
カテーテル・チューブ類	血圧測定用カテーテル・造影用カテーテルなど	○	
医療用ガス	酸素ガス・液体ガス・笑気ガス・滅菌ガスなど	×	薬剤にて定義（現薬品管理室取り扱い物品）
縫合糸・縫合針	絹糸・腸用糸・合成糸・縫合針・自動縫合器など	○	
輸液セット・輸血セット・廃液セット	高カロリー輸液セット・輸血バッグ・廃液バッグなど	○	
ガーゼ包帯・絆創膏類	ガーゼ・脱脂綿・綿棒・管状包帯・三角巾・テープなど	○	
フィルム類	放射線用X線フィルム・内視鏡フィルム・インスタントフィルムなど	×	
現像液・定着液	現像液・定着液など	×	
医療用手袋	手術用手袋・検査用手袋・綿手袋など	○	
体液（血液）浄化器	ダイアライザー・血液浄化器・透析用セットなど	○	
人工臓器類	ペースメーカー・人工骨・補填材・人工血管など	○	
ディスポ電極・リード線	心電図用電極・脳波用電極・リード線・対極板 クリップなど	○	
不織布類	キャップ・ガウン・マスクなど	○	
活栓類	三方活栓・一方活栓など	○	
歯科用材料	石膏・セメント・貴金属など	×	
副木類	副木など	○	

凡例　○対象　×対象外

図2．院内物流システム概要図

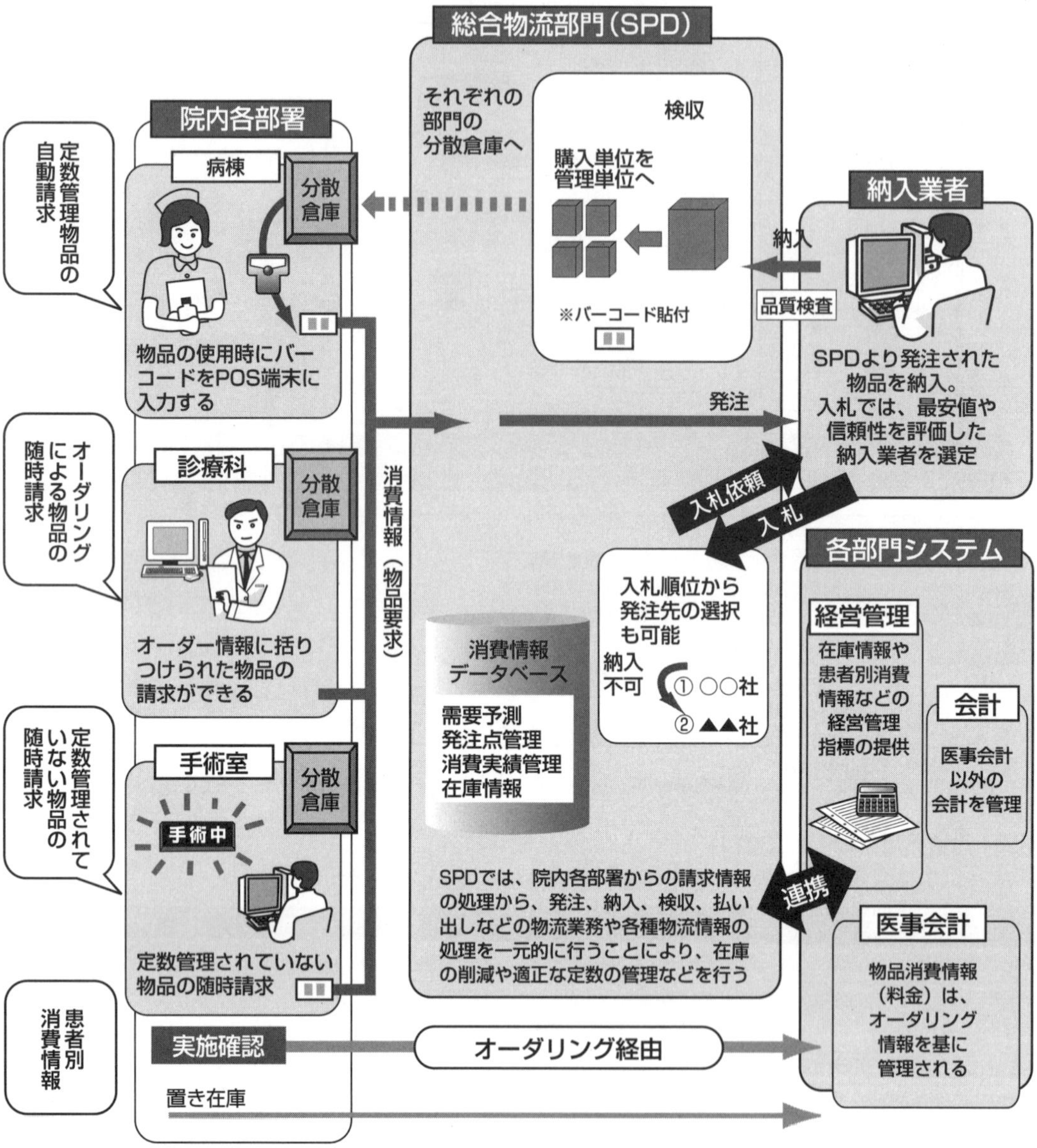

▶システムの特徴

当病院の物流システム構成は、ERPソフトウェアの世界市場第1位のSAPを導入し、院内物流システム向けにテンプレートを作成した。とくにユーザー・インターフェースについては利用者の利便性を考慮して、入力部分（画面、バーコード入力）をアドオンで開発を行った。

本システムの特徴は、病院の従事者の作業軽減を主目的として利用現場で使った物を「消費入力」をすることにより、中央倉庫から自動的に翌日補充される仕組みを導入した（**図2**）。

各現場の棚卸し業務も、中央倉庫担当者が実施することで品物の管理を医療従事者から面倒な業務を切り離し、医療業務に専念できるように業務改革を行った。したがって各現場では「消費入力」を行う作業のみとした。

表 3．対象品目（医療材料）／物品管理マトリクス

物品管理形態	在庫配置		契約形態	概　要
	院内各部署	SPD		
分散配置物品	定数配置	発注点管理	単価契約	院内各部署での使用頻度が高く、日常的に使用される物品は、分散配置として、院内各部署ごとで定数を設定し、補充を行う
スルー物品（病院在庫）	定数配置	なし	単価契約	上記の分散配置物品の特性を備え、かつ、限定された部門でのみ使用される物品は、SPD で在庫を持たない
置き在庫物品（受託在庫）	定数配置	なし	単価契約（受託契約）	高価、有効期限が短い、使用頻度が少ないなどの特性を持った、置き在庫物品（納入業者の受託品）は、SPD に在庫を置かない
中央管理物品	なし	発注点管理	単価契約	院内各部署での使用頻度が少ない物品は、院内各部署ごとに在庫を置かず、中央管理物品として、必要時にシステムで要求する
随時購入物品	なし	なし	単価契約	発注する
随時契約物品	なし	なし	随時契約	新規に購入する物品や、病院内でほとんど使用されない物品は、必要時に納入業者と契約をし、購入する。システム対象範囲外

表 4．対象品目（薬剤）／物品管理マトリクス

物品管理形態	在庫配置		契約形態	概　要
	院内各部署	SPD		
分散配置物品	定数配置	発注点管理	単価契約	院内各部署での使用頻度が高く、日常的に使用される物品は、分配配置物品として、院内各部署ごとで定数を設定し、自動補充を行う
中央管理物品	なし	発注点管理	単価契約	院内各部署での使用頻度が少ない物品は、院内各部署ごとに在庫を置かず、中央管理物品として、必要時にシステムで要求する

物品の在庫管理方法について、**表 3・4** に示す。

現場での入力は、「消費入力」だけでなく、随時入力機能も用意した。定数化できる物は極力定数化を行い「消費入力」での補充を主体としているが、定数化が難しくまれに発生する物や、急に大量に使用する必要な物は「随時入力」ができるようになっている。

医療材料管理のアウトソーシングにより、効率化とコスト削減を実現

▶医療材料管理業務のアウトソーシングと消費払い（無在庫化）の導入

病院開院以来、手作業による伝票、帳票、帳簿方式で業務を行ってきたが、医師、看護師およびコメディカルや事務職員の間接稼働も多く、かなり非効率的な面があり、事務処理に遅れをもたらしていた。

これらを改善するため、「物流システム」の構築を契機に医療材料管理業務のアウトソーシングを開始し、効率化と効果的な運営によりコスト削減を図った。

①在庫管理の徹底

従来は各部門の担当に責任を委ねていたため、医療材料の在庫数や品質チェック、過剰在庫品、また不良品の廃棄処理などが全体を通して一元化が図られていなかった。

管理業務の委託化と「院内物流システム」の導入で運営体制を整備し、医療材料の品質確保と在庫管理の徹底を図った。

・入荷時の品質、数量などの検品の励行

製造年月、使用期間、数量確認を行うた

図3．医療材料業務委託の概要図

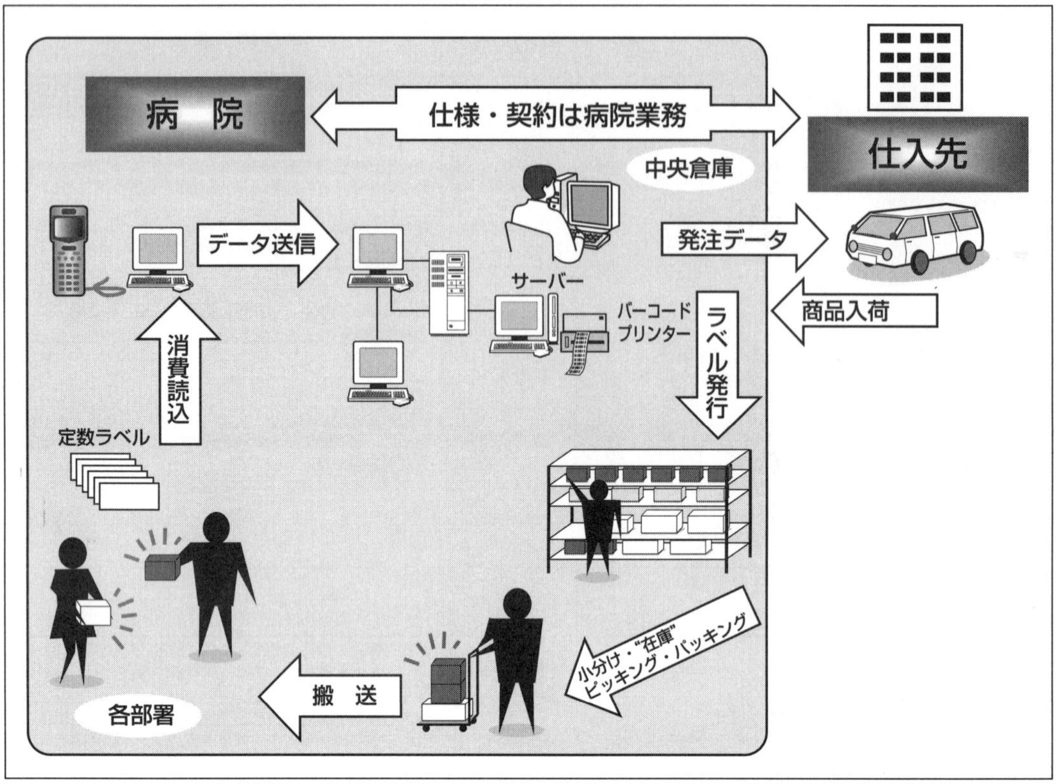

め、梱包を開梱し単品ごとに検品し入荷を行っている。

・**滅菌期間、使用期限切れ物品の排除**

とくに滅菌材料は滅菌期間と使用期限および包装状態などの検品を強化し、入荷を行っている。

・**定数化による在庫数と補充確保**

各部署に責任者を配置し、材料の動きを考慮して毎月定数の見直しを行い、過剰在庫の排除を行っている。

・**棚卸しの完全実施で未稼働物品などの無駄な在庫を排除**

消費払い（無在庫化）の導入で、棚卸しは委託業者の責任において行うため、在庫調整が容易になったため、無駄な在庫が排除されスペースの確保ができ、作業効率もよくなった。

・**特定医療材料品（保険対象物品）と一般材料品の明確化**

バーコード入力方式を導入したため、特定医療材料品には黄色のラベルを貼付して一般材料品には白色のラベルを貼付して材料品目区分を識別化し、在庫管理が明確になった（**図3**）。

また、トレー内の収納も横置きから縦置きに収納方法を変更し、管理を容易にした。収納スペースを確保し、品名確認も容易になった（**図4**）。

②採用基準の統一

従来の新たな医療材料の要求は、担当職員が医療材料要求書により環境管理（用度）担当に要求依頼を行い、医療材料委員会の承認

図4．定数化を図った収納庫の例

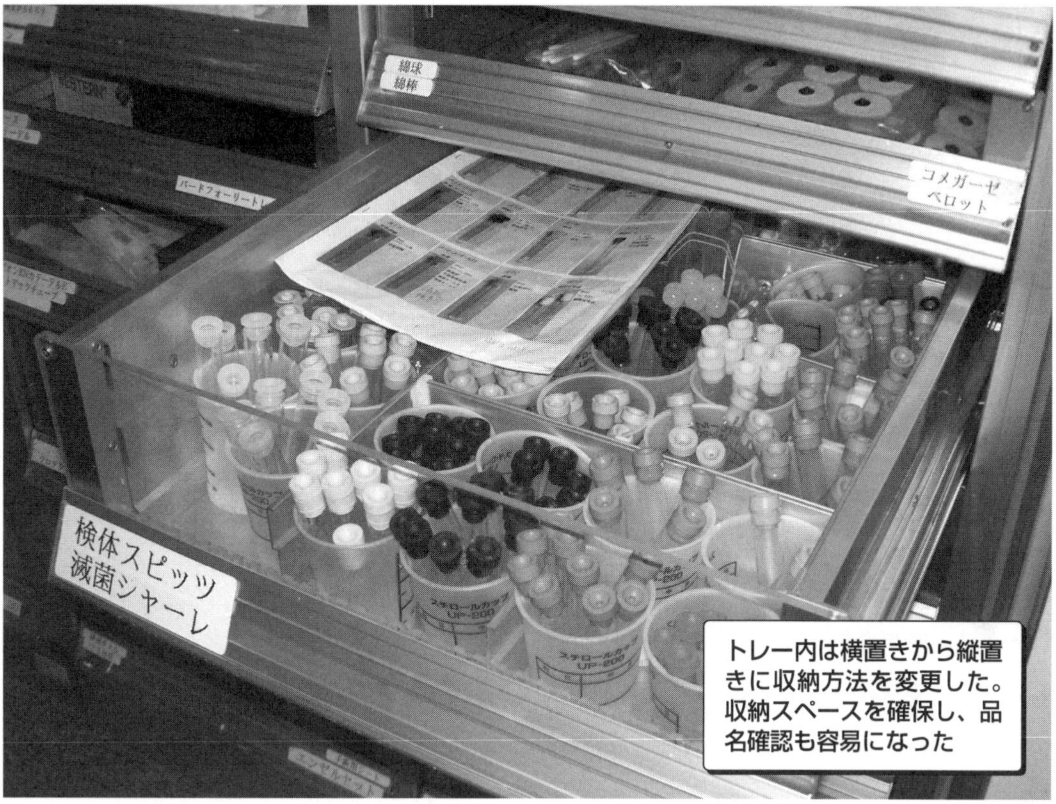
綿球
綿棒
コメガーゼ
ペロット
検体スピッツ
滅菌シャーレ
トレー内は横置きから縦置きに収納方法を変更した。収納スペースを確保し、品名確認も容易になった

を得てほとんどが採用されていた。

今回の業務委託で、要求材料に対する同種同行品の提案や品質基準、特定医療材料品（保険対象物品）の償還価格と購入予定価格の比較、また旧在庫品の使用実態などを明確にし、要求から採用までの基準を設け統一を図った。

・新規採用申請の明確化

新規採用、改良型、サイズの追加に区分し、安全性、必要性、効率性を明確にした。また、保険償還価格は厚生労働省の承認を明らかにする官報など、基準となる証明資料を添付することや、購入予定価格は見積書案や価格証明書の資料を添付すること、とくに必要とする理由を明確に記入し部科長の承認を義務づけた。

新規採用申請の明確化

- ●品名　●規格　●メーカー名
- ●販売元　●医療用具承認番号
- ●保険の適用の有無　●使用場所
- ●申請理由及び使用目的　●年間使用見込数
- ●現在使用している類似品と今後の取り扱い
- ●購入方法　●価格　など

・サンプル使用申請の明確化

医療材料のサンプル使用にあたり、無償・有償の区分および使用期間を申請することで責任を持って使用を認めることとし、使用後の評価を再度申請し採用の判断を行うこととした。申請にあたっては新規採用申請の扱いと同じ。

③在庫消費払方式の導入

従来は医療材料を購入した時点で費用とし

経理処理したため、決算期にはすべての在庫数(額)を多量に抱え、棚卸しも容易なものでなかった。

材料を使用するときバーコード入力を導入したため、病棟、外来、手術室など各部署に棚入れされた医療材料は、使用した時点で消費（費用）として経理処理される方法を取り入れ、月次管理の実現と職員の医療材料にかかわるコスト意識の向上が図られた（**図5**）。

④保険請求漏れ防止

特定医療材料品（保険対象物品）は、手術室などにディーラーから置き在庫として保管され、使用したあとに要求・契約されるケースが多く、医事会計システムへのマスター登録が遅れ、手作業での伝票請求処理が発生して保険請求漏れのチェックに時間をかけていた。

この課題を解決するため、診療報酬点数で請求できる特定医療材料品（保険対象物品）には黄色のバーコードラベルを貼付、保険請求できない医療材料品には白色のバーコードラベルを貼付し、色別管理による保険請求漏れ防止を図った（**図6**）。

⑤ 契約手続きの軽減

医療材料は新開発品も多く、新規採用の材料品には新たなメディコードを付与するなどの事務手続きがあり、契約のほとんどが随意契約で行っていた。とくに特定医療材料品（保険対象物品）は、術中適用材料の事務が先行することになり、一般材料の手続きが遅延するケースが多かった。

現在は、特別な条件がないかぎり単価契約に品目追加することとし、随意契約の対象品目を少なくすることで契約事務の軽減と簡素化を図った。

⑥管理データの構築

医療材料は購入した時点で費用化されていたため、中央倉庫の在庫管理を中心に行い、各部署ごとの消費管理SPD伝票による要求で行っていたため、使用数（額）の管理が適正・迅速に行われていなかった。

適正な在庫を把握し、適正な計画在庫量を的確に保持するために正確なデータ管理が必要であり、定数在庫数(額)、消費数(額)、未稼働在庫数（額）、消費管理など情報管理を迅速に行うため在庫マスターを整理し、データ管理の構築を図った。

・部署別消費データ管理
・部署別定数データ管理
・部署別仕様別在庫データ管理
・部署別未稼働在庫データ管理
・メーカー・業者別納入状況データ管理

薬剤業務の質的向上と効率化、ME機器の管理体制を構築

▶薬品の管理業務

薬剤業務の質的向上と効率化をめざし、従来の要求から消費まで、また棚卸し作業は伝票、帳簿などによる人手作業から「オーダリングシステム」および「物流システム」の導入で、処方指示から在庫管理までを改善した。薬剤師の病棟薬剤指導の拡大や外来服薬指導など、薬剤師の本来業務へのシフトができ、医療の質向上と患者サービスが図られた。

・在庫管理の徹底

薬剤の在庫管理は中央倉庫において棚札票を基に入荷と払い出しを行っていたため、薬剤師はほとんどが入出管理や調剤、

図５. 物流システム端末

バーコード入力によって、
使用した時点で消費として
経理処理されるため、コスト意識の向上が図られた

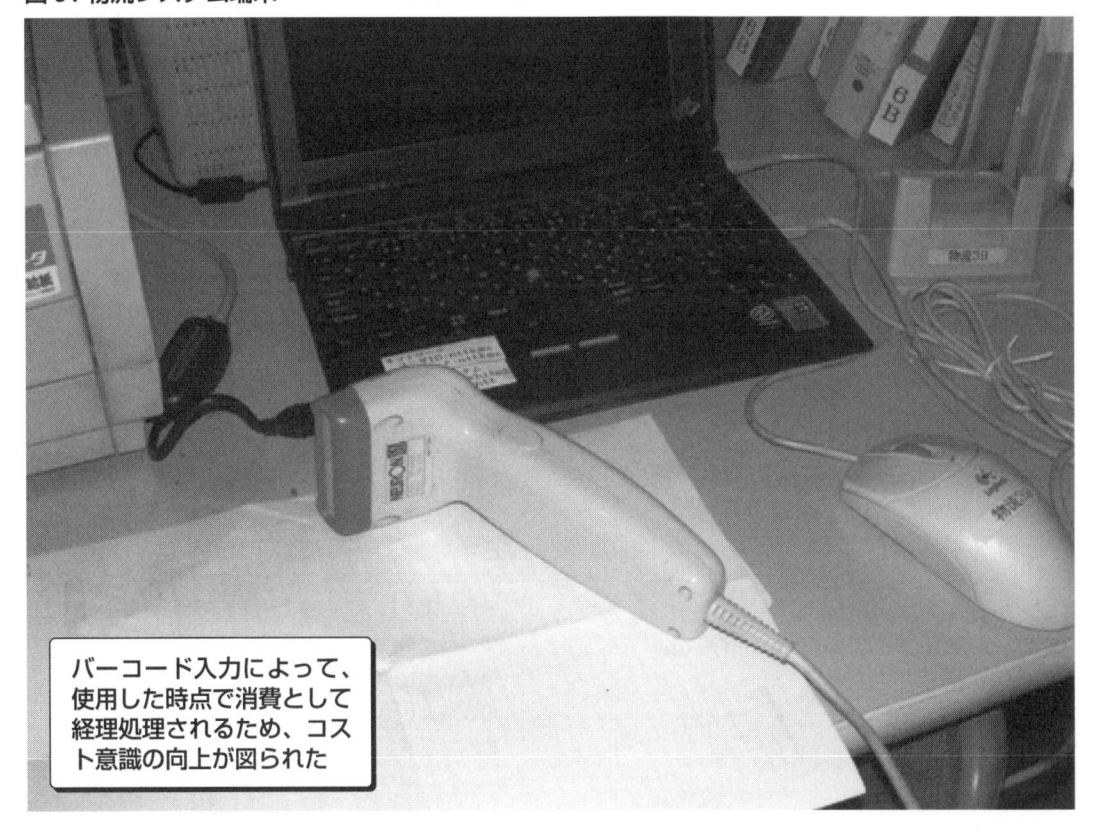

図６. バーコードラベルの色による区別

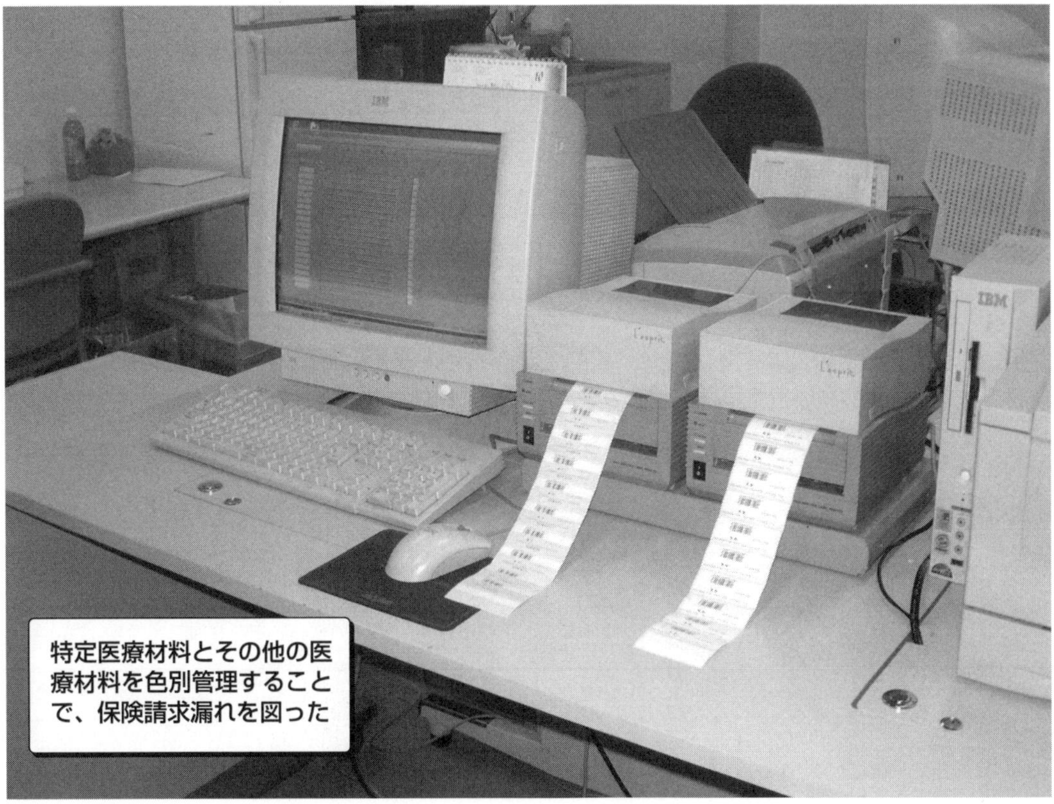

療材料を色別管理することで、保険請求漏れを図った

監査などの業務に追われ、患者の薬剤指導業務ができない状況におかれていた。

電子カルテと物流システムの導入で、薬剤部の注射、錠剤、ガス、製剤麻薬などを薬品ごとにフロア区分を行い、管理の強化を図った。

とくに注射は、電子カルテから指示された薬品はシングルピッカーによる自動払い出しにより、入りと出の管理が自動化された。外来、病棟など各部署の管理もバーコード使用により消費管理が軽減され、薬剤師の病棟薬剤指導の拡大が図られた（**図7**）。

▶MEの管理業務

病院全体の生命維持管理装置の計画的な保守管理は臨床工学技師により行われている。また、生命維持管理装置などのME機器の予約、貸し出し、回収修理、定期点検といった機器予約管理および各種情報参照・マスターメンテナンスを実現することとした。

①MEの安全管理

機器の安全性については、臨床工学技師の管理下で中央化し、長期貸し出し防止、定期点検、保守点検を徹底することができた。

ME中央管理機器管理簿の充実

- ●貸し出し先　●機器管理番号　●機器名
- ●機器規格仕様　●貸し出し年月日
- ●貸し出し期間　●返納年月日
- ●長期貸し出し理由
- ●点検記録　など

図7．薬品・ディスポ整理棚

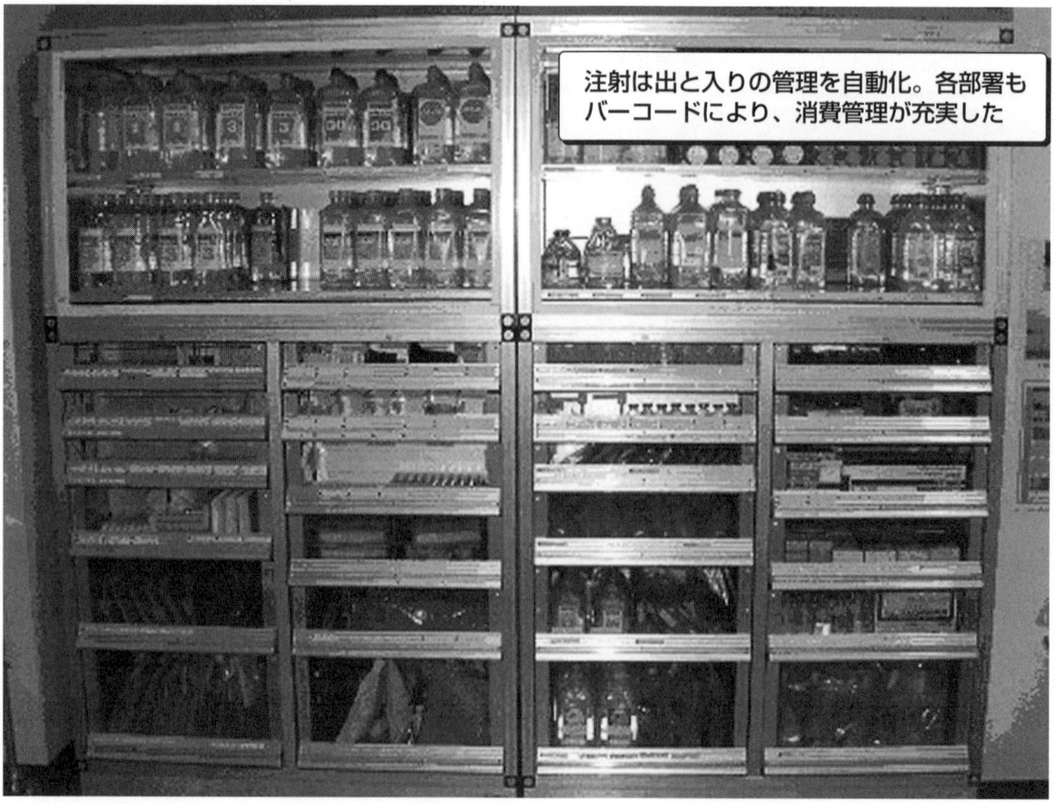
注射は出と入りの管理を自動化。各部署も
バーコードにより、消費管理が充実した

②経済性

経済性についても、履歴を基本としME修理、新規購入、更改計画などを策定し、コスト削減を図ることもできた。

ME機器修理履歴管理簿

- ●発生年月日　●機器名　●製造番号
- ●機器規格仕様（型式）　●発生原因
- ●概算費用　●担当臨床工学技師名
- ●対応先（修理依頼業者）
- ●臨床工学技師自己修理　など

物流システム導入後のメリット

- ●在庫管理の充実（過剰在庫、欠品、消費漏れがなくなった）
- ●在庫量（額）の圧縮
- ●期末資産の圧縮
- ●無在庫化で病院在庫量（額）が大幅に減少
- ●病院直接稼働人員の削減
- ●ペーパーレスで伝票処理減少
- ●品質管理の充実（使用期限・滅菌有効期限などの確保）
- ●供給時間の短縮化（部署別・時間帯別・計画的供給）
- ●関係部内の一体化（チーム体制の取り組み）
- ●安価購入でコスト削減
- ●看護師の本来業務の充実
- ●看護部の物品管理への意識向上
- ●原価意識の院内展開
- ●フロアースペースの有効活用（他業務へのスペース転用）

当初の目的を達成した今、総合病院物流システムをめざしたい

院内物流システムとして、在庫削減・不良在庫の撲滅と品切れ防止などの改善と現場の医療従事者業務軽減は当初の目的を達成した。

しかし、薬品には劇薬など個々の単品管理や鮮度管理（利用期限）が必要なものがある。これをオーダー、電子カルテシステムのオーダー情報や処置、処方実施入力を組み合わせた、自動的に消費入力を可能とする総合病院物流システムへ発展させる必要がある。

これが実現すると個々に利用するごとに「消費入力」を手作業で行っていた業務が削減される。また、入力漏れ防止など一層の改善が見込まれる。

今後、薬品の個々の管理業務の改善や医療材料・薬品個々の利用期限管理、単品管理の充実など、きめの細かい物品の供給ができる仕組みへ発展させ、医療従事者がいつでも、安心して利用できる仕組みを提供するよう努力を積み重ねていくこととしている。

地域医療連携室・連携推進と電子カルテ

トヨタ記念病院
地域医療連携室
エキスパート
住谷剛博

トヨタ記念病院
医療情報マネジメント
グループ長
形成外科部長
岡本泰岳

トヨタ記念病院
副院長
安田武司

トヨタ記念病院
病院長
稲垣春夫

当院は2001年、経済産業省の「地域医療の機能分化と連携を促進するITネットワーク化事業」に参画し、コールセンターシステムと地域医療連携ネットワークシステム（TM-Net）の開発に取り組んできた。「地域完結型医療」を目指す当院の試みと、電子カルテのあり方を述べる。

●

●

●

電子カルテシステムと地域医療連携支援システム[1]

病院のネットワークとは、それぞれの医療機関が互いの特徴を理解し、連携し合うことであり、日常診療を円滑かつ適切に行うために有効な手段であると考えられる。トヨタ記念病院（愛知県豊田市513床）は、2000年8月、稲垣春夫病院長の就任を機に「トヨタ記念病院21世紀ビジョン」を策定。その中で高機能急性期病院を目指すとともに地域の診療所との連携を推進し、地域社会に貢献していくことを打ち出した。その中で、地域医療連携室（以下、連携室）では、コールセンターシステムを中心とした紹介予約、紹介患者進捗管理、返書管理などの運用管理を行ってきた。

しかしながら、2003年9月に電子カルテシステムの導入によって、それぞれのシステムを同時並行で運用することになり、電子カルテへの紹介状貼付や返書管理などの処理が煩雑化し、日常業務も高負荷となってきた。

そこで、双方のシステム機能を改善するため、連携室を事務局に医師、看護師、コメディカル、IT担当によるワーキンググループを立ち上げ、院内のコンセンサスを得ながらシステムの利便性に合わせた運用方法とデータ共有に向けて取り組んだ。

また、当院とネットワーク接続されている地域の登録医療機関（40施設）に対しては、処方や検査データのみの情報提供から、電子カルテシステムによって、画像情報や看護サマリー、MSWレポートなどが提供できる機能に拡張した。

そこで、今回は電子カルテシステムおよび地域医療連携支援システム[※1]について、単なるシステム化ではなく、創意くふうした点も交えながら、質的向上に向けた取り組みを報告する。

情報の一元化、サービス向上を目指した地域医療連携支援システムへの取り組み

当院は2001年経済産業省「地域医療の機能分化と連携を促進するITネットワーク化事業」に参画し、連携室内のコールセンターシステムと共有カルテ情報データベース（以下、共有DB）システムを活用した地域医療連携ネットワークシステム（以下、TM-Net）の開発に取り組んだ。

①連携室の主な業務は

- 診療所からの紹介予約およびその返答
- 紹介患者の返書・ステータス管理
- 患者の逆紹介対応
- 各種交流会、症例検討会などの企画・運営
- 連携促進（紹介率・逆紹介率向上etc）に向けてのアクションプラン策定および実行

などである。

また、連携するうえで地域の診療所から紹介された患者の病状・治療状況が報告された後、最終的に急性期治療終了後は、診療所へ戻すといった「信頼関係」を築いていくことが重要であり、これが当院の目指す「地域完結型医療」である。

その一方で紹介手続きが複雑で面倒、結果の返事が来ない、などという診療所からの不満や使い難さを運用改善によって解決しなければシナジー効果は上がらず、逆に「信頼」を失うことにもなりかねない。その点からもサービスレベルを維持向上できるまさしく“お客様”の視点に立った連携システムにしていかなければならない。

②円滑な連携のためのシステム構築

連携室では、紹介患者の対応方法や算定漏れ防止策などの業務改善に加え、トータルにサポートするための機能として、2001年5月からコールセンターシステムの構築を始めた。システム構築に際してのポイントは、

- **診療所からの紹介予約および患者登録の効率化**
- **紹介患者情報を定期的に診療所へ報告することによるサービスの向上**
- **患者情報を一元化し、診療所からの問い合わせに対する迅速な対応**
- **逆紹介推進とタイムリーな管理**
- **紹介状況などのデータを基に、効率的な病院経営に寄与するレポート作成**

などである。システム概要を**図1**に示す。

③多彩な機能できめ細かいサポート

コールセンターシステムは、紹介された患者が現在どういうステータスにあるか、常にトラッキング（tracking）できるデータベースを構築している。トラッキングとは、紹介情報の流れを自動的に辿ることで紹介患者に対する診療所からの問い合わせに迅速に対応するための情報管理である。主な具体例は以下の通りである。

・予約進捗管理（図2）

診療所は患者を紹介した後も常に関心を持ち、ケースによっては共同回診を行う。したがって紹介された患者について、予約通知、返書状況（紹介患者連絡書や診療情報提供書など結果報告）、入外・病棟情報、逆紹介有無などのステータスを一元管理し、リアルタイムに状況把握して回答できるようにしている。

従来、これらの情報は一元管理されていなかったため、診療所から患者の問い合わせに対して、返答するまでに時間を要していたが、これを機に時間短縮が図られた。

図 1. システム構成図

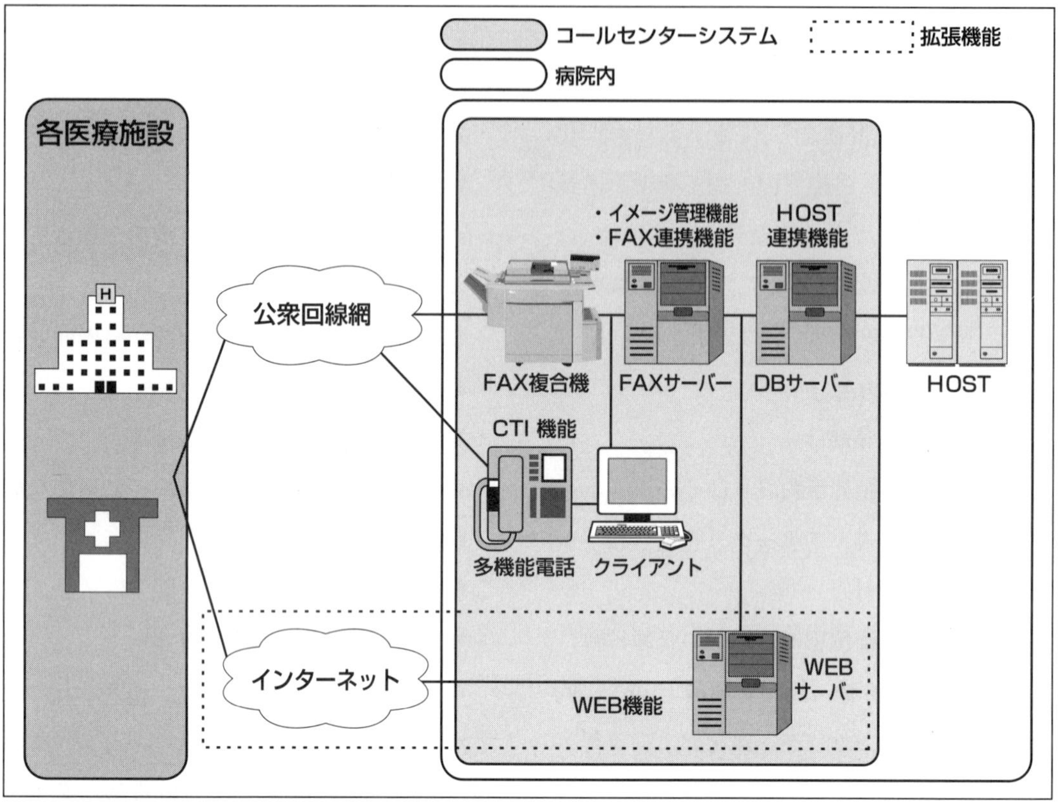

図 2. 紹介患者の進捗状況管理

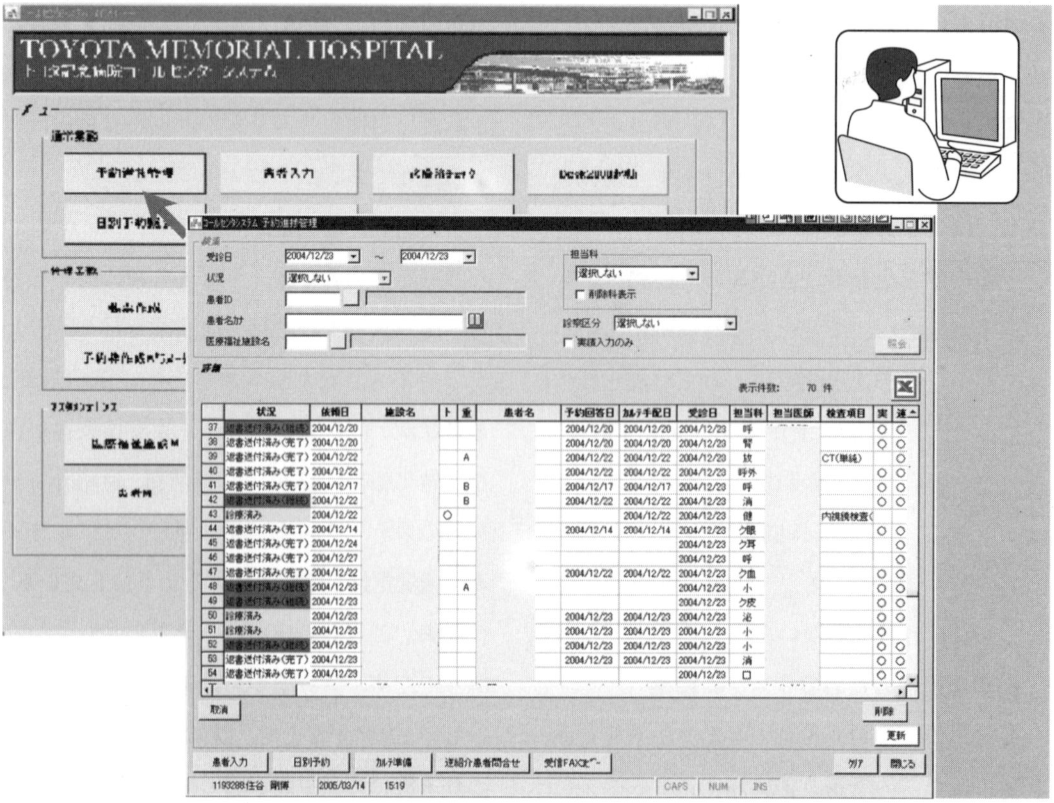

・CTI機能

診療所からの問い合わせに対する応答にCTI（computer telephony integration）機能を使用。CTIによるコールセンターシステムという考え方は、これまでの病院ではなじみが薄い。しかし、連携室の場合、もっとも重要な情報の一つは診療所からの紹介情報であり、それをタイムリーにしかも正確に受け付けられるかどうかは、診療所の中核病院に対する評価に直結する。したがって紹介受付業務をサポートする有効な情報システムのモデルは、企業におけるコールセンターシステムにあると考えた。

この機能は、外線電話がかかるとあらかじめ医療機関マスターに登録されている診療所情報を自動検索して、その診療所の情報や紹介・逆紹介患者の履歴が連携室担当者のPC画面に自動表示される。これによって電話を受けると同時に、相手情報を確認しながら応答ができるため、以前受診した患者がそのときの主治医にかかりたいといった場合でもスピーディーな対応が図れる。また、紹介を受けて、すぐに担当医師のPHSをPC画面上からダイレクトに呼び出す機能もあわせ持っており、画面一つで受付から医師手配までマルチタスク化している（診療所や患者宅への確認連絡にも同様に使用）。

このように対象業務をいろいろな視点で関連付けながらシステム構築をしていくことで、日頃、電話対応の多い連携室担当者の工数低減につなげている。今後も運用管理するうえで限られた資源（工数）をいかに付加価値の高い業務へとシフトさせていくかが重要なファクターとなってくる。

・統計分析管理と経営指標（図3）

連携室は院内・外の病院情報を取り扱う重要なセクションであり、その情報を解析するためのシステム化が必要となってくる。そこで、統計資料（科別・医療機関別紹介患者数、紹介率推移、逆紹介実績、紹介目的別実績etc）を容易に作成できるよう工夫している。たとえば、予約進捗管理画面からでもCSV形式でダイレクトリンクさせてExcel集計を行ったり、Accessやマクロと組み合わせて条件別データ分析も行っている。今後は、より機能アップを図るためOR（operation research）やMIS（management information system）など経営分析・指針となるためのデータを病院トップに提供していくことが重要である。

以上のように多くの機能を持たせているが、システムはあくまでも手段であるため、全てをシステムに依存するのではなく、人による“管理の視点”をあえて組み入れたシステム構成にしていることを付け加えておきたい。

TM-Net※2）と電子カルテシステムの機能拡充

2003年9月の電子カルテ導入にともない、診療所からの要望を取り入れたネットワーク環境の構築を行ってきた。機能としては、以下の通りである。

①TM-Netを活用した画像・レポート提供
②共有DB再構築
③紹介状の電子カルテへの反映
④電子カルテシステムの精度向上
⑤抽出データの共有DB転送方法の改善およびセキュリティー強化

図3．統計分析管理

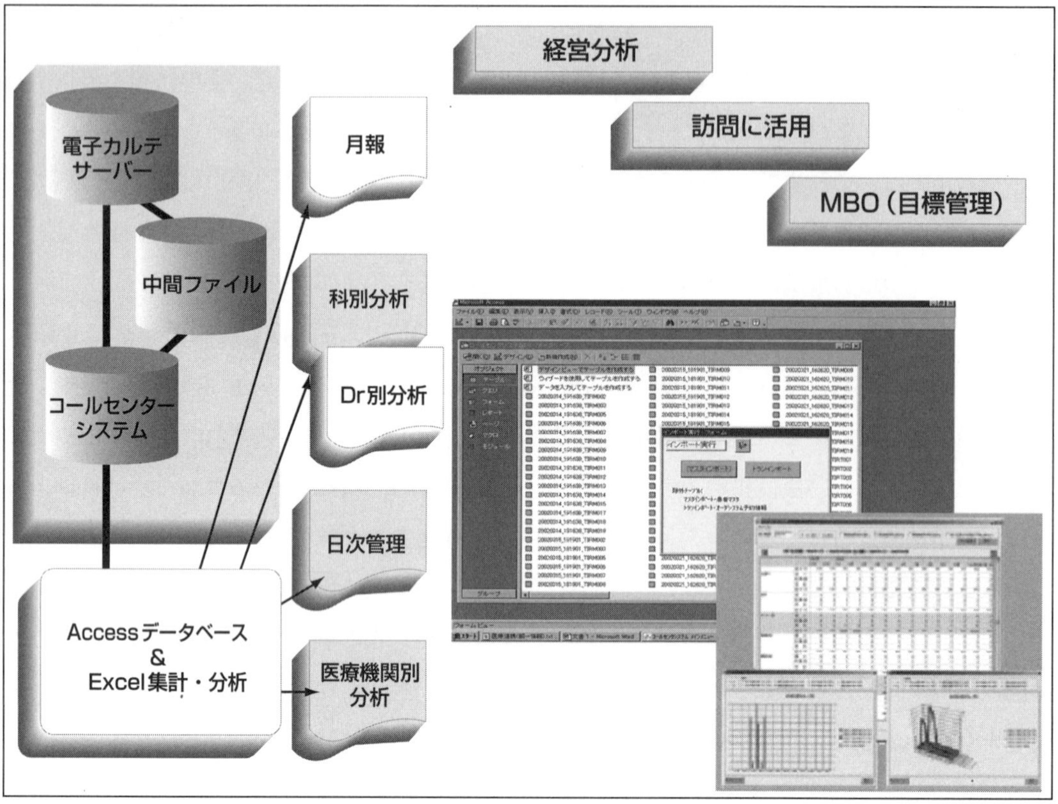

そのシステム概要を**図4**に示す。

▶ TM-Netを活用した画像・レポート提供[2]（図5）

電子カルテにおいては、画像系の部門システムサーバーでデータを管理し、同時に部門にWebサーバーを設け、検査オーダーとURL連携をとった。その結果、電子カルテ画面からは、部門のWebサーバー経由で、画像やレポートを参照することが可能になった。

地域医療連携を主に考えれば、Webサーバー経由で直ちに画像やレポートが参照できるほうが、速度も仕組みも簡単ではあるが、当院ではセキュリティーを重視し、直結せずに各部門から内視鏡、生理検査、放射線の画像付きレポートなどを抽出し、共有DBに転送後、保存することにした。所見レポートとともにCT、アンギオ、内視鏡写真などの画像を同時にビジュアルに送ることが可能になり、診療所側で実際の画像を使って直接、患者に説明することができるようになった。

転院調整業務についても診療情報提供書、入院サマリー、看護サマリー、MSWレポートなどの最新情報がどの電子カルテからでも自由に確認でき、病棟看護師やMSW、コメディカルが共通認識のもとで、患者へ早期介入しながら対応にあたれるため、スムーズな転院前調整が可能となっている。紙面の都合で全て紹介できないが、転院先の一つである回復期リハビリ病院からもTM-Netを通じて詳細情報が事前確認でき、地域パスの役割

図 4．システム全体概要図

ITネットワーク化事業におけるシステム構成図

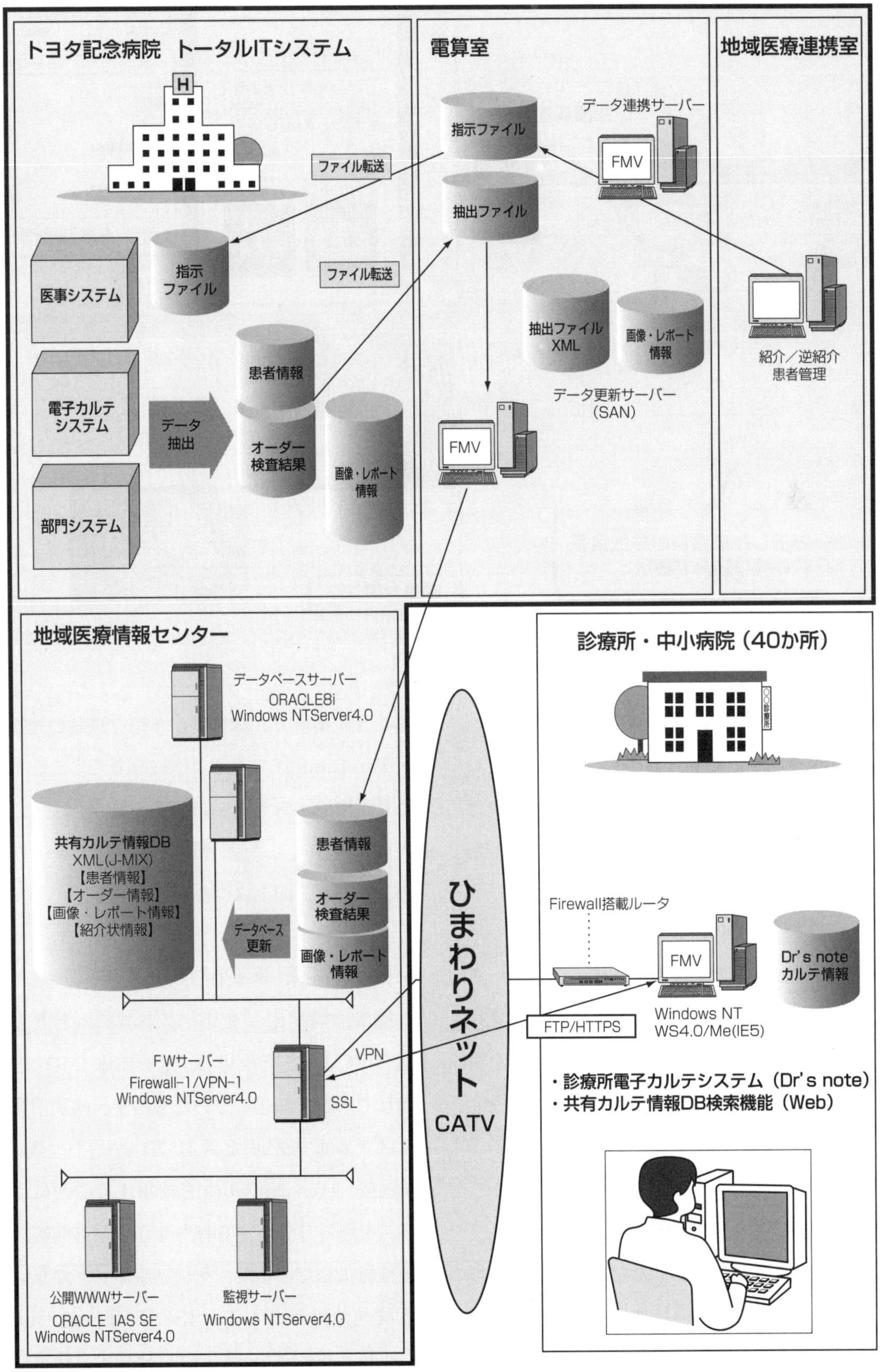

図5. 画像・レポート画面

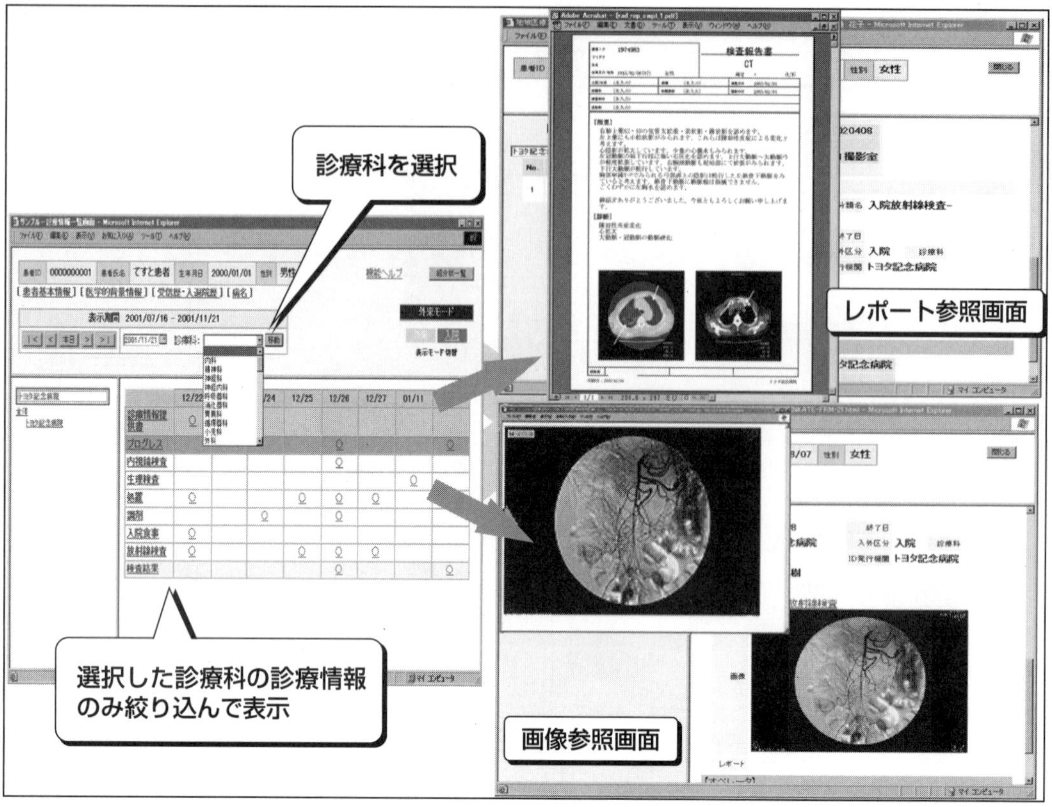

も果たしている。運用においては、システム化だけでなく定期的に双方の施設に出向き、事例や連携上の問題点などについてカンファレンスを行うこともしており、問題の早期解決に努めている。

このように業務とシステムのインテグレーションがますます重要となってくるが、いろいろトライしながら、今後も急性期病院を担う当院として、平均在院日数14日以下を維持していく一つの情報支援ツールとして役立てていきたい。

▶共有DBサーバー再構築（図6・7）

データ量増大に対応するため、サーバーのハード増強を行ったのに加え、コールセンターシステム上の紹介、逆紹介データを活用することによって、診療所から紹介患者の進捗状況がチェックできるようになった。これにより診療所からの問い合わせが減少し、また当院が逆紹介した患者情報も把握できるため、サービス向上につながっている。

▶データ転送、ネットワークの見直し

従来、病院オーダリングシステムと共有DBサーバーを直結せず、電子媒体（MO）を介して手動で転送していたものを、病院情報システムサーバーと共有DBサーバー間にStrage Area Networkを使用することにより、セキュリティーを保ちながら双方向接続を可能にした。また、ケーブルネットのない地域への対策として、ISDN（integrated services digital network）を接続する仕組み

図6．共有DBの仕組み（ITネットワーク化事業におけるDB情報）

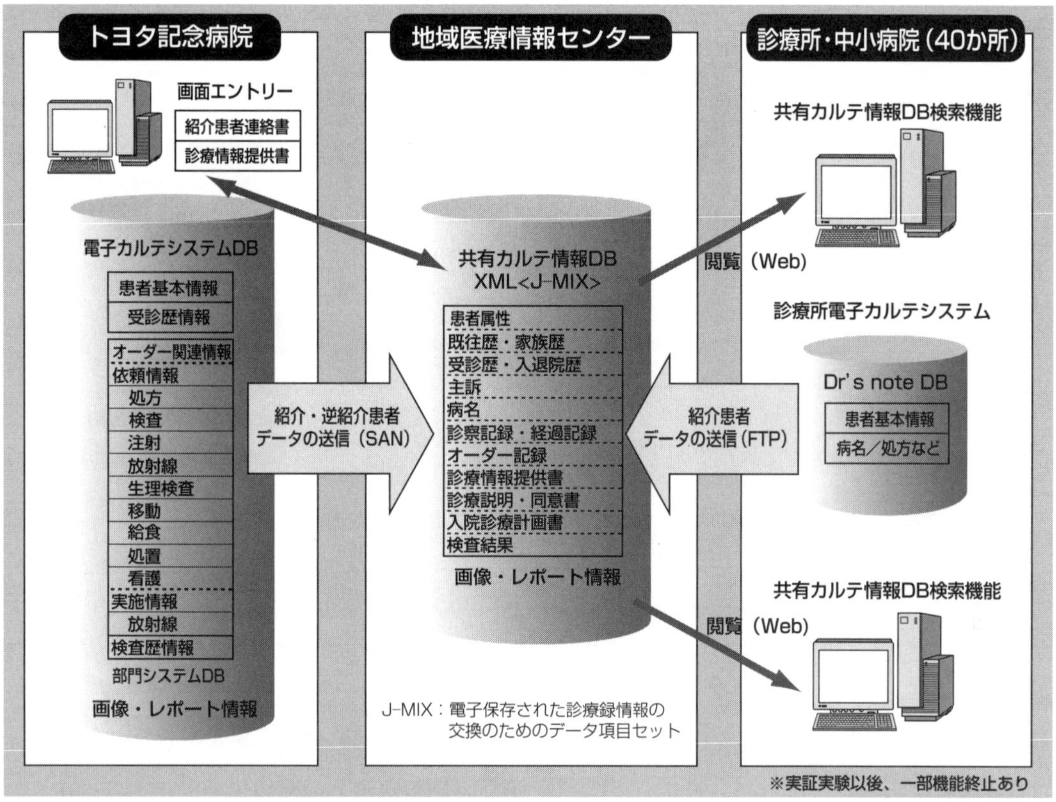

図7．紹介・逆紹介患者検索機能

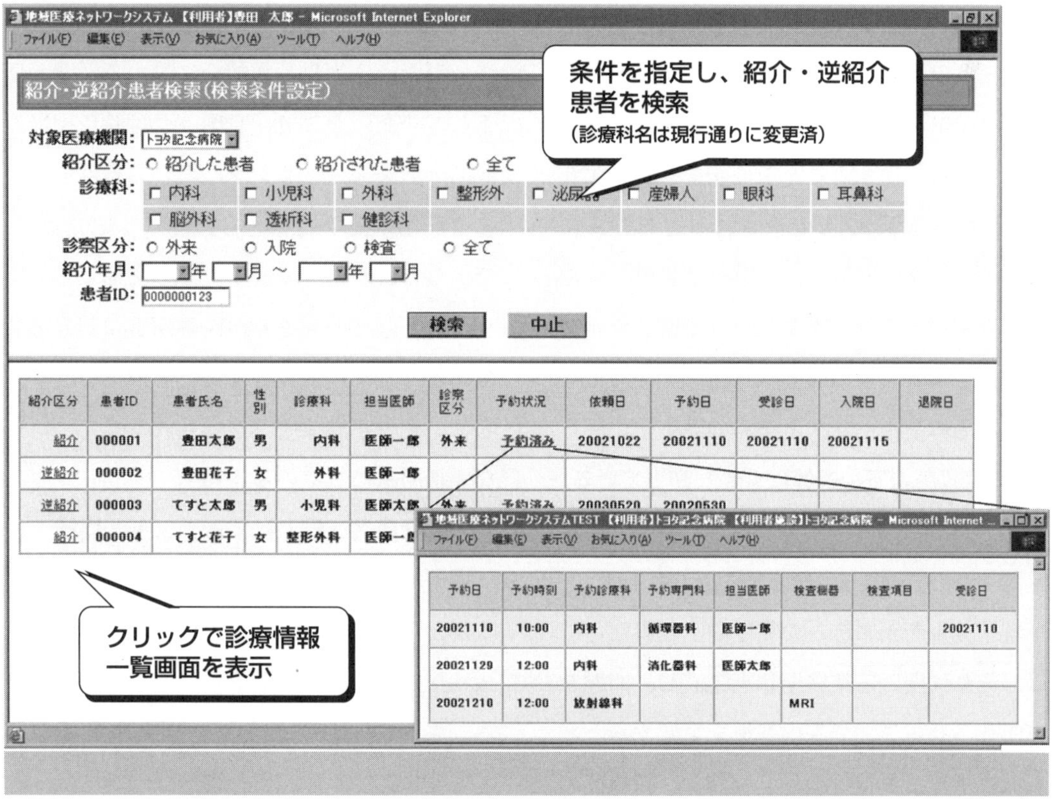

図8．紹介状の電子カルテ貼付の流れ

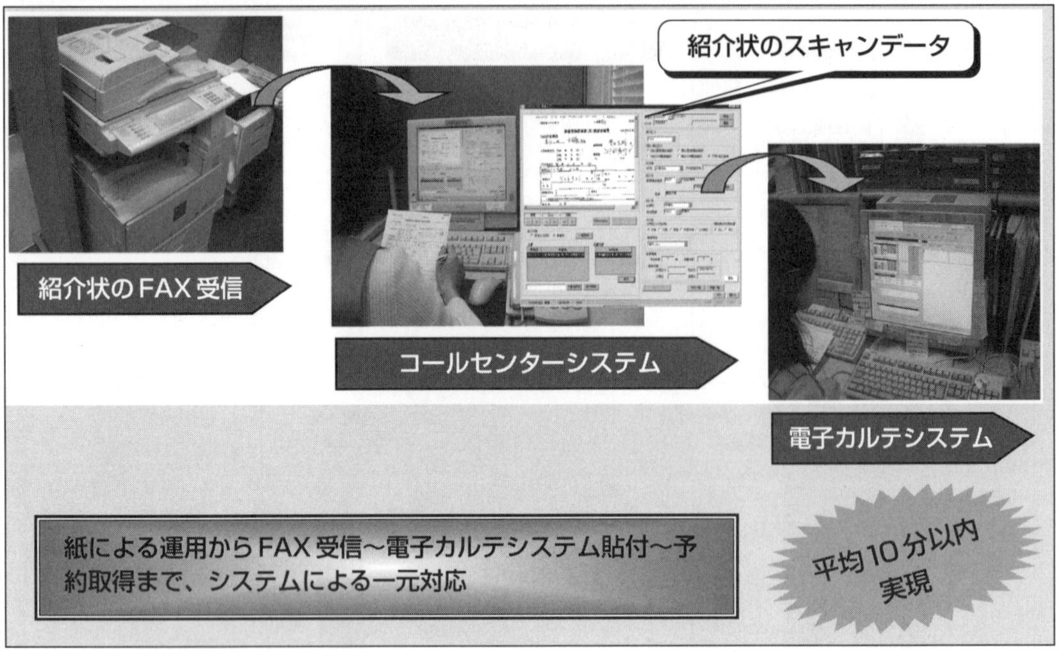

も拡充し、より広域からのアクセスに対応できるようになった。

▶紹介状の電子カルテへの反映（図8）

コールセンターシステムで取り込んだ紹介状スキャンデータを、紙に出力せずに電子カルテへ直接転送することを可能にした。すなわち、紹介状がFAX受信されると自動的にコールセンターシステムに取り込まれ、画面ボタンをワンクリックするだけで電子カルテへ転送される。この間は紙運用をしなくてもよいためペーパーレスと業務の効率化が図られ、10分以内の予約返答にもつながっている。

▶電子カルテシステムの精度向上（図9）

電子カルテシステムの精度向上に当たっては、それに関わる業務全体を見直し、問題を可視化させることで院内基準を策定するとともに、チェック機能強化と定着化、新機能の企画開発を同時に取り組んできた。

①「紹介患者」の明確化

電子カルテがスタートした頃は、どの患者が紹介患者であるか全く把握できない状況であったため、返書や逆紹介に対する認識が低下していた。そこで、日頃、受付時に担当者が紹介状をスキャニングしている行為をそのまま利用することで、自動的に「紹介患者」であることが電子カルテのどの画面からもフラッグとして明記させ、医師が常に紹介患者であることを把握できる環境を構築した。さらに、返書が診療所へ送信されるまでは消えない仕組みにしている。

②「紹介患者一覧」によるチェック機能

電子カルテ上で紹介患者の返書ができているかどうか、担当医師または科部長が常にチェックできるよう一覧表示機能を持たせている。さらに、CSV出力し、医師別実績としても報告している。操作機能については、そ

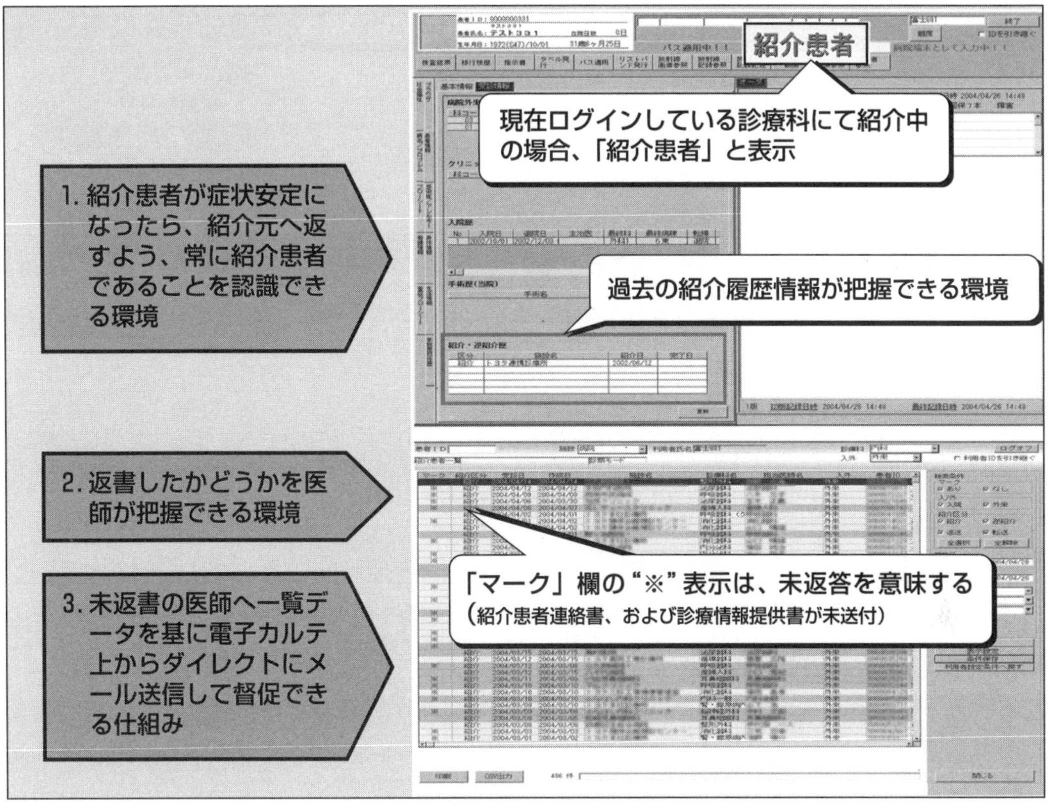

紹介患者
現在ログインしている診療科にて紹介中の場合、「紹介患者」と表示
1. 紹介患者が症状安定になったら、紹介元へ返すよう、常に紹介患者であることを認識できる環境
過去の紹介履歴情報が把握できる環境
2. 返書したかどうかを医師が把握できる環境
「マーク」欄の“※”表示は、未返答を意味する
（紹介患者連絡書、および診療情報提供書が未送付）
3. 未返書の医師へ一覧データを基に電子カルテ上からダイレクトにメール送信して督促できる仕組み

図9．電子カルテシステム機能

のまま返書したい紹介患者を選択すると、返書用テンプレートに入り込んで返書作成できる仕組みを構築している。

③未返書督促の改善

紹介数向上や連携における質の向上を図るうえで、医師からの確実な返書が重要な要件であることは学会等ですでに報告されている。しかし現状では多くの医療機関が多大な工数をかけて主治医へ働きかけているのが実状である。当院においても例外ではなく、「紹介患者」が明確になっただけでは未返書は全てなくならない。そこで連携室管理として、医師への未返書督促を専用紙による手書き対応から電子カルテのメール対応に切り替えた。経緯については以下の通りである。

・問題点と着眼点

今まで督促文を医師の机上に置いていたが、確認したかどうか不明、ほかの書類に埋もれているなど、連携室担当者の工数負荷が高いわりに効果が低い状況であった。そこで、普段よく使用する電子カルテのHisメール機能（各医師にメールが新着するとポップアップ通知される）が、督促通知するうえでもっとも有効な手段であると考えた。

・改善方法と今後の方向性

紹介患者一覧表から未返書分を複数選択し、あらかじめプログラム設定してある定型文にそれぞれの「受診日、紹介患者名、紹介元医療機関名」が自動出力されて、医師の元に一括発信される仕組みである。以上のように、院内の仕組みとシステム開発を行った結

図10.

『対話活動』に必要な6つの心構え

連携室担当者として、意識しながら日々取り組もう！

1．紙を通じて現場はみえない。
・「攻め」の間接部門をめざそう。
・現場の情報は足まめに拾うこと。
・現場の意見や気づいたことはメモをする癖を。
・小さな改善が信頼感を高める。

2．3現主義（現地・現物・現場）で感性が磨かれ、知恵と工夫がわいてくる。

3．多くの情報を得るには、こちらの「姿勢を低く」することが大事。
・聞き上手になろう。
・現場の人がいちばんよく知っている。
・「もっとないですか」という言葉に集約しよう。

4．対話が途絶えると勘ぐり、邪推が始まる。
・お互いに議論をつくそう（議論をつくさないと陰にこもる)。
・対話とはキャッチボールであり、反応することである。
・反応することでお互いに変化し、発見する。

5．人からの忠告・提案・批判には、感謝・感情・感激で答える。
・相手の主張を十分聞いてあげる。なぜ、それを言いたいのかの背景・真因を知ろう。
・相手の笑顔を確認してから帰るようにしよう。

6．返答は、あなた個人で悩むことではない。
・No（ノー）の返事は上司と相談してから。

果、現在では10日以内の返書率が8割を超えるようになった。しかし、これはあくまでも未返書が発生したときのフォロー管理であるため、今後は、地域パスとして組み込むことで精度向上につなげていく必要がある。

当院の電子カルテを利用したTM-Netは決して完成されたものではないが、利用価値を高めるために受動的ではなく、能動的に診療所の実態把握をしながら、地域全体としての連関性を高めつつコンピュータリゼーションの実現を目指していく。

情報システム社会だからこそ、「対話」と「意識改革」が大切

ここで、あえて職場環境のモデリング（OJT）について述べさせていただくが、やはり連携においては人と人のつながりも忘れてはならない。連携室担当者に対しては、この情報システム社会だからこそ、対話活動の大切さを常に意識して取り組むよう啓蒙している。その基底の一つが、職場の目につくところへの「対話活動に必要な6つの心構え」（**図10**）の掲示である。

また、平均在院日数や紹介率といった目標に対し、現在の状況を常に把握することによる“気づき”を持った意識改革も行っている。たとえば、紹介件数の推移はどう変化しているか、どの医療機関の紹介が多いか、紹介件数が減ってきたのはなぜか（苦情、不満の可能性があるのに放置していないか）など、連携室担当者のひとりひとりに“気づき”がなかったら、新たな問題の発見や改善提案は生

図11. 紹介率・紹介件数の推移（参考）

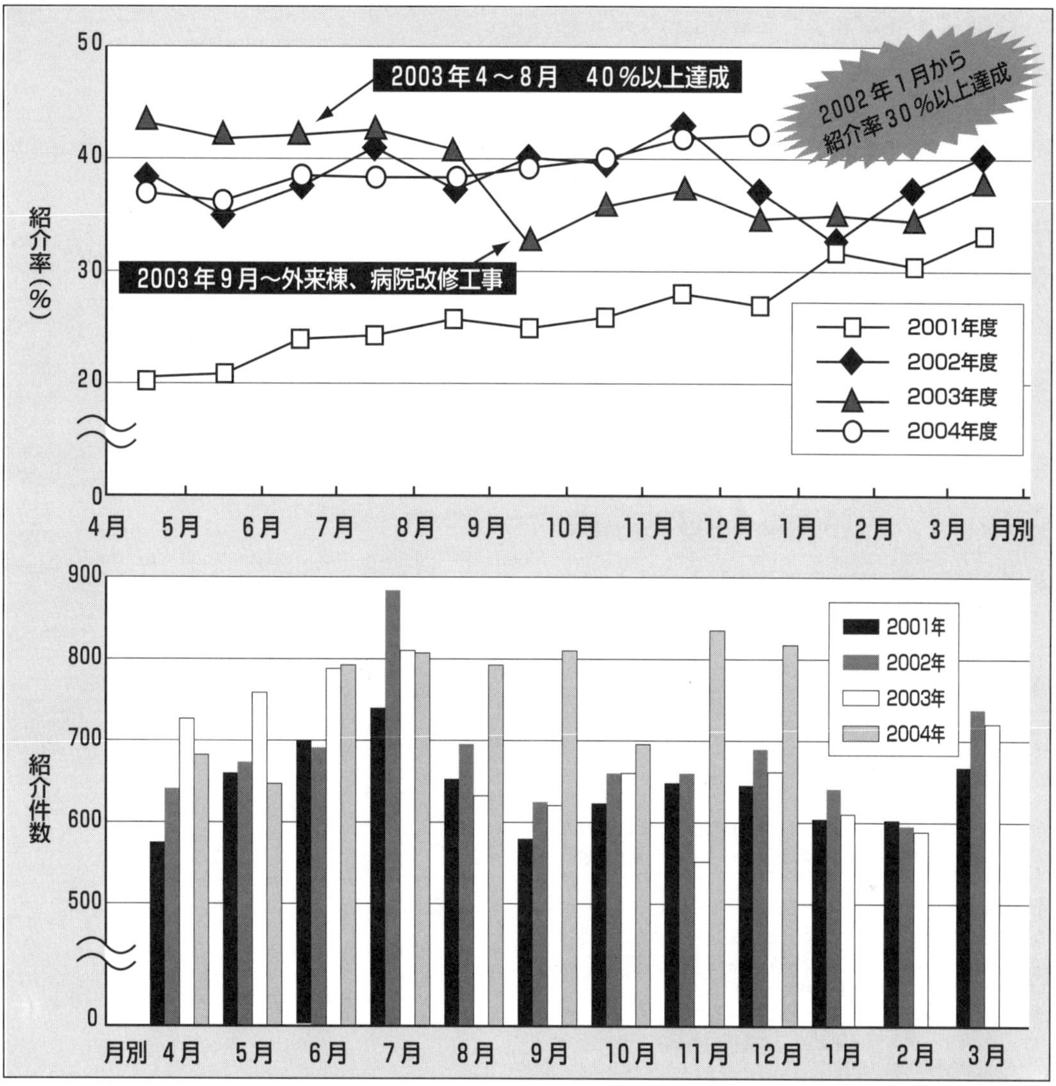

まれにくいからである。

1か月の紹介実績が出てから紹介数を増やすアクションでは対応が遅れるため、日々の管理の中で紹介数変化など、抑えておく数値データを全員で共有認識することが必要である。その手段として、PCのスタートアップ機能を使って毎朝自席PCを立ち上げると紹介・逆紹介情報が自動表示され、昨日までの紹介実績などがチェックできる仕組みを構築している。

地域医療連携に求められる課題

電子カルテシステムと地域医療連携支援システムについて述べてきたが、システムはあくまでもツールであり、そこにお互いの意思が共有されて初めて連携の優位性が高められるものである。

すなわち、患者や診療所が何を要望し、どんなことを期待しているかを知ることからスタートしなければ、本来の連携機能につながらない。それは、連携室担当者ひとりひとりが院内外問わず、相手の立場に立って取り組むことではないだろうか。

今後も医療改革が進む中、コールセンターシステム、TM−Net、電子カルテシステムを中心とした連携機能の充実と日々の業務改善・改革にチャレンジしながら、より一層「質」を高める努力を継続していきたいと考えている（**図11**）。

◉

本報告のシステム改善は、㈱富士通および㈱アイ・ティ・フロンティアの協力によるものである。また、本稿に使用した図表などの一部も提供していただいた。書面を借りて深謝申し上げる。

注

※1）地域医療連携支援システム：コールセンターシステムとTM−Netの総称

※2）TM−Net：TOYOTA-KAMO Network System（豊田加茂地区におけるネットワークシステム）の略

参考文献

1）トヨタ記念病院：「21世紀ビジョン」で地域医療連携の推進を重点方針に掲げ精力的な取り組みを見せる．Medifare 4（5）、第一製薬、2002.12.

2）揚妻広隆ほか：共有カルテ情報データベースシステムへの診療データ参照機能追加による提供情報充実化．トヨタ医報 Vol.14、2004.

看護記録と電子カルテ

NTT 東日本関東病院
副看護部長
葛西圭子

電子カルテの導入は、それまで解決できなかった看護記録の課題を改めて見直す機会となった。電子化によって、一部門内の記録であった看護記録は、医療者全員の開かれた記録へと変化したのである。ここで、その概要と実際を紹介する。

●
●
●

看護記録に対する問題意識を反映させた看護情報システム

看護記録を電子化するためには、現状に対する問題意識から始まる。紙カルテにおいても解決できる課題もあるだろうが、病院全体で取り組む電子カルテはそれまで解決できなかった課題を見直す機会となる。

NTT 東日本関東病院（以下、当院）における看護記録の課題は以下の四つであった。

① 用語に対する基準の書き手個々による相違

たとえば「出血少量」の「少量」という表現でも、それぞれ思い描く基準を持っていて必ずしも一致するとはいえなかった。また、同じ観察内容でも表現方法がそれぞれの病棟で異なる現状があった。

② 患者に対する重複した質問

入院時の患者に対する詳細な質問は看護者、医師双方から重複して行われることが多く、患者の負担になっていた。また、業務上も合理的ではなかった。

③ 医療チームそれぞれの記録の少ない接点

医療チームはそれぞれ必要な情報を収集し、自部門の記録に転記、あるいは要約することが多く、部門内で閉じられた記録である場合が多かった。

④ 実施記録としての看護記載の不備

叙述記録はフォーカスチャーティングで記載され、看護計画は別紙で立案評価されており、具体策の明記とその評価は行われていたが、日々の実施記録は少ない現状であった。行った看護は記録により評価されることを考えれば、不十分であると判断した。

これらの課題から、情報の共同利用、効率的な看護の提供、蓄積データ活用による看護の質の向上の三つを目的として、看護情報システムの構築を行った。

看護情報システム独自の内容は以下のとおりである（**図 1**）。

- **看護に必要な基礎（個人）情報としての「看護データベース」**

図1. 入院患者ケアシステム（看護記録）の構成

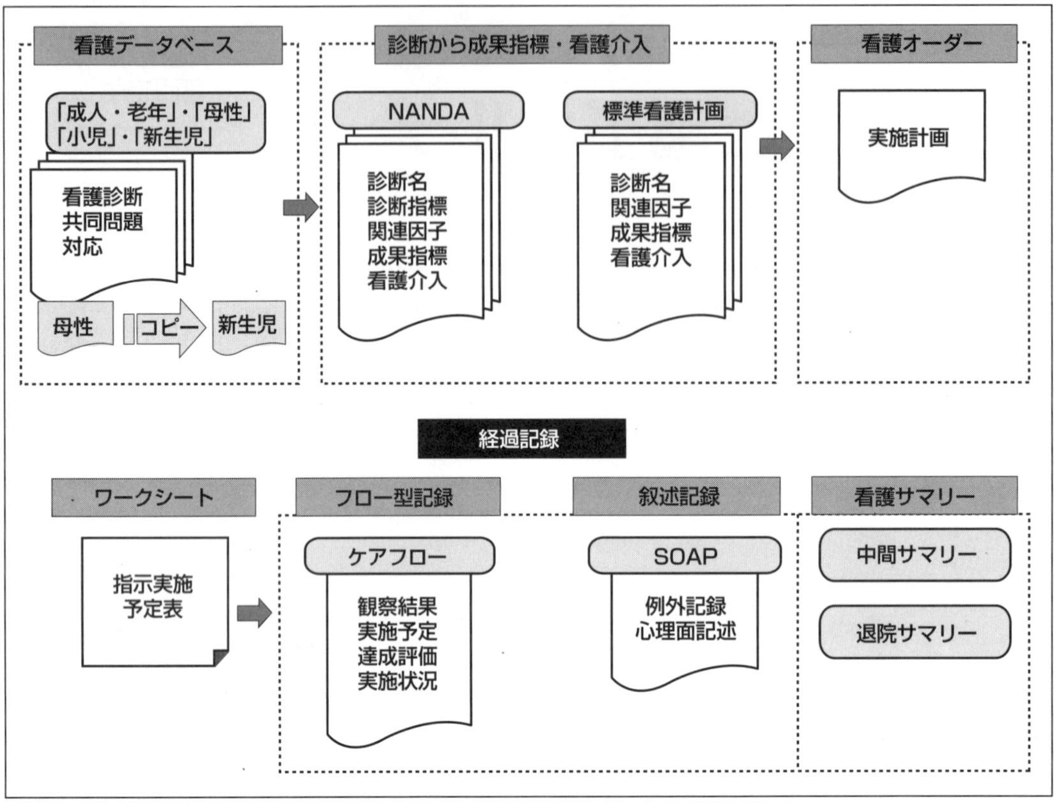

・看護診断、診断指標、関連因子、成果指標、看護介入からなる「看護計画」

・看護介入をスケジューリングする「看護オーダー」

・観察結果と看護計画の予定と実施記録としての「ケアフロー」

・基礎（個人）情報と看護計画の要約としての「看護サマリー」

・病床管理情報と勤務者情報、患者情報をまとめた「看護管理日誌」

以上の六つである。また、日々の看護業務では、医師の指示と看護計画を反映させたワークシートを帳票として使用している。

本稿では、看護情報システムの三つの目的に沿ってその概要を述べる。

多職種による情報の相互更新と共同利用を実現

▶看護データベース

多職種が必要とする情報は相互に更新し、共同利用できる。それは、既往歴や家族構成、嗜好やアレルギー情報、などである。「看護データベース」と多職種が参照する「患者基本情報」の画面で同一の内容とし、医師や、看護師両者で更新が可能である。しかし、責任の所在を担保するために更新者の履歴情報が参照できる（**図2・3**）。また、看護データベースは発達段階に応じて「成人・老年」「母性」「新生児」「小児」の4種類を作成したが、「新生児」のデータベースは母親の妊娠分娩時の情報が必要と考え、母親のID入力によってその情報が反映されるようにした

図2．看護データベース画面

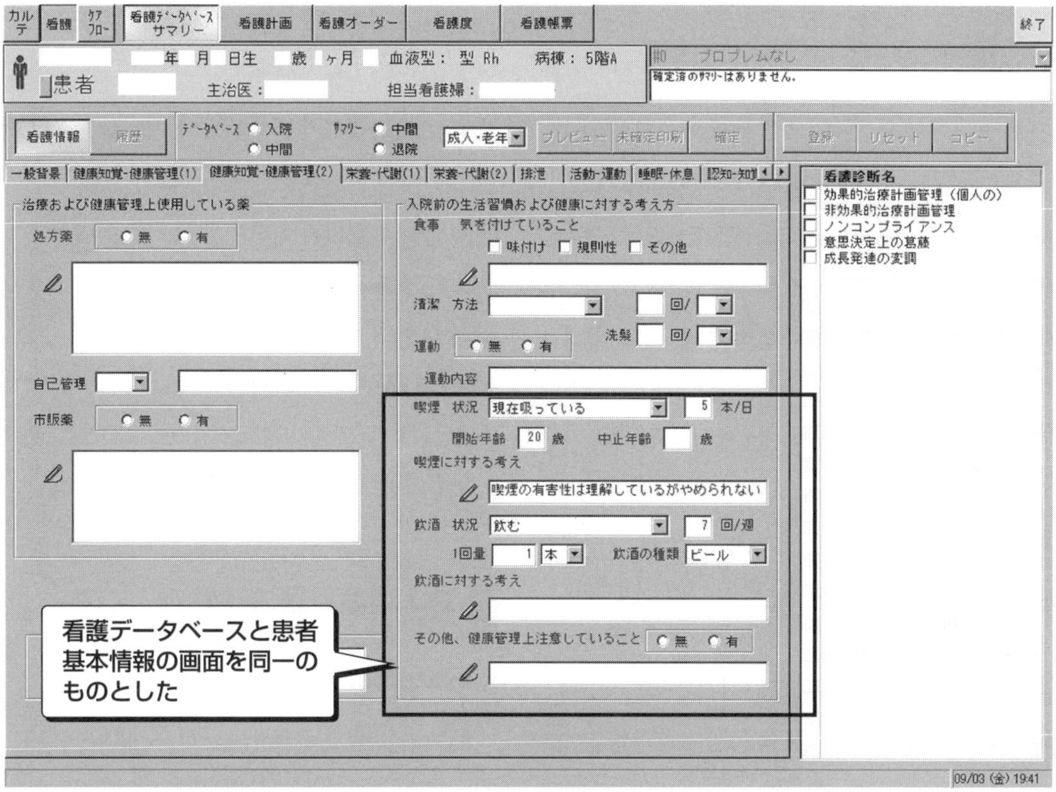

図3．患者基本情報画面（医療チーム共有）

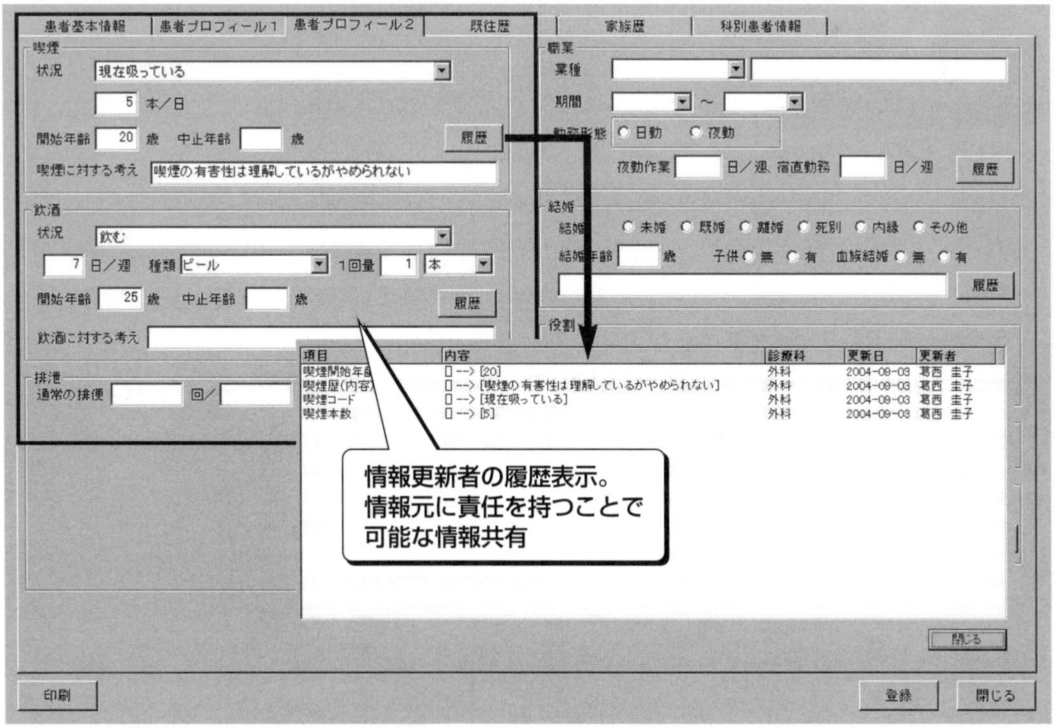

（**図4**）。

▶ケアフロー

身体の客観的データや観察結果の経時的な記録、看護計画と実施記録、医師の指示など、医療チーム全体が患者の全体像を概観できるフロー型の記録となっている。日々の患者の状態が看護計画や医師の治療計画などと関連づけて把握できるため、チーム医療を行うために有効な情報の共有画面となっている。

▶叙述記述

叙述記録では、POSによるSOAP形式で多職種が同一の画面での記述とした。電子化以前では、医師記録と看護記録は分離して書かれていたため、看護師は記述内容を報告によって医師に伝達していた。叙述記録の共有に関しては、記録の混在などによって関連の情報が散逸する、といった意見も強かった。

しかし、一部の記録がすでに医師と看護師交互に記述され、効果的な情報の共有が図られていた例があったことと、電子カルテではプロブレムや自科のみの情報を絞り込むことが可能であることで、最終的に医療チームの職種がすべて同じ叙述記録記載が決定した。多職種の記録が自然に目に入る状況が実現できたことで、患者の状態や、それぞれの職種の患者に対するかかわりの理解が進んでいる。

効率的な看護の提供のための責任および権限の明確化

▶ワークシートの利用

医師の指示と看護計画はワークシートにその内容を出力させ、看護実践の確認に使用し

図4．看護データベース「新生児」における母親情報の反映

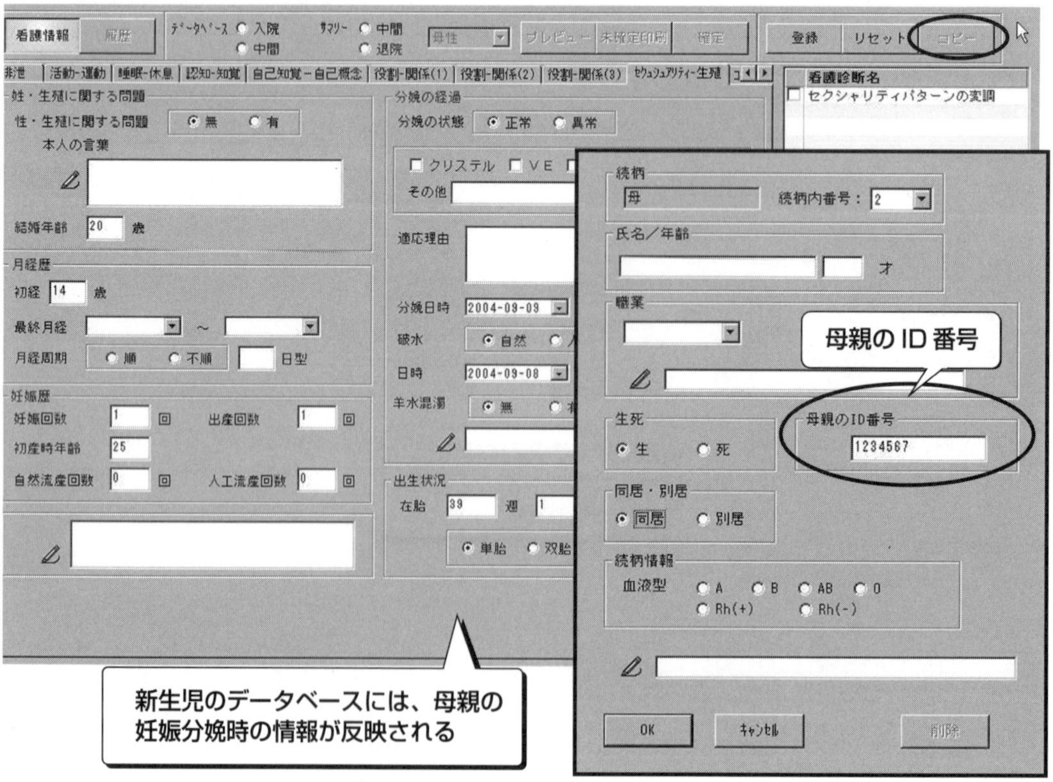
母親の ID 番号
新生児のデータベースには、母親の妊娠分娩時の情報が反映される

ている。注射と処置、輸血についてシステム上で実施入力をして実施責任の明確化、医事請求を行っている。処置は医師の指示がない場合でも、包帯交換など看護師によって実施入力が可能である。

▶職種によるシステム入力と参照権限

電子カルテでは職種と個人が認証されるが、与えられる権限は全員の合意のもと付与される。電子化以前では、医師のパターン化した指示の一部が看護師によって代行業務が遂行されていた運用もみられた。しかし、職種を厳しく認証する電子カルテではそのような職種間の業務補完が不可能になっている。

▶システム運用の取り決め

他職種との関連では、運用ルールの取り決めが重要である。指示の変更や新たな指示への対応、患者の状態に応じた指示などに対して検討がされた。

▶看護実施記録の明確化

看護計画に対する実施記録では、成果指標や看護介入一つ一つに実施記録を行う。成果指標には立案時のレベルと目標とする期日と期待するレベルを設定し、評価予定日に評価を与える。看護介入には実施、未実施を記録し、その反応などをコメント入力する(**図5**)。

蓄積データ活用による看護の質の向上

看護記録の情報蓄積から、看護を振り返り、看護の質向上への資料とすることが電子カルテでは可能である。そのためには、用語を標準化してコード化しなければならない。

そのために定型的な記録の範囲とその内容を決定した。

① 看護データベース

ゴードンの11の健康機能パターンを枠組みとして採用した。

作成段階では看護診断の診断指標を意識して、診断仮説を導き出せるような内容構成を考えた。検討段階では「精神」や「老年」を独立させる案もあったが、人間をみていくうえでの情報は共通であり、その表現や程度が異なるだけであるため「成人・老年」として共通のデータベースを使うことにした。

② 標準看護計画

特徴をもっともよく反映し、急性期病院にふさわしい系統別—疾患別—経過別計画を中心に、発達段階別など全疾患に共通する計画、治療や褥瘡などの疾患を超えて共通する計画、以上の大きな三つを「80%の患者に適用する」であろう標準計画(仮説)として設定した。看護問題や成果指標、看護介入はすべてのリストから各部署で選択し、セット化できるように環境を設定し、将来分析できるデータとした。

③ ケアフロー

実施記録としてフロー型の記録様式を採用し、観察項目と結果判定尺度を開発した。この観察項目は、各部署から従来体温表に記載して使用してきた観察項目と尺度を収集し、なるべく客観的に表される基準を用いるように整理した。

次に、看護情報システム構築前後の組織づくりや取り組みについて述べる。

図５．「ケアフロー」看護側経過記録の一部

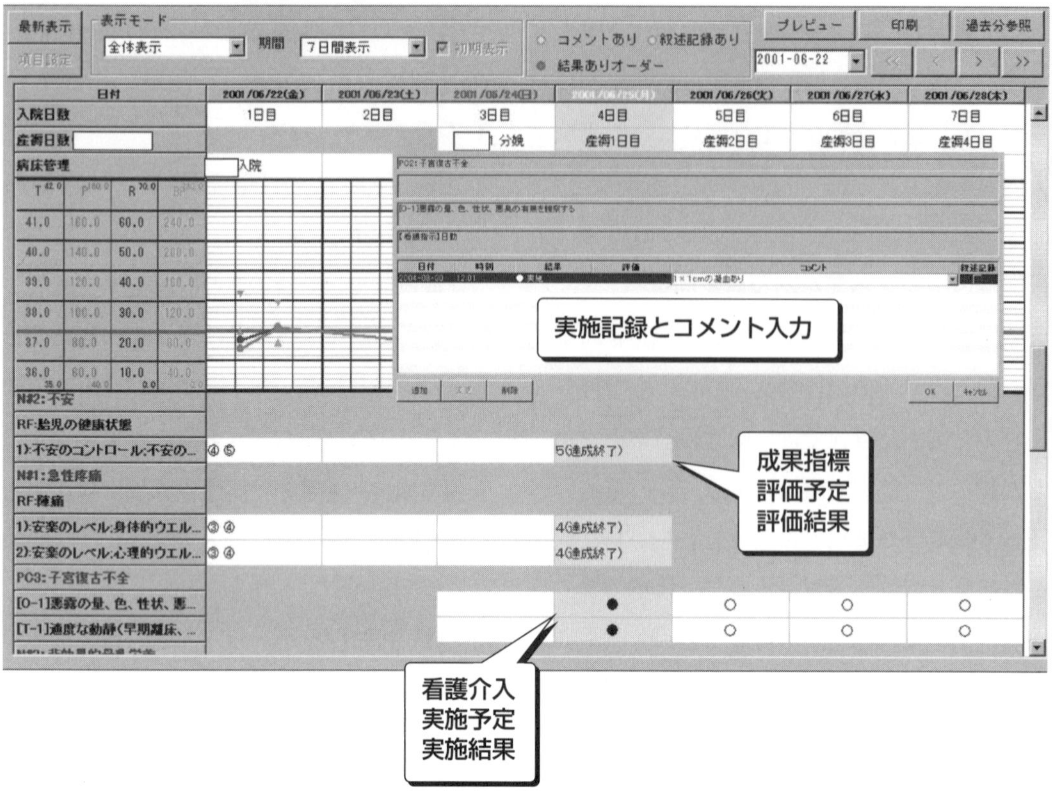

看護情報システム構築に関する組織と役割（図６）

① 看護部システム担当部門

・看護情報システムの仕様検討

・看護関係のマスターの取りまとめ

・医師の指示実施など診療の補助に関わるシステム機能の構築の役割を持っていた。

② 各委員会

・看護記録委員会

看護に必要な基礎（個人）情報としての「看護データベース」の内容検討

・看護基準委員会

標準看護計画の検討

・クリティカルパス委員会

クリティカルパス電子化の検討

・教育委員会

看護診断と看護記録の学習会の実施

③ 運用開始前のコアメンバー（看護主任）による検討と操作研修

運用開始後の評価・修正段階の取り組みへの組織

・コアメンバーによる看護情報システム運用検討の継続

・看護職員に対する意識調査の実施

・看護記録の評価と記録向上に対する取り組み

・看護データベースの入力状況調査と、学習会の実施

・アセスメント能力の向上を目的とした事例展開の実施（図７）

・標準看護計画の改善に取り組むプロジェクトチームの組織化

・看護記録監査基準の作成

図６．看護部システム開発組織図

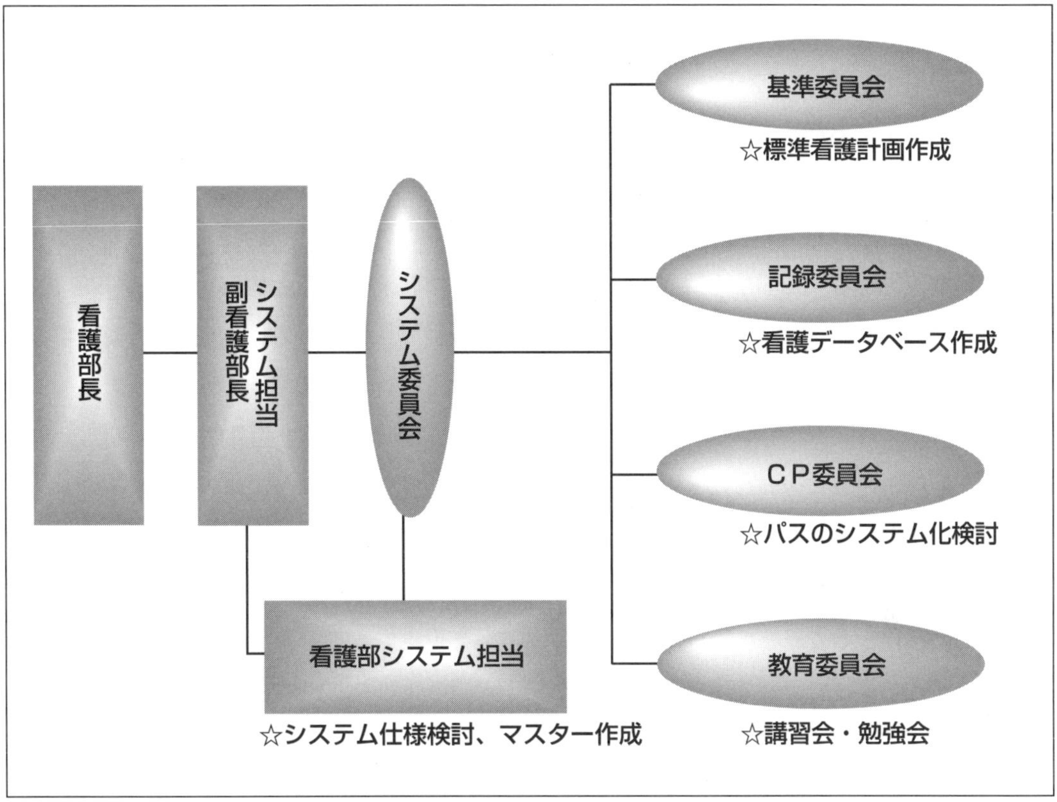

図７．アセスメント能力向上を目的とした事例展開

事例展開の実施

1 目的
看護データベースを活用して患者の全体像を明らかにし
適切な看護計画を導き出す。

2 対象
外来４名・病棟・手術室各２名
事例２例を提示し５～６人／Ｇのグループで活動を行う。
●情報からアセスメントと仮診断
●全体像と優先順位（全体像では仮診断と病態からくる問題の関連を明らかにする）
●看護診断から看護介入まで個別性のある看護計画の立案

3 方法
模擬患者を電子カルテ上で入室させて使用する。

１Ｇ	９Ｂ患者36687	４Ｇ	５Ａ五反田剛
２Ｇ	９Ｂ患者35137	５Ｇ	５Ａ大木金太郎
３Ｇ	９Ｂ患者35400	６Ｇ	６Ｂ患者47647

看護記録の電子化がもたらしたさまざまな変化

▶看護の標準化

記録の電子化にあたっては、言語の標準化と画面構成、標準看護計画などのリストづくりなど、かなりの精力を要する作業であった。しかし、病院内でもっとも多くの人員を持つ看護部門の全員が今までの看護を振り返り、英知を結集したことで評価できるシステムが完成した。

本来、個別の患者に合わせた手づくりの看護が、標準化が欠かせない電子化になじむのかという疑問の声も多くあがった。確かにシステムをどう使うかで標準の枠にあてはめてしまう危険性を持っているといえる。標準化された看護を患者にあてはめるのではなく、患者の状態に応じた看護計画の立案のためには、常にアセスメント能力が問われることになる。

看護記録の電子化を生きた看護につなげるためには、日々のカンファレンスを充実させ、その妥当性を確認することが重要である。

▶開かれた記録

電子化によって部門内の記録から医療者全員へと、開かれた記録に変化した。現在では医療者全員が緊張感を持って記録に挑んでいる。

また、看護記録の標準化は患者を含め誰とでも共有できる記録に一歩近づいたと実感している。とくに看護は生物学的な病態の改善を第一とする医師の治療の専門性に比べれば、一般に理解されやすい用語の使用が可能である。行う看護についてその必要性とともに患者に説明することで、看護の評価基準を患者と共有する努力が必要である。

▶効果的な看護情報システム開発のために

効果的な看護情報システム開発のためには以下の点が重要である。

- **標準化する範囲と内容を決定する。また、分析できるデータとして内容を構築する。**
- **看護職員全員で内容構築を担当する。**
- **看護部門の役割を他部門の中で明らかにして、協力して院内システムを構築する。**
- **運用にあたっては現場のコアメンバーを中心に、運用検討、操作研修、運用後の検討を担当する。**
- **標準化した内容は常に評価し、改善に取り組む。**

▶進化する看護情報システムをめざして

開発された看護情報システムの進化は、使いこなす側の看護師がその鍵を握っている。その鍵は、使われたデータを分析し、その改善を行っていく姿勢である。あながち、つくられたシステムは長い間そのまま使われることになりやすい。現場の繁忙度を考えれば、構築時の精力は二度と再現しない。

しかし、実践した看護と、使っているシステムとの遊離を問題意識として持ち寄り、そこから発展する看護情報システムをめざす環境は整っている。

看護情報システム導入後は、システムの仕組み以上に、その中身が重要であることを強調しておきたい。

外来での看護業務と電子カルテ

鳥取大学医学部
附属病院看護部
外来看護機能推進担当
看護師長
分倉千鶴子

鳥取大学医学部
附属病院看護部
情報システム担当
副看護師長
渡邉仁美

鳥取大学医学部附属病院では2003年1月の既存オーダー移行以来、段階的に電子カルテを導入してきた。看護業務の流れとともに、外来における電子カルテの実際をみていく。

●

●

●

●

病棟・外来の一元体制による継続看護を実践

鳥取大学医学部附属病院（以下、当院）は27診療科（院内措置を含む）、入院病床数697床の特定機能病院である（**表1**）。看護体制は、PPCの理念に基づいた段階的看護体制をとっている。看護方式は、患者中心の看護サービスを個別的、継続的に提供するため、固定チームナーシング、継続受け持ち制をとっている。外来は、1994年から病棟・外来の一元体制による継続看護の実践を行っている。

1日平均約42名の看護師が、病棟から外来業務としてアサイメントされ、各病棟が担当している診療科の外来にて勤務する体制をとっている。各看護師が外来を担当する期間は病棟により違いを認め、おおむね6か月以上担当する長期担当と、1週間～1か月程度担当する短期担当の2種類の担当期間がある。

鳥取大学医学部附属病院の情報管理システム

当院の病院情報管理システムは、鳥取大学医学部附属病院総合医療情報システム（DAISEN：Direct Augmented Information System Expanded Network）（**図1**）である。

電子カルテ仕様の病院情報管理システム（**図2**）の更新は、段階的導入にて、2003年1月（フェーズ1）には既存オーダー移行、2003年7月（フェーズ2）にはフェーズ1の変更ならびに患者照合のリリースを行った。2004年1月（フェーズ3）では注射、処置、輸血オーダーをはじめとした新システムのオーダーの導入ならびに電子カルテの稼働（一部診療科の外来カルテを除く）を開始した。

基本的なコンセプトは、包括業務用件14項目を掲げ、基本的要求用件1に「従来従属関係であった診療系、看護系、医事系の3要素を対等な関係において統合し、当院の診療業務を総合的に支援しつつ、病院業務を円滑

表1

<table>
<tr><td>●診療科数</td><td>27 診療科（院内措置含む）</td></tr>
<tr><td>●病床数</td><td>697 床</td></tr>
<tr><td>●看護職員数</td><td>
<table>
<tr><th colspan="2">看護師定員 354　看護部管理 474</th></tr>
<tr><td>看護部長
副看護部長</td><td>1
3</td></tr>
<tr><td>看護師長
副看護師長
スタッフ
看護助手</td><td>22
60
365
19</td></tr>
<tr><td>クラーク
パート</td><td>1
3</td></tr>
<tr><td>総計</td><td>474</td></tr>
</table>
</td></tr>
<tr><td>●看護体制</td><td>PPC の理念に基づいた段階的看護体制。病棟・外来の一元体制による継続看護の実践。三交代制勤務</td></tr>
<tr><td>●看護方式</td><td>患者中心の看護サービスを個別的、継続的に提供するため、固定チームナーシング、継続受け持ち制をとっている</td></tr>
</table>

図1. 病院情報管理システムネットワーク構成図

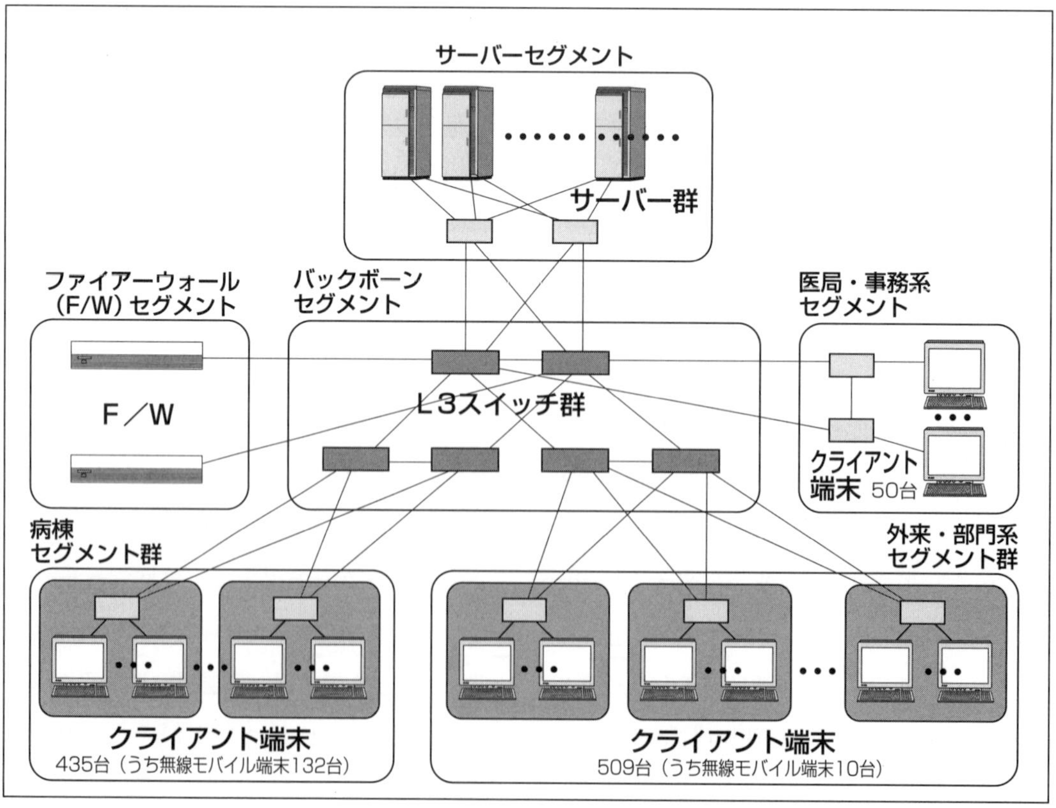

図2．病院情報管理システム（DAISEN）

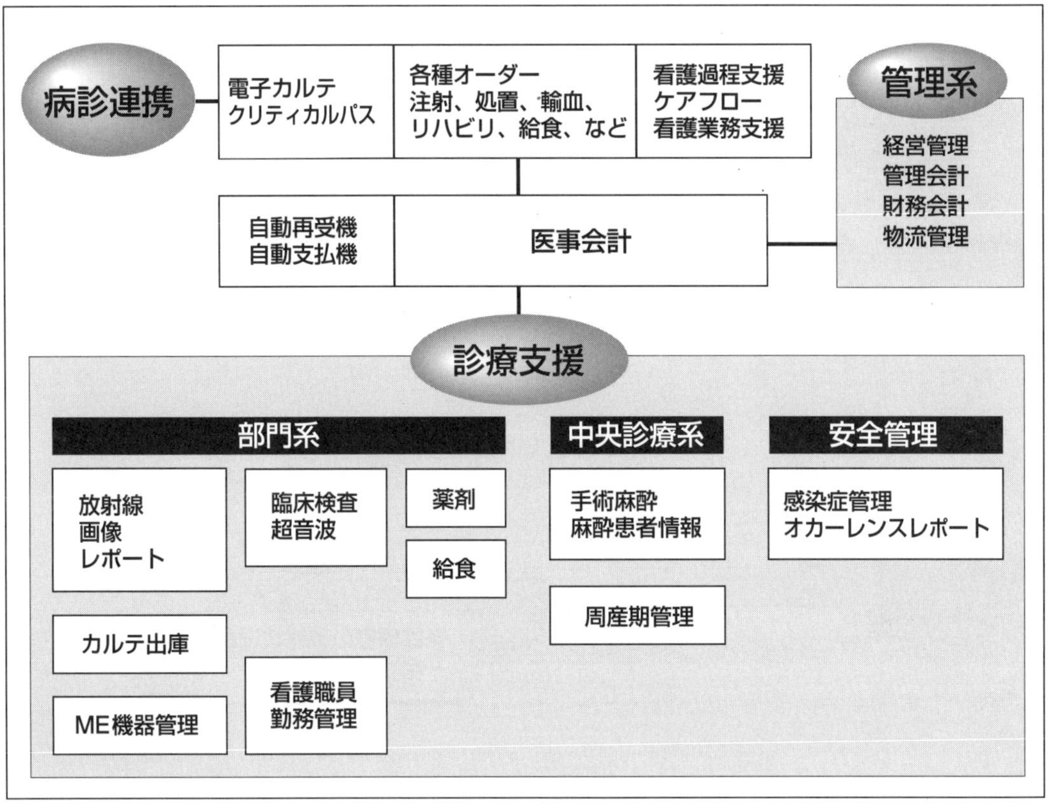

に運営、監視できるとともに、全体のセキュリティー管理機能を備えること」を示している。

DAISENの概要は各オーダー（注射、処置、輸血、給食、基本（指導）、継続指示、放射線、検査、生理機能など）が、医師の電子カルテに自動反映する。また、各オーダー内容は看護記録であるケアフローにて確認でき、オーダーの実施入力は、ケアフローもしくは各オーダーの一覧画面から電子カルテの実施入力画面に遷移する。オーダー歴から実施入力、実施修正変更による指示変更を可能としている。

DAISENの診療支援としては放射線部門システム、薬剤システム、麻酔患者情報、感染症管理などがあり、管理系としては、経営管理、管理会計、財務会計、物流管理がある。

電子カルテ導入により、前日の準備、診療補助がスムーズに進行

▶診療日前日

各診療科の外来端末でDAISENから外来患者選択画面（**図3**）を表示し、各診察室の予約状況が把握できる。

看護師は予約状況のほかに、外来患者処置一覧の画面（**図4**）により前日から、検査、処置などのオーダー状況を把握し、業務量の予測をし、必要な準備を整えることができる。

電子カルテ導入前は、前日に予約患者のカルテをカルテ室から取り寄せ、1冊ずつ開き、予定されている検査・処置などの把握を行っていた。現在は、外来患者処置一覧にて全診療科ならびに救急部、内視鏡室などの処置検査の把握が可能となった。

図 3. 外来患者選択画面

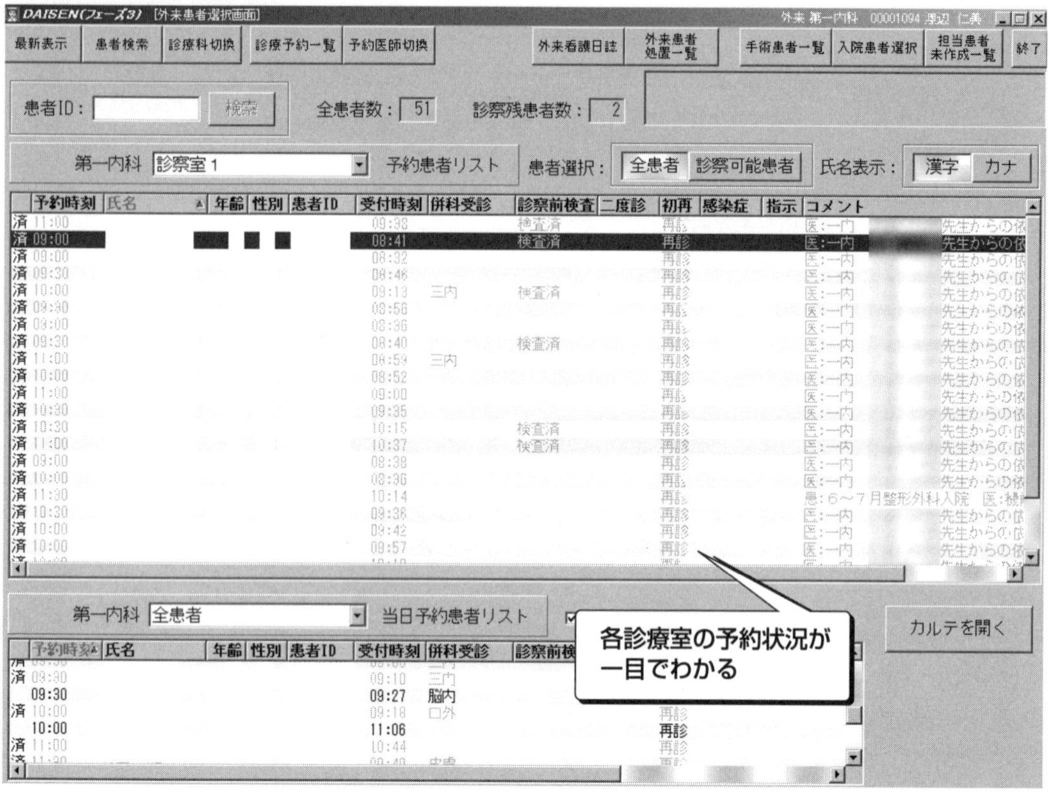

図 4. 外来患者処置一覧の画面

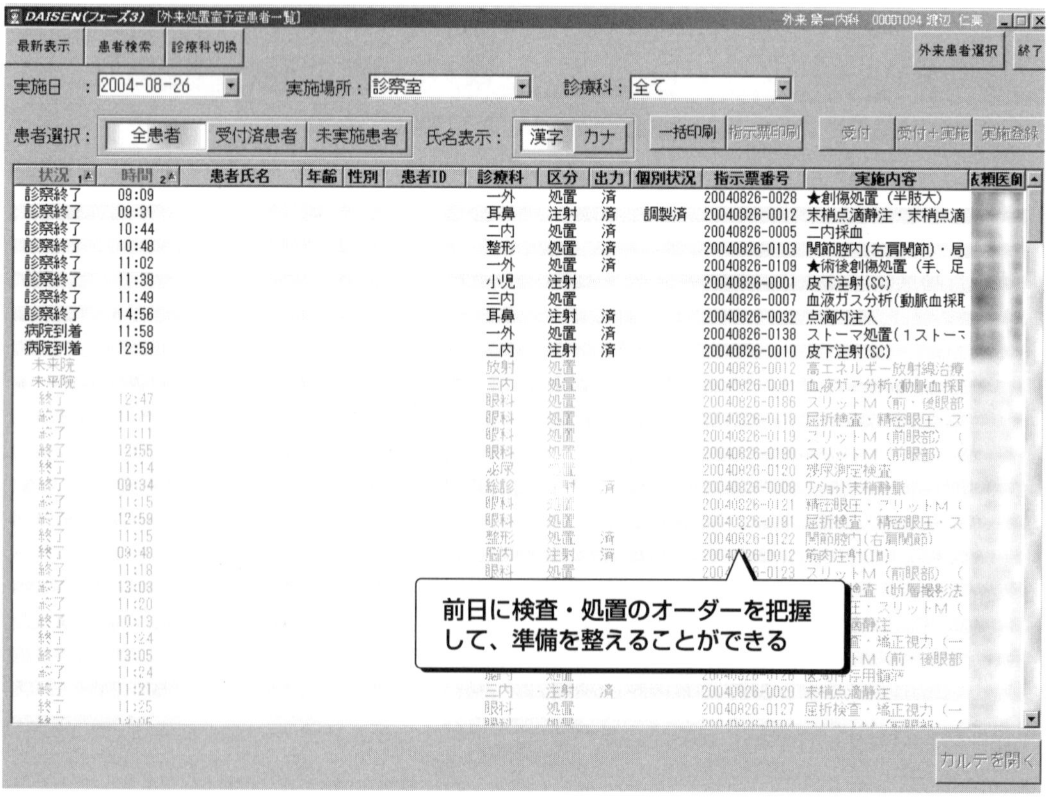

▶診療日当日

受付窓口の端末には外来患者選択画面が表示されており、自動再来受付機で手続きが終了した患者は受付時間とともに病院到着が表示される(**図3**)。受付終了後、外来窓口に到着された患者には、前回受診時に手渡された「診療予約票」に印字してある診察前検査の採血・X線撮影・心電図などを案内する。

診察前に行われた検査の結果は、カルテ画面の「メッセージボックス」にリアルタイムで表示される（**図5**）。各診察室の医師は、カルテ画面で検査結果を確認しながら予約時間・受付時間順に患者の診療を行っている。

実際の診察風景として医師は、診療の説明を患者とともに電子カルテ画面を一部共有し、必要なオーダーならびに情報を入力している。電子カルテによって、診療のインフォームド・コンセントが自然な形で促進される状況となった。

診療終了後、医師が予約オーダーした次回の「診療予約票」「各種検査の予約票」「処方せん」を、看護師は電子カルテの記載内容や各種診療オーダー状況を確認後、必要な説明や指導を行い手渡ししている。

外来での注射・処置オーダーの実際

▶注射オーダー

外来での注射オーダーは、実施前日8時30分までに医師がオーダーした注射薬については前日のうちに各外来に配達される。そのため、診察開始前に薬品と外来注射指示書との確認作業を完了し、準備できる。当日の診察の結果、指示の変更がなければすぐに実施が可能である。

注射実施の際に、入院患者の場合は「リストバンド」と「注射ラベル」の照合後に実施となるが、外来の場合は「注射ラベルのバーコード」と「外来基本カード（患者が受付手続きにより各外来に出力されるコストチェック票）の患者バーコード」で照合し、実施入力している（**図6**）。

▶処置オーダー

処置オーダーは外来処置一覧画面、もしくは電子カルテより最新の外来処置指示書を出力し、患者の外来基本カードを目視で確認する。看護師、あるいは処置係の医師は、最新の処置指示書をもとに処置の実施と実施入力をする。注射・処置ともに実施入力と同時に医事会計システムに反映される。

履歴管理により、外来・病棟間でスムーズに看護過程を展開

当院は、外来−病棟間で継続した看護介入を行い、評価し、連携を目的とした履歴管理を運用している。履歴管理により、入院・外来を問わず端末にて情報収集でき、看護過程がスムーズに展開できる。さらには、一度登録した情報を次の情報登録時に確認でき、同じ情報であれば二度書きする必要もなく、登録情報が活用できる状況となった。入院・外来を問わず看護過程が展開できるメリットは、患者サービスの観点からも大きい。

履歴管理のパターンには六つのパターン（**図7**）があり、履歴管理を開始した場所でアセスメント・データベースに入力し、看護計画を立案している。外来においては、以下

図5．「メッセージボックス」画面

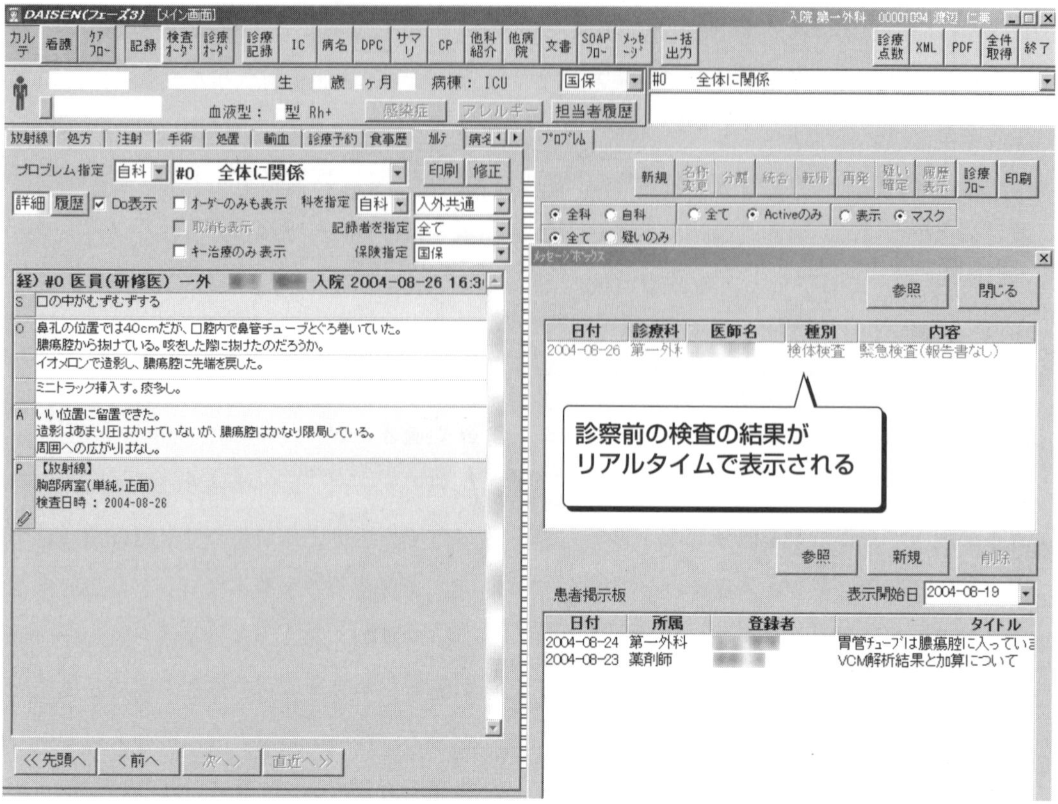

図6．照合後に実施入力し注射を実施

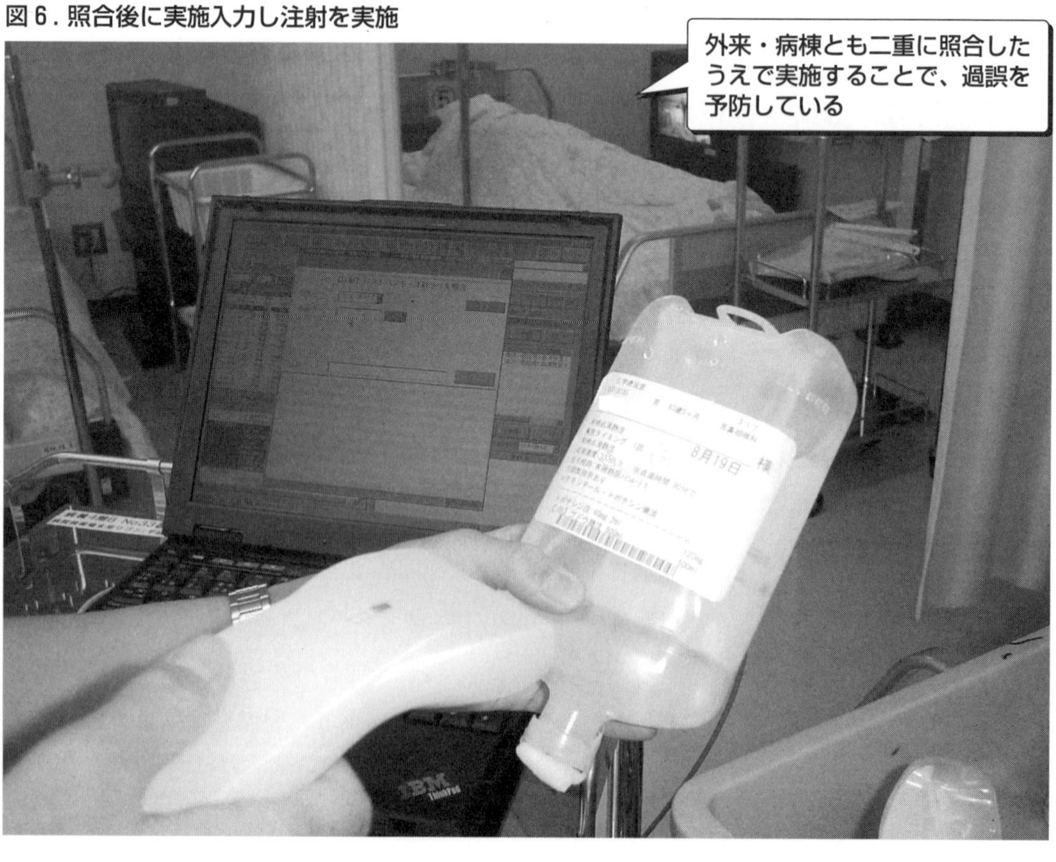

図7. 看護過程支援システムの履歴管理の運用

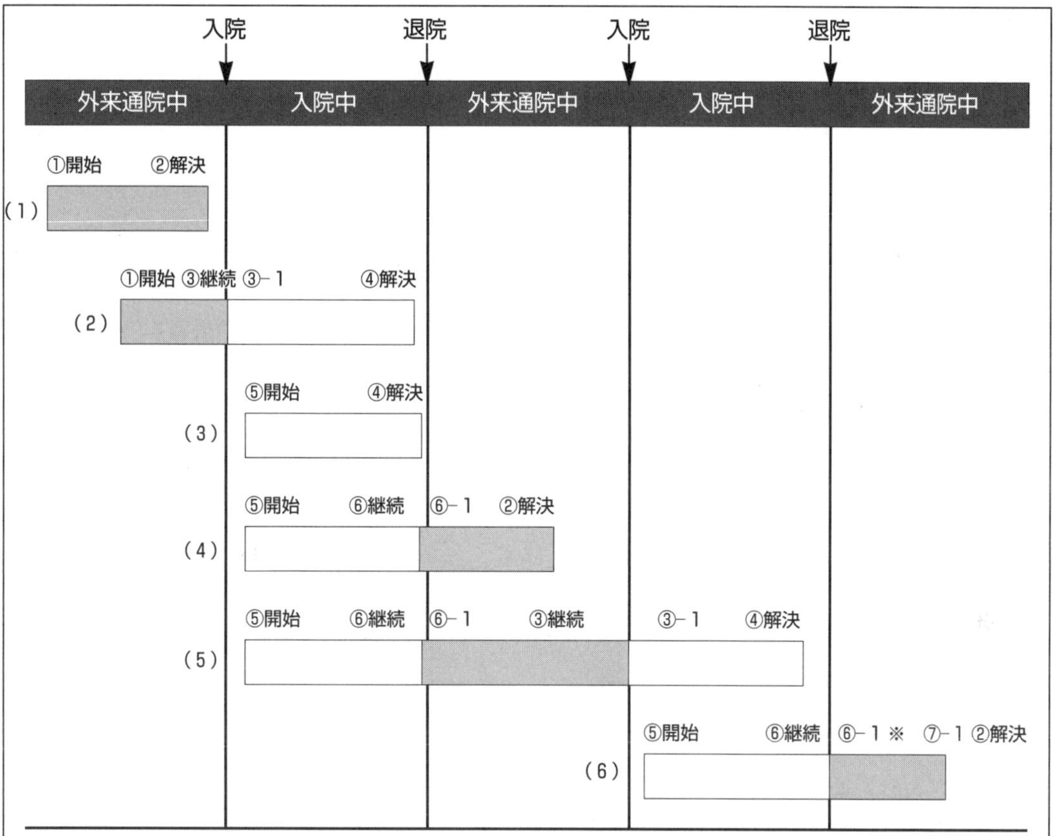

① 「看護」ボタンをクリックし、履歴管理「開始」を選択する。外来履歴中は受診日(評価日)に記録・評価を行う。

② active な看護診断、看護計画の評価(終了/解決/中止)をし、履歴管理「終了」を選択する。

③ 看護診断、看護計画の評価をし、履歴管理は「継続」のまま。

③-1 入院時、履歴管理「継続」か「開始設定」かは、入院先の病棟看護師が判断。

④ 看護診断/介入を評価(終了/解決/中止)する。退室登録時、履歴管理「終了」とする。

⑤ 入院時、入室登録時履歴管理「開始」。

⑥ 外来で継続する看護診断も退院時は中止とし、外来に申し送る。履歴管理は「継続」。外来履歴看護に継続する。

⑥-1 外来では、履歴終了しない限り、履歴はすでに「継続」となっている。

※死亡退院時、必要時アセスメント・データベースに入力。医師が「死亡転帰」と退院決定オーダーをした後、退院サマリーの確定ボタンを押すと、警告機能(死亡転帰の処理を継続してよいか?)が表示される。OK ボタンを押すと、active な看護診断は、すべて「死亡転帰」の評価コメントと中止評価となり、退院確定となる。退室登録時、履歴は「死亡転帰」を選択する(退院サマリーの帳票に「死亡転帰により中止」とコメントが自動的に入り、評価は「未達成中止」、介入も「中止」と表示される。レベルについては、最新入力されたレベルが表示される)。

⑦-1 外来履歴継続していた患者が死亡した場合、必要時アセスメント・データベースに情報を入力。「患者全体像」の欄に「死亡転帰」と入力。ケアフロー上で成果指標/生理的合併症は、「未達成終了」と評価し、評価内容に「死亡転帰」と入力する。看護計画画面にて、すべての看護診断の介入を1介入ごとに「中止」と評価する。active な看護診断を評価(中止/解決/終了)し、外来サマリーを確定する。外来の履歴管理ボタン内には「死亡転帰」はないため履歴管理「終了」を選択する。

の患者を対象に履歴管理を行っている（注：原則、継続した看護介入が必要と認められた患者を対象とする）。

・外来化学療法を受ける患者
・外来手術を受ける患者
・在宅療養指導管理料を算定している患者
・継続して看護師の指導（例：糖尿病療養指導）、看護ケア（例：スキンケア）が必要と認められる患者
・外来でIC（インフォームド・コンセント）の同席を行い、その後の看護介入が必要と認められる患者

▶外来化学療法室における業務の流れ

外来化学療法室は現在、8診療科を対象に10床のベッドで運用している。1日平均約7～9名であるが、実施患者数は2～20名程度で曜日によって対応する患者は異なる。外来化学療法室の担当看護師は1～2名で、特定の診療科より交代で勤務している。

各診療科の担当医は、実施2日前の12時までに実施予定患者を入力しておく。外来化学療法室では、入力締め切り後に外来患者処置一覧の「注射」から外来化学療法実施予定患者（未確定）を把握し（**図3**）、同時にレジメンを確認しスケジュール表を作成している。

治療当日、担当医は診察終了後、あらかじめ予約オーダーしておいた化学療法の「調整確定」を入力する。「調整確定」が指示されると薬剤部のプリンターに反映し、薬剤師により調整された薬剤が化学療法室へ運ばれる。

外来化学療法のように異なる部門が情報を共有し、協力して医療を提供するシステムの場合でも、電子カルテにより各部門が同時にリアルタイムで情報共有が可能であるため、スムーズに医療を提供できる。また、前述したように「注射ラベル」の照合後に実施となるため、外来においても安全な化学療法の提供も可能にしている。

▶外来化学療法室における看護過程の展開

治療当日、外来化学療法室担当看護師は、患者の来室までに電子カルテ（診察医の記録、検査結果など）から病状経過および看護計画（各診療科の外来看護師が患者とともに立案）を確認し、実施すべき看護介入項目を把握している。そのため各科外来看護師との申し送り内容は病状の変化、レジメンの内容、看護計画に変更がないかの確認程度である。化学療法剤の点滴を開始したら、外来化学療法室担当看護師は看護計画に沿って介入計画を実施し、ベッドサイドで携帯端末からリアルタイムで実施状況を入力している（**図8**）。入力は必要時テンプレートを使用し、経過記録（SOAP）を入力している（**図9**）。

基本的に看護計画の立案・評価・修正は外来化学療法室の看護師の記録を参照し、各科外来看護師が患者とともに行っている。評価・修正時に外来看護師からの要請があれば、外来化学療法室担当看護師も参加している。また、情報の共有化と看護診断・看護計画に対する意見交換を行うために毎週、各科外来看護師および医師と合同カンファレンスを実施している。

病院と在宅、福祉関連施設との地域連携を図るために

病院と在宅、福祉関連施設との地域連携を

図 8．外来化学療法室での入力風景

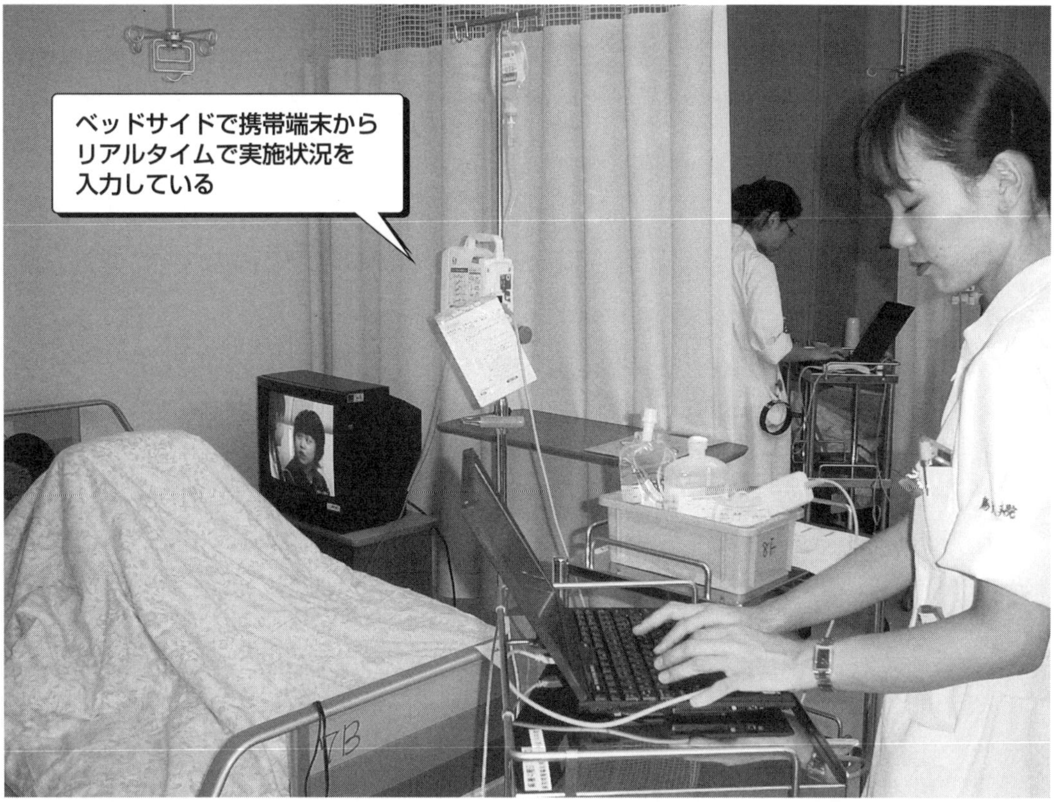

図 9．外来化学療法のテンプレート

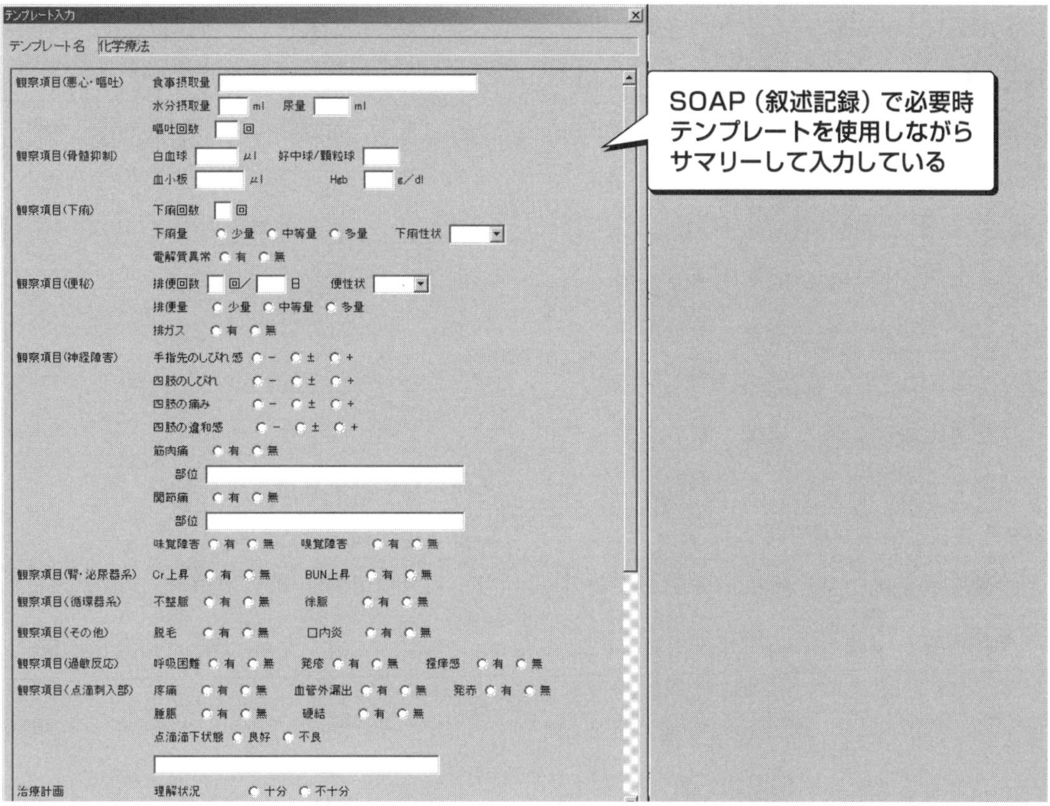

図 10. 療養生活支援のテンプレート

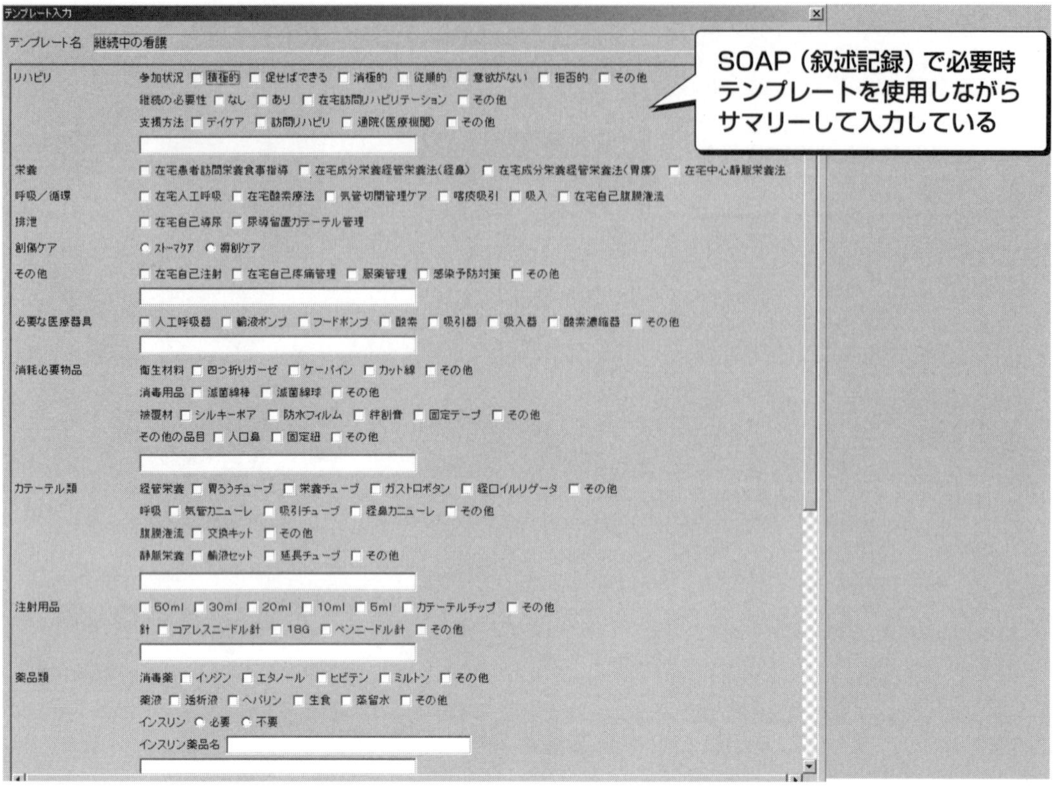

図るために、退院、入院患者の支援を医療福祉支援センターが調整を行っている。医療福祉支援センターと各外来、各病棟とは、基本的に電子カルテの療養生活支援サマリー（**図 10**）によって情報共有し、連携している。このサマリー情報は、療養生活支援のために必要な情報を医療従事者、福祉関連の担当者が共有できる。患者・家族に必要なサービスを見定め、地域と連携・調整を図る継続情報として活用され、退院調整を主に医療福祉支援センターを中心に実施している。

療養生活支援サマリーは、入院および外来患者に対し療養生活支援が必要だと判断したときに、看護師、医師、そのほかの関係者が入力している。医療福祉支援センターへ依頼するときには、「退院療養」と「継続看護ケア」、「介護ケア」の必要項目を各病棟が入力し、医療福祉支援センターで確認している。また、看護アセスメント・データベースの中間データベースを必ず追加・修正し、フリーコメント欄を用いて地域への継続情報を具体的に入力する。

患者、家族面談結果や地域との連携調整内容などは、医療福祉支援センターから入力し、結果を共有している。地域合同カンファレンス時には、算定対象となるため、同サマリーにカンファレンスの内容議事を入力し、医療サービス係で内容の確認を行っている。

それぞれの役割を持つ二つの看護日誌

外来看護管理日誌

外来の管理日誌には、各科外来看護師がその日の外来患者情報を入力し出力する「外来看護管理日誌」と、各診療科の外来患者情報を集計した「看護部管理用外来看護管理日誌」の2種類がある。

「外来看護管理日誌」は各外来で当日に出力し、各部署で保管管理している。「看護部管理用外来看護管理日誌」は外来看護機能推進担当師長が翌日に出力し、保管管理している。外来看護管理日誌の内容は各外来看護師が手入力する「看護ケア／指導」「処置／手術」「検査」の各実施件数と、診療科ごとに自動集計される「受診（新患・初診・再来）患者数」「履歴管理患者数」「指導料／管理料算定件数」の六つの大項目で構成されている。さらに「看護ケア／指導」24項目、「処置／手術」は19項目、「検査」16項目の小項目で構成している。

外来看護管理日誌データの看護管理への利用

外来看護機能推進担当師長は「看護部管理用外来看護管理日誌」を出力することにより、すべての診療科における1日の業務量を看護管理日誌の構成項目ごとに把握できる。さらに、診療科ごとの「指導料／管理料算定件数」も日々把握できるため「看護ケア／指導」「処置／手術」の実施項目と実施件数から一部の指導料について算定に関する分析も可能である。

また、月単位で各項目の実施件数集計のデータを出力し、それぞれの診療科を担当している各看護師長にも情報提供している。今後は、外来看護業務量と看護師数の適正配置、外来診療と看護関連の指導料などを経営的視点で分析していく予定である。

島根県立中央病院
中央診療看護部
看護部長
斎藤睦子

情報システムの看護ツールとしての活用

島根県立中央病院では、1999年8月の病院移転とともに電子カルテを導入。稼働から5年が経過し、2005年2月には機能を大幅に改善した次期システムの運用を開始する。
ここではそうした実績を踏まえながら、電子カルテ導入による看護業務の変化をみていく。

●
●
●

稼働から5年が経過し、日常に浸透した電子カルテシステム

島根県立中央病院は1999年8月、病院移転と同時に電子カルテシステムを稼働させた。このシステムは、「医療の主人公は患者さんである」という基本理念を具現化するために、「患者サービスの向上」「医療の質の向上」「病院管理運営の効率化」を目的とし、病院全体の業務運用を情報システムに組み込み、一元管理する病院統合情報システムである。

看護部門においても、業務の省力化・効率化が図られ、専門職としての力が発揮できる環境となった。稼働から5年が経過し、紙カルテの時代を忘れるほど日常業務として浸透している。2005年2月には、機能を大幅に改善した次期システムの運用を開始する予定であるが、本稿では、現行のシステムによる病棟看護業務について述べる。

他部門とリンクしながら業務をサポートする看護情報システム

▶機能・規模

当院は島根県の基幹的病院であり、救命救急センターを併設する急性期型病院である。診療科：24科、1日外来患者数：約1,100人、ベッド数：687床、平均在院日数：15.7日(2003年度)、平均病床利用率：90.3％(2003年度)、看護職員数：約460人、クライアント端末：デスクトップ型644台・ノート型(A4サイズ)156台を有する。

▶病棟部門の看護体制

標準階(90床)の管理体制は1管理・2看護単位(看護師長1人・副看護師長2人)であり、勤務体制は3交代、看護方式は固定チーム継続受け持ち制をとっている。

▶看護情報システム

当院では、電子カルテシステムの中核を

図１．統合情報システム（IIMS）データベース

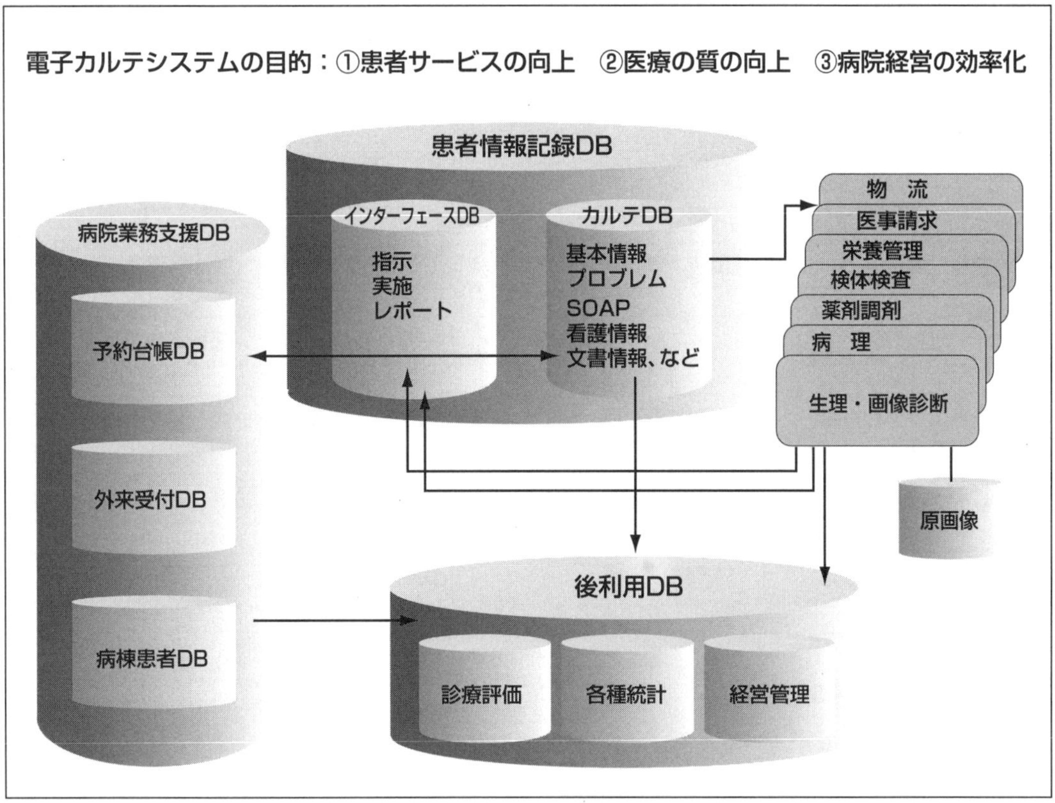

IIMS（Integrated Intelligent Management System）と称し、診療記録は完全なペーパーレスで運用している（**図１**）。看護情報システムの位置づけは単独のシステムではなく、IIMSに内包され、ほかの部門システム（検査・薬剤・栄養管理・物流・医事会計部門など）とリンクしながら、看護業務をサポートしている。

また、看護情報システムの構成は、看護管理支援（患者・病床管理、職員・業務管理）と看護業務支援（看護業務、看護過程）の２系統に分けられる（**図２**）。

▶ベッドサイド・システム

病棟看護におけるケアの充実を図るために、ベッドサイドにおいて患者情報の入出力や、思考過程を踏みながらケアが実践できるように、看護過程の展開と看護業務実践が支援されるシステムである。ベッドサイド・システムの具体的な情報ツールは**図２**に示す看護業務支援系の10のツールである。これらのツールを搭載するためにノート型パソコンを携帯端末として使用し、ベッドサイド・システムの運用を可能とした。病棟業務にあたる看護師は各自が１台のノート型パソコンを携帯し、ベッドサイドでケアを行っている（**図３**）。

ベッドサイド・システムによる病棟看護業務と病棟管理業務

ここでは、主にベッドサイド･システムを用いた看護実践業務について述べ、病棟管理

図2. 統合情報システムにおける看護情報システム

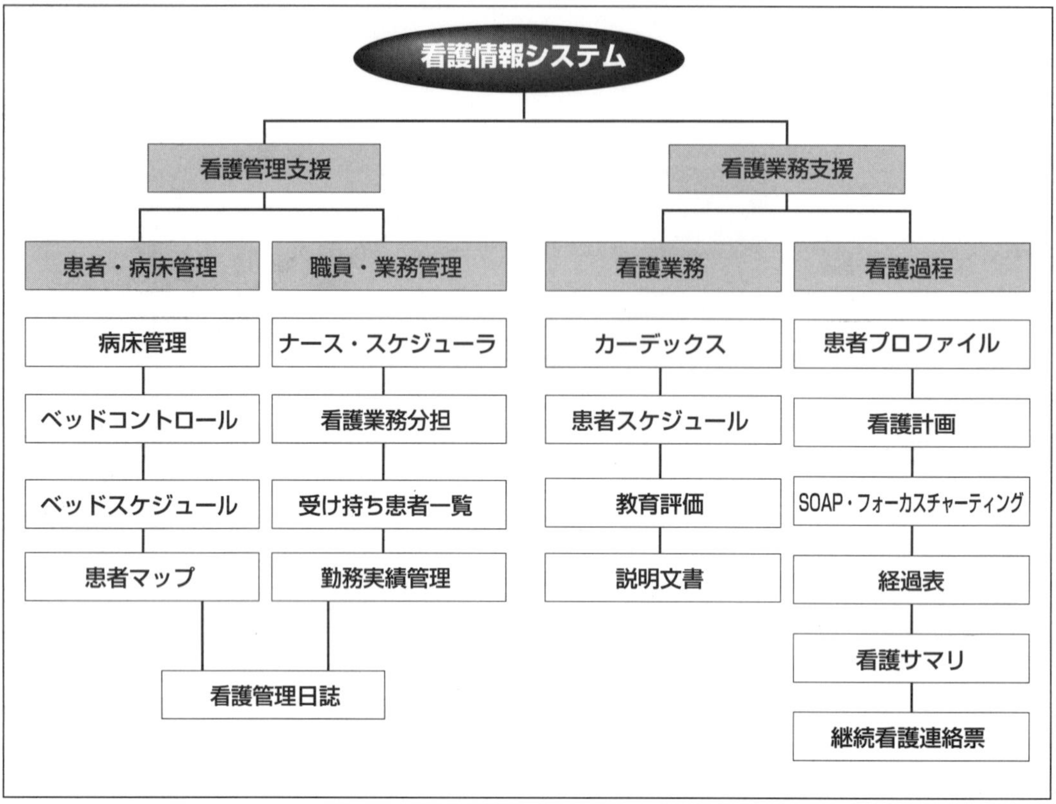

図3. ベッドサイド・システム

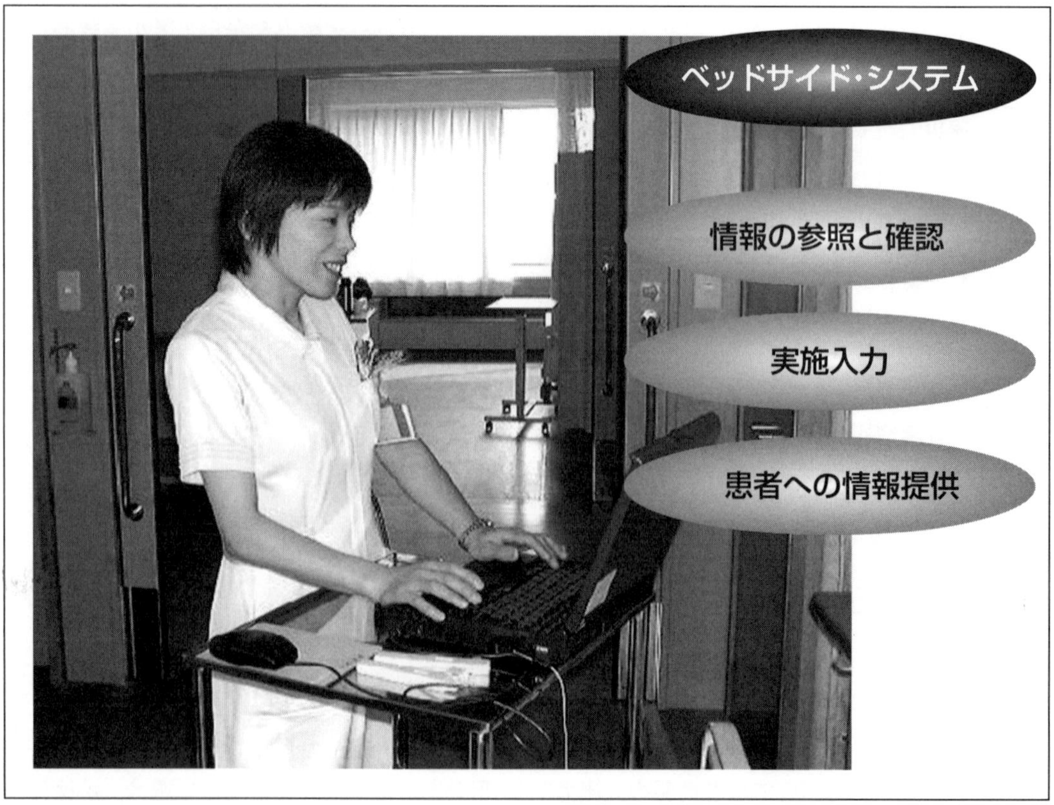

図4. 看護計画画面

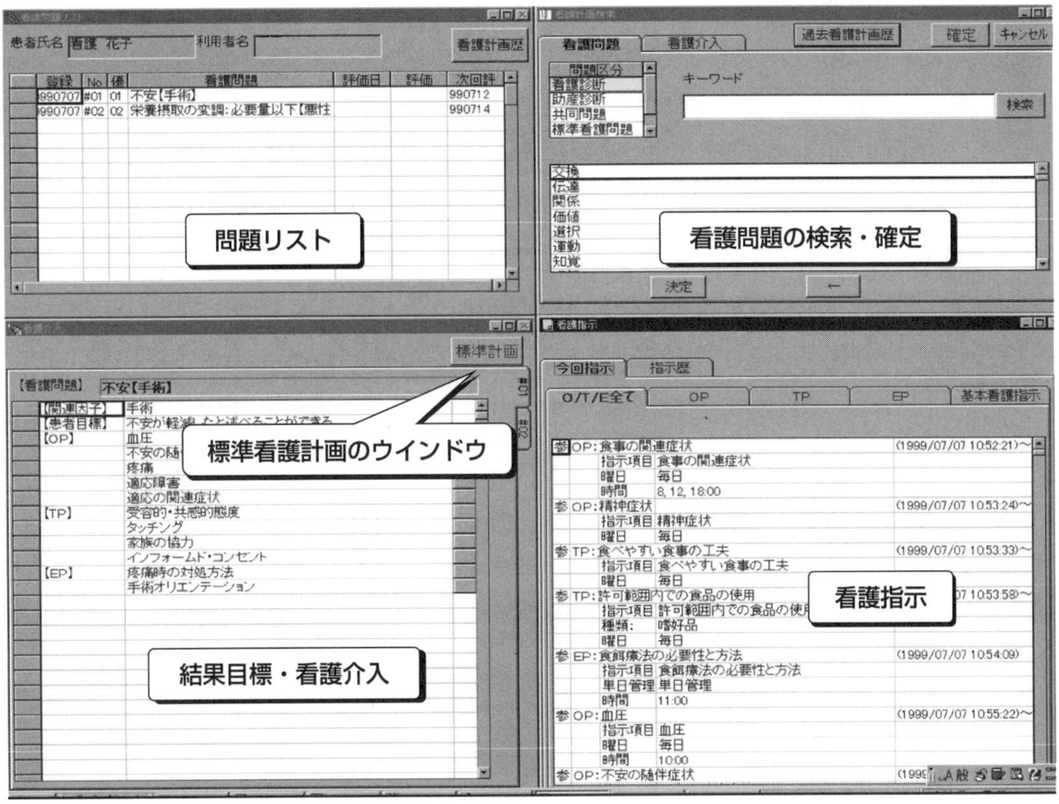

業務についても簡単に紹介する。

▶看護実践業務

① 情報の最新化

病棟業務の必需品である携帯端末は、現行ではオフラインのため、業務開始時にはLANケーブルを情報コンセントに接続し、担当患者の情報を取り込むことから始まる。そして、決められた時間にアップロード、ダウンロードなどサーバーとの交信操作により、情報の最新化を行っている。

② 看護計画の立案／看護指示の発行

標準看護計画は、システム構築の段階で各プロセスについての用語統一・標準化を行い、マスター化している。看護計画の立案にあたっては、「看護計画」ツールを用い、マスターからの選択入力によって立案している（**図4**）。具体的なケア計画（看護指示）は計画を確定すると、「患者スケジュール」（医師指示や看護指示の実施入力ツール）や「看護カーデックス」（医師指示や看護指示など看護に必要な情報が集約される参照ツール）に反映するため、手元で参照しながら看護計画に基づいた看護が実践できる（**図5・6**）。ベッドサイドで患者と話し合いをしながら看護計画の立案・修正をしている看護師の姿もみられる。

③ 担当患者の情報収集・業務計画

患者個々についての申し送りは行っていない。これから勤務する者がその日担当する全患者の情報を端末から主体的に収集し、1日の業務計画を立てて業務に入る。

図 5. 患者スケジュール画面

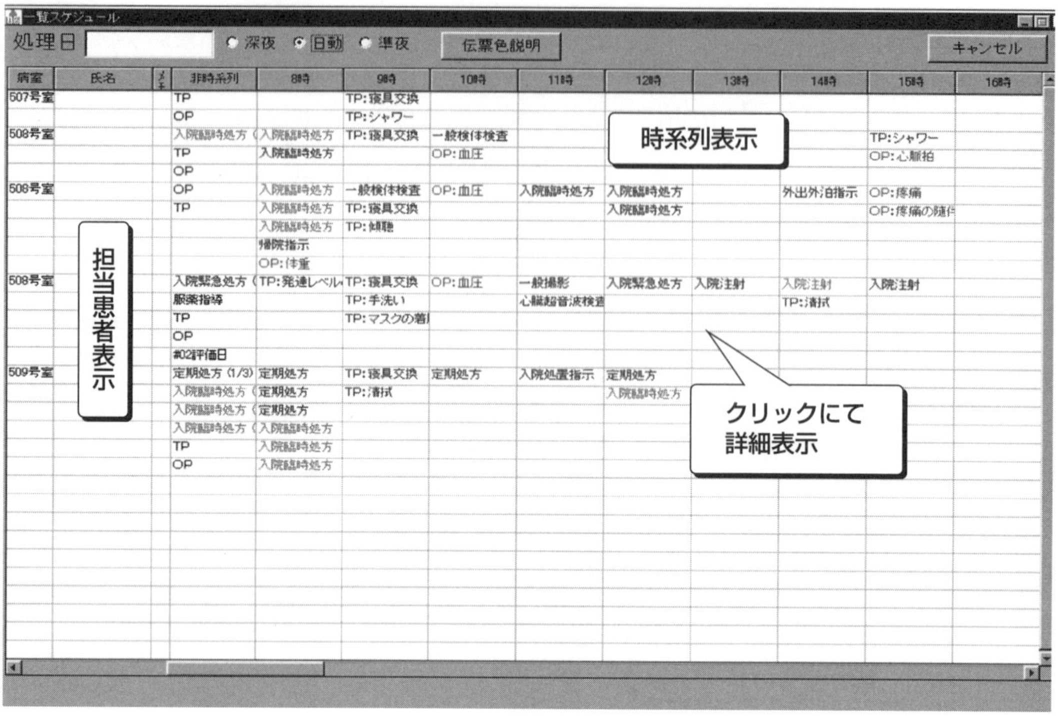

図 6. 看護カーデックス画面

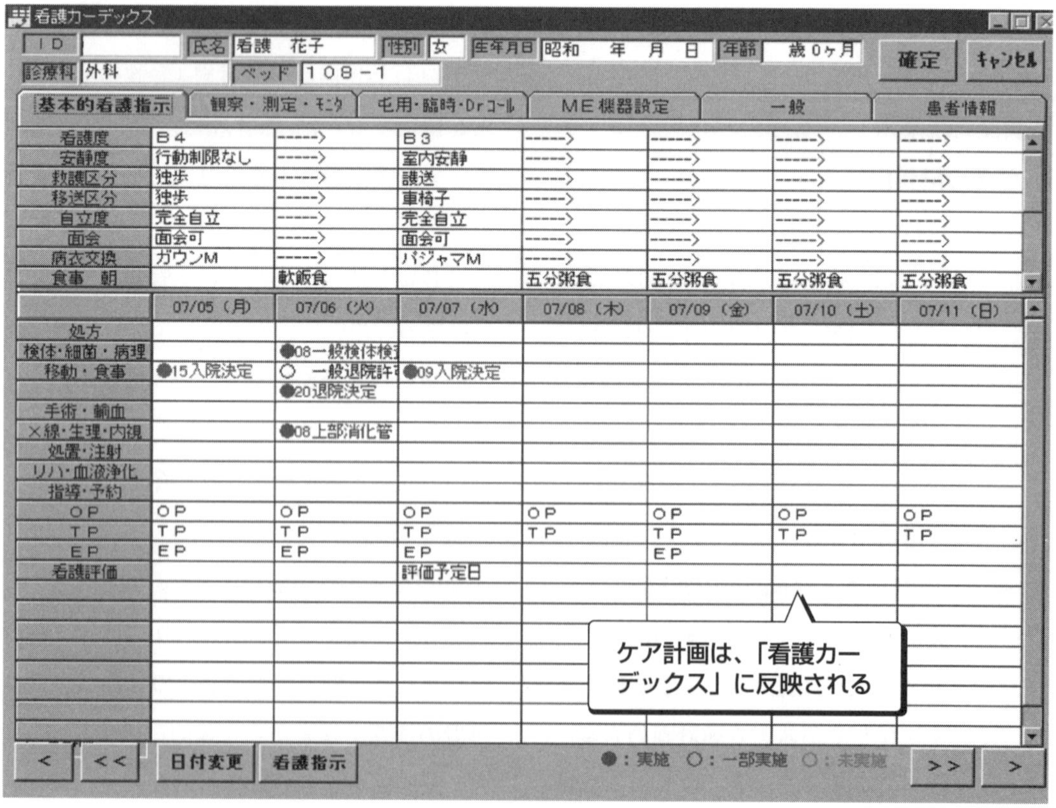

④ 処置・ケアの準備

内服、注射がある患者の場合、「患者スケジュール」で内容を確認し、内服薬、注射薬の準備を行う。 携帯端末専用ワゴンに注射薬や内服薬、そのほかケアに必要な物品を乗せてベッドサイドに行く。ひとたび病棟センターを出ると、次の休憩時間まで帰ってこないこともしばしばである。それは、センターに帰らなくてもベッドサイド·システムを搭載した携帯端末があれば、その場で業務内容の詳細を確認し、ケアの実施、実施入力ができるからである。

⑤ 処置・ケアの実施／記録

ベッドサイドでは「患者スケジュール」で指示内容を最終確認し、実施する。実施結果は、そのまま「患者スケジュール」から入力する。実施入力した情報は診療記録として保存される。カルテを閉じたタイミングで、コストにかかわる治療・検査は医事会計にリンクする。

⑥情報提供

観察結果やケア結果はできるだけその場で入力している。観察・ケア結果の入力情報は必要時患者に示し、血圧などの測定値や症状の経過など、患者自身が自分の状態を知ることができるようにしている。また、患者から検査予定など聞かれたときは、「看護カーデックス」の画面を患者に示しながら予定を説明している。

▶病棟管理業務

病棟管理業務（**図2**の看護管理支援系を参照）は看護師長がデスクトップ型パソコンで行っている。

① 看護管理日誌

看護管理日誌には各部署および病院全体のデータを集約する病院看護管理日誌がある。病棟看護管理日誌は病棟管理に必要な患者・病床情報と、職員・勤務情報がシステム管理され、各勤務の交代時に集計ボタンを押すと自動的に表示される。

② ベッドコントロール（病床管理）

当院では、ベッドコントロールの権限は看護部門の長に与えられている。その権限は病棟看護師長に委譲され、実質的なベッドコントロールは看護師長が行っている。具体的には、医師が申し込んだ入院予定患者について患者の状態、治療方針、希望する病室などを考慮し、「ベッドスケジュール」を参照しながら空床状況を判断し、適切な病床を決定している。また、医師が退院を許可した患者については、退院日時の決定を行っている（**図7**）。

電子カルテシステム導入により看護業務は安全・確実、効率的に

電子カルテシステムの導入にともない、看護の業務環境は安全性・確実性・効率性を高め、大きく変化した（**表1**）。その効果について主な点を以下に述べる。

- **ベッドサイドで患者の情報が参照できるため、実施直前に指示の最終確認ができる。**
- **ベッドサイドで処置・ケアの実施入力がオンタイムにできるため、メモ・転記は不要となった。**
- **パソコン画面を通して、患者への情報提供が円滑にでき、情報の共有化が図れる。**
- **帳票類の記載、電話による他部門との連絡**

図7. ベッドコントロール画面

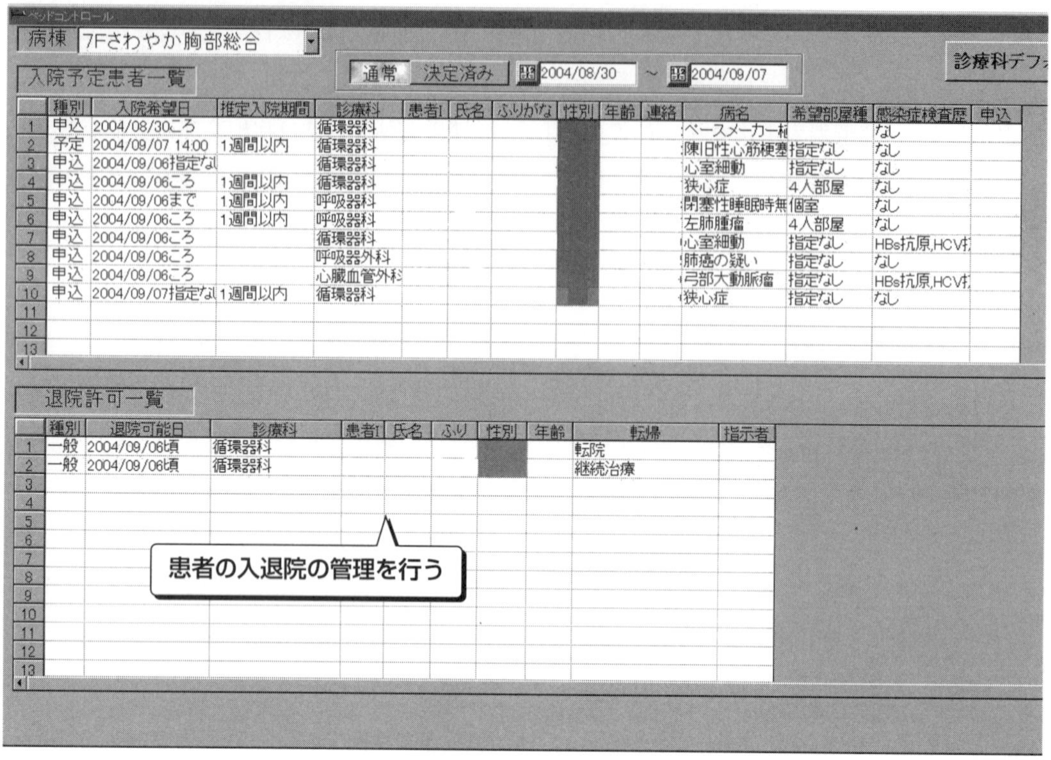

表1. 電子カルテシステム導入による看護業務の変化

目的	項　　目	導　　入　　前	導　　入　　後
看護業務の省力化・効率化	看護計画の立案	「標準看護計画」を参照しながら立案し、手書きしていた。	標準看護計画の各プロセスはマスター登録してあり、選択入力ができるので、計画立案にかかる時間が短縮できた。
	指示受け	指示内容を、カーデックスやワークシートに転記していた。	医師指示・看護指示とも必要なツールにリンクするので、転記は不要となった。
	ワークシートや実施結果のメモ	実施時間・患者の状態・測定計測結果などワークシートにメモしておき、あとで看護記録に転記していた。	メモをとるまでもなく、「患者スケジュール」に予定がリンクしている。またベッドサイドでオンタイムに入力するので転記は不要となった。
	帳票類の記載、電話連絡などの事務的業務	診療録の整理、検査データの整理、各種伝票記載、連絡調整など行っていた。	関連する各部門システムに、情報がリンクするので多くの事務的業務が解消した。
	看護管理日誌	勤務者名・患者情報など転記していた。	必要な情報がリンクするので、転記は不要となった。
	病床管理	他病棟の空床状況がみえない中、ベッドコントロールを、他病棟の師長と電話で連絡・調整していた。	画面を参照し、他病棟の空床状況を把握したうえでベッドコントロールを行うので効率的となった。
	動線	病棟センターまで帰って、紙カルテや看護手順等を参照・確認することが多かった。	ベッドサイドで携帯端末から患者情報や看護手順を参照・確認できるようになった。
	カルテ・フィルムの搬送	カルテ・フィルム搬送を看護業務の一部として行っていた。	ペーパーレス・フィルムレスの環境となり、搬送業務が解消した。
看護の質の向上	看護計画に基づいた実践の確実性	カーデックスに記載している看護計画は、業務開始時に確認するが、一方で計画がなくてもケアの実践が可能な部分もあった。	看護の詳細指示は携帯端末の「患者スケジュール」に反映し、ベッドサイドで画面確認したうえでケアを実施するため、確実に計画に沿った実践ができる。
	指示に沿った実践の安全性	転記したワークシートを頼りにしていた。	実施直前に、ベッドサイドで指示の最終確認ができる。
	情報の共有性	紙カルテは1冊のみであり、共有するにも制約が多かった。	情報の一元管理のもと、簡単に情報の共有ができる。さらに各自は主体的な情報収集が可能である。
	情報提供とインフォームド・コンセント	主に口頭で説明し、実践していた。	目的に応じて、適切な画面を呈示しながら、効果的な実践ができる。

調整など、多くの事務的業務が解消した。

・ベッドサイドで携帯端末から患者情報が確認できる。加えて、各自が携帯するナースコール連動型PHSのサポートにより、どこにいても担当患者のコールに速やかに対応でき、また動線にも無駄がない。

次期システムの運用に向け、看護部門は50項目の機能更新

今年度は次期システムの運用に向けて、情報関連の機器更新とソフト面の機能更新を行っている。看護部門は約50項目の機能更新をめざしているが、その一例を以下に述べる。

▶携帯端末の無線LAN化と機能の充実

携帯端末はオンラインとなり、リアルタイムに情報を交信できる。現在、携帯端末にはベッドサイド・システムのツールだけを搭載しているが、ほかに「カルテ歴」や「レポート参照」「クリティカルパス」など、さらに20個のツールの参照・入力機能の搭載を予定している。実現すれば、医師の記録や検査データをその場で参照したり、看護サマリや継続看護連絡書なども患者とともに看護を評価し、ベッドサイドで入力することもできるなど、ミニステーション機能のさらなる充実が期待できる。

▶確実な指示実施の工夫

治療・検査に前処置が必要な場合、現状では「患者スケジュール」に当日の検査指示しか反映しない。たとえば、クレアチニン・クリアランスは検査前日から蓄尿が必要であるが、医師のコメントで蓄尿の指示がなければ気がつかないこともあり、当日の検査が実施できないこともあった。治療・検査に必要な一連の処置指示をセット化し、「患者スケジュール」に反映させることで、確実な治療・検査が実施できるようにしている。

システムを看護のツールとして活用し、より質の高い看護をめざしたい

電子カルテシステムの導入により、人間ではできない情報伝達の迅速化が可能となり、看護業務が効率的にサポートされるようになった。しかし、情報技術がどんなに発達しようとも、システムに振り回されることなく、看護のツールとして上手に活用していきたい。看護は人と人のかかわりの上に成り立つものである。

私たち看護師は各々の看護観と確かな看護技術をもって、患者サービスの向上と、より質の高い信頼される看護をめざしたい。その実現のために、この電子カルテシステムをさらに発達させていきたい。

NTT東日本関東病院
手術部長・外科主任医長
針原 康

パスと電子カルテ(1)

電子カルテ版パスの運用開始から4年目を迎えるNTT東日本関東病院では、パスをオーダリングシステムの上位概念として位置づけ、診療の中心と考える。当院の電子カルテ版パスの現状と問題点、およびバリアンス分析における電子カルテ版パスの有用性と限界について述べる。

電子カルテシステムの導入と電子カルテ版パスの開始

当院では幽門側胃切除のクリティカルパスを最初のパスとして、1997年8月より運用を開始した。2000年12月の新病院完成とともに、フィルムレス、ペーパーレスの電子カルテシステム(KHIS-21)を導入し、2001年4月から電子カルテ版パスの運用を開始した。当院の電子カルテシステムはIBMとNTTとが共同開発したものである。

本稿では運用開始後3年半以上経過した電子カルテ版パスの有用性と問題点について述べるとともに、バリアンス分析における電子カルテ版パスの有用性と限界についても言及する。

診療の中心となる電子カルテ版クリティカルパスの概要

以前より紙ベースで運用していたパスの電子カルテ版を作成し、院内クリティカルパス委員会で承認を得たうえで、電子カルテに登録し、運用している。

2004年11月現在までのところ、電子カルテ版のパスは全科で97個登録されており、のべ7,492回使用されている。

当院の電子カルテでは、パスをオーダリングシステムの上位概念として位置づけており、電子カルテを開くと、まずパスチャートが展開される。これはパスが診療の中心であり、医療チーム全員にその患者の現在の状態を強く意識してもらうためのものである。

画面上で文字色の変化によるステータス管理を行うなど、パスチャート画面を一目みるだけで、治療の進行状況を把握できるように工夫されている。また、パスチャートからワンクリックで容易に観察記録の内容や検査結果を参照できるようになっている[1)]。

クリティカルパスの形態としては、ステップ方式を採用している。すなわち、経過全体を必要に応じて数個のステップに分け、それぞれに到達目標を設定して、その目標を達成して次のステップに進むというコンセプトのパスである。このステップ方式と１日ごとのオーダリングシステム、さらに患者の病態に応じて、日数を増やし、診療内容をコピーするなどパス内容を変更できる機能により、肺炎などの内科系パスにも対応可能となっている（**表１**）。

パスチャートによって、治療の進行状況が一目でわかる

電子カルテの患者基本画面で、上方にあるクリティカルパス（CP）ボタンをクリックすると、適用開始オーダー画面が展開される。科ごとの登録パスが表示されるので、その中から適用するパスを選択し、基準日として手術日または入院日、または任意の日付を指定すると（**図１**）、クリティカルパス画面が展開される。適用条件を満たしていることを確認し、適用ボタンをクリックすると展開されたクリティカルパスが適用されることになる。

必要なオーダーはこのクリティカルパス画面から行う。実際には、計画内容の確認欄をクリックすると（**図２**）、その日に必要なオーダーが順次展開されるので、それぞれを確認することにより、オーダーをすべて間違いなく出すことが可能となる。検査日が祭日や土日にあたる場合にはエラーメッセージが表示されるので（**図３**）、この時点で内容を変更したり、日程を変更したりする。外科系手術患者のパスでは、入院時に退院日までのオーダーを出すことが多い。

一方、内科系の肺炎のパスなどではステッ

表１．NTT関東病院電子カルテ版クリティカルパスの特徴

1．電子カルテシステムの中で、クリティカルパスをオーダリングシステムの上位概念として位置づけ、電子カルテを開くと、まずパスチャートが展開され、治療の進行状況を一目で把握できるようにした。

2．パスチャート上で、文字色の変化によるステータス管理（計画中、オーダー済み、実施済み、中止など）を行い、パスチャートを一目みるだけで治療の進行状況を把握できるようにした。

3．パスチャートから観察記録の内容や検査結果をワンクリックで参照できるようにして、患者の容態の把握を容易にした。

4．ステップ方式を採用し、アウトカムを評価して、次のステップに進むというコンセプトの下で、１日ごとに処置、検査、治療内容をオーダーする方式とした。

5．1日の必要なオーダーが順次展開される自動オーダリングシステムを採用し、業務を効率化した。

6．責任の明確化および二重チェックのため、オーダーごとにその発行にあたっては確認を必要とするシステムを採用した。

7．患者の病態に応じて、パス内容を変更できる機能を付加した（診療日数の増減や診療内容のコピーが可能）。

8．バリアンスの集計や統計が可能なように、バリアンス登録およびバリアンスコードを設定した。

プごとにその到達目標をクリアーして次のステップに進むので、日々オーダーを出す形で運用している。

パスチャートをみれば、治療の進行状況を把握できるように工夫されている。ステータスは画面上の色で表示され、計画は青、オーダーすると黒、実施済みはグレーに変化する（**図４**）。なお、パスが適用されるとパスで定

図1．クリティカルパスの適用開始画面

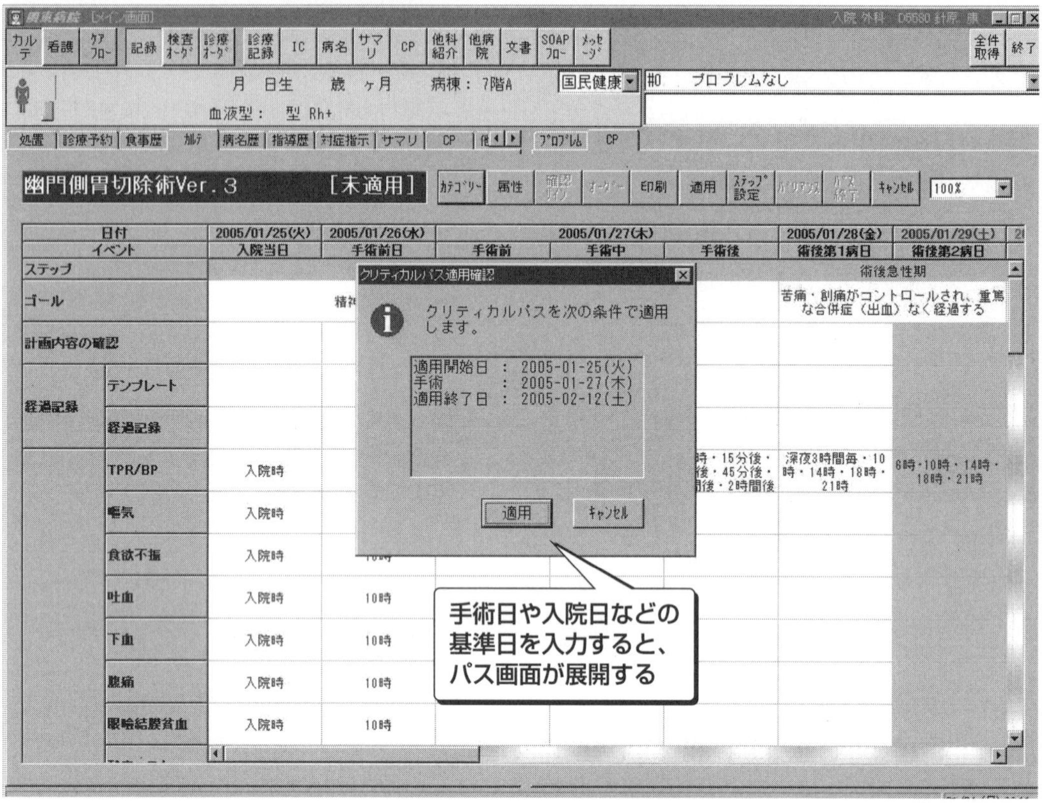

図2．計画内容の確認画面

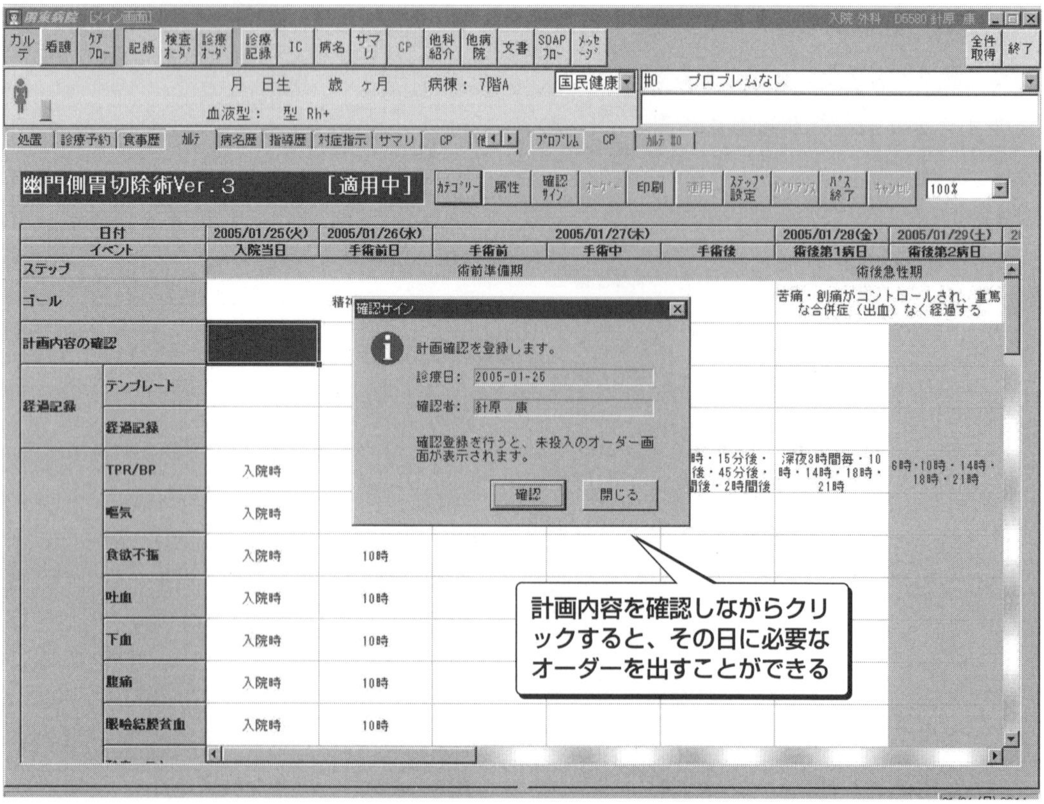

図 3．エラーメッセージ画面

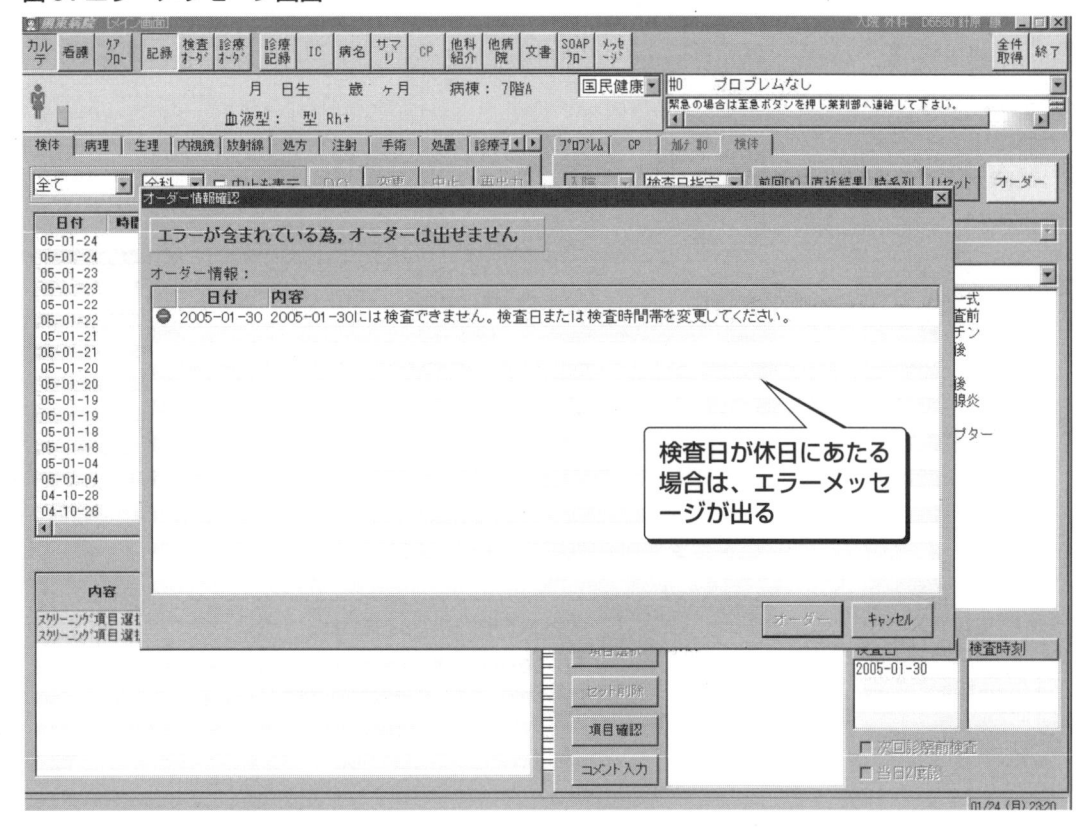

図 4．パスチャート画面

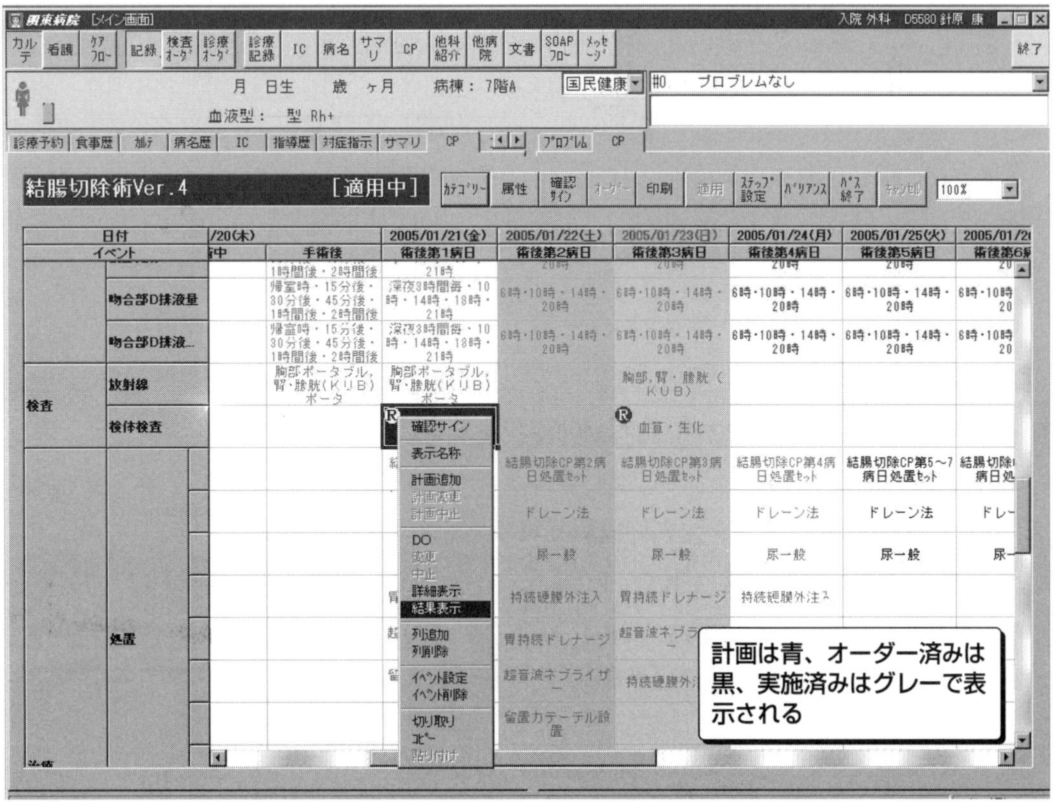

図５．パス変更画面

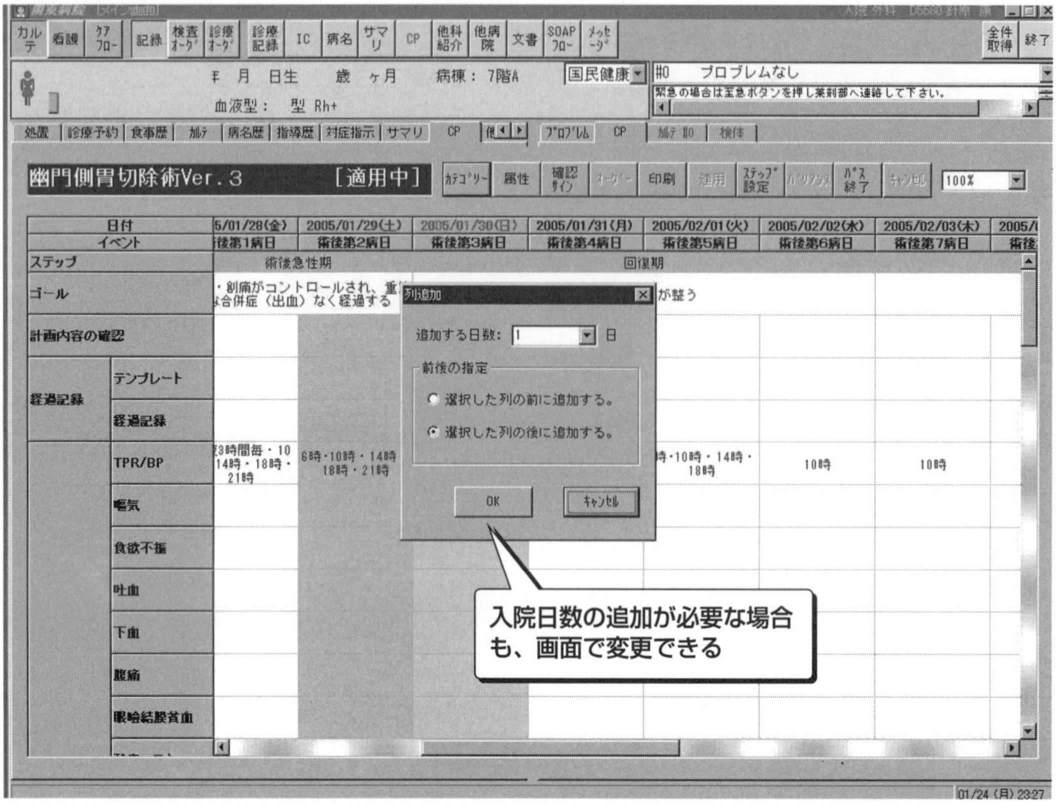

めた観察項目は看護師が患者のベッドサイドに携行するPDAに反映されるので、看護師はベッドサイドでPDAに入力することにより、必要な記録を間違いなく短時間に行うことができることになる。

パスチャート上のR表示は報告書が作成されていることを示しており、パスチャートから右クリックでその結果を参照できるようになっている（**図4**）。

パスの適用中で入院日数の追加が必要な場合には、日数の追加ができるシステムを備えている。日数を追加したい日付を指定し、必要な日数の追加が可能である（**図5**）。また、その追加日の診療内容について、コピーと貼りつけが可能であるので、前日と同様であれば、そのオーダーは容易である。

パス上の計画内容と異なる診療内容には、すべて青Ｖマークが表示される。青Ｖマークの内容については、右クリックによりワンタッチでその詳細をみることが可能である（**図6**）。青Ｖマークの中で、臨床的に重要なものはバリアンス登録をすることとしている。バリアンスの登録にあたってはその主たる原因を推定し、その推定した原因とともに登録する（**図7**）。バリアンス登録を行うと赤Ｖマークが表示される（**図8**）。赤Ｖマークについては集計が容易である。

バリアンスの集計・分析における電子カルテ版パスの長所と課題

電子カルテ版パスは単なる自動オーダリングシステムではないので、パスとして機能す

図 6. 計画内容と異なる診療内容を行った場合

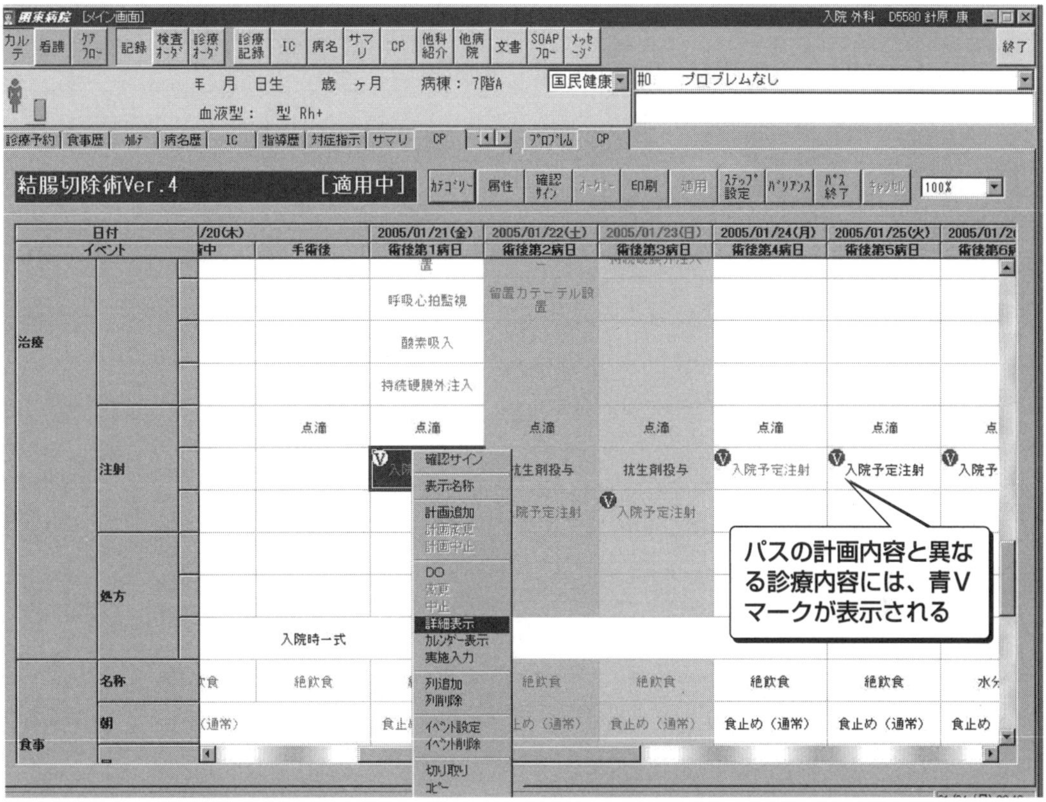

図 7. バリアンス登録画面

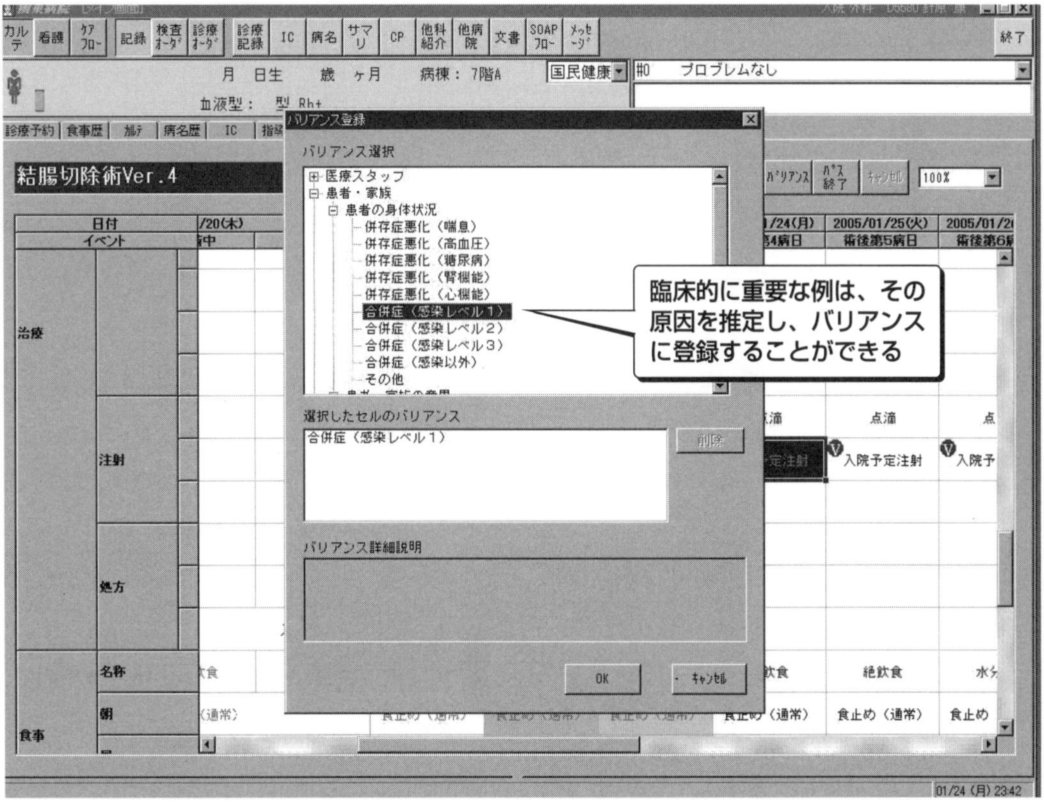

臨床的に重要な例は、その原因を推定し、バリアンスに登録することができる

図8．バリアンス登録済み画面

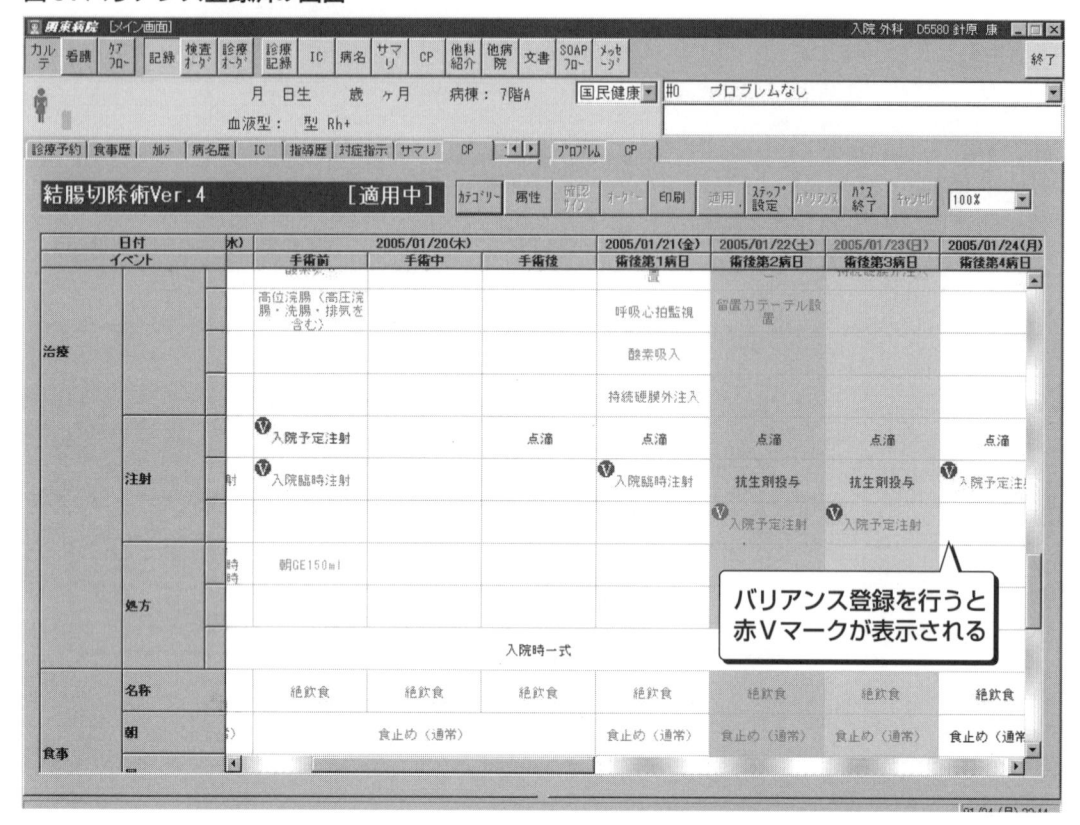

るためにはアウトカムの評価とバリアンス集計・分析を行うことが不可欠である（**表2**）。

当院の電子カルテ版パスでは、パスで計画された内容と異なる診療行為には、上述のようにすべて青Vマークが表示されるシステムとなっている。したがって術後の鎮痛剤や土日などのため変更した検査などに多数の青Vマークが表示されることになる。在院日数に変動を与える要因となったものは真のバリアンスとして登録することを運用上で定めており、青Vマークの中で、真のバリアンスについてはその原因を医療スタッフ、患者・家族、病院システム、地域・社会などに分類してバリアンス登録すると、赤Vマークが表示される。

電子カルテ版パスとなると、バリアンスの集計・分析が自動的に行えるような誤った期待を持っていたが、当然ながら登録されていない限り自動集計されることはない。バリアンス登録・集計は、運用上の周知で対応していく問題と考えている。

なお、バリアンス分析の中で、問題点が挙げられれば、実際に20～30例のパス施行例を詳細に再調査してデータを収集する作業を行う必要がある。この症例の再調査に関しては電子カルテの長所がいかんなく発揮され、院内のどこにいても診療端末があれば、各症例の必要なデータはすべて収集可能である。

電子カルテ版パスの運用でチーム医療の充実と治療の標準化を実現

電子カルテの最大の利点は、情報の共有化である（**表3**）。パスの運用はチーム医療が基

表2．当院の電子カルテ版クリティカルパスにおけるバリアンス登録とその分析

1．当院の電子カルテ版クリティカルパスではパスで計画された内容と異なる診療行為にはすべて青Ｖマークが表示されるシステムとなっている。したがってパスで設定されていない処置、たとえば術後の鎮痛剤投与などについてパスチャート上に多数の青Ｖマークが表示される。

2．青Ｖマークの中で、在院日数に変動を与える要因となったものは、真のバリアンスと定義して、その原因を医療スタッフ、患者・家族、病院システム、地域・社会の中から細分類して登録すると、赤Ｖマークとなる。

3．赤Ｖマークについては集計可能である。

4．パス改訂にあたっての問題点の抽出にはバリアンスの集計が有用である。問題点の再調査については電子カルテの長所が発揮され、院内のどこにいても端末さえあれば必要なデータがすべて収集可能である。

表3．電子カルテ版クリティカルパスの導入効果

1．電子カルテの最大の利点である情報の迅速な伝達と共有化がいかされ、クリティカルパスの目的の一つであるチーム医療はより充実することになった。

2．必要なオーダーを過不足なく、迅速に行うことが可能となり、オーダー入力に要する時間が大幅に短縮されることが明らかとなった（腹腔鏡下胆嚢摘除術クリティカルパスの場合で導入前の21.6 ± 1.7分から3.8 ± 0.58分へ短縮された（p = 0.0008））。

3．注射、処方、検査内容の細部に至るまで完全に統一され、標準化されることになった。

4．バリアンスの自動集計機能はないので、定義に基づいて真のバリアンスと判断した場合には、その都度バリアンスコードを付けてバリアンス登録する必要がある。

本であるが、従来各職種の担当者が患者情報を確認するためには病棟に赴いてカルテを参照する必要があり、少なからぬ時間をとられていた。その点電子カルテ版では、電子カルテの利点が生かされ、情報の迅速な伝達と共有化により、チーム医療はより充実されることになった[2]。

医師によるオーダーに関しては、計画内容の確認操作を行うと、必要なオーダーは自動的に展開されるため、一つ一つのチェックは必要であるが、オーダーを間違いなく、迅速に行うことが可能となった。実際、電子カルテ版パスの導入により、胆嚢摘除術の場合では導入前の21.6 ± 1.7分から導入後3.8 ± 0.58分（p = 0.0008）となり、入力に要する時間が大幅に短縮されることになった[3、4]。

なお、電子カルテ版パスでは、注射、処方、検査内容の細部に至るまで完全に統一され、標準化されることになった[5]。

医療改革への貢献が期待される、電子カルテ版パスの今後

電子カルテ版クリティカルパスはまだ運用を始めて日が浅く、今後さらに改良を加える点は多数あると思われるが、社会の求めている安全で、質が高く、かつ適切なコストの医療を提供するうえで、今後の医療改革に大きく貢献すると思われる。

参考文献

1）小西敏郎、針原康：クリニカルパスと電子カルテ．小西敏郎、武藤正樹編：外科クリティカルパスの実際、金原出版、東京、p19−25、2002．
2）針原康、小西敏郎：電子カルテとクリニカルパス．消化器病セミナー８５：27−35、2001．
3）針原康、小西敏郎：クリニカルパスの目的と効用．胆と膵２４：149−153、2003．
4）三浦泰朗、伊藤契、針原康、小西敏郎：腹腔鏡下胆嚢摘出術の電子カルテ版クリニカルパス．外科64：439−445、2002．
5）野家環、針原康、小西敏郎：胃癌クリニカルパスの電子カルテ化．外科64：567−574、2002．

パスと電子カルテ（2）

黒部市民病院
リハビリテーション・
関節スポーツ外科医長
今田光一

黒部市民病院
外科医長
森 和弘

クリティカルパスの電子化には、導入の前に基本的なパス医療の流れや運用を整理し、自院に合ったパス構造を検討することが必要となる。ここでは、電子化パスの基本構造について考え、紙ベースのパスと実際の電子化パスとの違いについて述べる。

電子化パスの三つの基本構造とその特徴

パスを電子化する場合には、設計上、基本的なパス医療の流れ・運用を整理する必要がある。紙ベースで経験がある場合は比較的スムーズであるが、電子化と同時にパス運用を考える場合は自院の運用に合うパス構造を検討する必要がある。

パスを使用した医療ケアがどのように進行しているかでパスの構造は以下の三つに大別され、電子化パスの設計ではこのどれを選択するかが最初の選択になる。

ここで記す「アウトカム」とは、後利用情報としてその達成度をデータベースに残すものとする。

① 標準的なパス構造（図１a）

日にちごとに定められた医療ケアを進める。電子化した場合は、パスに設定した退院時までのオーダーが一括オーダーされることになる。登録するアウトカムとして退院時アウトカムを持ち、設定期間での達成度合いが検討される。

② ステップ式のパス構造（図１b）

退院までの医療ケアプランをいくつかのステップに分け、ステップごとにアウトカム（ステップアップ条件）を定め、次のステップへ進行する。オーダーはステップごとに一括して行う。登録するアウトカムとしてステップ・アウトカムを持ち、最終ステップのアウトカムが「退院時アウトカム」となる。

③ デイ・アウトカムの構造（図１c）

紙ベース上においては①、②形式のパスにおいても日にちごとのアウトカムは持つが、それはデータとして登録するアウトカムというより、看護ケア目標に近いものが多い。達成度を登録するデイ・アウトカムを持つためには、そのインディケーターとしての意義とマスター化作業が確立されていなくてはならない。

当院では紙カルテ時代から、前記②のステ

図 1 a. 電子化パスの基本構造（標準的パス構造）

退院時アウトカム

カレンダー	1月4日	1月5日	1月6日	1月7日	1月8日	1月9日	1月10日	1月11日	1月12日	1月13日	1月14日	1月15日	1月1
手術もしくは入院起算日数			手術日	術後1日	術後2日	術後3日	術後4日	術後5日	術後6日	術後7日	術後8日	術後9日	術後1
主な予定													
検査オーダー					・血ガス	・採血⑥	・X線膝		・採血⑥				
点滴・注射オーダー													
投薬オーダー													
他科・リハオーダー													
看護問題リスト 標準看護観察項目 看護記録													
＃1…… ＃2…… ＃3……													

退院時までのオーダーが一括オーダーされる標準的パス構造

図 1 b. 電子化パスの基本構造（ステップ式パス構造）

退院時アウトカム

STEP	入院日	周術			STEP 1				STEP 2				S
中間アウトカム													
カレンダー	1月4日	1月5日	1月6日	1月7日	1月8日	1月9日	1月10日	1月11日	1月12日	1月13日	1月14日	1月15日	1月16日
手術もしくは入院起算日数			手術日	術後1日	術後2日	術後3日	術後4日	術後5日	術後6日	術後7日	術後8日	術後9日	術後10日
主な予定													
検査オーダー					・血ガス	・採血⑥	・X線膝		・採血⑥				
点滴・注射オーダー													
投薬オーダー													
他科・リハオーダー													
看護問題リスト 標準看護観察項目 看護記録													
＃1…… ＃2…… ＃3……													

ステップごとにアウトカムを定め、オーダーもステップで一括して行うステップ式パス構造

ップ式パス構造をとっており、電子カルテに組み込まれたパス「ステップアップ・パスシステム」もこの構造を機軸としている。これらは連用・複数パスの併用を行うことで、より多岐な病態に対応でき、さらに、栄養管理、褥瘡治療など院内横断的管理にも活用することができる。

厳格な分類が必要となる電子化パスにおけるバリアンス

紙上のパスではファジーな運用も可能だったバリアンスの登録は、自動化する場合厳格なカテゴリー分類が必要になる。

紙ベースでパスでの「バリアンス」とは、パスの設定内容から外れたものを指すのが基本であり、変動、逸脱、脱落といった程度分類がなされ、登録されてきた。電子化パスでバリアンスを自動登録しようとすると、情報のカテゴリーからみて①介入のバリアンスと②結果のバリアンスに大別されることになる。前者はパスのオーダーの追加変更がこれに相当し、後者はアウトカムが達成しない、異常検査値の発生、日程の追加短縮などがあたる。

ステップアップ・パスシステムの基本機能とそのコンセプト

▶オーバービューと詳細なケア・オーダーシートの並列機能

紙ベースの日めくり式パスを使用する際には一連の経過を把握するために、オーバービューシートを併用する。電子カルテ上では、これらを瞬時に切り替えることが可能であるが、オーバービューシートがモニター画面からはみ出し、スクロールしないとオーバービューできないものも多い。これを防ぐため、オーバービュー表の各セル（パス表内の一つ一つの枠）の中に細かな点滴やケアの内容を記載するのをやめ、単語および文字・セルの色で全体の予定および実施経過・結果が把握できるようにした（**図2**）。

オーバービューシートの病日セルをクリックすると、画面左にその日の分の詳細な指示内容、ケア内容、観察項目が現れる。つまり「日めくりシート」である。

オーバービューの各セルはそれぞれに記されている結果・記録画面へのリンクボタンとなっており、診療情報の入り口といえる。

▶ステップアップ認証機能

パスは「ステップごとに設けられたアウトカムを達成して次ステップに進む」基本構造となっている（**図3**）。

各ステップごとに設定されたアウトカム（ステップアップ条件）のチェックは、「いつ・誰により達成確認されたか」の記録として集積される。この情報は、パスの再検討の際重要なデータとなる（**図4**）。

パス内容のオーダーは、パス全体の一括ではなくステップごとに行うシステムをとっている。オーダー（投薬、注射、食事、処置、看護タスクの指示など）は、診療録オーダー欄、看護ワークシートに加え、看護支援システムPDAに連動し、指示、実施入力、実施表示に反映する。実施登録は、患者リストバンド、医療者ネームカード、薬品・診療材料に貼られたバーコードにより、実施時間、実施者が記録される。オーダー内容と不一致時

図 1c. 電子化パスの基本構造（デイ・アウトカム構造）

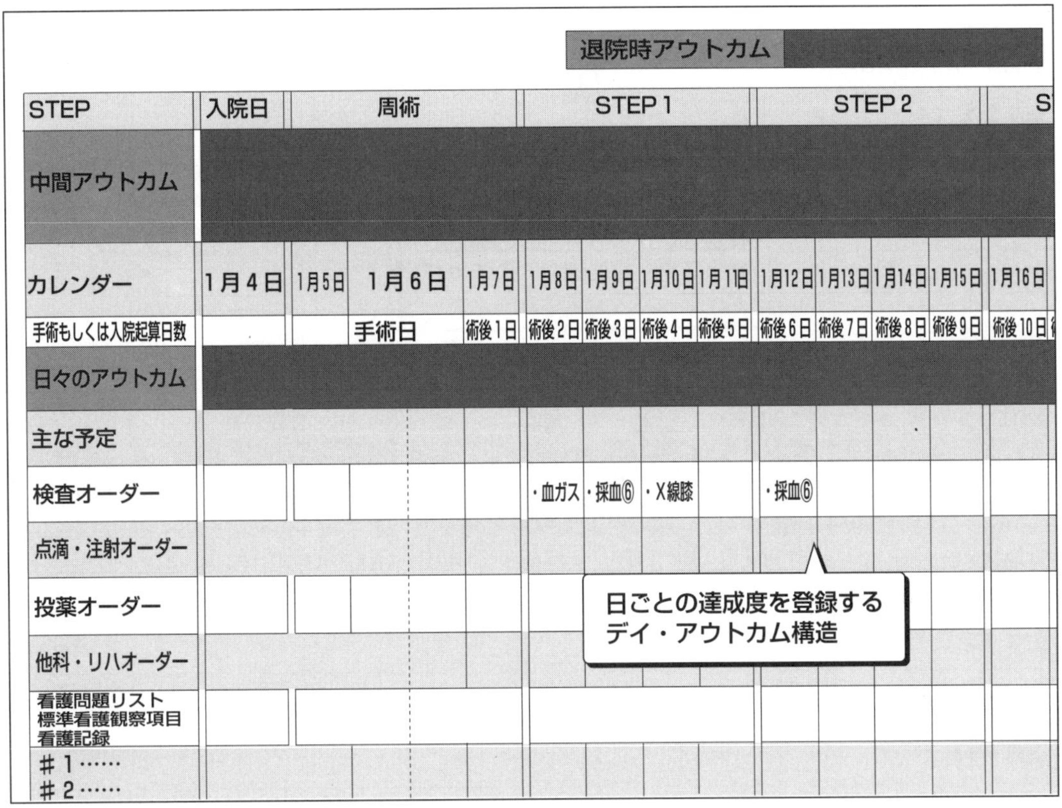

図 2. 構造オーバービュー画面と一日ごとの詳細表示画面

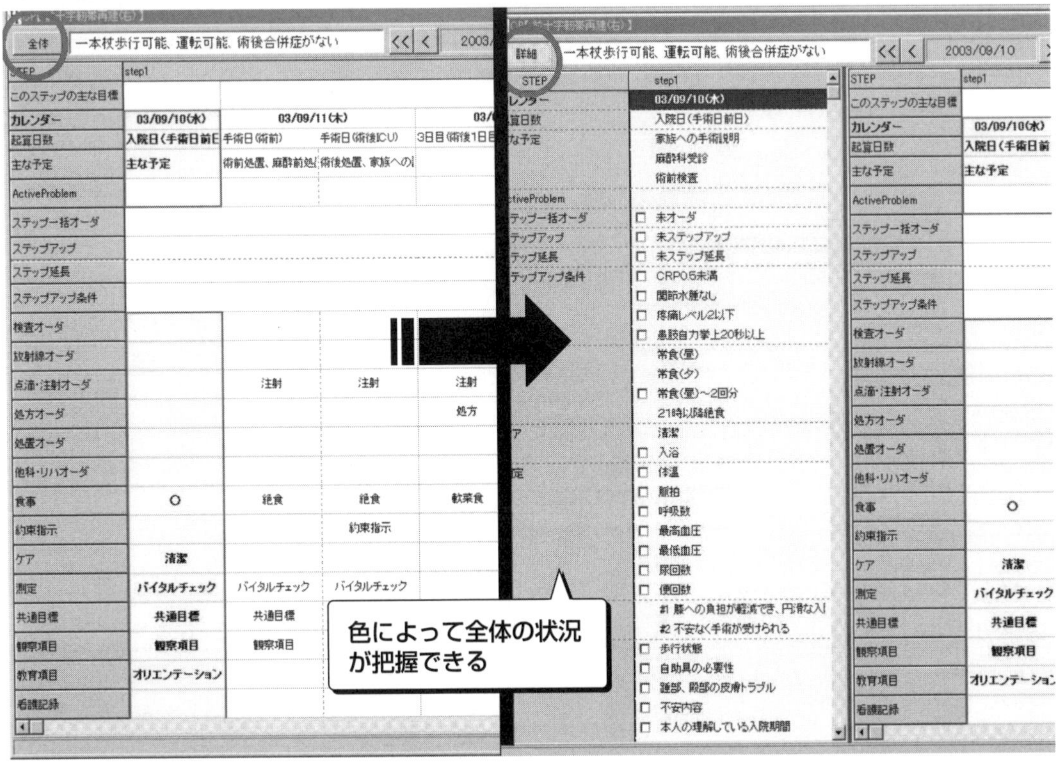

図3．「ステップアップ・パスシステム」のパスの基本構造

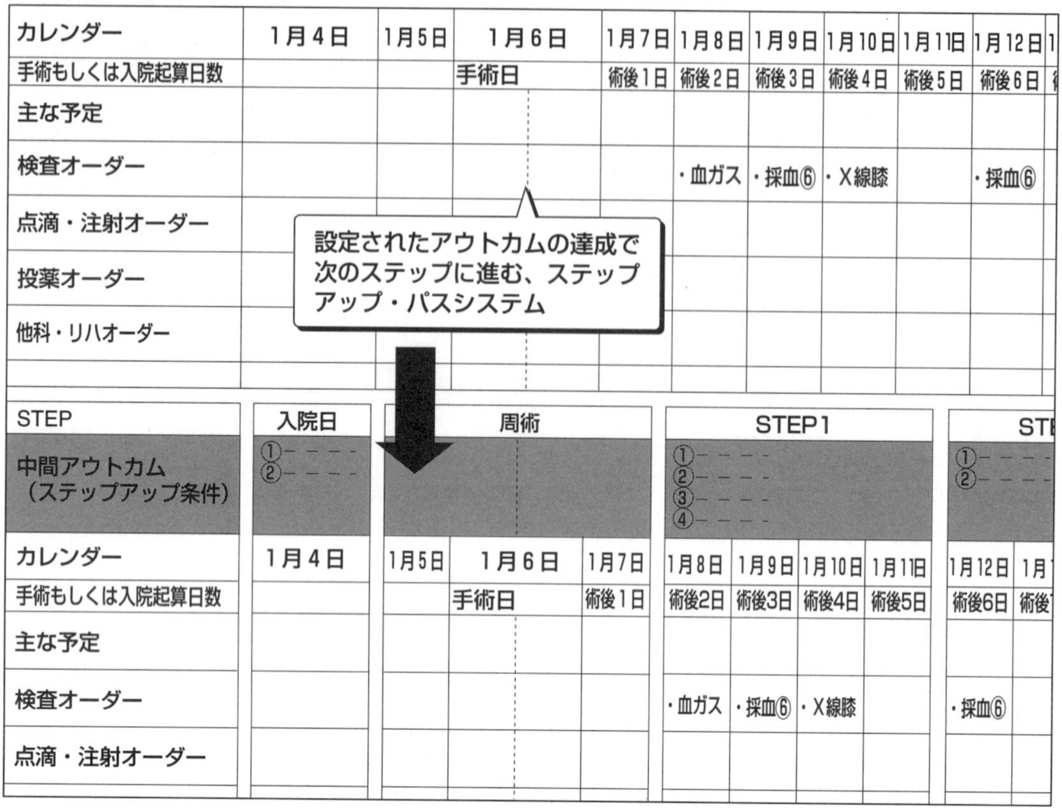

図4．ステップアップ条件クリアのチェック操作

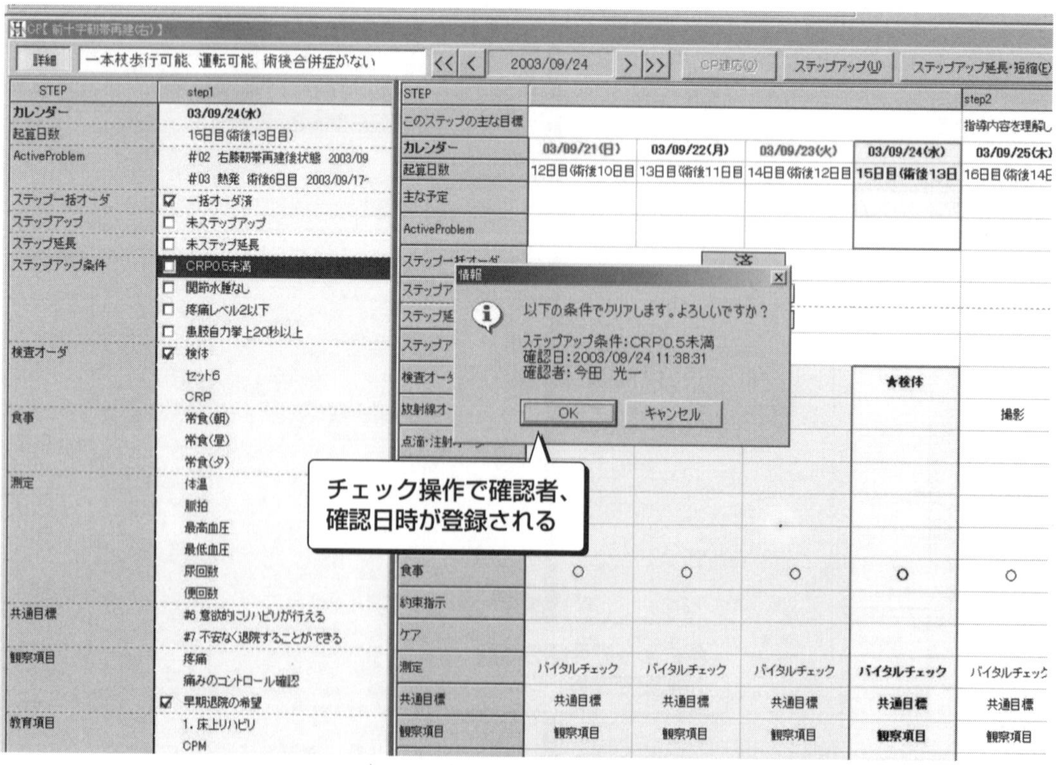

図5．パスと連動するフローシート（温度板）画面

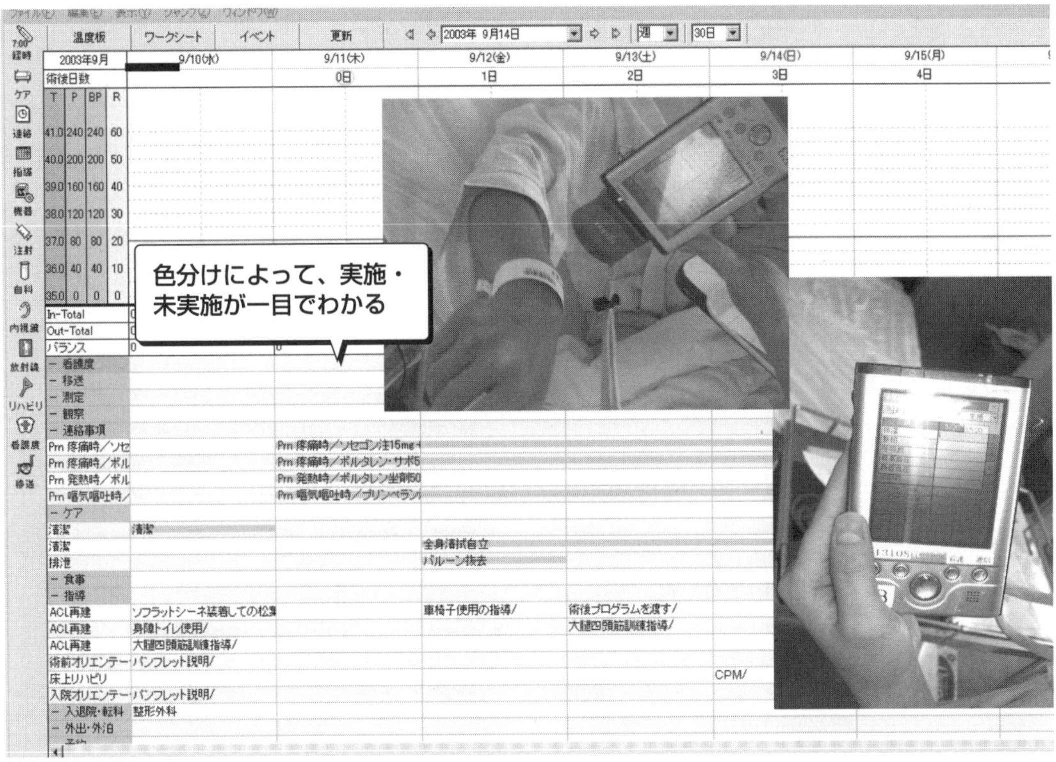

にはアラームが発生し、安全面にも寄与している。実施された項目は診療録オーダー欄、パスシート、フローシート画面（**図5**）では未実施のものと色が変わって表示される。

ステップアップ条件は治療全体のアウトカムに影響する「クリティカル・インディケーターの候補」であり、達成登録の情報集積はパス内容を再検討する際に重要となる。たとえば、「4日間で設定したあるステップのステップアップ条件が、ほとんど3日間で達成されていた」という結果が出た場合、このステップの設定は3日間でよいという裏づけになる。さらに、あるステップアップ条件と疾患の臨床的成果指標を検討すれば、治療成績に影響するクリティカル・インディケーターを探すことも可能になる。

ステップアップ条件が達成されずに次のステップに進むことも可能であるが、この場合も「この条件が達成されずに次のステップに進んだ」データが自動記録される。

▶予定変更時の対応機能

ステップの日程延長、短縮、追加オーダーが可能なうえにパス内容に追加されたオーダーがあった場合、オーバービュー表示画面では、該当するセルに星印のついた項目名が追記される。日めくりシート画面にも同時に追加オーダーの詳細な内容が記され、変更・追加事項が視認しやすい（**図6**）。

▶情報共有機能

看護記録やリハビリ記録などの部門記載欄には「CP転載ボタン」が設けられ（**図7 a**）、記載後にこれを押すと、パス画面の該当するセルに赤丸が表示される。パス画面の赤丸表示のある欄をクリックするとその内容をみることができるので、他部門へ強調したい記録にはこの機能が有用である(**図7b・c**)。

オーバービュー画面は、情報へのリンクボタン集であると同時に、パス内容の変化や経過状況を端的に表示する役割を果たしている。

▶バリアンス自動登録機能

①日程の延長・短縮
②パス設定オーダー・看護観察項目への追加部分
③約束指示の使用
④検査結果・看護観察項目での異常
⑤中断・再開
⑥ステップアップ条件を満たさないステップアップ

が自動的にピックアップされ、

Ⅰ．異常データ
Ⅱ．オーダー変更
Ⅲ．ステップ変更
Ⅳ．中断中止

の四つに自動カテゴリー分類される。

これらはサマリー記録画面の中にバリアンス・リストとして表示される。各バリアンスには院内バリアンスコード（患者要因、医療者要因、社会要因、システム要因など）によるコード登録が必要で、これがなされないとサマリー登録が終了しない(**図8a・b**)。

▶推論エンジンによる誘導機能

各ステップごとに、条件設定とタスク設定を行い、条件一致時にアラーム表示とともに

図6．予定変更時の対応機能

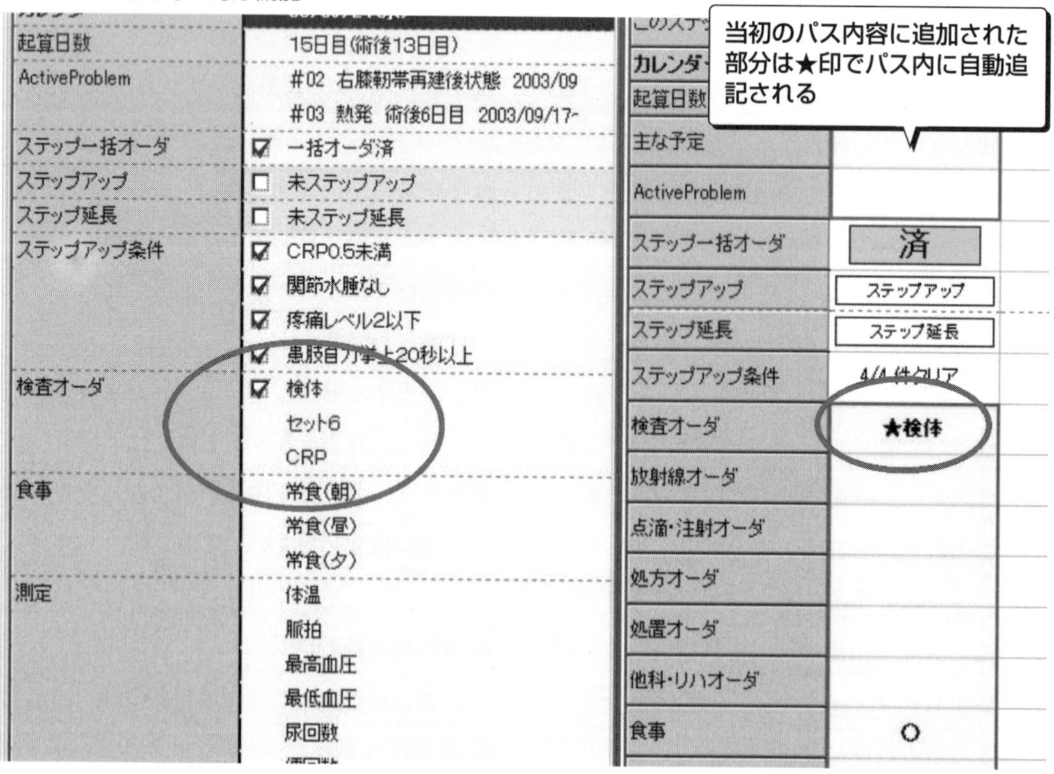

図 7 a. 情報共有機能

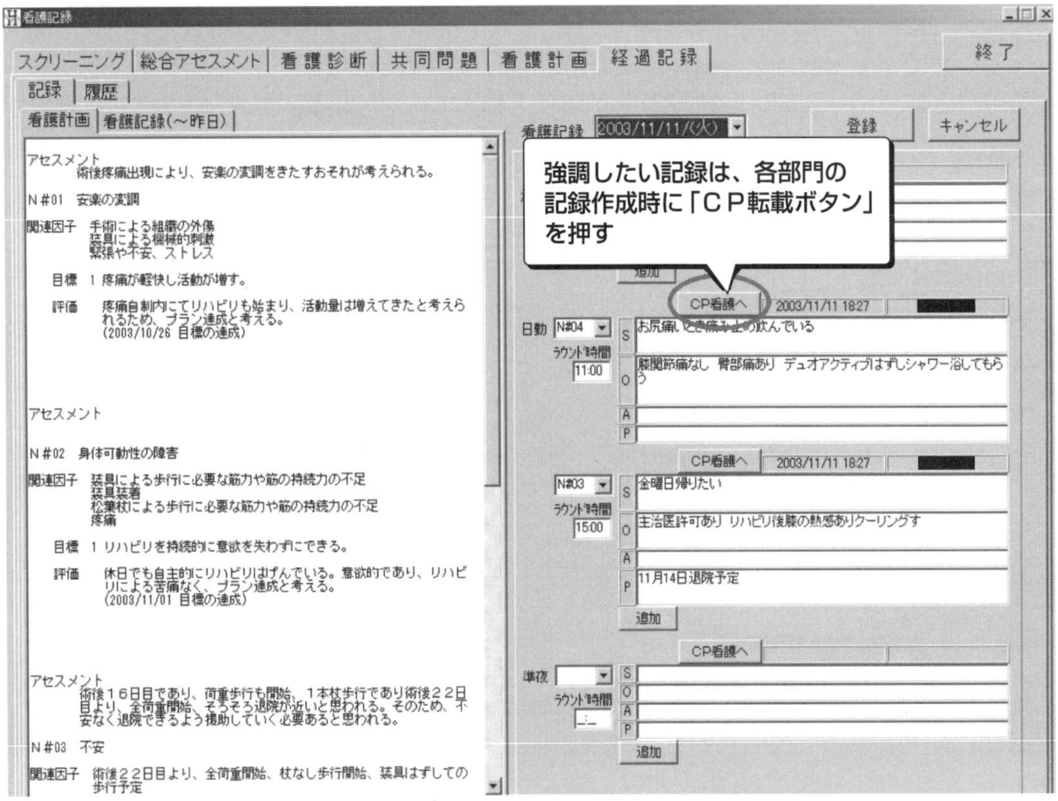

図 7 b. 情報共有機能

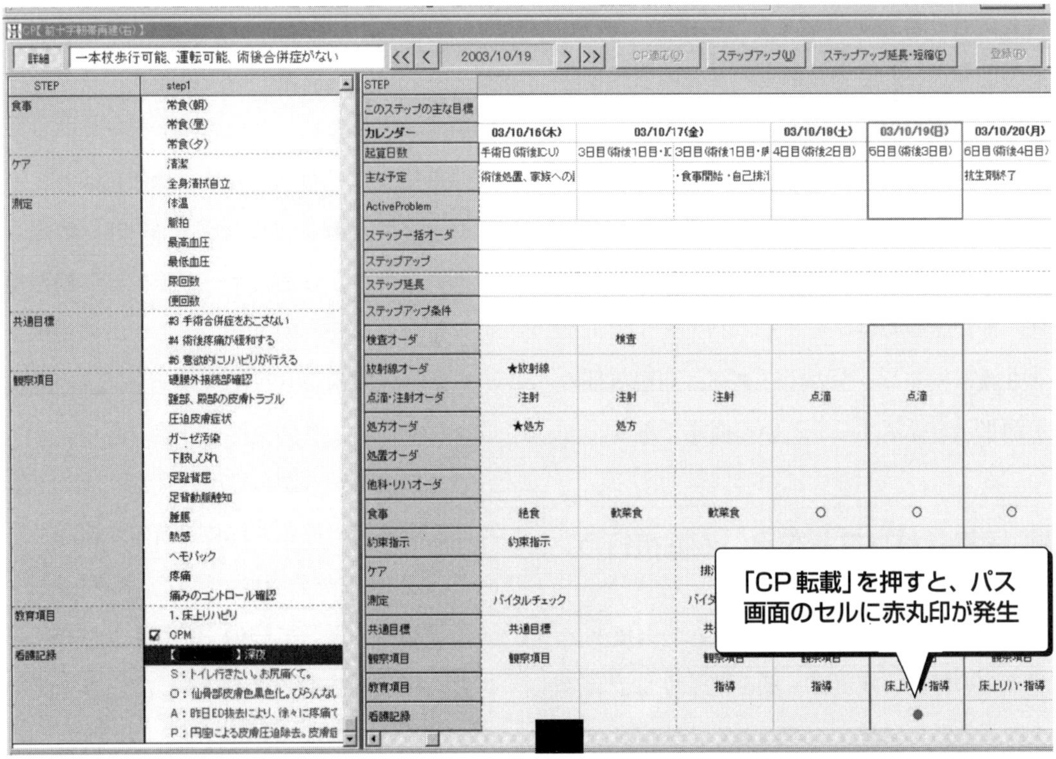

図7 c. 情報共有画面

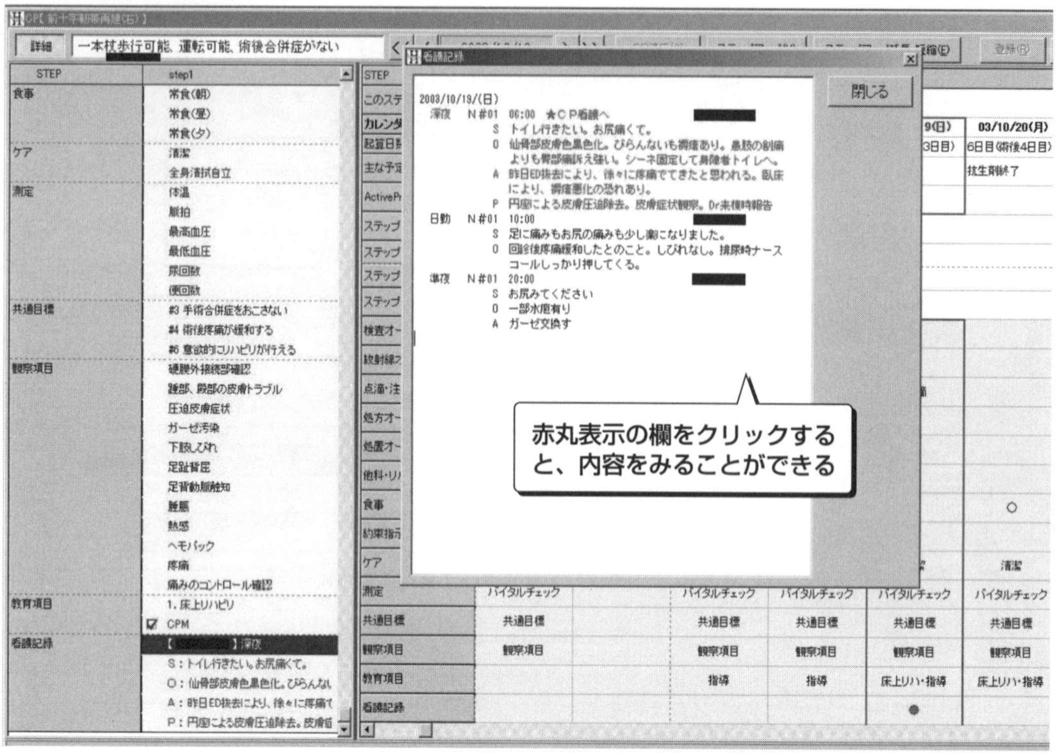

オーダー、ケア項目の追加といったことを一括して行うことを可能とした。これにより、典型的合併症、重大合併症の発見の遅延を防止することが可能になった。

ステップ1にて、WBC 10000以上・体温38度以上・疼痛レベル2以上・術創異常スコア2以上の4条件のうち3条件を満たした場合、術後感染の疑いとして、バイタルチェック3検、検査セットのオーダー、観察項目の追加指示を提示する、という機能である。

医療者がソフトを用いて直接行うパスの修正・登録

ステップアップ・パスシステムの医療ケアプランの作成・変更は、紙を電子カルテシステムスタッフに渡すのではなく、医療者チームがパス作成ソフトを用いて直接行う。

ステップ式パス作成ソフト「CPビルダー」は院内LAN（EMRとは別回線）から各自のパソコンにダウンロードでき、オフラインで使用する。ここには各種のオーダーマスターが組み込まれており、容易な操作により、パスファイルを作成する（**図9a・b**）。治療日程・アウトカム設定、オーダー設定、観察項目設定などを院内のオーダーセットの選択やテキスト入力により行え、ステップ式パス作成ソフトとして単体使用も可能である。

パス作成チームから提出されたパスファイルは、全部門に配布され各部門内で検討したあと、院内CP委員会にて検討・承認を行う。

正式なパスとして登録（使用率、バリアンスの調査・報告対象となる）したのちファイルを電子カルテシステム管理部門へ渡し、使用開始となる（**図9c**）。

図８ａ. バリアンス・リスト画面

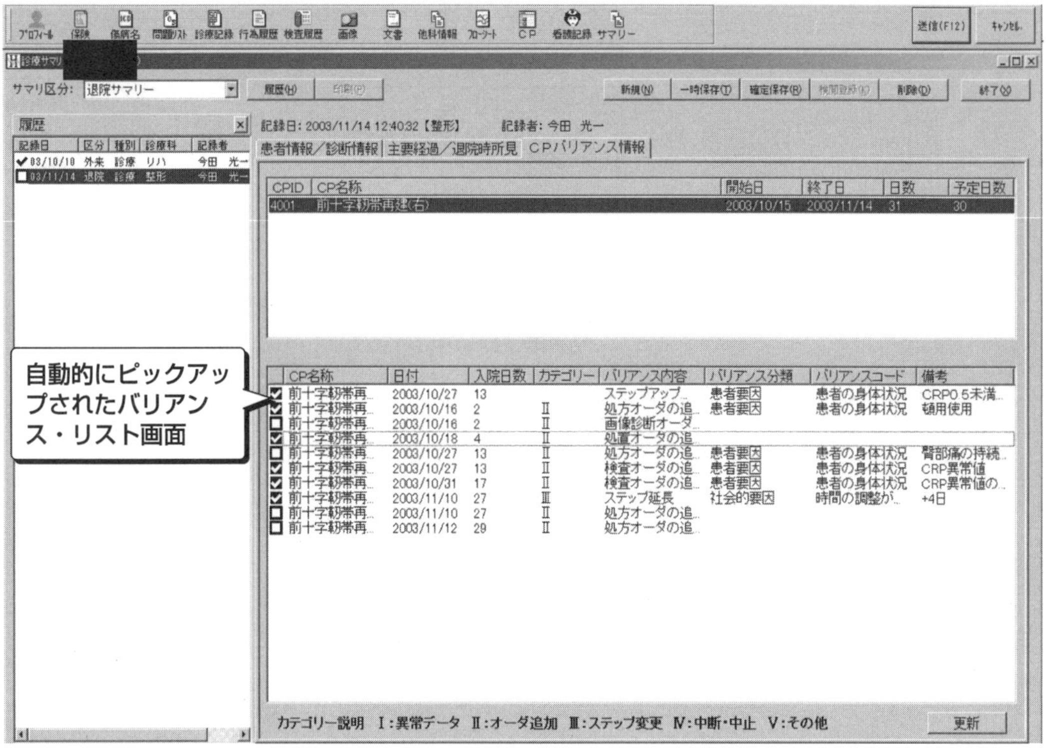

図８ｂ. バリアンス・リスト画面

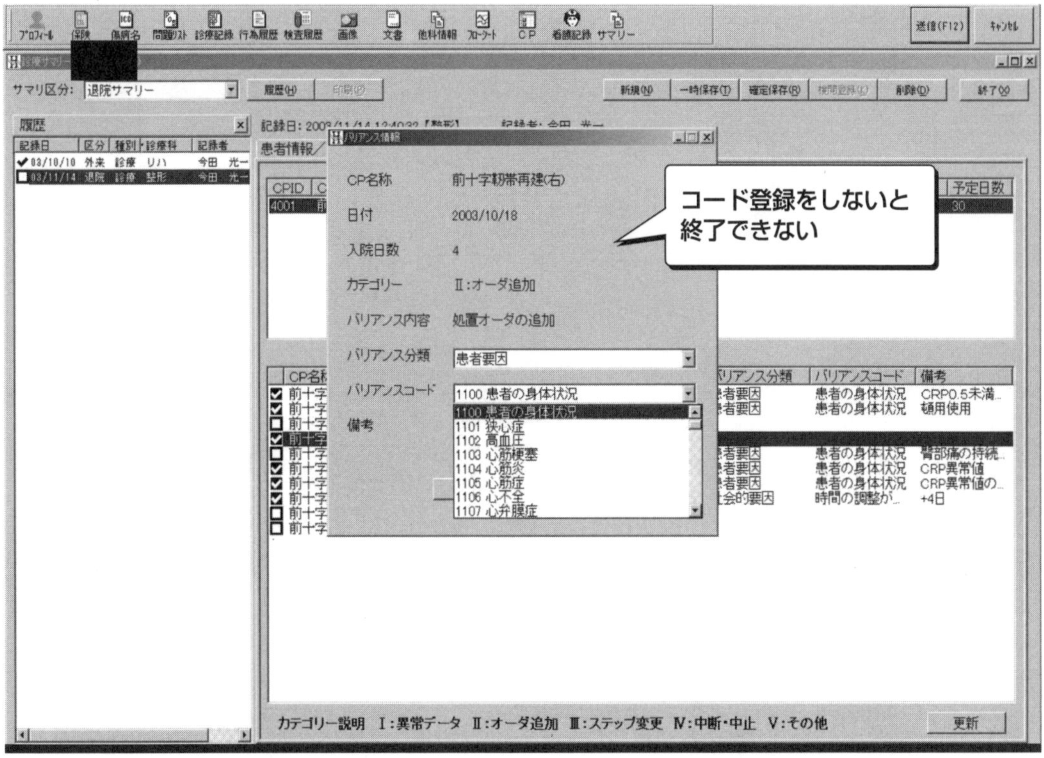

図9 a．パス作成ソフトの作成画面と運用方法

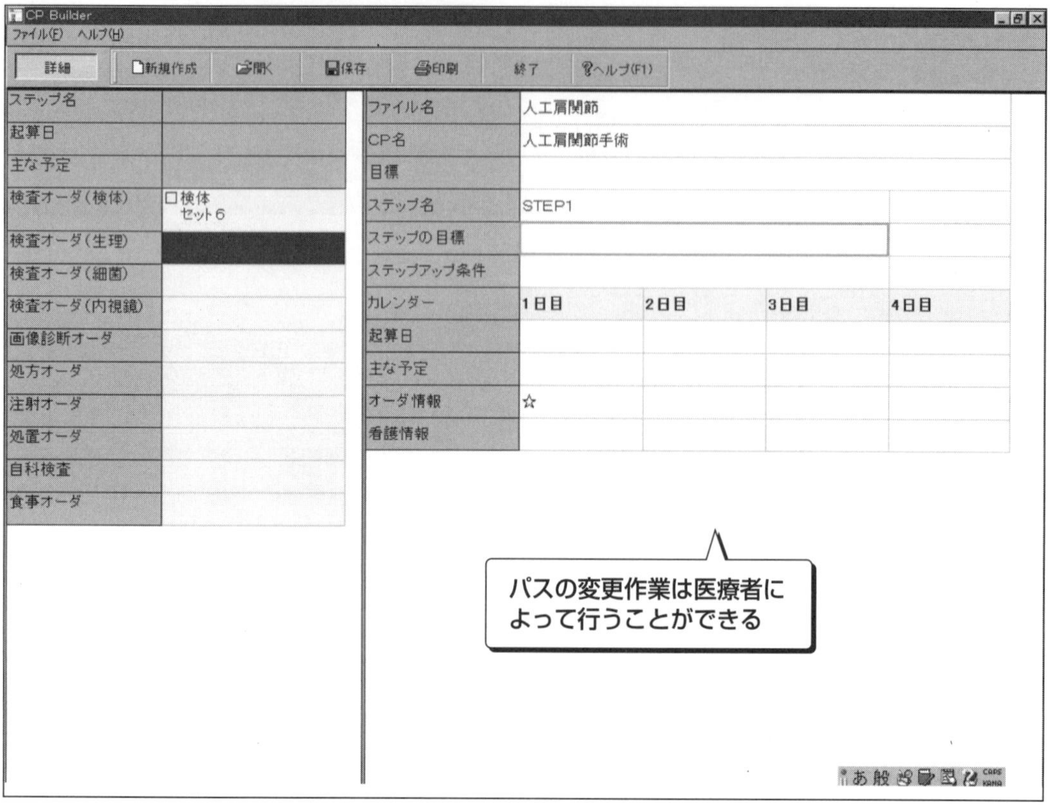

図9 b．パス作成ソフトの作成画面と運用方法

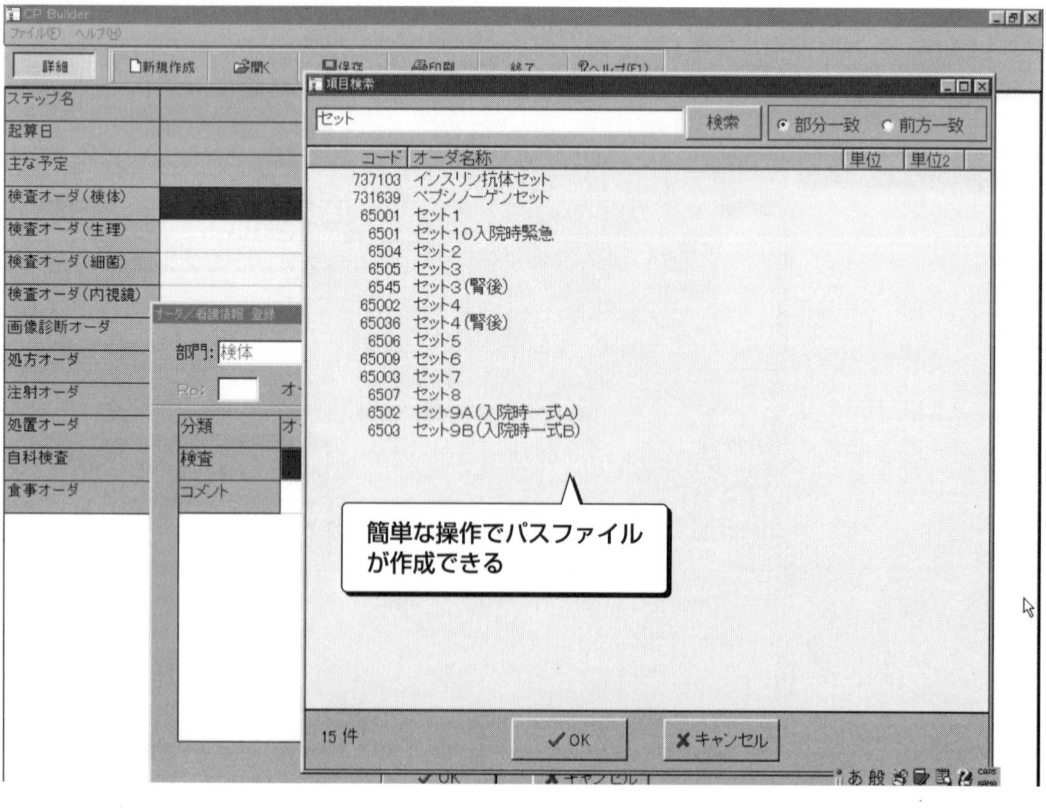

図9 c. パスの作成から運用への流れ

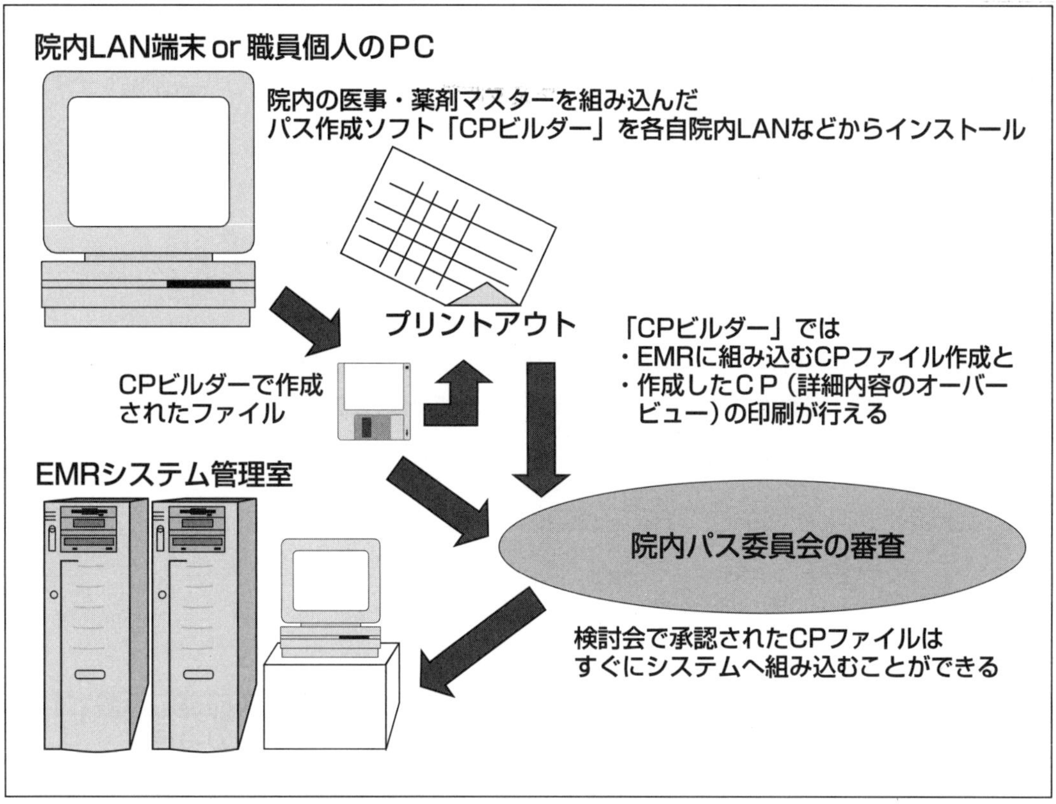
院内LAN端末 or 職員個人のPC
院内の医事・薬剤マスターを組み込んだ
パス作成ソフト「CPビルダー」を各自院内LANなどからインストール
プリントアウト
「CPビルダー」では
・EMRに組み込むCPファイル作成と
・作成したＣＰ（詳細内容のオーバービュー）の印刷が行える
CPビルダーで作成されたファイル
EMRシステム管理室
院内パス委員会の審査
検討会で承認されたCPファイルは
すぐにシステムへ組み込むことができる

「CPビルダー」にて作成されたファイルは、各部門オーダーのマスターコードを読み込んでおり、電子カルテ基幹システムに組み込むことですぐにオーダーシステム、各部門システムと連動し、即座にシステム上で使用することができる。

多くの電子化パスが抱える システム上の問題点

電子カルテシステムはコンピュータの持つデータベース・分析機能により「標準化プロトコールの検証」を各方面から行うことができるため、パス医療には適したツールである。展開・作業速度はハードウエアの進歩により改善が期待できるであろう。一方、パスの電子化設計に際しては、アウトカム、バリアンスの概念を情報のカテゴリーによって整理するという作業が必要となる点、現在多くの電子カルテシステムがオーダリング・システムをベースとしているため、実施情報よりもオーダー情報が優先的にデータベース化されており、これが医療記録としてまた、医療の質改善につながるデータベースとして構築しにくい点が大きな障壁になっている。

ソフト設計の面では、業務フローや情報の利用法などについて、医療者が積極的にかかわる必要を感じる。

電子カルテシステムのデータベース構造は早急にオーダリングシステムの延長から脱皮すべきであろう。

静岡県立静岡がんセンター
泌尿器科部長
庭川 要

パスと電子カルテ（3）

電子カルテの導入を前提に新設となった静岡県立静岡がんセンターでは、開院準備の一つとして、パスを含む電子カルテのコンテンツを作成した。加速度的に進む医療データの電子化の中では、パスの進化が重要となる。ここでは、稼働後2年を経て感じる電子カルテとパスの問題点とともに、その実際と今後を考える。

今後、電子カルテの長所を最大限に引き出すパスの進化が必須となる

クリティカルパス（以下パス）は、今後包括払い制度の導入、多職種医療チームによる診療の推進、病院の経営努力がクローズアップされていくことなどを考えると、ますます重要性が高くなろう。

一方、産業データの電子化は近年加速度的に進行しており、医療業界でもオーダリングシステムの導入や、もう一歩進んだ電子カルテの導入が推進されている。

したがって従来の診療録作成・保存方法、いわゆる紙カルテと、電子カルテではどちらがパスになじむかという議論も興味深いが、パスも医療データの電子化も今後の医療にとって必須の要素であるとすると、電子カルテの長所を最大限に引き出し、短所を最小化するようなパスの進化がより重要と思われる。その観点で、静岡がんセンターでの電子カルテ導入の事情を記述したい。

電子カルテ導入を前提に新設された静岡がんセンターの特殊性

当院は新規開設医療施設であり、治療の対象疾患が癌に限られる。ほかの医療施設に比べ、特殊な事情といえる。

静岡がんセンターは、新規病院として1994年頃より、電子カルテの導入を前提に開設準備が進められた。コアメンバーによる開院活動後、2002年4月、多くのスタッフが新規赴任した。病院施設と電子カルテの骨格はできあがっており、開院準備の一つとして、パスを含む電子カルテのコンテンツの作成をした。

2002年9月、全稼働時615床の規模として、まずは313床で開院した。スタッフの前任地は多彩であり、最初はパスの相談どころか、業務手順の標準化にかなり時間がかかった。現時点でも、随時業務手順の見直しをしている。

電子カルテでは、たとえば「抗生剤点滴」

は薬剤の種類と量、溶解液の種類と量、場合によっては点滴速度まで情報が要求される。したがって、すでに紙カルテで病棟内のパスに対するコンセンサスが得られた職場環境に比べて、電子カルテに展開するパスを作成することはかなり重荷ではあった。

反面、業務の標準化も必須であることから、パスの作成そのものが病棟内での業務手順のコンセンサス形成であり、病棟ごとに看護師・医師で協力してパスの作成をしたことは、効率のよい開院準備であったといえる。

一方、診療のほとんどが悪性腫瘍であることは、業務のパターン化・一般化が容易であり、パスを作成するうえでは有利であったと思われる。抗癌剤化学療法のレジメンは、定まった治療パターンの繰り返しであるし、悪性腫瘍に対する手術療法は、姑息手術以外は通常定型化されているからである。

電子カルテの長所をパスに最大限生かすための検討項目とは

電子カルテの紙カルテに対する長所は、後のデータ利用が容易であること、単純ミスのチェックをかけることが容易であること、カルテの普遍性・すなわち端末があればどこでも閲覧可能であること、保存性が高いこと、の4点とされる。

▶後データの利用

後のデータ利用が容易であることは、圧倒的な長所といえるが、制限もある。たとえば、「特定の単語が診療録中に含まれるカルテの抽出」は不可能である。これはサーチエンジンの限界であり、当面は解決を期待できない。

あとで抽出できるのは、電子カルテの設計段階で、後に抽出するデータとして定義されており、かつ入力時にその設計の約束どおりに入力されたデータに限られる。パスにおいて後利用したいのは、パスが適用された症例の抽出とバリアンス、アウトカム達成状況の情報であろう。静岡がんセンターにおいては、バリアンスの収集方法に問題があったと反省している。

一般に、バリアンスの収集にはオールバリアンス方式・退院時バリアンス方式・センチネル方式があり、パスの発展期には退院時バリアンス方式、パスの成熟期にはオールバリアンス方式、何か特殊な問題解決のためにはセンチネル方式が適当であるとされている。

当院は新規施設であり、成熟したパスが皆無といえる。一方、バリアンスの収集をオールバリアンスで定義していたため、入力情報量が過多で入力が未徹底となり、解析も追いつかない状況である。アウトカム達成状況の情報からアプローチすべく、再度検討中である。

電子カルテの設計段階で、どのようなバリアンスをどのように後利用するかよく検討しておかないと、コンピュータが持つ後利用の長所を生かすことができない。

▶単純ミスのチェック

単純ミスのチェックが容易であることは、電子カルテの設計段階ではパスに特化した部分はないと思われる。しかし、診療全体において電子化の恩恵を受けるためには、さまざまなロジックが必要である。たとえば薬剤誤投与防止のロジックの場合、同一薬剤でも疾患によって桁が違う投与量があったり、小児と成人の投与量が違う場合があり、配慮が必要である。

▶カルテの普遍性と保存性

カルテの普遍性はたいへん便利である。端末さえあればどこでも同じ情報が職種をまたがって閲覧可能であり、パスの検討でもずいぶん便利なことは疑念がない。

一方、同じカテゴリーの情報に、複数の医療従事者が同時に変更を加えた場合は問題が起きる。1人のユーザーがカルテ情報を書き込んでいるとき、ほかのユーザーに書き込みを許容しないことを排他という。厳しく排他をかけると、たとえば看護師が温度板に情報を書き込んでいる間、医師が診療録を記載できない。一方、排他をあまりにも緩やかにすると、不整合のデータが残ることになる。

排他のかけ方にも留意したい。入力の始めに排他をかけると、本当はみるだけの操作でも「他のユーザーが使用中」のアラートに逐次煩わされる。入力後保存の時期に排他をかけると、入力できると信じてデータを入れたのに保存ができないことになる。パスにおいても、どの部分にどのような排他をかけておくかが、電子カルテの設計時点での大変重要な検討項目である。

最後に、診療録の保存性が高いことは、情報の信頼度が高くなるメリットであり、実際の診療と直接関連はなさそうに思う。

静岡がんセンターの電子カルテとパスの実際

当院の電子カルテは富士通社製のカルテ本体と、画像診断・病理診断・検体検査など、多数の部門システムを連結させて構築されている。

図1は掲示板と呼んでいるが、診療録ではなく、患者ごとのスタッフ間での日常情報交換のために使用する。紙カルテ時代にはカルテに挟んであったメモ紙に相当する。

図2は通常の診療録作成画面で、画面右下のプログレスノートで記載を書き込み、保存すると画面左のロールブラウザに展開される形式である。ほかに温度板に相当する画面もあり、バイタルなどの観察データを入力する。

図3は診療カレンダーと呼んでおり、患者ごとの指示が時系列で示される。パスを適用する場合には、あらかじめ設定された指示群をこの画面に貼りつける。パスを適用しない患者は、個別に指示を入力することになる。パスを貼る場合は、**図4**のパスツリーに、現在承認・登録されているパスが示されるので、選択・保存することにより、パスに定義されている指示がすべてオーダーされる。バリアンス入力は、先の診療カレンダーの該当する日付のセルから入る(**図5**)。

図6に、バリアンス入力画面を示す。該当日の処置一覧から、バリアンスの対象の処置を選び、評価を入力する。

図7に、アウトカム達成時の評価画面を示す。

稼働後の電子カルテシステムに関係するトラブル

当院の診療手順は未成熟であり、パスも初歩的な問題が多い。電子カルテシステムにまつわるトラブルに絞っていくつか紹介したい。

図１．掲示板画面

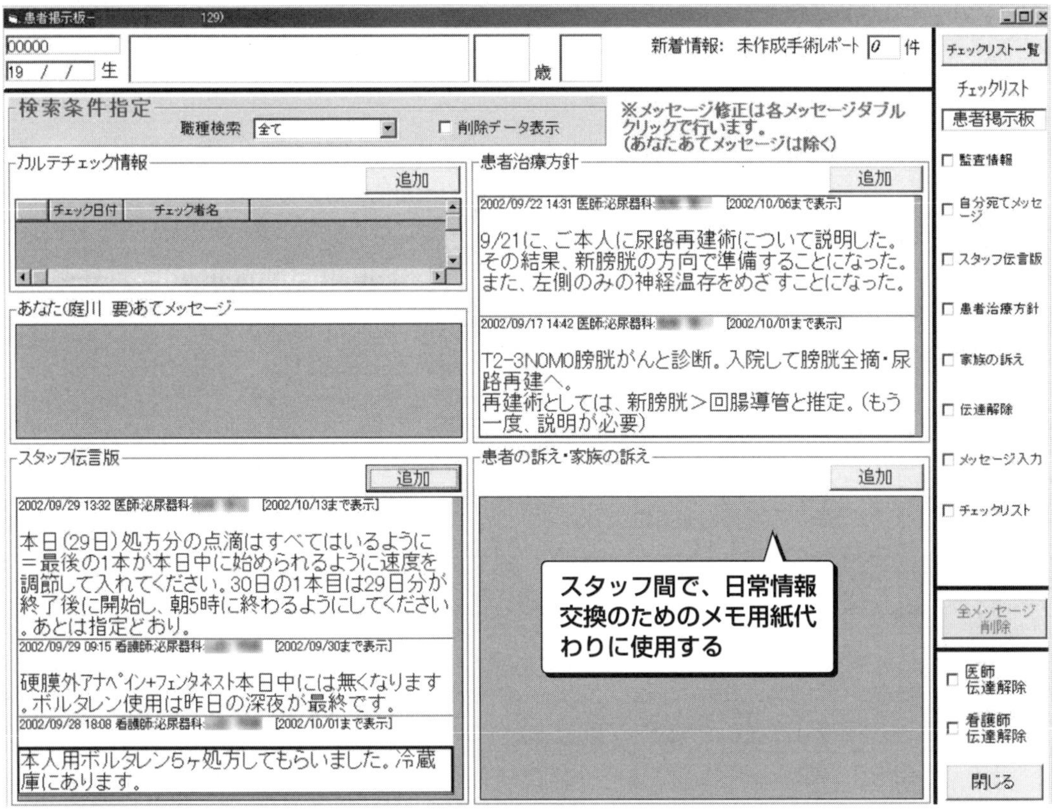

患者掲示板
00000
19 / / 生
歳
新着情報: 未作成手術レポート 0 件
チェックリスト一覧
チェックリスト
患者掲示板
検索条件指定
職種検索 全て
削除データ表示
※メッセージ修正は各メッセージダブルクリックで行います。(あなたあてメッセージは除く)
カルテチェック情報
追加
チェック日付 チェック者名
あなた(庭川 要)あてメッセージ
患者治療方針
2002/09/22 14:31 医師:泌尿器科: [2002/10/06まで表示]
9/21に、ご本人に尿路再建術について説明した。その結果、新膀胱の方向で準備することになった。また、左側のみの神経温存をめざすことになった。
2002/09/17 14:42 医師:泌尿器科: [2002/10/01まで表示]
T2-3N0M0膀胱がんと診断。入院して膀胱全摘・尿路再建へ。
再建術としては、新膀胱＞回腸導管と推定。(もう一度、説明が必要)
スタッフ伝言版
2002/09/29 13:32 医師:泌尿器科: [2002/10/13まで表示]
本日(29日)処方分の点滴はすべてはいるように＝最後の1本が本日中に始められるように速度を調節して入れてください。30日の1本目は29日分が終了後に開始し、朝5時に終わるようにしてください。あとは指定どおり。
2002/09/29 09:15 看護師:泌尿器科: [2002/09/30まで表示]
硬膜外アナペイン+フェンタネスト本日中には無くなります。ボルタレン使用は昨日の深夜が最終です。
2002/09/28 18:08 看護師:泌尿器科: [2002/10/01まで表示]
本人用ボルタレン5ヶ処方してもらいました。冷蔵庫にあります。
患者の訴え・家族の訴え
スタッフ間で、日常情報交換のためのメモ用紙代わりに使用する
監査情報
自分宛てメッセージ
スタッフ伝言版
患者治療方針
家族の訴え
伝達解除
メッセージ入力
チェックリスト
全メッセージ削除
医師 伝達解除
看護師 伝達解除
閉じる

図２．診療録作成画面

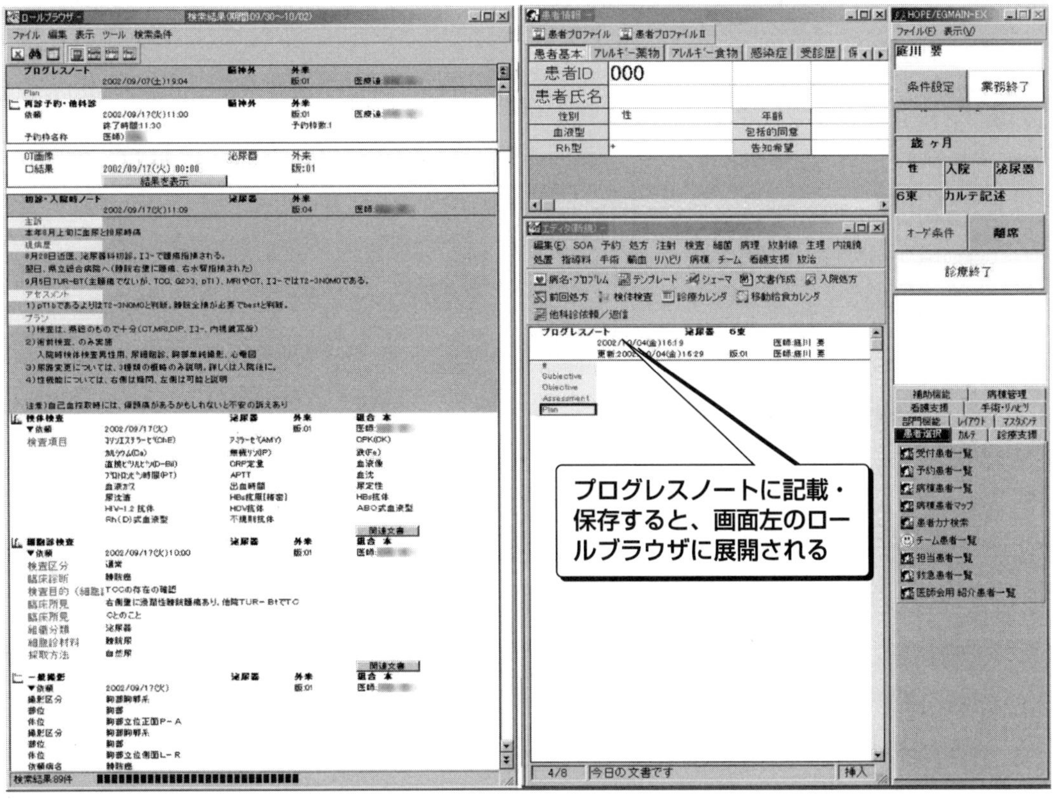

ロールブラウザ
患者情報
HOPE/EGMAIN-EX
患者ID 000
患者氏名
庭川 要
条件設定
業務終了
診療終了
プログレスノート
今日の文書です
プログレスノートに記載・保存すると、画面左のロールブラウザに展開される

図 3．診療カレンダー画面

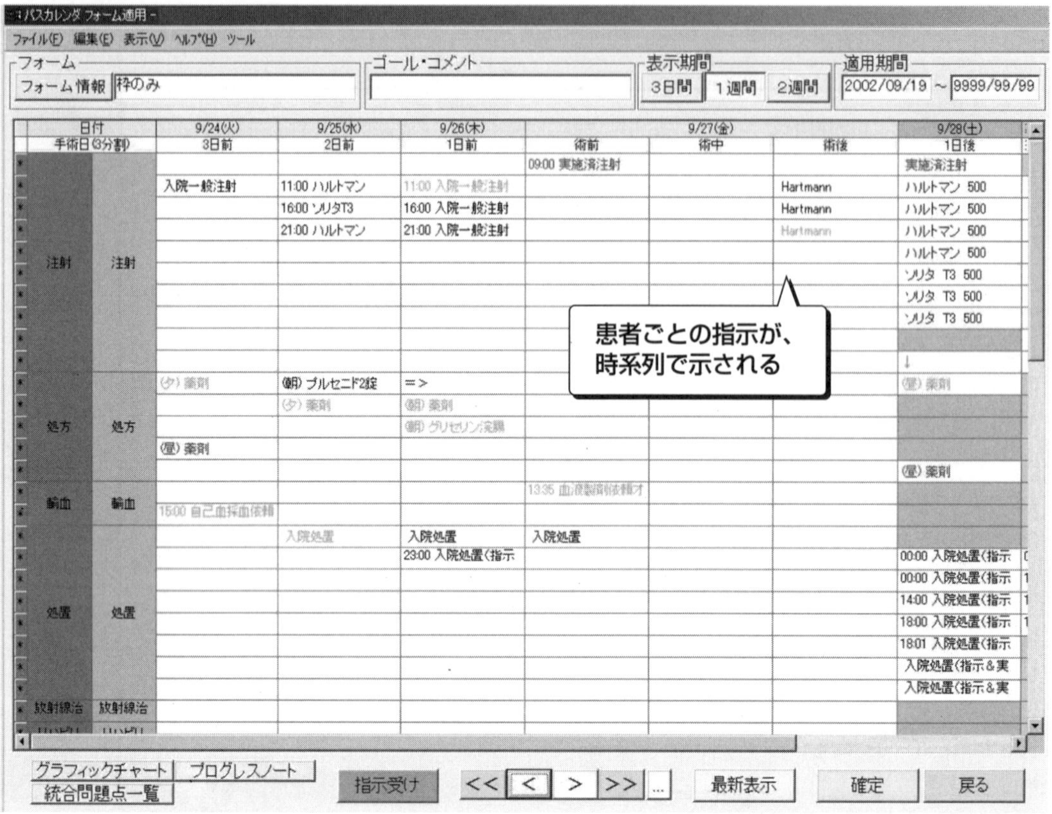

図 4．パスツリー画面

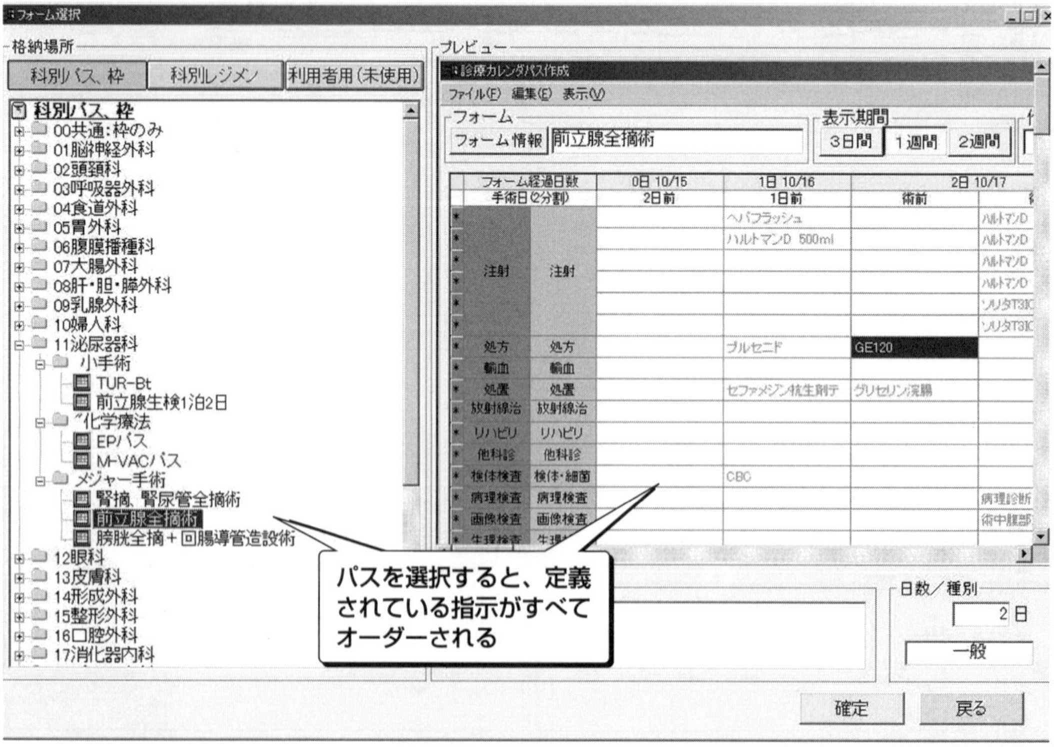

図5．バリアンス起動画面

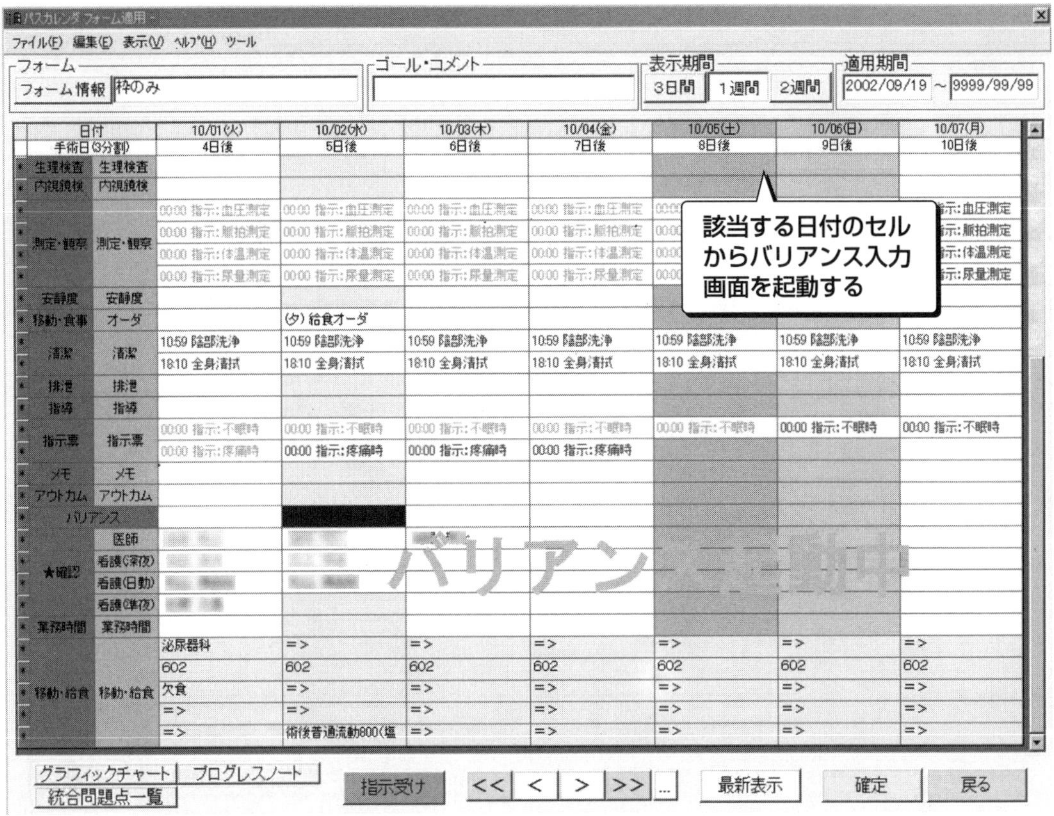

図6．バリアンス入力画面

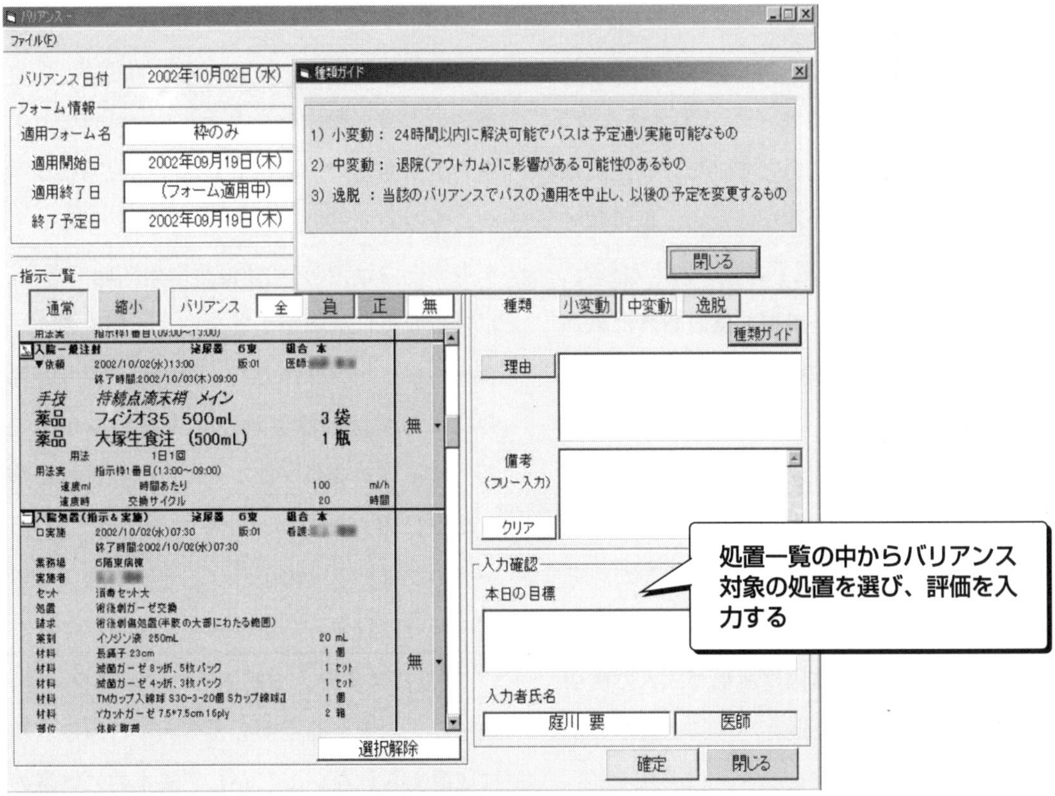

図7. アウトカム評価画面

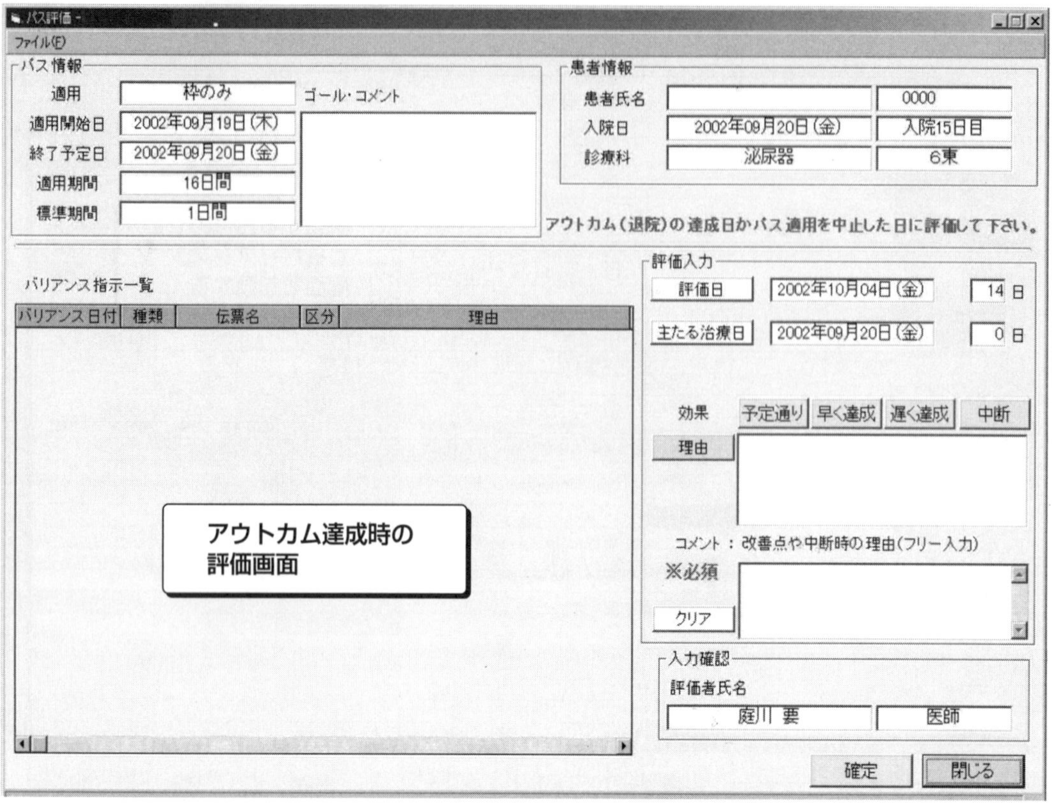

▶パス入力に関するトラブル

現在は電子カルテを開きながら、多職種で検討したことをリアルタイムで書き込んで、パスの新規作成・改変をしている。開院前は電子カルテの使用ができないため、紙媒体で検討して、開院直前に電子カルテに入力した。そのため、開院前に多職種で検討された紙パスが、電子カルテに未入力で稼働していない事例も少なくない。

新しく赴任した医師が、紙媒体で検討したパスを電子カルテに入力したが、入力作業終了後、保存できないトラブルが発生した。それまでの1～2時間の作業がまったく無駄になってしまったが、原因は新規パス入力画面からの入力ではなく、既存パスに上書きしようとしたためである。

このトラブルには二つの問題がある。一つはユーザーインターフェイスの問題で、既存パスに上書き操作をしようとした時点で、アラートがあるのが親切であろう。直ちにシステムを改めて対応した。

もう一つは、パスの承認権限の問題である。パスの変更に制限をかけないと、個々のユーザーのうっかり操作でパスが変わったり、場合によっては削除されたりする問題が生じる。電子カルテのプログラムは、原則的に病院職員に限られたユーザーを想定しており、一般のプログラムのように、悪意で介入するユーザーに対する防御はあまり取られていない。悪意による介入を制限したプログラムは、煩雑な入力資格確認が必要であり、診療実務には耐えられない。しかし、基本的に善意のユーザーを想定しても、いくつかの制限は必須であり、パスの承認権限はその一つと考えられている。どの程度の制限にするかは難しいが、当院では徐々にハードルを下げている。

▶薬剤コード変更に関するトラブル

二つめの事例は、薬剤コード変更にともなうトラブルである。2003年12月に一部の薬剤コードが変更されたが、紙パスではほとんど影響を受けず、実務上変化はない。しかし、電子カルテはコードで薬剤を区別するので、トラブルが起きる。具体的には「○○は採用中止になりましたので処方できません」とアラートが出ることになり、該当するオーダーを削除のうえ、改めて新規オーダーを立てる必要がある。

同様のことは、院内で採用している検体検査の測定キットや採用消耗物品を変更しても生じる。指示オーダーが、そのままコスト伝票へ自動的に反映される電子カルテシステムの問題である。紙カルテでは問題にならないような変更が電子カルテでは障害となり、その改変作業が、パスの更新作業とほとんど同じであることが、実務作業上の問題といえる。

実際には、前述のパス承認権限にランクをつけて、軽微な変更は広く行えるが、大がかりな変更にはある程度の制限がかかるように設計すべきかもしれない。当院ではシステムでパスの承認レベルを複数定義しておらず、新たに対応するにはタスクが大きすぎる（すなわち電子カルテシステムに対する追加投資が大きすぎる）ので、運用で対応すべく検討中である。

そのほか、前述のように、バリアンス収集についての問題・排他のかけ方の問題など、より使いやすいシステムにすべく改良する事項がまだまだ残されている。これらの問題はパス管理推進委員会で検討され、運用の問題はそれぞれの部門へ打診し、システム改変の問題はシステム検討委員会で検討のうえ、予算・手間・ほかの問題とのバランスを考慮し、随時電子カルテのシステム変更をしている。

早急に求められるユーザーインターフェイスの改善と法解釈の整備

冒頭で述べたように、今後診療情報の電子化は、避けられないであろう。今後の課題として重要な問題が2点あると考えている。

▶ユーザーインターフェイス

電子カルテの普及は順風満帆とは言いがたく、いったん導入した後、今後の引き続きの電子カルテ使用を断念した施設もある。原因の一つに、ユーザーインターフェイスの未熟が挙げられる。

今の電子カルテのディスプレイの表示は、「紙」の情報がそのまま平面的にディスプレイに表示されているだけのものが少なくない。診療録やパスを表示する方法には、改良の余地があろう。

今日のコンピュータの普及は、マウスの発明・アイコンの発明など、画期的な種々のユーザーインターフェイスの発明に負うところが大きい。診療録という記録の残し方、パスという診療計画の立て方をみせるのに、最適化した画面の開発が望まれる。

▶電子カルテについての法解釈の整備

法的には、従来は診療録（医師の書いたカルテ等）が証拠能力を持つと解釈されてきた。近年、診療補助録（看護記録等）も証拠能力を持つとした判例があり、支持されている。

一方、パスにはバリアンスが代表的であるが、診療記録にはなじまない記載が含まれる。従来の紙媒体の場合は、診療録とバリアンスの記録は別に保存されることも多く、少なくとも分割可能であった。電子カルテでは、当院も含めて多くの施設で診療録が保存されるハードディスク（HD）と、バリアンスの保存されるHDは同じである。

院内ヒヤリハットやリスクマネージメントの報告システムのように、バリアンスをまったく独立させたシステムにする方法もあるが、コストの問題もあり、かつ日常診療録とリンクのとれないバリアンス入力は煩雑になる。

通常、電子カルテと総称するさまざまな記録のうち、「カルテとは」の法解釈は、まだ流動的と聞いている。適切な法整備を期待したい。

パスと電子カルテ（4）

福島県立医科大学
第一外科助教授
寺島雅典

福島県立医科大学
第一外科
松山真一

福島県立医科大学
第一外科教授
後藤満一

福島県立医科大学
医学部附属病院看護部
児島由利江

福島県立医科大学附属病院では電子カルテの導入にともない、クリティカルパス（パス）の電子化を行った。本稿ではパス電子化にともなう作業の内容と、運用の実例について紹介する。

電子カルテへのクリティカルパスの導入に際して

当院では2003年1月からオーダリングシステムを導入し、2003年10月から完全ペーパーレス、フィルムレスの電子カルテシステムの運用を開始した。

電子カルテの導入にともない、電子カルテ上でのパスの運用に関して検討を開始した。しかし、その当時、紙ベースでパスを運用している診療科はきわめて少なく、病院全体としてパスに対する取り組みはなされていなかった。

電子カルテ上でパスを運用するには、院内全体で統一した様式を整備し、同じ認識を持つ必要がある。そこで、まず始めに副院長を中心としたパス推進委員会を設置した。

この推進委員会は、医師、看護師、薬剤師、栄養士、放射線技師、検査技師、臨床検査技師、理学療法士、医事課事務職員の各職種から構成されており、電子カルテにおけるパスシステムの確立と同時に、個々のパスの承認業務を行っている。2004年8月現在49種類（22診療科）のパスが承認され、17種類のパスが実際に運用されている。以下に推進委員会でこれまで行ってきた具体的業務内容について紹介する。

▶電子カルテ・クリティカルパスの基本フォーマットの作成

これまでの紙ベースのパスでは、各診療科が独自にケア項目を設定していたが、電子カルテ上でパスを運用するにあたって、各診療科共通のケア項目を設定した（**図1**）。われわれの使用している電子カルテシステムは富士通株式会社のHOPE/EG−MAIN EXである。パッケージに含まれている診療カレンダーを基本として、ケア項目を統一したパスフォーマットを作成した。

まず始めに、大項目として「目標」「検査」「治療・処置」「生活・行動」「食事」「排泄」

図1. 当院で作成したクリティカルパスの雛形

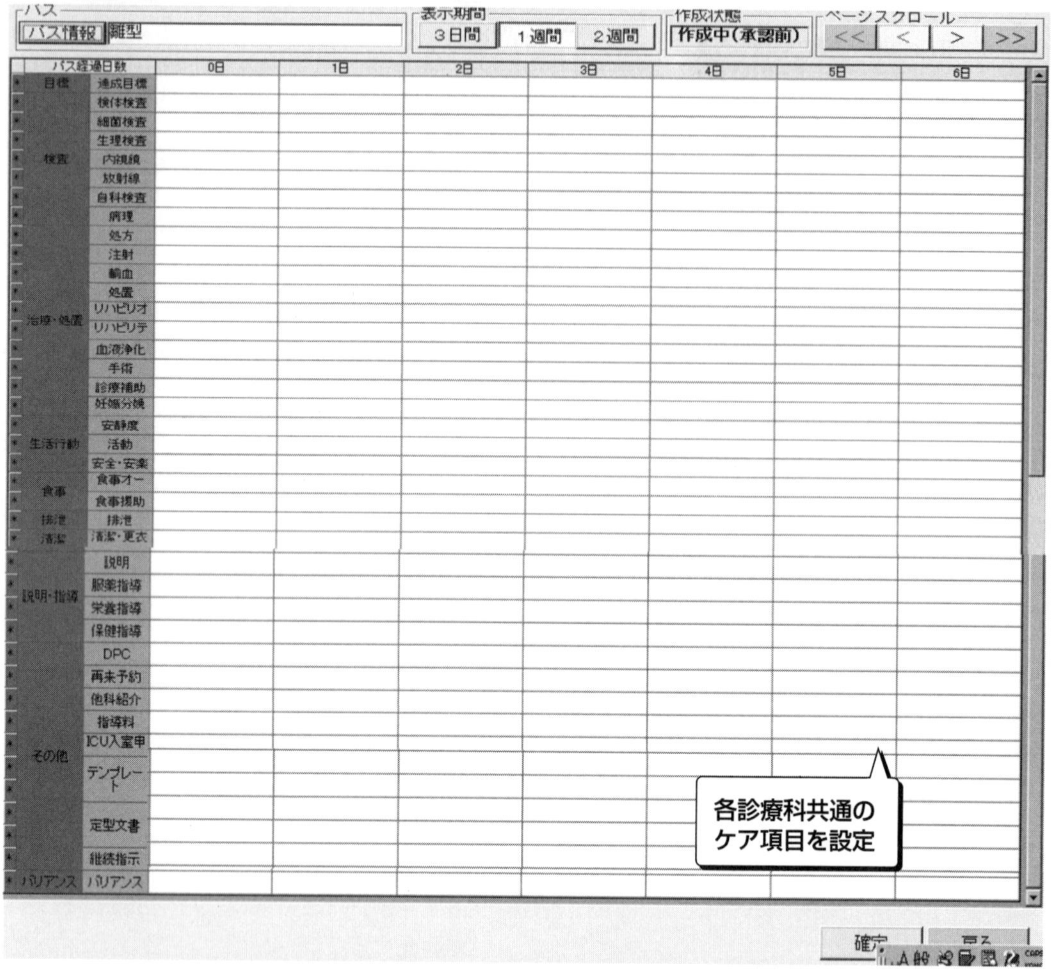

「清潔」「説明・指導」「その他」「バリアンス」を設定し、この大項目に対応する中項目（検査であれば検体検査、細菌検査、生理検査、内視鏡、放射線など）を医師オーダー、看護オーダーから選んで設定した。各診療科ではこの中項目ごとに日々のオーダーを設定することによってパスが完成する。

パスのフォーマットを規定することにより自由度が低下し、使いづらくなることも懸念された。しかし、当院においてはほとんどの診療科がパス運用の経験に乏しく、パスに対する知識も不足していたため、重要なケア項目（目標、バリアンスなど）の入力忘れをなくすることと、パス作成の際の省力化を優先してこのように設定した。

▶バリアンス評価システムの構築とバリアンスコードの作成

パスの運用でもっとも重要なことはバリアンスを適切に評価・分析し、それを基にパスを改定していくことである。電子カルテでは微細な指示の変更もすべてバリアンスとして記録されてしまうが、不要に多くのバリアンスを評価することは困難であり、かつ必要性に乏しい。真に必要と思われるバリアンス項目を漏らさず、適切に評価することが重要である。

そこで、今回電子カルテにパスを導入するにあたり、prospectiveなバリアンス評価システムを採用することとした。つまり、パス作成時にあらかじめ最低限評価すべきバリアンス項目を設定しておき、日々の作業で必ずバリアンス項目を入力するようにした（具体的な操作方法は後述する）。また、バリアンスコードを作成し、院内で統一したバリアンスの評価・分類が可能となるようにした。

▶クリティカルパスの承認

各診療科のパス委員が中心となって作成されたパスは、毎月開催されるパス推進委員会へ提出される。患者用パスは、CP managerやExcelなどを使用して作成しているが、入院診療計画書として利用できるように最低限必要な記載項目は規定している。

現在、患者用パスも統一したフォーマットで作成し、電子カルテ上に一括して保存できるようなシステムを構築中である。医療者用パスは、以前はExcelで作成した雛形を各診療科に配布し、これを基に作成していたが、パスのシステムが稼働してからは直接電子カルテに入力するようにしている。

推進委員会で承認されたパスは、電子カルテ上で最終確認を行い、承認番号をつけたあとに初めて電子カルテ上での運用が可能となる。繁雑なシステムに思えるが、質の高いパスの作成・運用や電子カルテのセキュリティーを維持するためにはやむをえないことと考えている。

▶パスの運用に際する注意点

当院のパスは入院時に退院までのオーダーを一括して発行するため、注意しなければならない点がいくつかある。一つは曜日の問題であり、基準日の設定によっては平日にしかできない検査が休日にオーダーされる可能性がある。この問題を解決するために、パス展開時に診療カレンダー上で休日にあたっている検査・処置を平日に移動させている。

また、本来予約が必要なCT検査や、リハビリテーションなどの処置、服薬指導や栄養指導などに関しては、パス展開時に必ず一つずつ日時を確認するようにしている。

一方、こういった予約オーダーを受ける側では、パスからのオーダーを優先的に受け付けしていただくよう推進委員会で決定した。

▶看護部門の取り込みと現状

大項目「治療・処置」「生活・行動」「食事」「排泄」「清潔」「説明・指導」に看護領域の9枠を設け、ケアの均一化を図るため、9領域255種類の看護オーダーと連携させた。また、パス画面から提供する看護内容が理解できるように、画面タイトル表示を統一した。さらに、看護記録の簡略化のため、パス適用時の記載基準を定めた。

現在までのところ患者適用例が少なく、評価や患者満足度調査が徹底しないため、看護オーダーの妥当性や看護記録の適切性の評価はできていない。

幽門側胃切除術のパスを提示。実際の運用を紹介

以下に当科で実際に使用している幽門側胃

図2. 幽門側胃切除術のクリティカルパス

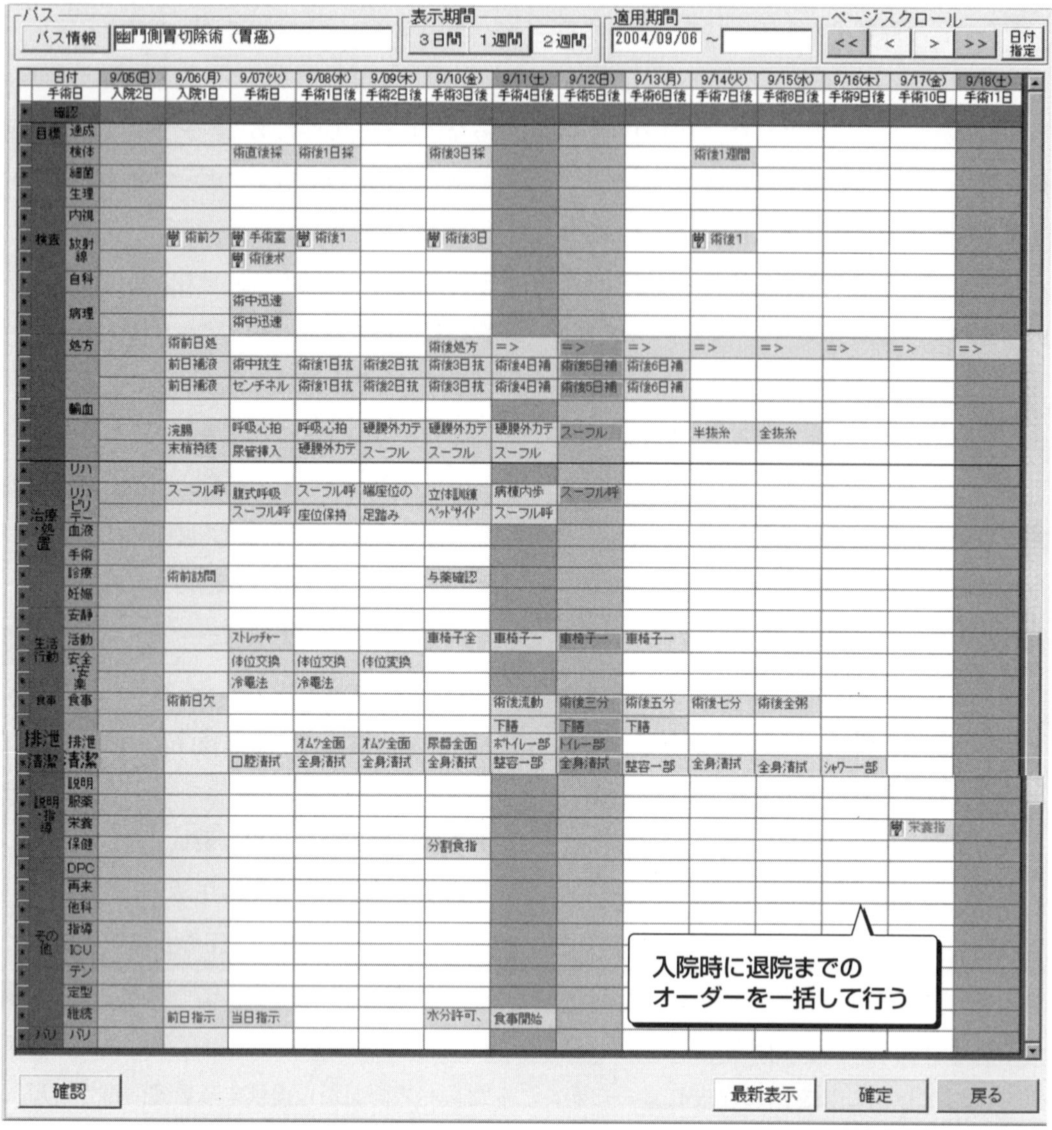

切除術のパスを提示し、実際の運用方法について説明する。

図2に当科で使用している幽門側胃切除術パスを示した。当科の幽門側胃切除術パスの概要は、手術2日前入院、第1病日に胃管抜去、第3病日に水分・内服薬開始、第4病日流動食開始し、1日ごとに3分粥、5分粥、7分粥、全粥とupし、第12病日に退院としている。

▶クリティカルパスの適用と展開

電子カルテ上でクリティカルパスを適用する際には、まずパスの種類を選択したあと、基準日を設定するとパス基本画面（診療カレンダー）が開く（**図3**）。

当科の幽門側胃切除術パスは手術2日前入院、術後12病日退院となっている。入院が休日にかかる場合は看護部などと協議のうえ事前に入力することとし、術前併存症などの精査などのために術前入院期間が異なる場合

図 3．基準日の設定とパスの展開

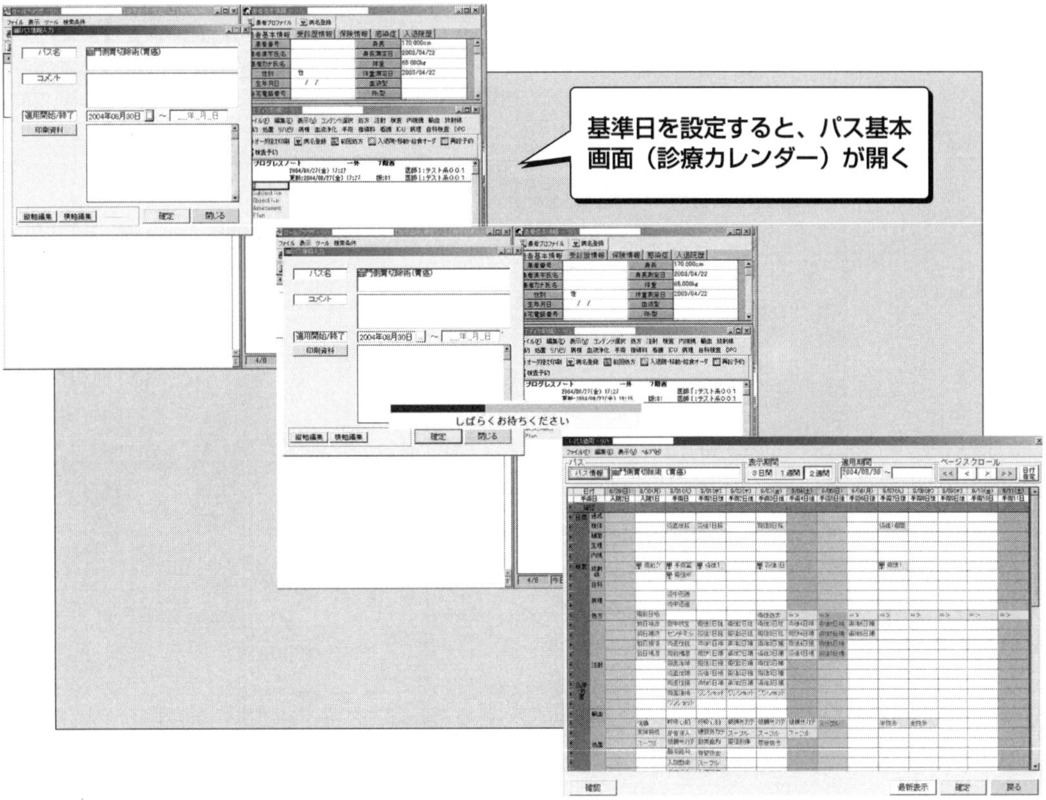
基準日を設定すると、パス基本画面（診療カレンダー）が開く
しばらくお待ちください

図 4．要予約検査の日時の確定

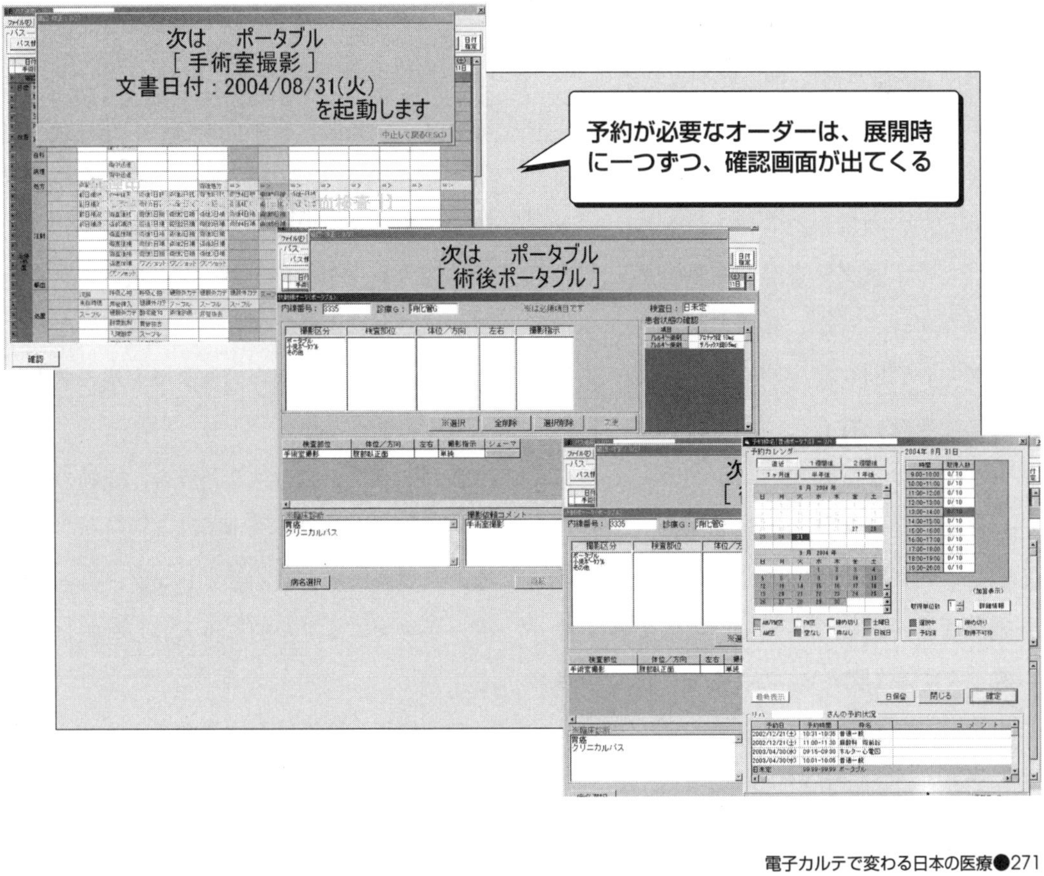
次は　ポータブル
［手術室撮影］
文書日付：2004/08/31(火)
を起動します
予約が必要なオーダーは、展開時に一つずつ、確認画面が出てくる
次は　ポータブル
［術後ポータブル］

図5．パスの電子カルテへの展開

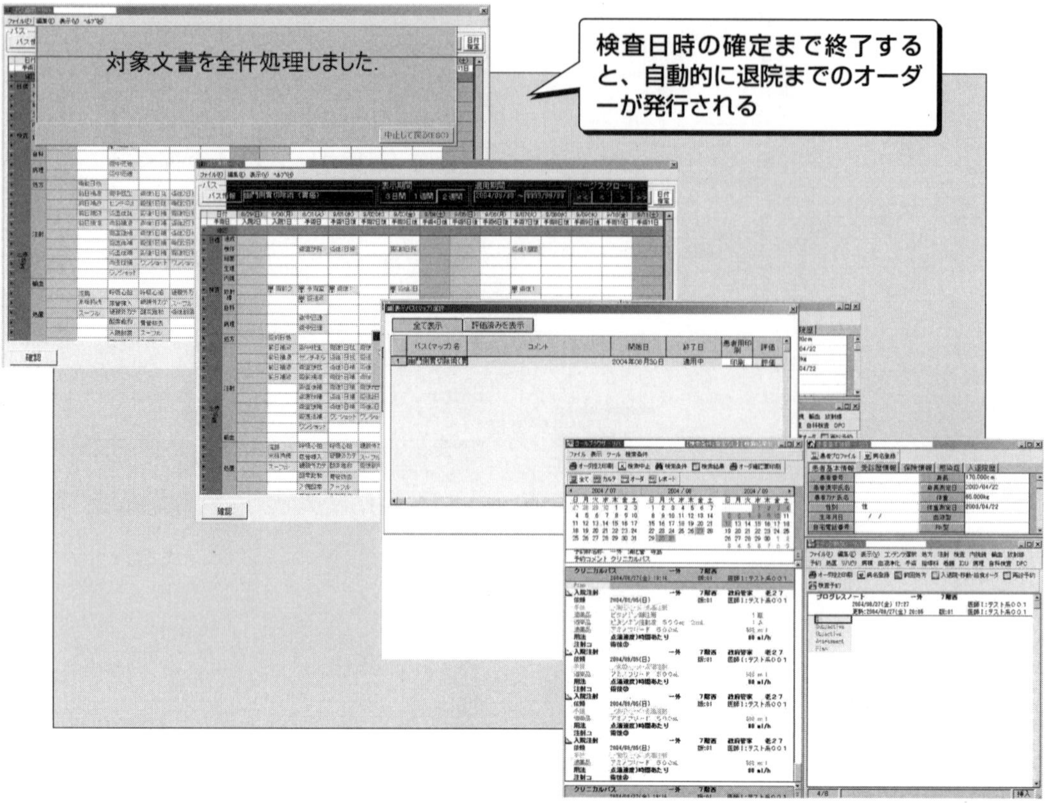
対象文書を全件処理しました.
検査日時の確定まで終了すると、自動的に退院までのオーダーが発行される

は、パス展開の前に追加入力をするか、検査入院として一時退院後に改めて再入院し、パスを展開するなどの工夫をしている。

次に、電子カルテ上にパスを展開するわけであるが、当院のパスは入院時に一括してすべてのオーダーを発行するため、予約が必要なオーダーや、休日に実施できないオーダーの個別な設定が必要となる。休日に実施できない検査については診療カレンダー上で、カット&ペーストによって検査日を移動させることが可能である。予約が必要なオーダーに関しては展開時に一つずつ確認画面が出てくるので、ここで検査日の確定をする（**図4**）。ここまでの作業が終了すると、自動的に退院までのオーダーがすべて一括して発行される（**図5**）。

▶クリティカルパスによる診療の実際

パス基本画面である診療カレンダー上の日付をクリックすることにより、その日のオーダーがすべて一覧表示されるため、これを印刷してオーダーの確認をしている（**図6**）。

診療カレンダーの各オーダー項目をクリックすることにより、各オーダー設定画面が出てくるので、検査内容の変更や点滴の変更はここで可能となる。

仮にバリアンスが生じた場合、変動の場合はカット&ペーストを使用し変更している。また、逸脱の場合は診療カレンダーの各オーダーからマニュアル的に再入力し対処している。

幽門側胃切除術における看護オーダーの設定は、9領域255種類の看護オーダー中、8領

図6．手術当日のワークシート

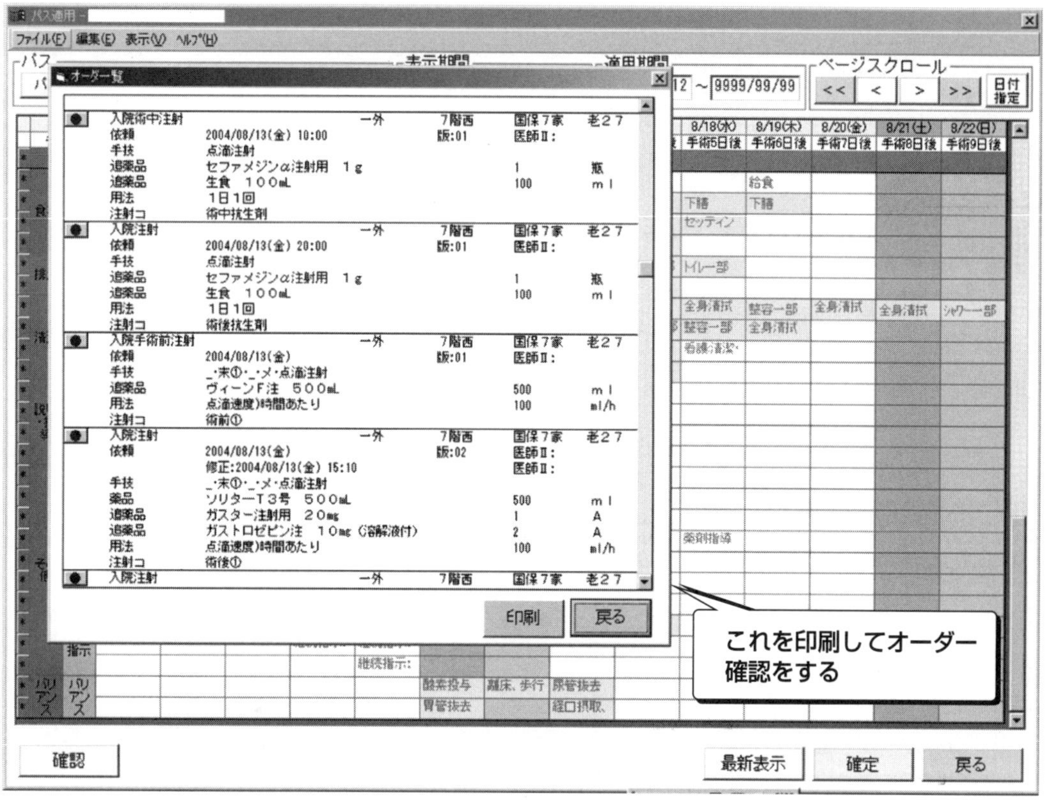

域32種類のオーダーを設定した。回復状況に合わせ、オーダーごとに全面介助から一部介助、自立までのケアを設定した（**図7**）。

患者適用時は看護オーダーを実施し、システム上で実施入力をする。実施入力時は、経過一覧表（フローシート）連携機能を利用し、実施記録を経過一覧表に反映させ、記録の簡略化を図っている。

▶バリアンスおよびパスの評価

先述したが、当院ではprospectiveにバリアンスを収集するようにしている。**図8**にバリアンスの評価方法を示したが、毎日あらかじめ設定されたバリアンス評価項目を入力するようにしている。もちろん予想外に生じたバリアンスに関しては、その都度追加入力して設定することが可能である。バリアンスの項目をクリックするとバリアンス評価画面が立ち上がるので、ここでバリアンスの有無、正か負か、その理由をバリアンスコードから選んで入力する。

退院時にはパス全体の評価を行っている。パスの評価を選択すると、**図8**の画面が出てくる。画面左側にこれまで評価したバリアンスの一覧が参照できるので、バリアンスや全体の在院日数などを基にパス全体の評価を「完遂」「変動」「逸脱」から選択し、その理由をバリアンスコードから選択するようにしている。

こうしたシステムを利用することにより、バリアンスやパス全体の評価・解析が容易になる。

図 7. 看護オーダー画面

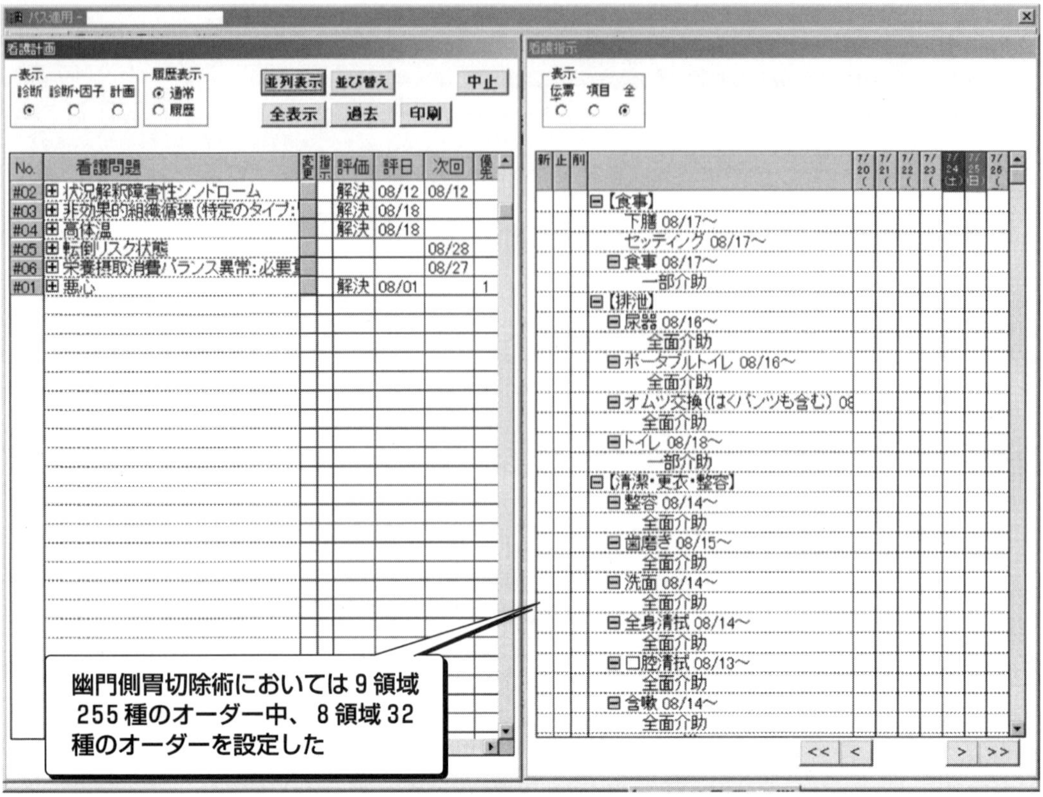

図 8. バリアンスおよびパスの評価

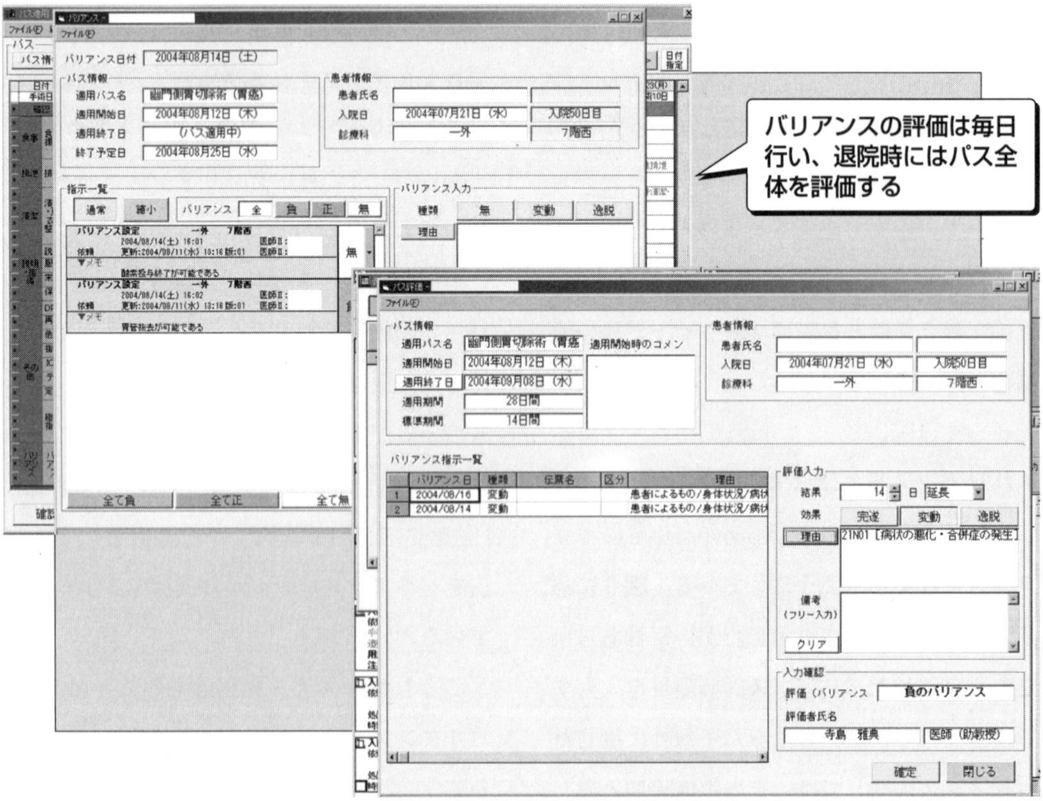

今後、システムや運用を改良し、利便性の高いパスを構築したい

電子カルテ上でパスを使用するようになってまだ日が浅いが、これまで指摘されてきた問題点と今後の展望について記述する。

まずシステムに関しては、電子カルテそのものの処理速度に限界があるため、パスの展開・運用に少なからずストレスを感じる。システムそのものの処理速度の向上が切望される。また、現在のシステムでは、それぞれのオーダーを連動させることができないため、一部の指示変更により、ほかのオーダーとくに医師オーダーと看護オーダーとの間にずれが生ずる場合がある。関連オーダーに関しては変更を反映して連動するようなシステムの開発が望まれる。

運用面に関しては、当院のパスは入院時にすべてのオーダーが一括して発行されるため、とくに病状の変化がなければ、退院までまったくオーダーを出さない場合がある。医師の省力化には大いに貢献しているものの、研修医の教育という点では少々問題がある。術前・術後管理の教育システムに工夫が必要と思われる。

現在の電子カルテでは、個々のオーダーを個別に発行するよりは、パスを利用したほうがはるかに簡便である。そのため、本来パスの適用ではない患者もパスで運用してしまう場合があり、パスの評価に問題が生じてしまう。病態に応じてversionを変更したパスを多数作成するか、パスの適用基準を明確にするか検討中である。

パスは電子カルテで運用してこそ大きな武器になると思われる。今後、システムや運用方法を改良していき、さらに利便性の高いパスのシステムを構築していきたい。

医療法人医誠会
医誠会病院 病院長
医療法人医誠会
城東中央病院 名誉院長
井川澄人

パスと電子カルテ（5）

城東中央病院におけるパスの電子化は、1999年2月にオーダリングシステムが導入されたことをきっかけに、紙のクリティカルパスから電子カルテ稼働後のパスシステムの開発、電子化パスの稼働へと変化してきた。ここでは、そうしたパスの進化の経緯と電子化パスの実際について紹介する。

オーダリングシステムから電子化パスが稼働するまで

われわれが使用している電子カルテおよびこれと統合された電子化パスは、同法人の城東中央病院で電子カルテシステムの成長過程にソフトウェア・サービス社と共同開発してできあがったものである。

1999年2月オーダリングシステムが導入されたのをきっかけに、1999年9月紙のクリティカルパスが運用された。2000年4月の電子カルテ稼働後、オーダリングシステムによるパスから電子カルテと統合したパスシステムの開発を行い、2002年9月から電子化パスが稼働した。したがって、そこでのパスの進化の経緯と電子化パスの実際について記載する。

紙のクリティカルパスチャートからオーダリングでのパスについて

城東中央病院のクリティカルパスは1999年5月にパス委員会が発足し、日帰り手術を中心に9月より紙のパスが作成、開始された。今で思えば、紙のパスは治療計画のスケジュール表という意味合いが強かった。

同年2月にはオーダリングシステムが導入されたので、これを利用して、あらかじめオーダー内容を医師セットに登録し、紙パスのスケジュールと一緒になるようにオーダー画面に引用して使用した。

2000年4月にソフトウェア・サービス社と共同開発した電子カルテシステムが稼働した。従来のオーダリング機能を追加して、電子カルテへのパス画面にセット登録・一括組み込みのシステムが2001年6月に完成した。2001年の時期には国内でも完全な電子化パスは稼働していない状況ではあったが、パスには医師の指示スケジュール以外に保険診療請求できる指導部門、つまり、服薬・栄養・リハビリ指導内容についても網羅され、患者説明用画面も用意されていた。2001年当時では画期的パスシステムであったが、電子カルテ時代にあっては、システムは不十分な内容と考えられた。それは、元来のオーダリングシステムでのパスは医師主導型のものとして作成されたものであった。電子カルテになると医療情報システムは、職員共通の情報共有が必要であること、さらに患者への情報公開が必要であり、パスも患者と情報を共有できるシステムへと成長させていく必要があった。

パスに対する考えもアウトカム（退院のゴール目標および入院期間のステップの取り込みと中間アウトカム）、予定から変動したときに用いられるバリアンスの考え方が導入されたので、電子化パスにもこれを取り入れる必要性を感じた。

電子化パスはオーダリング型パスの欠点を補う形で構想された。電子化パスの稼働までにパスに対するアウトカムの考えが導入されてきたので、これを電子化の中にいかに取り入れていくのか、院内での意見集約に時間を要した。また、退院のアウトカムについても医師の理解が必要であり、退院基準が院内で統一されないと、パス適用後に問題が発生することになる。さらに、バリアンスが発生したときにそもそもパスの適用が妥当であったのかも問題になる可能性があり、パス適用時には明確な適用基準を設け、これに合致しない患者には適用しないことも決めておくことが必要であった。したがって、電子化パスの一応の完成は2002年9月になったが、その後もパスの考え方の変遷にともない、若干のシステムの修正をしながら完全な電子化パスを構築する段階である。

アウトカム達成に必要な治療・ケア内容の検証が大切

パスを電子化する前に、パスの構成を検討した。入院の段階から自院における疾患別退院基準を設けておかないと、電子化は困難である。入院のスケジュール表としての機能しかないと個別性のみが強調され、評価ができない。退院の基準（ゴール）が決まれば、そこにいたる中間ステップのアウトカムを設定・評価し、最終的に退院基準を満たせば退院となることをスタッフが理解する必要がある。

パスにとって重要なのは、アウトカムを達成するのに必要な治療やケア内容を検証していくことである。中間アウトカムを含めパス内容の評価を行い、達成できないときにバリアンス登録を行うと後日の集計に役立ち、修正点が明らかになる設計とする必要がある。

▶アウトカムの設定

アウトカムの設定についても、今後はすべての職種と患者が共通認識できる臨床指標（クリニカル・インディケーター）の考え方を取り入れることが大事である。今までの術後合併症がないという感覚的なアウトカムから、具体的な検査結果、臨床所見を達成基準として取り入れることができれば、パスにかかわるスタッフのみならず患者にとっても、パス進行状態が認識できるので、退院へ向けた積極的な意欲が湧いてくると考える。

さらに、アウトカム評価も、誰が行っても一致した結果となる。次いで、電子カルテと統合する際に、日ごとの詳細なチェック項目登録機能を設ける必要があった。そこで、電

図1. パスチェックリスト

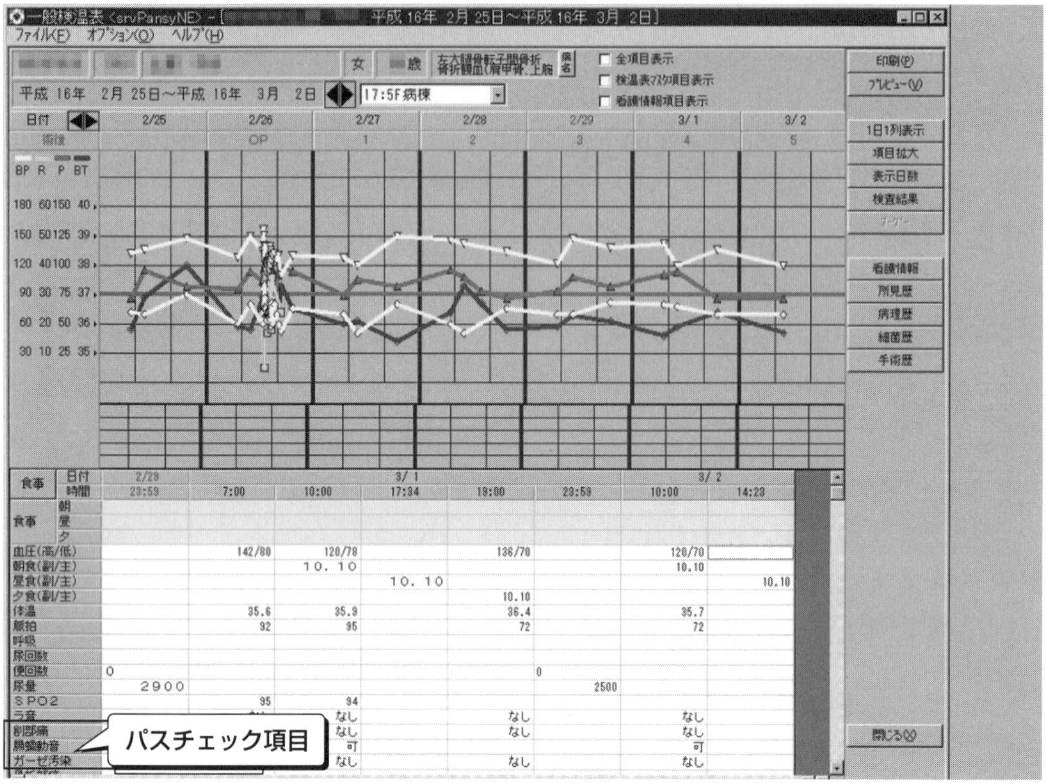

子カルテ検温表にパスの経過をチェックする機能を付加し、そこに直接記録できるようにした（**図1**）。

電子化パスの適用から使用、集計までの実際

▶電子化パスの適用

電子化パスの適用決定は医師であるが、その情報はすべてのスタッフに伝達される必要がある。パス適用は、医師が電子カルテ画面でパスボタンの選択で決定する（**図2**）。診療科ごとに整理されたパスリスト画面から適用基準（除外基準）に合致したパスを選択し、適用予定日を決定するとパスが予約される（**図3**）。パス適用日になると、電子カルテ上自動的にパス画面が立ち上がることになる。

なお、パス適用患者の診療記録画面にはすべてパス適用中の表示がなされる（**図4**）。栄養指導・服薬指導も、指導予定日とパス内容を事前に把握し、患者に接することができる。

▶電子化パスの使用

パスの適用日に合わせて、入院日もしくは入院後にパスが自動的に起動されると、電子カルテ初期画面がすべてパス画面になるので、パス表にしたがってチームでの医療行為が進行していく。患者へはあらかじめパスの内容説明後パス表が印刷され、渡されている。パス進行に合わせて実施された内容は、実施入力を行うと、指示医師名と実施者名が確認できるようにした（**図5**）。

図 2．パス適用画面

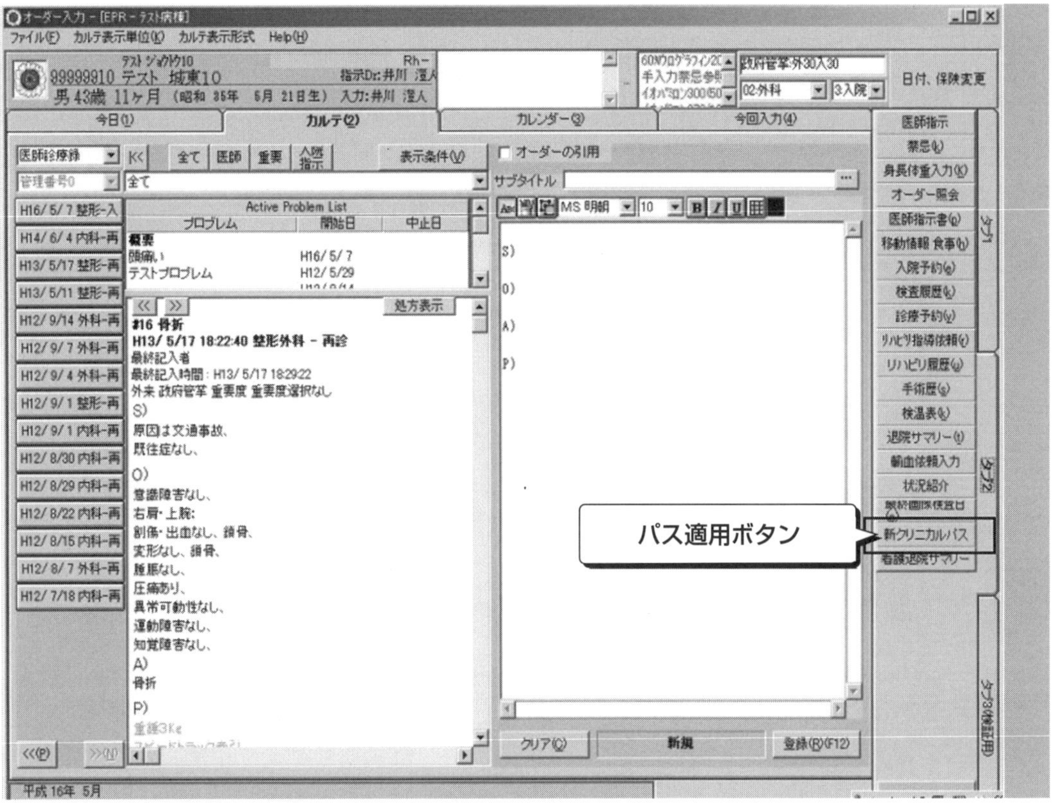

図 3．パス適用基準と基準日設定

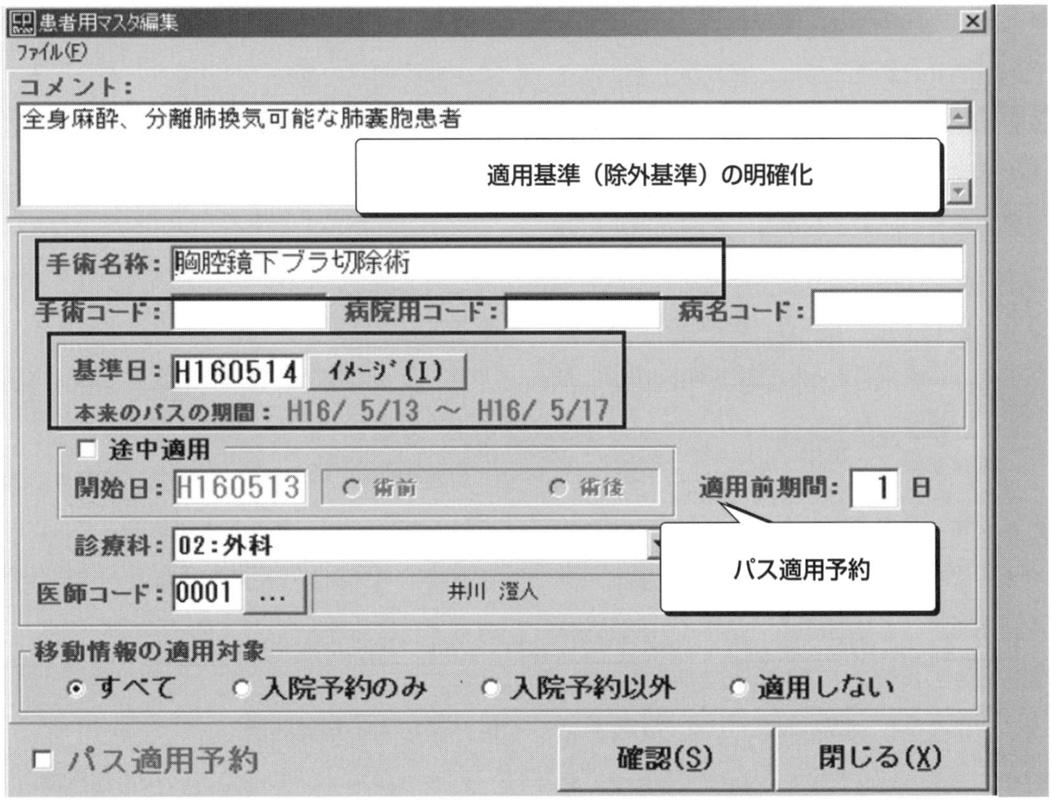

図4. パス適用中表示

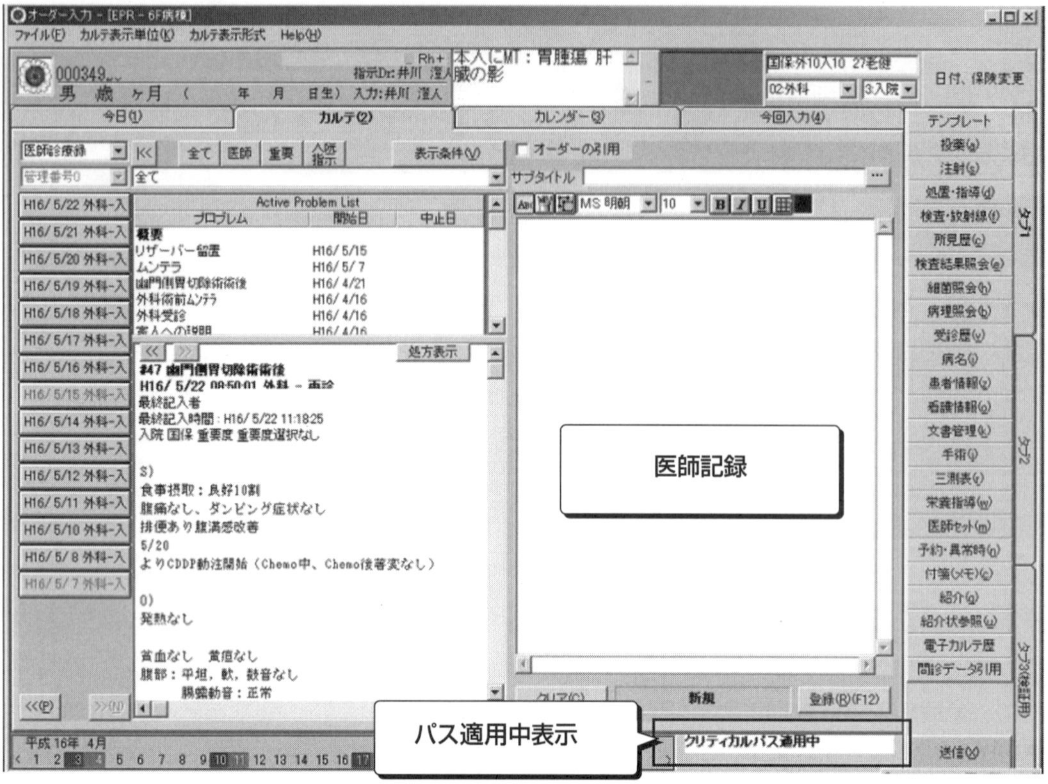

▶電子化パスの中止

バリアンスによっては、パスが中止されることも想定される。そこで、パスが中止になるときは、その日以降のスケジュールは削除される必要がある。しかし、その理由が把握できないと、後々パスの改定が必要か検証できないので、システム上バリアンス登録は必須とし、診療録にもその理由を明確にしておくことと教育した。

▶電子化パスのアウトカム、バリアンス

オーダリングシステムのパスで電子カルテを運用している時期には、まだアウトカムの考えはどの施設でも導入されていなかった。電子化が進化していく中で、パスそのものに対する考えの見直しがなされた。そこで、電子化にともないアウトカムの考えを取り入れた。治療内容の変動についても、修正するときはすべてをバリアンスとするオールバリアンス方式をとることにした。

しかし、修正する内容のレベルは患者の状況により同一でない。バリアンスをパスへの影響度により、あるいは要因別に集計することで、後々の検証に有効利用するためにバリアンス分類を4階層にした。また、アウトカムの達成についても評価を履歴管理できるようにしていった。アウトカムが達成できないときは、パス画面上で日程の延長が容易にできるようにした。

▶パスによる集計機能

パスの運用でいちばんたいへんな作業は、

図５．パス画面よりの指示医師、実施者表示

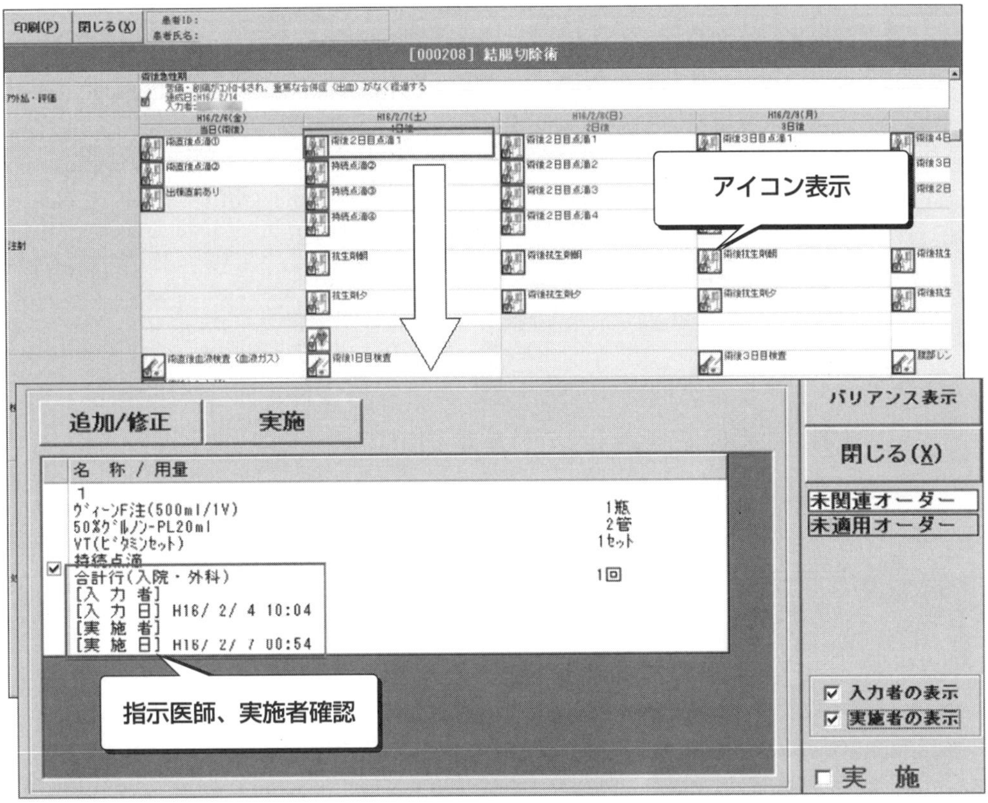

図６．適用率

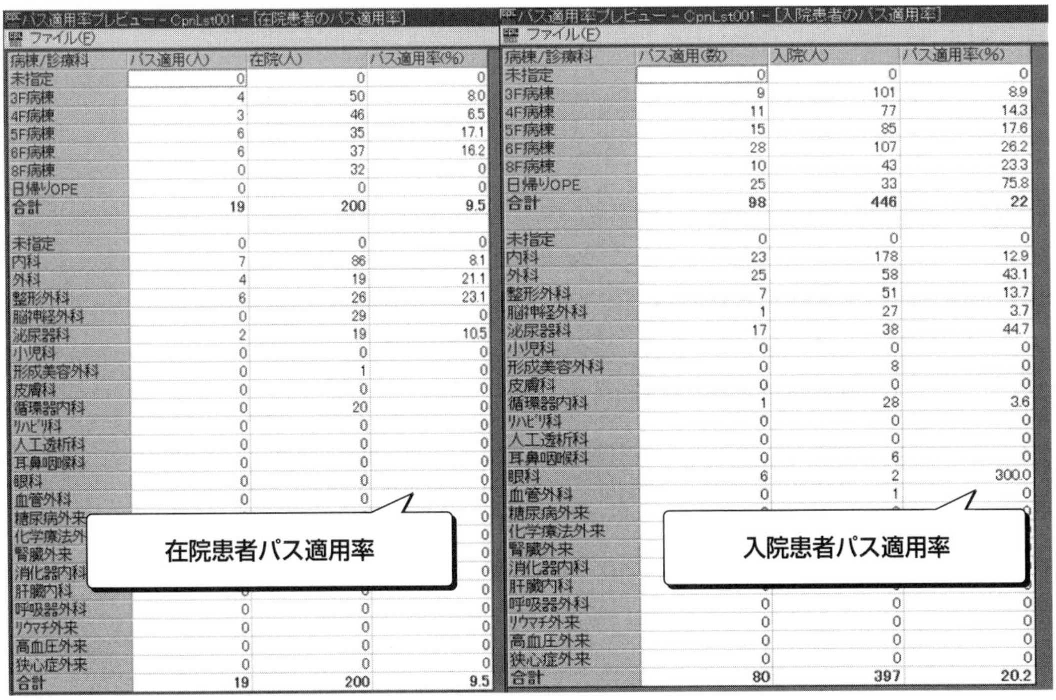

パス適用率プレビュー－CpnLst001－[在院患者のパス適用率]

ファイル(F)

病棟/診療科	パス適用(人)	在院(人)	パス適用率(%)
未指定	0	0	0
3F病棟	4	50	8.0
4F病棟	3	46	6.5
5F病棟	6	35	17.1
6F病棟	6	37	16.2
8F病棟	0	32	0
日帰りOPE	0	0	0
合計	19	200	9.5
未指定	0	0	0
内科	7	86	8.1
外科	4	19	21.1
整形外科	6	26	23.1
脳神経外科	0	29	0
泌尿器科	2	19	10.5
小児科	0	0	0
形成美容外科	0	1	0
皮膚科	0	0	0
循環器内科	0	20	0
ﾘﾊﾋﾞﾘ科	0	0	0
人工透析科	0	0	0
耳鼻咽喉科	0	0	0
眼科	0	0	0
血管外科	0	0	0
糖尿病外来	[illegible]	[illegible]	0
化学療法外来	[illegible]	[illegible]	0
腎臓外来	[illegible]	[illegible]	0
消化器内科	[illegible]	[illegible]	0
肝臓内科	[illegible]	[illegible]	0
呼吸器外科	0	0	0
ﾘｳﾏﾁ外来	0	0	0
高血圧外来	0	0	0
狭心症外来	0	0	0
合計	19	200	9.5

パス適用率プレビュー－CpnLst001－[入院患者のパス適用率]

ファイル(F)

病棟/診療科	パス適用(数)	入院(人)	パス適用率(%)
未指定	0	0	0
3F病棟	9	101	8.9
4F病棟	11	77	14.3
5F病棟	15	85	17.6
6F病棟	28	107	26.2
8F病棟	10	43	23.3
日帰りOPE	25	33	75.8
合計	98	446	22
未指定	0	0	0
内科	23	178	12.9
外科	25	58	43.1
整形外科	7	51	13.7
脳神経外科	1	27	3.7
泌尿器科	17	38	44.7
小児科	0	0	0
形成美容外科	0	8	0
皮膚科	0	0	0
循環器内科	1	28	3.6
ﾘﾊﾋﾞﾘ科	0	0	0
人工透析科	0	0	0
耳鼻咽喉科	0	6	0
眼科	6	2	300.0
血管外科	0	1	0
糖尿病外来	[illegible]	[illegible]	[illegible]
化学療法外来	[illegible]	[illegible]	[illegible]
腎臓外来	[illegible]	[illegible]	[illegible]
消化器内科	[illegible]	[illegible]	[illegible]
肝臓内科	[illegible]	[illegible]	[illegible]
呼吸器外科	0	0	0
ﾘｳﾏﾁ外来	0	0	0
高血圧外来	0	0	0
狭心症外来	0	0	0
合計	80	397	20.2

集計作業である。紙運用であれば、どこかで一括保管し、集計作業を行うために、いろいろな集計ツールを独自で作成している医療機関はある。この集計についても、電子化の開発ができると集計作業はいとも簡単になるので、パス委員は集計後の検証、改定見直し作業に集中できるメリットがある。

① 適用疾患ごとのパス適用率

パスの集計については疾患ごと、医師ごとも把握できる。診療科ごとの適用率も集計できるので、適用率の低い診療科では、その原因と対策を検討する機会ができる（**図6**）。

②バリアンス集計

バリアンスは、現在オールバリアンス方式をとっているので、点滴内容もボトル１本ごとの登録にしている。修正（追加、削除）すると、バリアンス登録は必須なので、パス内容が十分かどうかの検討材料となること、患者の容態（現疾患、併存疾患）とで区別する意味でバリアンスの階層を分けた（**図7**）。

また、アウトカムのバリアンスについても集計すれば、評価が正しく行われたかパス全体の検証が可能になると思われる（**図8**）。

③ 集計機能からパス画面へ

適用患者およびバリアンス集計が自動的に抽出されるようになって、パス委員会の集計業務は効率化された。一方、適用患者のバリアンスがいつどのような内容であったのか、集計画面から検証できるようにしないと、いったん適用されたパス画面に戻り閲覧する作業は手間を要する。集計結果により、どの患者にどの時点で発生したバリアンスであるのか、確認できる機能を追加する必要があった。

パス画面で登録された情報を集計画面に集約できれば、逆方向への展開も可能にし、パスの集計から患者を特定しパス画面に戻り、詳細な内容分析が可能になると考えた。集計画面から詳細なバリアンスを含めた患者の情報を閲覧できるようにシステムは進化した（**図9**）。

電子化パスの稼働は、診療の質の向上をもたらした

▶電子化パス開発に際して

電子カルテ開発の段階では、パスとの統合は想像もしなかった。しかし、電子カルテ開発・稼働の前後になるとパスも取り入れる必要性を感じた。

したがって、当初はオーダリングで稼働するパスに頼らざるをえなかったが、これではすべての職種との情報共有ができないばかりか、患者への退院の基準が医療チームによりバラバラになる可能性があった。スタッフ間の情報共有と患者への病状の治癒段階の説明と安心を提供するためには、アウトカムの考えを取り入れる必要性を感じた。

そこで、パス画面に電子カルテの持つ機能をすべて網羅し、電子化パスと電子カルテとを統合する機能を持たせるようにしていった。

▶パスによる診療の向上について

電子化パスの稼働により、医師、看護師のみでなく、薬剤師、栄養士などのスタッフで情報共有が可能になったので、病院全体の診療の質向上に結びつくことになったと考える。患者にパスが適用されると、パスの適用患者であることがかかわるすべての職員に伝

図7．追加バリアンス表

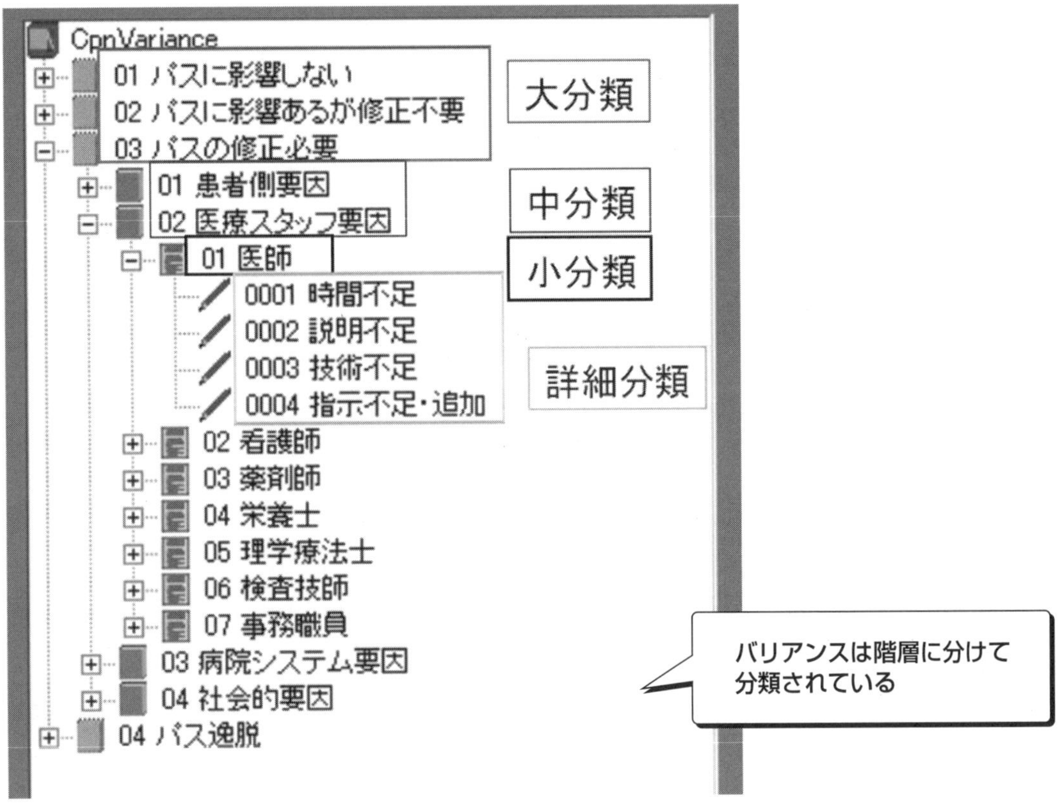
CpnVariance
01 パスに影響しない
02 パスに影響あるが修正不要
03 パスの修正必要
大分類
01 患者側要因
02 医療スタッフ要因
中分類
01 医師
小分類
0001 時間不足
0002 説明不足
0003 技術不足
0004 指示不足・追加
詳細分類
02 看護師
03 薬剤師
04 栄養士
05 理学療法士
06 検査技師
07 事務職員
03 病院システム要因
04 社会的要因
04 パス逸脱
バリアンスは階層に分けて分類されている

図8．バリアンス集計結果

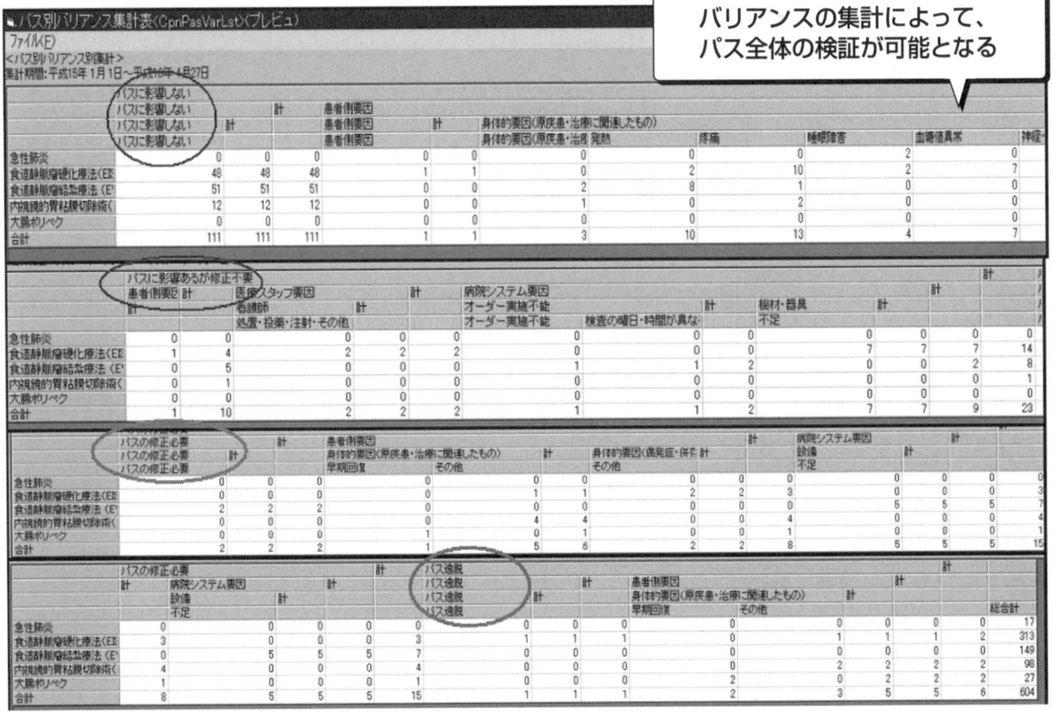
パス別バリアンス集計表(CpnPasVarLst)(プレビュ)
ファイル(F)
<パス別バリアンス別集計>
バリアンスの集計によって、パス全体の検証が可能となる

図9．バリアンス集計より患者調査

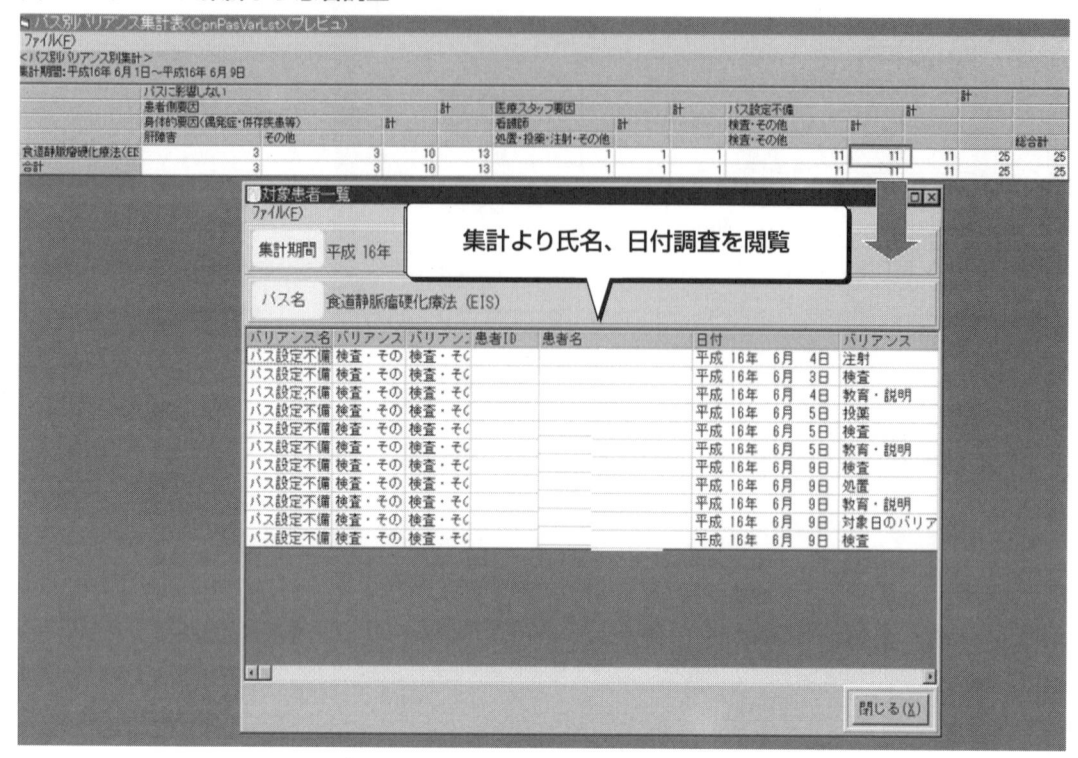

達されることがいちばんの利点であり、パス画面で共通情報が参照でき、誰かが患者のベッドサイドを訪れても、同じ情報に基づいた会話ができるようになった。

▶パス診療の問題点、改善点

電子化パス開発の時点では、医師を中心にパスの一括登録を希望する声が多かった。病状の進捗に合わせた数段階のアウトカム設定もなされていた。しかし、3週間以上のパスを設定すると、情報量が多くなりパスの画面表示までに時間を要する結果となった。

そこで一括登録作業は行えても、未来の情報は参照可能にするが、そのステップごとにオーダー情報の読み込みを画面上で行わないようにした。そのステップの評価が達成できた段階で次のステップの読み込みが行われるので、現場でのパス画面展開はスムーズに行うことができるようになった。

PART-3
電子カルテの現在と未来

電子カルテの現在の問題点と今後の方向性―欧米での状況とも比較して

東京医科歯科大学
大学院疾患生命科学
研究部教授
情報医科学センター
センター長
田中 博

電子カルテの現在の問題点と今後の方向性
―欧米での状況とも比較して

医療の高度情報通信化が進む中、小規模な病院や診療所では電子カルテ化が急速に進んでいるものの、総合病院においては厚生労働省による「グランドデザイン」で期待されたほどの結果を残していない。その原因や問題点を探るとともに、欧米における電子カルテの現状を紹介しながら、今後の医療ITの方向性を考える。

●

電子カルテが急速に普及しない理由は何か？　今後の方向性を論じたい

わが国の電子カルテは、医療における高度情報通信化の第3世代として、すでに1990年後半から次の医療情報システムの目標として開発の努力が開始され、いくつかの先進的病院において電子カルテの導入がみられた。しかし、医療法的な制約や紙カルテとの併用による二重手間などの問題もあり、本格的な電子カルテの導入のためには、法制面も含めて普及発展の条件を整備する必要が存在した。

その意味で、電子カルテを促進した要因の一つは、やはり厚生労働省の「診療録等の電子媒体による保存について」という1999年の見解、2001年の「保健医療分野の情報化にむけてのグランドデザイン」である。この二つの通達の後、引き続いた2回にわたる助成金とネットワーク型電子カルテについての助成によって、わが国の電子カルテも離陸したといえる。

現在、病院での電子カルテは、オーダリングシステムで取り扱われた診療情報を拡大し、医師の問診、所見、実施記録などが電子的に記載できるようにしたものや、それに患者ケアのマップ表示などの機能がつけ加わる形での電子カルテ化が進んでいる。その意味では過渡的形態を経て、完全ペーパーレス電子カルテへ漸次移行していきつつある。これに対して診療所では、規模も小規模であり目的も明確であるため、パッケージ化が可能で、全体数が多いため比率はまだ大きくないが、急速に電子カルテが普及しつつある。

このようなわが国の電子カルテであるが、まだ医療のあり方を変革するというところまで大きな影響を持つまでに至っていない。現在の電子カルテが、もっと急速に普及しない理由は何か。またどんな政策を国はすべきか、近年の欧米の事情と比較しつつ、いくつかの観点から今後の方向性を論じよう。

実施世界と情報空間を結ぶ、まったく新しい情報システムの可能性

わが国の電子化カルテの普及に関しては、行政におけるIT活用の取り組みや施策の問題点などがいろいろ存在するが、まず、電子カルテ本来の情報システムとして、これからどのような機能が必要か論じてみよう。

▶第1テーゼ：紙カルテの電子化ではない。病態・医療行為記述システムとしての独自展開へ

「電子カルテ」という概念は、医療の高度情報通信化を支える集約点であるが、現在の電子カルテを論じているさまざまな論説を読んでも、何か医療の本質と関係ないような不満足な感じがする。その理由の一つは、今ある紙カルテの電子化のみを考える方向の議論が多いためである。電子カルテが単なる現在の紙カルテをCRTの画面上に展開するためのものでは、何のためにIT活用なのかの議論が欠ける。もちろんデジタル化すれば、後の利用が容易であるし、情報共有も簡単である。新しい知識を発見するデータマイニングも可能であろう。しかし、電子カルテの目的が後の利用だけの病態情報の蓄積だけでは、医療を根本的に変える技術とはいえない。

むしろ、紙という媒体に縛られていたこれまでのカルテという臨床記述の形式の制約をはずしたときに、どのような臨床記述形式が可能か。これについての議論は、まだ始まっていない。**本来的なITシステムとして電子カルテ**の議論を始めるべきであろう。

もし電子カルテが紙形式の拘束から解放され、電子化された患者記録が普通になってくると、本来の「患者病態・医療行為記述システムとしての電子カルテ」が独自の展開をするものと思われる。それは今の紙のカルテと事実の記録においては同じでも、まったく新しい、これまでにない形式で患者病態と医療行為の履歴を記述する情報システムである可能性がある。

表1．電子カルテの発展段階

① 初期段階（紙カルテからの移行期）
伝統的紙媒体カルテのIT化
② 展開段階（普及後の本来的展開）
病態・行為記述のITシステムとしての独自展開

表2．患者病態・医療行為記述・解釈系としての電子カルテ

①「プロセスとしての疾病」の記述・解釈システムを基礎にした将来機能
・患者多次元病態情報から「プロセスとしての疾患」像を形成する機能 ・病態の「進行度」を提示し、病態統一像の形成を支援する機能 ・「プロセスとしての疾患」の記述から病態予測、リスクを評価する機能
② 大量症例との比較・参照する機能（case-based）
・大量患者の履歴データを診療に＜point of care＞で利用できる処理能力の増大(現在は全部の症例を検索できない) ・意味的検索ができる機能

現在は、計算機のレベルがマルチメディア技術の発展でやっと追いついて、すべての病態情報を現実的に、すなわちコスト的にも速度的にも臨床に使用可能なところまでに到達した。そのため、まずは従来的な紙カルテの形式のもとに多少POS形式などを組み込みながら、とにかく電子化することが今の段階であろうが、次に来る段階は完全なIT空間のなかでの患者病態・医療行為記述システムの実現である。その意味で現在は電子カルテ

の第１世代といえる（**表１**）。今後、広義の意味の「電子カルテ」が患者情報の蓄積だけでなく、どのような診療支援機能を併せ持ったものとして発展するか、**表２**に掲げた。

▶第２テーゼ：電子カルテは診療科別・疾患類型別に展開されなければならない

①診療科別電子カルテシステムへ

まず、よく指摘される現在の電子カルテの問題点の一つは、総合病院でも＜全診療科共通の電子カルテ＞が開発されている事実である。厚生労働省の「グランドデザイン」の期待に反して、小規模病院や診療所の電子カルテが急速に進展しているのに対して、400床以上の病院では電子カルテの進行は非常に遅い。これは、小病院や診療所では目的が限定されて、より明確な電子カルテ導入の効果が現れるからである。

これに対して、総合病院の電子カルテはいくつかの顕著な成功例があるものの、一般論としてはオーダリングシステムのうえに展開した付加的システムが多く、完全電子カルテの段階まで移行できていない。その理由としては、総合病院は診療科の集合であり、本来は診療科ごとに扱う疾患の形式も違い、それに応じ疾患記述系としての電子カルテの形式も異なるはずであるが、現状はそれを無視して全診療科共通電子カルテが稼動しているからである。したがって、この後の電子化カルテの展開として、それぞれの＜診療科別電子カルテ＞が最低限必要といわなければならない。

電子カルテの形式と診療の現状のミスマッチが存在すると、結局は使われなくなるわけで、まず診療に関連する情報のモデル的考察が必要で、そのうえに診療科別電子カルテを実現する必要がある。

②疾患類型別ゲノム電子カルテ

診療科別電子カルテは、現在の到達目標であるが、さらに次世代の医療として考えられているのが個別化医療、すなわち大量のゲノムを始めとする網羅的生命情報、近年ではOmics情報と呼ばれる生命情報に支えられた個別化医療である。Omics情報とは聞きなれないことばであろうが、近年のヒトゲノム解読計画の終了以来、網羅的な生命情報としてゲノム情報（genomics）や発現情報（transcriptomics）やタンパク質情報（proteomics）など、さまざまな情報が現れてきた。これらの網羅的生命情報の臨床的意味を検討して有用な網羅的生命情報を臨床診療に役立てるのが、臨床オミックス（clinical omics）である。臨床オミックスの導入を迎えると、個人の疾患感受性や薬剤応答性など多型性が明確になり、いわゆる個別化医療（individualized medicine）あるいは「テーラメイド医療」の実現が視野に入ってくる。

この個別化医療の段階では、患者情報データにこれまでの臨床情報に加え大量の生命情報が加わってくるので、どのようなデータスキーマでこれを表現し格納するかということが中心課題となる。この場合、一口に個人化医療といっても、疾患によって臨床情報と生命情報の入り方が異なってくるので、一概にはモデル化できない。

たとえば感染症の場合、網羅的生命情報としては感染した患者の免疫的な遺伝的特異性であるMHC（主要組織適合性抗原）のタイプだけでなく、エイズHIVやC型肝炎HBVなどウイルスのゲノム配列とその変化（患者内での進化）なども必要である。さらに、糖尿病などでは、核内受容体を中心とする共通な脂質代謝異常、すなわち共通の代謝症候群である“syndrome X”の一つの現れと考える必要があり、高血圧、動脈硬化、肥満などもその現れである。また癌では、癌抑制遺伝子と細胞増殖サイクルとの関係、そこでのシグナル伝達の異常など、さらにはアルツハイマーなどの神経難病や関節リウマチなどの自己免疫疾患では、また違った臨床データと網羅的生命情報データの階層がある。

したがってゲノム個別化医療の時代では、診療科ごとではなくて、疾患の類型ごとに疾患情報モデルが構築され、それに関して観測データが埋めていくような形で患者病態記述系がつくられるようになると考えられる。これは先の第1テーゼで述べた電子カルテの第2世代化（**表1**）の展開とあいまって発展していくものと思われる。

疾患の基本データ型については、臨床情報や環境情報だけでなく、遺伝情報を始めとする網羅的生命情報を含めた疾患情報階層モデルを構築する必要がある。疾患類型別「ゲノムカルテ」はある意味では「診療科別電子カルテ」のさらに深化した形態である（**図1**）。

▶第3テーゼ：電子カルテは実施世界と情報空間を結ばなければならない

電子カルテは病院内の「有線的な」情報システムである。ここで有線的と限定したのは、通信ネットワークにつなげられた閉じられた

図1．ゲノムカルテの基本となる疾患モデル

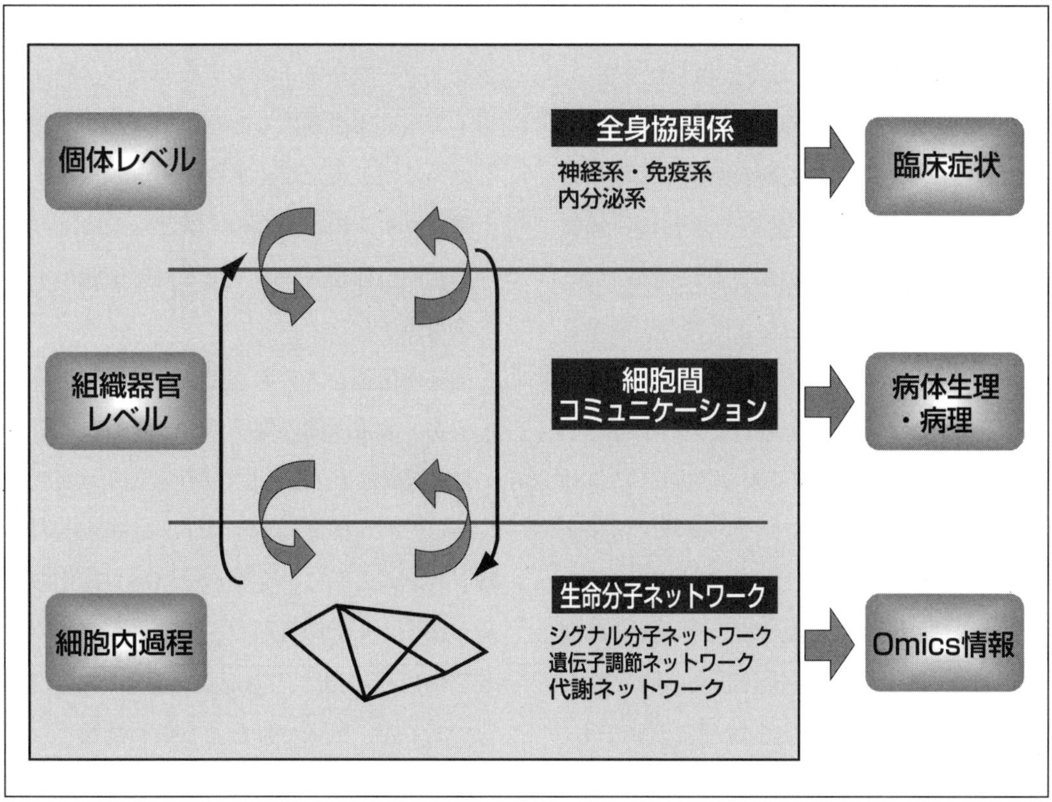

情報システムをいう。たとえば、これまでのオーダリングシステムなどの医療情報システムはその意味でこの概念に該当する。しかし、医療の実施空間は、有線的な情報システムの外に存在する。これまでの医療のIT化は電子カルテに代表されるように情報システムのみで閉じていた。

たとえば、注射や処方のオーダーが情報システムを介して医師から看護師へ伝えられたとしても、実施において特定の注射薬を特定の患者に同定するのは、看護師自身の人間的認知活動であり、情報システムと実施世界の間にはまだITの乖離があったといえる。個物に電子タグが装着できれば、個物自身がID情報を情報システムに発信でき、実施行為に過誤があれば警告を発することができる。これは＜情報システムとその周りの実施世界との間を包摂する情報空間を張った＞ことになる。

すなわち、情報空間として情報の網を張り、実施空間を包摂しなければ電子カルテの完全性はない。たとえば病院内の薬剤や医療材料などの個物にICタグが装着できれば、個物自身がID情報を情報システムに発信でき、実施行為が異なっていたならば警告を発することができる。これまではバーコードIDを患者、薬品、看護師に装着して読み取っていた。ICタグでは読み取りが複数同時に自動的にできる環境が可能で、その意味で情報空間を実施空間に張ることになる（**図2**）。このような情報化された医療現場を我々は医療情報空間（medical intelligent space）と呼んでいるが、この概念は安全管理においても、物流管理においても、電子カルテを取り巻く実施空間での行為と連動させる。電子カルテは実施空間に情報の網を張るように構成する必要がある（**図3**）。

したがって電子カルテは、電子タグなどを介して実施世界と情報連携するようでなければならない。将来の病院の電子カルテシステムは、実施空間と結合して情報システムの基点的システムとなるべきものである。

ネットワーク型電子カルテから生涯医療情報システムへ

さて、電子カルテの将来的な診療システム機能については以上であるが、電子カルテの機能は、病院における診療記録系としての機能とともに、地域の患者情報共有や将来的には生涯電子カルテへの広域的な展開が含まれる。電子カルテの地域医療的な機能や生涯保健記録的な機能についてはわが国ではあまり展開がない。2002年に経済産業省が助成したネットワーク型電子カルテの助成は、現在でも千葉県立東金病院などを始めいくつか稼動しているが、まだごく少数である。

電子カルテの普遍性の段階としては、

- **病院内情報システム：患者病態情報の不完全な電子化**
- **病院内情報システム：完全ペーパーレス化**
- **病院・診療所間の電子カルテの相互接続**
- **健康医療電子記録としての生涯電子カルテ**

である。わが国では電子カルテは病院内の情報システムとして、完全ペーパーレス化の方向が電子カルテの目標で、電子カルテというとEMR（electronic medical record）の訳が適切であるが、欧米ではむしろ病態情報として完全でなくても、生涯健康医療記録としての

図２. 情報システムの周りの空間知能化

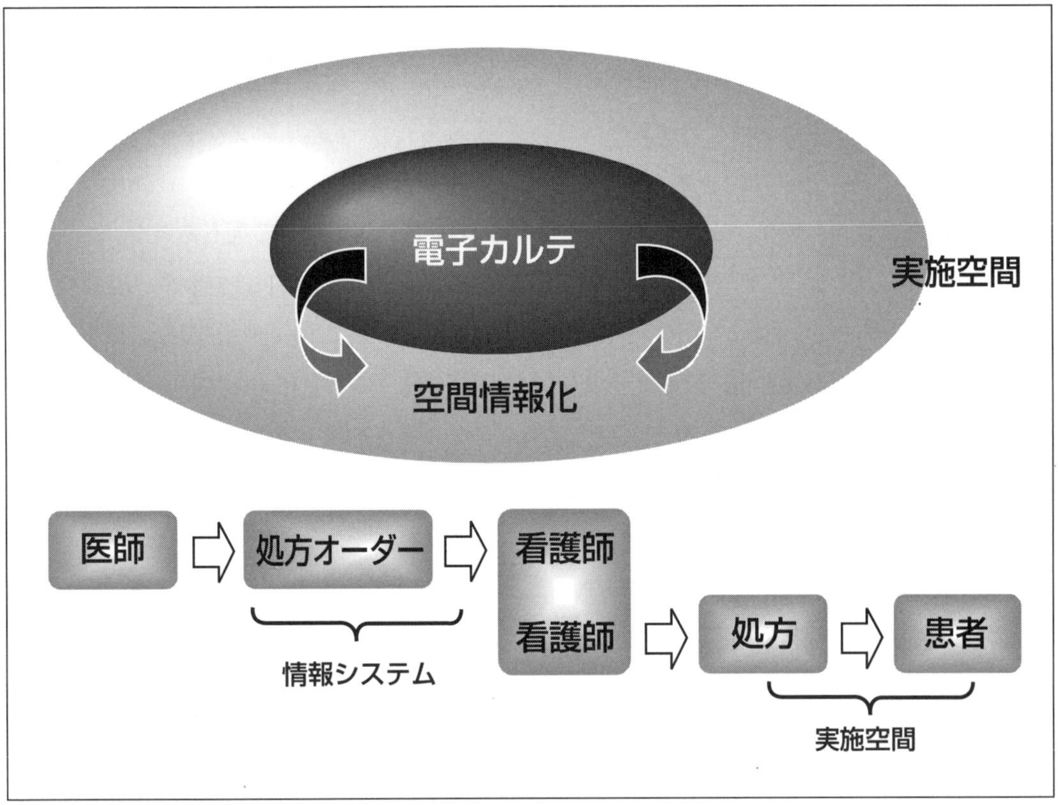

図３. 医療情報空間の概念

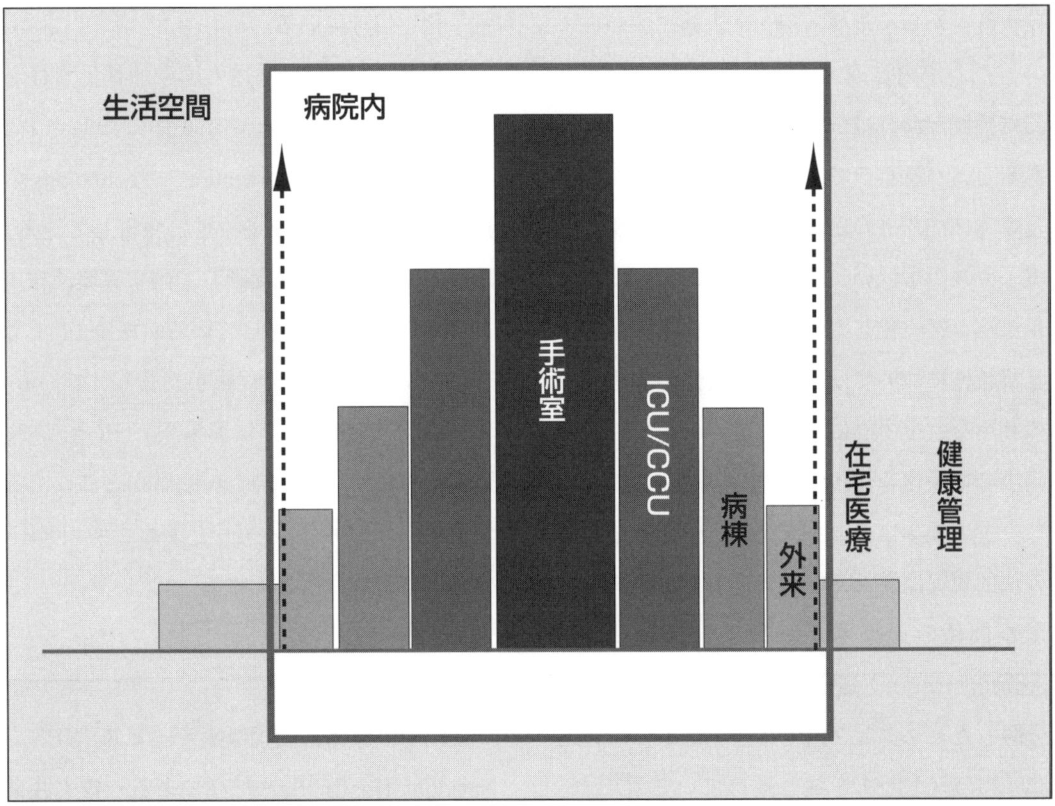

電子カルテ、すなわちEHR（electronic health record）としての面に力を入れている。

医療のIT化が実現すべき医療の目標を国民レベルで考えてみると、現在では次の二つがとくに重要である。一つは「医療の標準化」で、どの医療施設でも現在、最良とされている診療が受けられるように医療を平準化することである、医療格差の是正といってもよい。そのために患者情報の共有化、診療ガイドライン、クリティカルパスなど医療IT化が支援する。二つめは、国民が自らの健康状態を管理するための生涯的健康医療記録の確立である。生涯電子カルテの目標はこれにある。

▶米国の電子カルテ

米国の医療IT化は、医事会計や検査情報システムの部門別システムの第1世代化、オーダリングシステムなどの第2世代化が一様に大病院から小規模病院へと次第に広がっていったわが国と違って、先端的にIT化が進んだ病院があれば伝票で運営している病院もあると、バラバラである。オーダリングの普及率も20.6％（わが国100床以上24.3％）で電子カルテも低いが、病院情報システムがマルチベンダー化しているので、システム間相互接続性については、相互接続性の規格HL7の利用などを中心に発展している。また保険請求の電子化を巡ってHIPPA法が制定され、コードの標準化やセキュリティー保護などでの法的規制は進んでいる。電子カルテに関して軍関係の退役軍人病院VA（Veterans Administration）Hospitalでは、全米を22に分離したセクション内で共通の電子カルテ化（VISTA/CPRS）を推し進めているものや、ハーバード関連12病院がPartners社を通して共通の電子カルテ化を推進しているなどの例があるが、全体としてわが国の方が医師直接入力のオーダリングシステム（CPOE：computerized provider order entry）の普及においては進んでいる面もあった。

しかし、2004年1月の年頭一般教書においてブッシュ大統領が、「診療記録をコンピュータ化することによって、医療過誤を回避しコストを削減しケアを改善する」として、これから10年以内に全米国人に電子カルテを実現することを目標として掲げ、それに対して2004年6月大統領IT諮問委員会（PITAC：President's Information Technology Advisory Committee）は「ITによる医療革命」という報告書を出して、電子カルテ、診療支援システム、医療従事者直接入力オーダエントリシステム、患者情報交換の標準化・電子化を掲げている。

その後、医療IT推進の国家的推進責任者National Coordinatorが4月に指名され、「HIT：Health Information Technologyの10年」と題した方針を7月に報告している。HITの国家的普及を促進して国家保健情報インフラの構築に邁進している。医療IT予算として4,000億程度の規模が投じられている。現在は、2006年までに簡易型EHRとして、退院時のサマリーと詳しい病歴がどこにあるかを指し示すポインターを集めた個人EHRの実現をまず目指している。

▶英国の電子カルテ

英国の医療は、国民医療サービス（NHS：National Health Service）による一般実践家

(GP：general practitioner) 主導の国営医療であるが、情報局 (Information Authority) が医療のIT化についてこれまで3次にわたる6か年計画を実現し、医療の専用ネットワークであるNHSネット、10桁の患者統一IDであるNHS番号、医療用語集Reedなどのインフラを整えてきた。2002年10月から医療IT化国家プロジェクト（NPfIT：National Project for IT）で2.8兆円をかけて24時間アクセスできる生涯カルテを構築している。この生涯カルテはGPの診療システムに蓄えられたデータを集積したものである。

▶カナダの電子カルテ

2002年に官民で投資したプロジェクト推進組織Infowayを設立、地方も含めて53の開発プロジェクト（医薬、臨床検査、遠隔医療）を3,000億円から4,000臆円の予算で推進している。2010年までに国民の50%に「相互運用性のあるEHR」を実現するとしている。

このように、欧米の各国は医療のIT化を、保健政策の最重点課題として大型の予算を投入して強力に推進している。わが国の一層の行政の努力を期待したい。

医療の標準化から個の医療、そして健康医療ITの実現へ

このように、欧米の各国は医療のIT化を、保健政策の最重点課題として大型の予算を投入して強力に推進している。医療のIT化こそ、医療の質の保持とコストの低減という二

図4．医療のITの将来

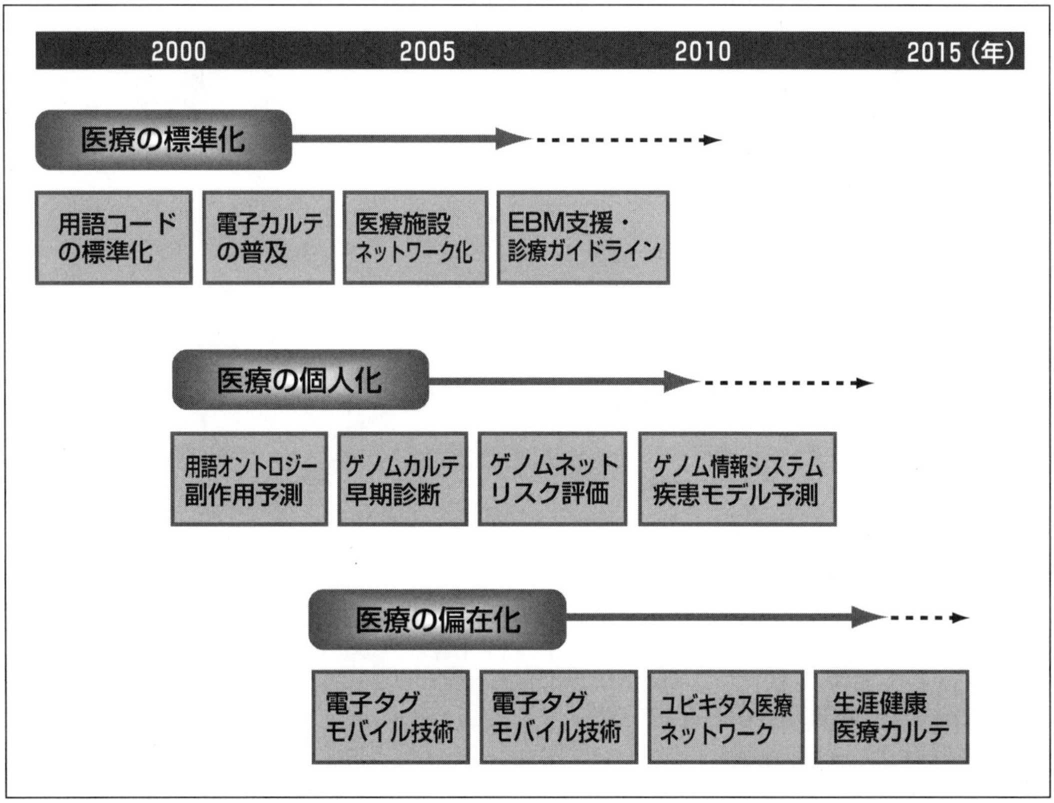

つの目標を実現する唯一の政策であることが、世界の共通認識であることは確かである。わが国においても平成13年度に「保健医療分野の情報化にむけてのグランドデザイン」が厚生労働省から提出されているが、これからの電子カルテについて、①最良の医療の享受に関する機会均等である「医療の標準化」を現時点の目標としつつも、②「個の医療」、すなわちゲノム個別化医療や③来るべきユビキタス健康医療社会への対応を考え、④将来の医療を支える基盤としての「生涯電子カルテ」を中心とした医療IT化への長期的構想を考えなければならない。

これからの10年のロードマップを描くなら、やはり医療の標準化から個別化医療、そして健康と医療の偏在化としての健康医療ITが実現目標になろう（**図4**）。その将来の医療ITの実現世界の関連図を掲げた（**図5**）。

参考文献

1）大統領IT諮問委員会：Revolutionizing Health Care Through Information Technology, NCOITRD, 2004.

2）田中博：電子カルテとIT医療、エムイー振興協会、東京、2001.

図5．医療ITと電子カルテの関連図

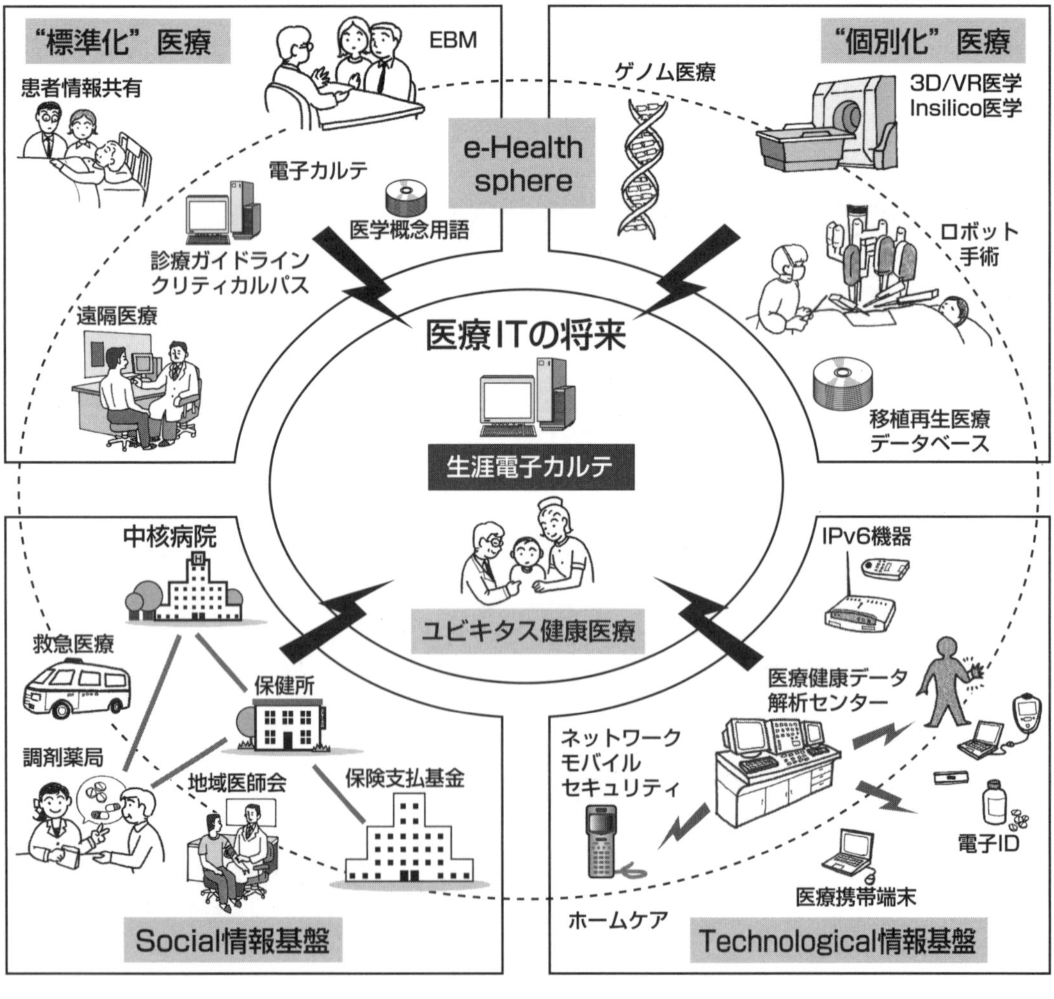

あとがき

電子カルテはわが国で急速に普及しつつある。しかし順調に診療現場で機能している病院は、いまだ少ないようである。診療に使われる電子カルテは、スピードが早いこと、故障が少ないこと、ベテランの医師やナースも使えること、現場の声を取り入れて定期的に仕様改定を行うことなどが重要であると思われる。しかし現実に多くの病院で起きていることは、コンピュータに通暁した「パソコンお宅」の専門家が自分だけが使える高価なおもちゃの世界に浸って、診療に携わる多くの医療従事者の声に聞く耳をもたない現象である。また業者も高額な機器の受注を獲得するために、お医者様の世界から抜け出せないドクター連中のわがままな要求を受け入れて、無理な契約を低額でとにかく応札するだけで事足れりとする大手業者の態度も批判されるべきであろう。その結果、診療には使われない余計な機能を付随させて、スピードが遅くなり、故障しやすくなる、予算がオーバーして定期的な仕様改定の余裕がなくなる、だけでなく、日常の維持管理にも充分な費用をかけることができなくなり、臨床現場の医療者が電子カルテから離反する雰囲気になっているようである。

使いものにならない電子カルテが世の中にはびこることで、折角の医療のIT活用に水をさしてはならない。電子カルテは「パソコンお宅」が自分の学会発表や論文活動、研究費の獲得のために導入するわけではない。診療の現場で使われる電子カルテを広めて、医師・ナース・コメデイカル全職種が納得して使用し、患者も多少のコストがかかってもよいから電子カルテでの診療を受けたいと望むような、よりよい電子カルテを普及させたいとの願いをこめて本書は企画された。本書が、ITを活用して変革しつつあるわが国の医療が、国民から望まれる方向へと展開するその一歩となることを望む。

小西敏郎

電子カルテで変わる日本の医療

患者さん中心の医療をめざして

2005年5月10日　初版第1刷発行

[監　修] 小西敏郎・石原照夫・田中 博

[発行者] 赤土正幸

[発行所] 株式会社インターメディカ

〒102-0072

東京都千代田区飯田橋2-14-2

TEL　03-3234-9559

FAX　03-3239-3066

URL　http://www.intermedica.co.jp

[印　刷] 凸版印刷株式会社

ISBN 4-89996-115-4 C3047

定価はカバーに表示してあります。